全国高职高专卫生部规划教材
供医疗美容技术专业用

美容人体解剖学

主　编　王向义
副主编　章培军　王　岩
编　委（以姓氏笔画为序）
王　岩（齐齐哈尔医学院）
王向义（宜春学院美容医学院）
成海龙（盐城卫生职业技术学院）
刘华平（贵阳护理职业技术学院）
刘志勇（江西护理职业技术学院）
李德新（宜春学院医学美学研究所）
杨伯宁（广西医科大学）
高洪泉（厦门医学高等专科学校）
章培军（大同大学医学院）
程建军（昆明医学院海源学院）
虞　琴（宜春学院医学院）
制　　图　高洪泉
学术秘书　虞　琴（兼）

人民卫生出版社

图书在版编目（CIP）数据

美容人体解剖学/王向义主编. —北京：人民卫生出版社，2010.6

ISBN 978-7-117-12997-8

Ⅰ.①美… Ⅱ.①王… Ⅲ.①美容术-人体解剖学-高等学校:技术学校-教材 Ⅳ.①R622

中国版本图书馆 CIP 数据核字(2010)第 083814 号

美容人体解剖学

主　　编：王向义
出版发行：人民卫生出版社（中继线 010-59780011）
地　　址：北京市朝阳区潘家园南里 19 号
邮　　编：100021
E - mail：pmph @ pmph.com
购书热线：010-59787592　010-59787584　010-65264830
印　　刷：北京华联印刷有限公司
经　　销：新华书店
开　　本：787×1092　1/16　　**印张**：21
字　　数：511 千字
版　　次：2010 年 6 月第 1 版　　2025 年 5 月第 1 版第 14 次印刷
标准书号：ISBN 978-7-117-12997-8/R·12998
定价（含光盘）：79.00 元
打击盗版举报电话：010-59787491　E-mail：WQ @ pmph.com
（凡属印装质量问题请与本社市场营销中心联系退换）

出版说明

全国高职高专医疗美容技术专业卫生部规划教材于2009年3月启动编写，主干教材共13种。编写原则是以专业培养目标为导向，以职业技能培养为根本，力求体现高职高专教育的特色，内容以“必需，实用”为度，特别强调基本技能的培养，力求将相关内容写细、写透，使学生毕业后能独立、正确处理与专业相关的临床常见实际问题。

依据目前高职院校实际开设的课程以及课时数情况确定教材的种类及字数。为了增强学习效果，《美容人体解剖学》、《美容皮肤治疗技术》、《美容牙科技术》、《医疗美容技术》、《美容中医技术》、《美容医学造型艺术设计》教材配了视听内容丰富的光盘；《医学美学概论》、《美容人体解剖学》、《美容皮肤治疗技术》、《美容中医技术》、《美容化妆品》、《美容医学造型艺术设计》教材配有实训教程；《医疗美容技术》、《美容医学伦理学》教材配有学习指导及习题集。

教材的主编和编者是来自全国各地教学一线的专家学者。在卫生部教材办公室和全国高职高专相关医学类教材评审委员会的组织和指导下，对编写内容的科学性、适用性进行了反复的修改，对教材的体例和形式也进行了规范，以便于师生在教学中参考。

教材目录

医学美学概论	主　编	欧阳学平	副主编	段　渠	王诗晗
美容人体解剖学	主　编	王向义	副主编	章培军	王　岩
美容心理学	主　编	张渝成	副主编	李丽华	兰小彬
美容药物学	主　编	秦红兵	副主编	吴正平	张景云
美容外科学概论	主　编	黎　冻	副主编	顾劲松	吕金陵
美容皮肤治疗技术	主　编	边二堂	副主编	温树田	胡晓军
美容牙科技术	主　编	张秀华	副主编	张　蓉	于　江
医疗美容技术	主　编	裘名宜	副主编	陈嫒嫒	孙林潮
美容中医技术	主　编	刘　宁　聂　莉	副主编	江　琼	王德敬
美容化妆品	主　编	黄丽娃	副主编	李发胜	张春娜
美容医学造型艺术设计	主　编	于　江	副主编	张秀丽	奚晶晶
美容医学伦理学	主　编	奚　红	副主编	李春巧	刘月岩
美容营养学	主　编	晏志勇	副主编	柴茂山	徐　凤　李雪飞

前　　言

《美容人体解剖学》是在全国高等医药教材建设研究会的领导下，由卫生部教材办公室和人民卫生出版社组织编写的全国医学高职高专医疗美容技术专业卫生部规划教材。本教材的编写遵循思想性、科学性、先进性、启发性和适用性原则，结合医疗美容技术专业的人才培养目标，重点体现教材内容的基本理论、基本知识和基本技能。本教材供全国高职高专三年制医疗美容技术专业教育使用，也是从事医疗美容技术工作人员的学习参考资料。

《美容人体解剖学》是医疗美容技术专业的重要基础学科，本教材编写思路是在描述人体各系统、器官的形态与结构特点的基础上，结合医疗美容技术的临床实践，重点描述与人体美容关系密切的头部和躯干部美学解剖内容。本教材编写注重文笔简洁流畅，内容深浅适宜，突出重点内容，强化学生创新和实践能力的培养。

本教材分为第一篇系统解剖学和第二篇人体美学解剖两部分内容，插图410余幅。根据当前教材建设的发展趋势和形态学科的特点，本教材所选用的插图全部彩色印刷，图像清晰，结构分明。为了使教师更好备课和学生更易自学，本书还精心制作了配套教学光盘。

本教材插图和配套教学光盘是由厦门医学高等专科学校高洪泉副教授负责制作完成的。为此付出了艰辛的劳动，在此向他致以真诚的谢意！

限于水平，本教材尽管我们倾尽全力，但不妥和疏漏之处在所难免。恳请使用本教材的教师和同学提出宝贵意见。

王向义

2010年3月

目　录

内 脏 学

脉管系统

感觉器

神 经 系 统

第二篇　人体美学解剖

绪　论

一、美容人体解剖学概述

（一）美容人体解剖学的定义与地位

美容人体解剖学（aesthetic anatomy）是随着当代中国医学美学与美容医学整体学科的蓬勃兴起而产生的一门新兴的解剖学分支学科，属于生物科学中形态学的范畴。由于它是一门尚在发展研究中的美容医学基础学科，所以目前还没有统一的定义。综合现有文献资料，其定义可归纳为：美容人体解剖学是以解剖学为基础，研究人体各局部结构和器官的形态位置、层次毗邻及其容貌美学特征，进而揭示医学人体美的标准和规律的科学。

美容人体解剖学是一门重要的基础医学课程，是美容医学生的必修课。学习美容人体解剖学的任务是使学生理解和掌握人体各器官系统的正常形态结构特征、位置与毗邻、生长发育规律与功能及人体容貌美的标准和规律，为学习其他美容医学课程奠定坚实的形态学基础。只有在掌握人体正常形态结构的基础上，才能正确理解人体的生理和病理发展过程，正确判断人体的正常与异常，鉴别生理与病理状态。只有在掌握医学人体美的标准和规律的基础上，才能正确实施人体美容的设计与诊治。医学中大量的名词、术语均来源于解剖学，解剖学是学习美容医学各学科不可动摇的基石。

（二）人体解剖学的发展简史与分科

人体解剖学的发展经历了漫长悠久的历史，可以说是一门伴随着医学的发展而发展的学科。早在公元前400多年以前，在我国第一部医学巨著《黄帝内经》中就曾有人体构造方面的论述，并提出"解剖"一词，即使用解开剖视尸体的方法来研究人体的结构。之后，古希腊学者Aristotle于公元前300多年以前，在研究低等动物结构的基础上使用了anatome一词，其原意也就是切开进行观察。国际上公认为科学的人体解剖学奠基人是Andreas Vesalius（1514—1564），他冒着被宗教迫害的危险，亲自解剖人尸，出版了巨著《人体构造》7册（1543）。

随着科学技术的发展，人体解剖学的研究手段已不再仅限于肉眼观察，研究领域越来越宽，分支也越来越细，其中一些分支已独立成为新的学科。如根据研究方法和目的的不同，人体解剖学可分为：按照人体各功能系统（如运动系统、消化系统）进行研究的称为**系统解剖学**（systematic anatomy）；按照人体各局部（如头部、颈部）进行研究的称为**局部解剖学**（regional anatomy）；着重研究与临床应用有关的称为**应用解剖学**（applied anatomy）或**临床解剖学**（clinical anatomy），美容人体解剖学就归属于应用解剖学；着重研究各年龄阶段特征的称为**年龄解剖学**（age-specific anatomy）；以研究人体器官的形态结构及其与运动的关系，为提高体能和竞技水平，增强体育运动效果为目的的解剖学称为**运动解剖学**（sports anatomy)；还有研究人体的外形特征和结构比例，为绘画造型打基础的**艺术解剖学**（art anatomy）等。随着人体奥秘揭示的不断深入，还会有一些新学科不断从解剖学中分化出来，但在广义上它们仍属于解剖学范畴。

在我国，人体解剖学课程的研究内容包括**大体解剖学**（gross anatomy）、**神经解剖学**（neuroanatomy）、**断层解剖学**（sectional anatomy）和**巨微解剖学**（macro-microscopic anatomy）等。

二、人体的器官系统和分部

人体是由许多器官构成的，这些器官按其功能特点，分别组合为不同的系统。组成人体的系统有：运动系统、消化系统、呼吸系统、泌尿系统、生殖系统、脉管系统、感觉器官、神经系统和内分泌系统。其中消化、呼吸、泌尿、生殖系统综合称为**内脏学**。各个系统及组成系统的各个器官，有其特定的功能，但它们之间又在神经系统和体液的调节下，相互联系，密切配合，构成一个完整统一的人体。

人体的分部按照外形，可以分为 4 个部分，即头部、颈部、躯干部和四肢。局部解剖学是按人体各个局部描述形态结构，但其侧重点是研究不同层次间的相互位置、毗邻和连属等关系，更接近外科手术有关的基础知识。

三、人体解剖学标准姿势和基本术语

为了能正确地描述人体诸多器官的形态结构和位置，必须有公认的标准和术语，以便统一认识，避免误解。要求掌握的有：解剖学姿势、方位术语、轴和面的概念。

（一）解剖学姿势

描述人体任何结构时，都应以标准的姿势为依据，称之为**解剖学姿势**（anatomical position）。解剖学姿势以“立正”姿势为基础，在手和足两处有所修正，即手掌向前，两足并立，足尖朝前（图绪-1）。即使被观察的标本、模型、尸体是仰卧位、俯卧位、横位或倒置，或者仅是身体的一部分，都应依照标准姿势进行描述。

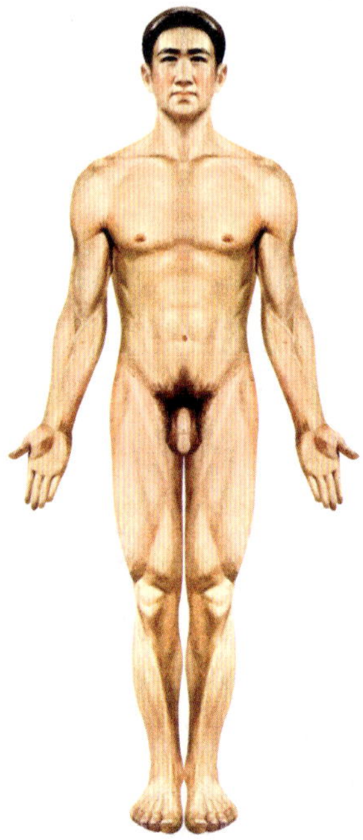

图绪-1 解剖学姿势

（二）人体的轴和面

1. 轴　是叙述关节运动时常用的术语，可在解剖学姿势条件下，作出相互垂直的 3 个轴（图绪-2）。

垂直轴：为上下方向并与地平面垂直的轴。

矢状轴：为前后方向并与地平面平行的轴。

冠状轴：或称额状轴，为左右方向与地平面平行的轴。

2. 面　人体或其任何一个局部，均可在解剖学姿势条件下，作出相互垂直的 3 个切面。

矢状面：为按前后方向将人体纵行切开的剖面。通过人体正中的矢状面称为正中矢状面，将人体分为左右相等的两半。

冠状面：又称额状面，为按左右方向将人体纵行切开的剖

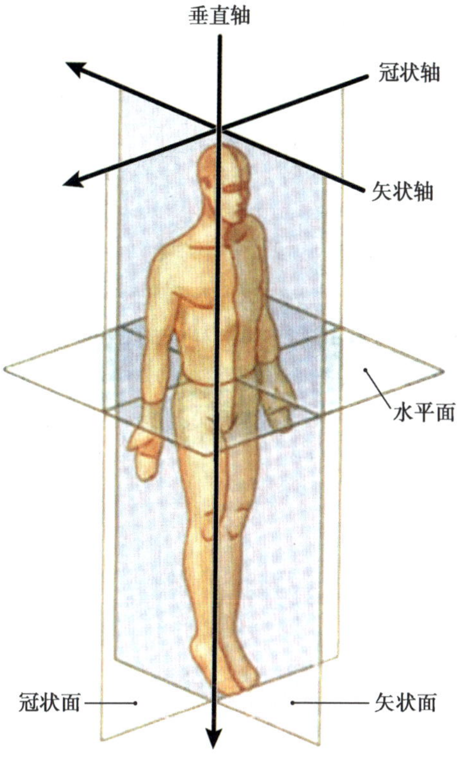

图绪-2 人体的轴和面

面。这种切面将人体分为前、后两部。

水平面:或称横切面,为按水平方向将人体横行切开的剖面。这种切面将人体分为上、下两部。

（三）方位术语

以解剖学姿势为标准,规定了标准的方位术语,用以描述人体结构的相互关系。这些名词通常都是相应成对的术语。常用的有:

上(superior)和**下**(inferior):是描述部位高低的术语。按照解剖学姿势,头在上足在下,故头侧为上,远离头侧的为下。如眼位于鼻的上方,而口则位于鼻的下方。

前(anterior)或**腹侧**(ventral)和**后**(posterior)或**背侧**(dorsal):凡距身体腹侧面近者为前,距背侧面近者为后。

内侧(medial)和**外侧**(lateral):是描述各部位与正中矢状面相对距离的位置关系术语,如眼位于鼻的外侧,而在耳的内侧。

内(internal)和**外**(external):是描述空腔器官相互位置关系的术语。近内腔者为内,远离内腔者为外。内、外与内侧、外侧两者是有区别的,初学者一定要加以注意。

浅(superficial)和**深**(profundus):是描述与皮肤表面相对距离关系的术语。距皮肤近者为浅,远者为深。

另外,在四肢,上又称为**近侧**(proximal),指距肢体的根部较近;下称为**远侧**(distal),指距肢体的根部较远。由于前臂内侧有尺骨、外侧有桡骨,小腿内侧有胫骨、外侧有腓骨;故上肢的内侧与**尺侧**(ulnar)相当,外侧与**桡侧**(radial)相当;下肢的内侧与**胫侧**(tibial)相当,外侧与**腓侧**(fibular)相当。

四、人体器官的变异、异常与畸形

根据中国人体质调查资料,通常把统计学上占优势的结构称之为**正常**(normal)。有些人某些器官的形态、构造、位置、大小可能与正常形态不完全相同,但与正常值比较接近,相差并不显著,又不影响其正常生理功能者,称之为**变异**(variation)。若超出一般变异范围,统计学上出现率极低甚至影响其正常生理功能者,则称之为**异常**(abnormal)或**畸形**(malformation)。

五、学习美容人体解剖学的方法

学习科学技术必须树立正确的学习态度和掌握科学思维的方法。学习美容人体解剖学的主要观点是:进化发展的观点、形态与功能相互联系的观点、局部与整体统一的观点和理论联系实际的观点。人类是亿万年由低等动物进化而来的,人类的形态结构形成后,仍在不断变化和发展，社会因素、自然因素也深刻地影响着人体形态的发展和变化。人为万物之灵，人体精细的结构与其灵巧的功能相适应。人体虽由不同器官和系统组成，但通过神经系统和体液的调节，互相协调，互相联系。

美容人体解剖学是形态科学，百闻不如一见，学习时要特别重视实物标本、模型、图表、电化教具和联系活体等实践性手段以加深印象。学习美容人体解剖学需要记忆的名词很多，这是学习形态科学的重要特点。其实解剖学名词命名有很强的科学规律性，通常是由名词与形状、大小、作用、方位等形容词组合而成的。如果不求甚解、囫囵吞枣，死背一长串枯燥乏味的名词，容易混淆，难于记忆。只有理解体会，每个名词都有生动鲜明的个性，还可以触类旁通，举一反三，便于牢固记忆。因此，在理解的基础上进行记忆是学习美容人体解剖学的重要方法之一。

（王向义）

第一篇　系统解剖学

运动系统

运动系统由骨、关节和骨骼肌组成，约占成人体重的60%。全身各骨借关节相连形成骨骼，构成人体的支架，赋予人体基本形态，支持体重，保护内脏。骨骼肌附着于骨，在神经系统调控下进行收缩和舒张，牵引骨改变位置和角度，产生各种运动。在运动过程中，骨起杠杆作用，关节是运动的枢纽，骨骼肌是运动的动力器官。

1 第一章　骨　学

第一节　总　论

骨(bone)是一种器官，每一块骨都具有一定的形态和功能，它由骨细胞、胶原纤维和骨基质组成，富含血管、神经和淋巴管，能不断进行新陈代谢和生长发育，并有修复、再生和重塑的能力。骨基质中沉积有大量钙盐和磷酸盐，是人体钙、磷的储存库，并参与体内钙、磷代谢。骨髓有造血功能。

一、骨的分类

成人骨有206块(图1-1)，按部位可分为**颅骨**29块(包括3对听小骨)、**躯干骨**51块、**上肢骨**64块、**下肢骨**62块。按形态则可分为**长骨**、**短骨**、**扁骨**和**不规则骨**4种。

1. **长骨**(long bone)　多分布于四肢，呈长管状，可分为一体和两端。体又称**骨干**，由厚的骨密质组成，其内有大的髓腔，容纳骨髓；表面有1～2个血管出入的孔，称滋养孔。骨的两端膨大，称**骺**，其表面有光滑的关节面，与相邻骨的关节面构成关节。干与骺相连接的部分，称**干骺端**，幼年时保留一片软骨，称骺软骨，成年后，骺软骨骨化，其间遗留一骺线。在X线检查时，注意骺线与骨折线相区别。

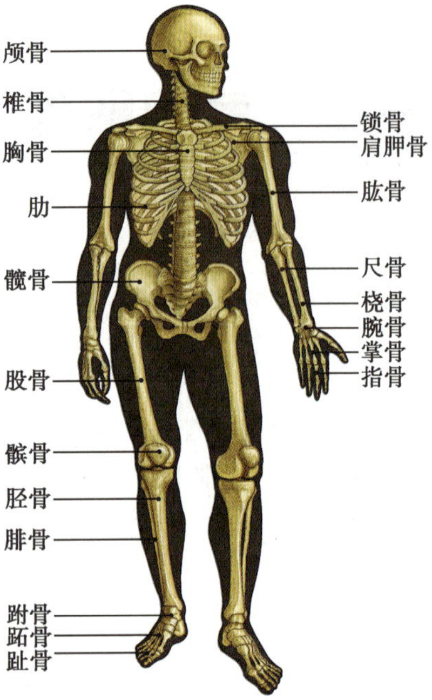

图 1-1　人体骨骼

2. **短骨**(short bone)　多呈立方形,分布于承受压力又运动灵活的部位,如腕骨和跗骨。

3. **扁骨**(flat bone)　多呈板状,主要分布于颅顶、胸壁和盆部,对其内部器官起保护作用,如颅盖骨和肋骨。

4. **不规则骨**(irregular bone)　形状不规则,主要分布于颅底、面部和脊柱,如椎骨。头面部的不规则骨有的含有空腔,称**含气骨**,如上颌骨。

二、骨的表面形态

骨的表面受肌肉牵拉,血管、神经通过等产生一些特定形态并赋予特定名称。

1. 骨表面的突起　突然高起为**突**,尖锐的小突称**棘**;基底大的突称**隆起**,粗糙的隆起称**粗隆**,圆形隆起称**结节**和**小结**,细长的锐缘为**嵴**。

2. 骨表面的凹陷　大的凹陷为**窝**,小的凹陷,称**小凹**,长的凹陷,称**沟**,骨边缘的缺口,称**切迹**。

3. 骨的空腔　骨内的空腔称**腔**、**窦**、**房**、**管**、**裂孔**等。

4. 骨端的膨大　较圆的膨大称**头**或**小头**,头下较细部分称**颈**,椭圆形膨大为**髁**。

三、骨的构造

骨由**骨质**、**骨膜**、**骨髓**及血管、神经等构成(图 1-2)。

1. **骨质**(bone substance)　由骨组织构成,分**骨密质**和**骨松质**。骨密质致密坚硬,耐压性强,主要分布于骨表面。骨松质呈海绵状,由相互交织的骨小梁排列而成,配布于骨内部,骨小梁按骨所承受的压力和张力的方向排列。颅盖骨表层的密质分别称**外板**和**内板**,两板之间的松质称**板障**。

2. **骨膜**(periosteum)　除骨的关节面以外,新鲜骨表面均覆有纤维结缔组织构成的骨膜。其外层致密,有许多胶原纤维束穿入骨质,使之固着于骨面。内层疏松,含大量**成骨细胞**和**破骨细胞**,能参与骨的生长、修复。骨髓腔内面和骨松质间隙内的骨膜,称骨内膜,是薄层的结缔组织,也有造骨功能。骨膜内富含神经、血管、淋巴管,对骨的营养、再生和感觉有重要意义。当骨膜剥离时,骨不易修复,且易于坏死。

3. **骨髓**(bone marrow)　充填于骨髓腔和松质间隙内,可分为**红骨髓**和**黄骨髓**两种。红骨髓因含大量血窦及不同发育阶段的血细胞,故呈红色,造血功能旺盛。随着年龄增长(约 5～7 岁),长骨骨髓腔的红骨髓逐渐被脂肪组织代替,故呈乳黄色,称黄骨髓,失去造血功能。红骨髓则保留在骨松质

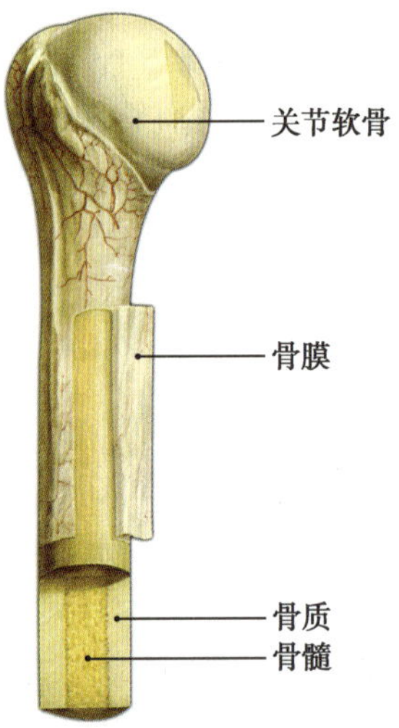

图 1-2　骨的构造

的间隙内终生造血。当失血过多或贫血时，黄骨髓又能转化为红骨髓，恢复造血功能。

四、骨的化学成分和物理特性

骨质由无机质和有机质组成。无机质主要有磷酸钙和碳酸钙，赋予骨硬度和脆性；有机质主要有骨胶原纤维、黏多糖蛋白和骨细胞，使骨具有弹性和韧性。无机质和有机质的比例，随年龄增长而发生变化。幼儿期骨的无机质和有机质约各占一半，故弹性较大，较柔软，在外力作用下不易发生骨折或折而不断，称青枝骨折。成年人骨的无机质和有机质的比例约为 7∶3，较为坚韧。老年人骨的无机质比例更大，因激素水平下降，影响钙、磷的吸收和沉积，表现为骨质疏松症，骨的脆性增大，易发生骨折。

五、骨的发生和发育

从胚胎第 8 周开始，骨于中胚层的间充质发生，有的骨是在间充质形成的膜的基础上骨化成骨，称**膜化骨**，如颅盖骨和面颅骨等。有的骨则是由间充质先形成软骨雏形，继而骨化成骨，称**软骨化骨**，如躯干骨和四肢骨等。

一个骨开始化骨的部位称原发骨化中心（初级骨化中心）；后发生的称继发骨化中心（次级骨化中心）。以长骨为例，骨干出现原发骨化中心，骺出现继发骨化中心，骺与干之间保留的软骨称骺软骨。骺软骨不断增长和骨化使骨增长，骨外周的骨膜不断化骨使骨增粗，近成年时骺软骨完全化骨，干骺融合，骨就不再增长。

骨的发生、发育始终在不断造骨、破骨和重建。骨的基本形态由遗传因子调控，但许多因素也可影响骨的生长发育，例如营养物质、内分泌、神经、疾病及其他物理、化学因素等。

第二节　中 轴 骨 骼

人体中轴骨骼包括颅骨和躯干骨。

一、躯干骨

成人躯干骨共 51 块，包括椎骨 24 块、骶骨 1 块、尾骨 1 块、胸骨 1 块和肋 12 对。它们分别参与脊柱、骨性胸廓和骨盆的构成。

（一）椎骨

椎骨（vertebrae）幼年时为 32 或 33 块，分为颈椎 7 块、胸椎 12 块、腰椎 5 块、骶椎 5 块、尾椎 3～4 块。成年后，5 块骶椎融合成 1 块骶骨，3～4 块尾椎融合成 1 块尾骨。

1. 椎骨的一般形态　椎骨为不规则骨，每块椎骨由前方圆柱状的**椎体**和后方板状的**椎弓**组成（图 1-3）。椎体与椎弓围成**椎孔**，各椎骨的椎孔连成**椎管**，容纳脊髓。椎弓与椎体相连部较细，称**椎弓根**，其上、下缘各有一凹陷，分别称**椎上、下切迹**，相邻椎骨的上、下切迹共同围成**椎间孔**，孔内有脊神经和血管通过。椎弓的后部称**椎弓板**，从椎弓板发出 7 个突出，正中向后的为**棘突**（1 个），向两侧突出的为**横突**（2 个），在椎弓根与椎弓板结合处分别向上、向下突出成对的**上关节突**和**下关节突**，相邻椎骨的上、下关节突构成关节突关节。

2. 各部椎骨的主要特征

（1）**颈椎**（cervical vertebrae）：椎体较小，呈椭圆形，第 3～7 颈椎体上面两侧向上突起，

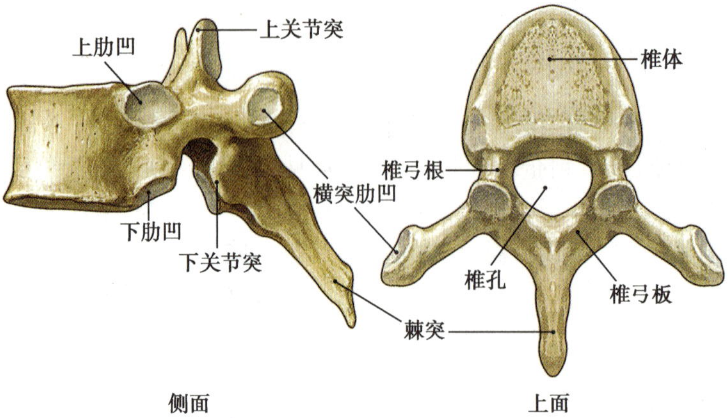

图 1-3 胸椎

称**椎体钩**。椎孔较大呈三角形。第 2～6 颈椎棘突末端有分叉。颈椎横突有**横突孔**,有椎动脉和椎静脉通过(图 1-4)。

第 1 颈椎又名**寰椎**,呈环状,无椎体、棘突和关节突,由前弓、后弓和两侧块组成。前弓短,其后面正中有接枢椎齿突的关节凹,称**齿突凹**。侧块上面有接枕骨髁的椭圆形关节面。

第 2 颈椎又名**枢椎**,椎体向上伸出的指状突起称**齿突**。

第 7 颈椎又名**隆椎**,棘突长而不分叉,稍低头即可看到和扪到,临床上常用作计数椎骨的标志。

(2) **胸椎**(thoracic vertebrae):椎体呈心形,从上向下逐渐增大,椎体两侧有接肋骨头的**上、下肋凹**(图 1-3)。横突末端前面有接肋结节的**横突肋凹**。关节突的关节面基本呈冠

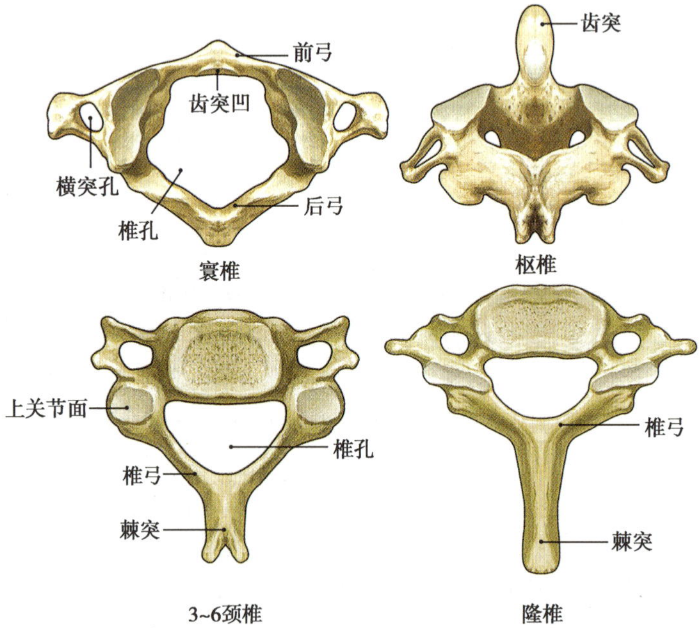

图 1-4 颈椎

状位。棘突长而向后下倾斜，呈叠瓦状排列。

（3）**腰椎**（lumbar vertebrae）：椎体最大，断面呈肾形（图 1-5）。关节突关节面基本呈矢状位。棘突宽大呈板状，水平直伸向后方。故棘突间的间隙较大，临床上可在此处作腰椎穿刺术。

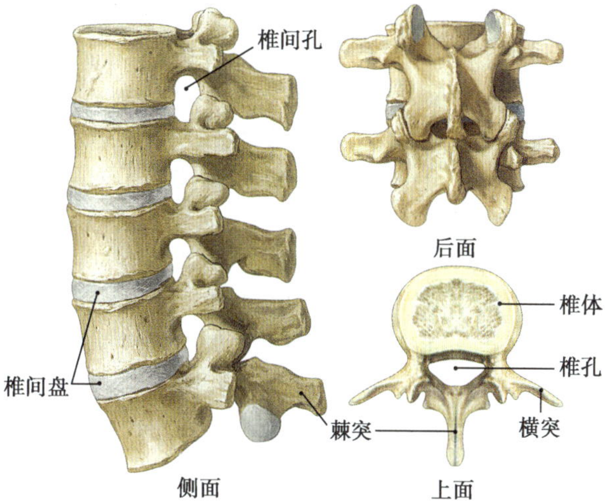

图 1-5　腰椎

（4）**骶骨**（sacrum）：由 5 个骶椎融合而成，呈尖向下的三角形（图 1-6）。男性骶骨较窄长，女性骶骨较宽短。骶骨上缘中份向前隆突，称**骶骨岬**。骶骨前面光滑而凹陷（女性较平直），可见骶椎融合的 4 条横线，线两端有 4 对**骶前孔**。骶骨背面粗糙而隆凸，正中线上有棘突融合的**骶正中嵴**。嵴外侧有 4 对**骶后孔**，骶前、后孔分别有骶神经前、后支通过。嵴下端下方的裂孔，称**骶管裂孔**，向上通骶管，裂孔两侧有向下突出的**骶角**。骶骨侧面上份有耳状面，与髋骨相关节。耳状面后方骨面凹凸不平，称**骶粗隆**。

（5）**尾骨**（coccyx）：由 3～4 块尾椎退化融合而成，上接骶骨，后上有一对尾骨角与骶骨角相接，下端为尾骨尖（图 1-6）。

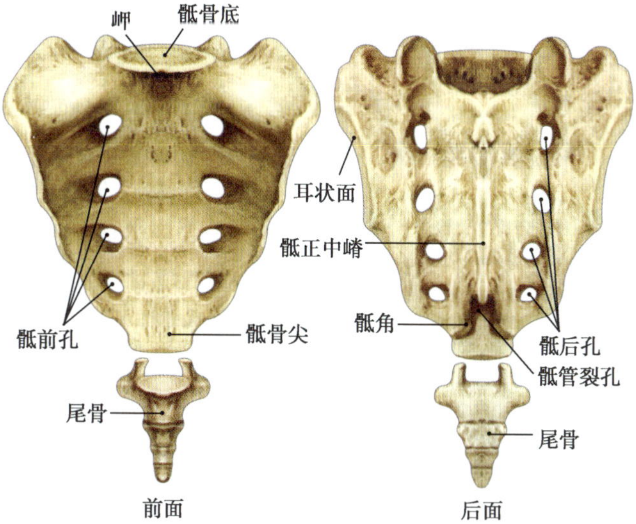

图 1-6　骶骨和尾骨

（二）肋

肋（ribs）由肋骨和肋软骨组成，共 12 对。第 1～7 对肋前端的肋软骨与胸骨相接，称**真肋**；第 8～10 对肋前端不直接与胸骨相接，称**假肋**；且第 8～10 对肋前端与上位肋借肋软骨连接形成**肋弓**；第 11、12 对肋末端游离于腹壁肌层中，称**浮肋**。

肋骨（costal bone）：为弓形扁骨，可分为一体和前、后两端（图 1-7）。前端接肋软骨，后端稍膨大，称**肋头**，有关节面与胸椎椎体的上、下肋凹相关节。肋头外侧缩细的部分，称**肋颈**，肋颈与肋体相接处的后方有粗糙隆起，为**肋结节**，与胸椎横突的横突肋凹相关节。**肋体**可分内、外两面和上、下两缘，下缘内面有**肋沟**，是肋间神经、血管经过之处。体的后份急转处，称**肋角**。

第 1 肋骨宽短，分上、下两面，内、外两缘，上面有前斜角肌结节，结节前、后方分别有锁骨下静脉沟和锁骨下动脉沟。

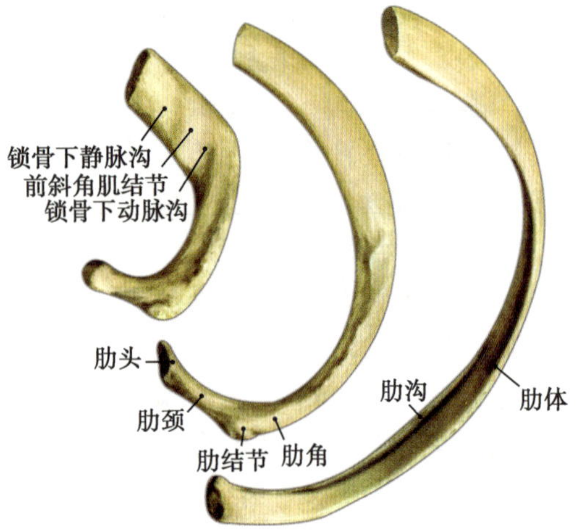

图 1-7　肋骨

（三）胸骨

胸骨（sternum）是位于胸前壁正中皮下的扁骨，可分柄、体、剑突 3 部分（图 1-8）。**胸骨柄**近似四方形，上宽下窄，上缘中份有**颈静脉切迹**，两侧有锁切迹和第 1 肋切迹。锁切迹与锁骨相接，第 1 肋切迹与第 1 肋相接。**胸骨体**呈长方形，其两侧缘与第 3～6 对肋软骨相接。体和柄相接处微向前凸，称**胸骨角**，胸骨角两侧接第 2 肋软骨，是计数肋的标志，向后平对第 4 胸椎下缘。**剑突**薄而细长，下端游离，易触及。第 7 对肋软骨即接于体与剑突相接处。

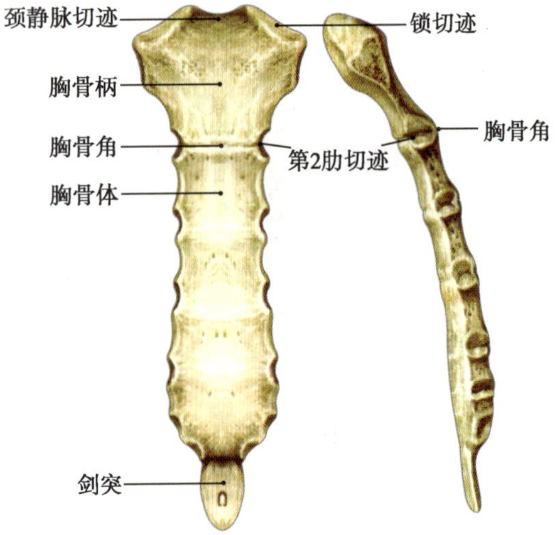

图 1-8　胸骨

二、颅骨

成人的**颅**（skull）由 23 块**颅骨**（cranial bones）组成（颞骨内的 3 对听小骨未计入）。除下颌骨和舌骨外，各颅骨相互连接成一整体，保护和支持着脑和感觉器官。颅骨可分为上部的脑颅骨和下部的面颅骨，两者以眶上缘和外耳门上缘的连线为其分界线（图 1-9）。

（一）脑颅骨

脑颅骨共 8 块，围成颅腔，容纳脑。脑颅前方为 1 块**额骨**，颅顶为 1 对**顶骨**，后方为 1 块**枕骨**，两侧为 1 对**颞骨**；颅底中部有 1 块**蝶骨**，其前方为 1 块**筛骨**的小部分，筛骨的大部分参与面颅组成。

（二）面颅骨

面颅骨共 15 块，组成面部支架，围成眶腔、骨性鼻腔和口腔，容纳视觉、嗅觉和味觉器官。面颅下方为 1 块可活动且有牙齿的蹄铁形**下颌骨**，其上为 1 对也具有牙齿的**上颌骨**，上颌骨构成颜面中央部。上颌骨后方有 1 对**腭骨**，参与组成口腔上壁的骨性部分。两上颌骨

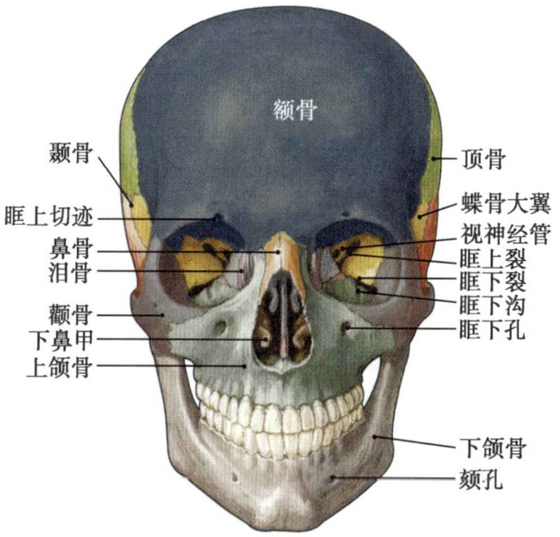

图 1-9　颅前面观

之间前上方有形成鼻背的 1 对**鼻骨**。两上颌骨外上各连 1 块**颧骨**，形成面颊的骨性突起。鼻腔正中有单一的**犁骨**，构成鼻中隔的下部。在骨性鼻腔两侧壁下方各连有 1 块**下鼻甲**。眶内侧壁前部各有 1 块小的方形**泪骨**。此外，颈上部有 1 块不与其他骨相连接的**舌骨**。

下颌骨(mandible)：呈马蹄铁形，可分一体两支(图 1-10)。体呈凸向前的弓形，上缘为牙槽弓，容纳下颌牙；下缘圆钝，中份向前突起，称**颏隆凸**；下颌体前面约对尖牙根处有**颏孔**。下颌支向上有两个突起，前方尖锐的，称**冠突**；后方宽粗的，称**髁突**，髁突上端膨大，称**下颌头**，头下缩细为**下颌颈**；两突之间为**下颌切迹**；下颌支内面中央有下颌孔，孔前缘有向后上方突起的小舌。下颌体和下颌支相接处为**下颌角**，其角度与人的脸形有关。

舌骨(hyoid bone)：居下颌骨后下方，亦呈马蹄铁形，中间部为体，向后外延伸的长突为大角，向上的短突为小角。舌骨可在颈根部扪及，随吞咽而上下运动(图 1-11)。

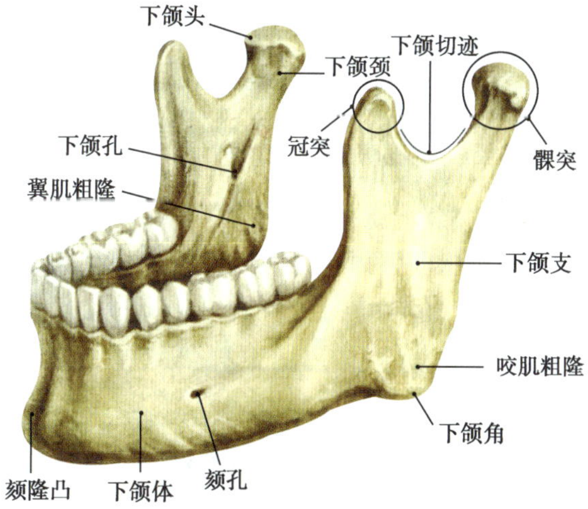

图 1-10　下颌骨

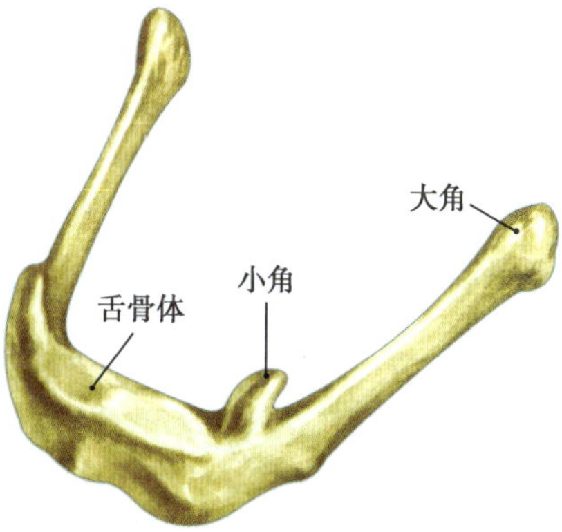

图 1-11　舌骨

（三）颅的整体观

1. 颅的顶面观　由额骨、1 对顶骨及枕骨组成，呈椭圆形，前窄后宽，在额骨与顶骨之间有**冠状缝**，两顶骨之间有**矢状缝**，两顶骨和枕骨之间有**人字缝**。顶骨中央最隆突处，称顶结节(图 1-12)。

2. 颅的侧面观　颅的侧面由额骨、顶骨、蝶骨、颞骨和枕骨组成，还可见到面颅的颧骨和上、下颌骨。颅侧面中部有**外耳门**，其后方有**乳突**，前方有**颧弓**，颧弓根部后方有接下颌头的**下颌窝**，窝前缘隆起，称**关节结节**，这些均可在体表扪及(图 1-13)。

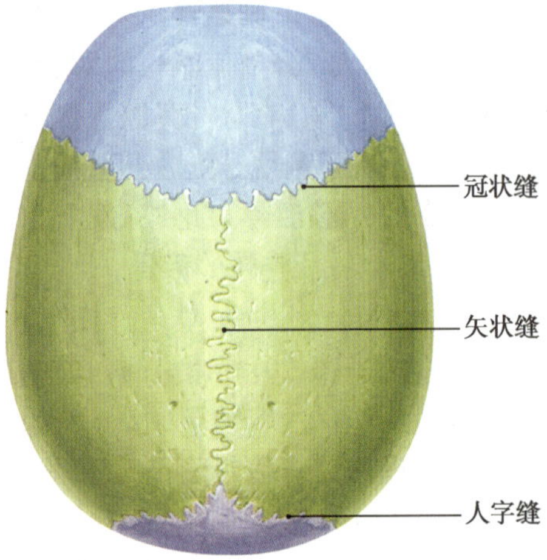

图 1-12 颅顶面观

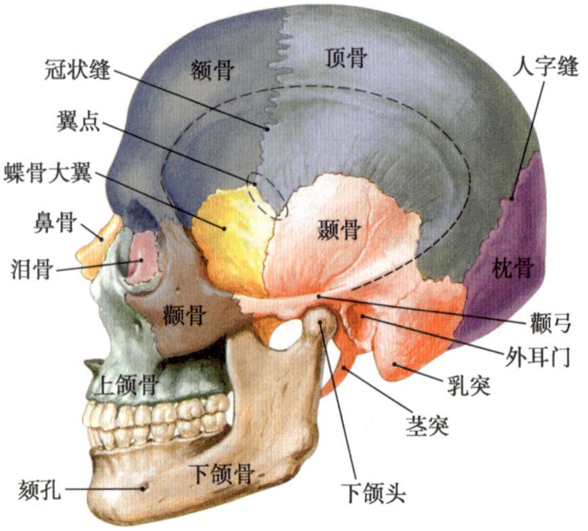

图 1-13 颅侧面观

颅侧面由颧弓分为上方的**颞窝**和下方的**颞下窝**。颞窝上界为颞线，窝中部额、顶、颞、蝶4骨会接处，形成“H”形的缝，称为**翼点**。此处骨质薄弱，内面有脑膜中动脉前支通过，若有骨折，易损伤此动脉。颞下窝形状不规则，内侧壁为上颌骨体、颧骨和蝶骨翼突，外侧壁为下颌支。颞下窝内侧壁上颌骨体、蝶骨翼突和腭骨之间的裂隙，称**翼腭窝**，此窝通向口腔、鼻腔、眶腔及颅腔，是许多血管、神经的通道。

3. 颅的前面观　由额骨和面颅骨组成，并围成眶腔、骨性鼻腔和骨性口腔(图 1-9)。颅前面上部额区的两侧有隆起的额结节，其下方有与眶上缘平行的弓形隆起，称**眉弓**。左、右眉弓间的平坦部称眉间。

眶(orbit)：为四面锥体形深腔，容纳视器(图 1-14)。其尖向后内，有**视神经管**，通颅中窝。底朝前外，眶上缘中、内 1/3 交界处有**眶上孔**(或**眶上切迹**)，眶下缘中点稍下方有**眶下孔**。眶上壁前外侧部有容纳泪腺的**泪腺窝**。眶内侧壁前下部有容纳泪囊的**泪囊窝**，此窝向下经**鼻泪管**通鼻腔。眶下壁的中部有**眶下沟**，此沟向前续于眶下管，管开口于眶下孔。眶外

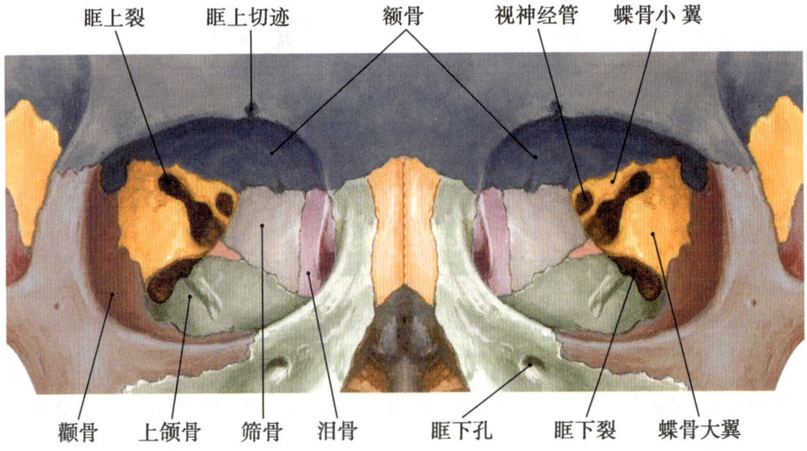

图 1-14 眶

侧壁后部有**眶上裂**和**眶下裂**，眶上裂向后通颅中窝。

骨性鼻腔(bony nasal cavity)：位于面颅中央，介于两眶与两上颌骨之间，由骨性鼻中隔分为左、右两部(图 1-15)。骨性鼻腔前方为**梨状孔**，后方由成对的**鼻后孔**通咽腔。骨性鼻腔顶为筛骨筛板，有**筛孔**通颅前窝。底为由上颌骨和腭骨腭突组成的骨腭，使之与口腔分隔。骨性鼻腔外侧壁有 3 个向下卷曲的骨片，由上而下依次为**上鼻甲**、**中鼻甲**和**下鼻甲**，各鼻甲下方相应的腔隙分别为**上鼻道**、**中鼻道**和**下鼻道**。上鼻甲后上方与蝶骨之间有**蝶筛隐窝**，中鼻甲后方有通翼腭窝的**蝶腭孔**，下鼻道的前部有鼻泪管的开口。

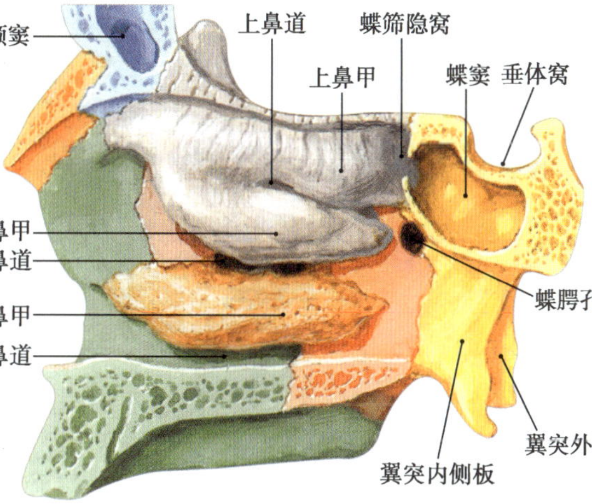

图 1-15　鼻腔外侧壁

鼻旁窦(paranasal sinuses)：在鼻腔周围的额骨、上颌骨、蝶骨和筛骨内有与鼻腔相通的含气空腔，称鼻旁窦，对减轻颅骨重量和发音共鸣起一定作用(图 1-15，图 1-16)。鼻旁窦包括**蝶窦**、**筛窦**、**额窦**和**上颌窦** 4 对，左右两侧多不对称。筛窦是由许多小房组成，可分前、中、后 3 群。蝶窦开口于蝶筛隐窝，筛窦后群开口于上鼻道，筛窦前、中群及额窦、上颌窦均开口于中鼻道。

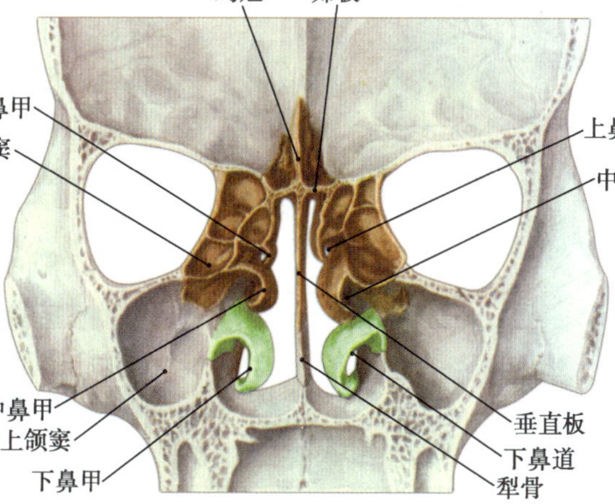

图 1-16　颅的冠状切面

骨性口腔(oral cavity):由上颌骨、腭骨及下颌骨构成,骨性口腔顶为骨腭,前方正中有切牙孔,后部两侧有1对腭大孔。前壁及外侧壁由上、下颌骨牙槽突围成。

4. 颅底外面观 颅底外面凸凹不平,有许多神经、血管通过的孔裂(图1-17)。颅底前部可见牙槽弓和骨腭,骨腭前正中有**切牙孔**,后两侧有**腭大孔**,骨腭后上方为成对的**鼻后孔**。鼻后孔两侧为蝶骨翼突,翼突根部后外方依次有大的**卵圆孔**和小的**棘孔**。鼻后孔后方中央有**枕骨大孔**,孔两侧稍前有椭圆形隆起的**枕髁**,髁前外上方有**舌下神经管外口**,髁后方有不恒定的**髁管**开口。枕髁外侧,在颞骨岩部与枕骨相接处有不规则形的**颈静脉孔**,其前方颞骨岩部下面有**颈动脉管外口**,通入颞骨岩部内的颈动脉管,向前内达岩尖的**破裂孔**。颈静脉孔后外侧有细长的**茎突**,茎突后外方为乳突,两突间有**茎乳孔**。乳突前方依次为外耳门、下颌窝、关节结节、颧弓。颅底外面后部正中的隆起称**枕外隆凸**,隆凸两侧横向突起的称**上项线**。

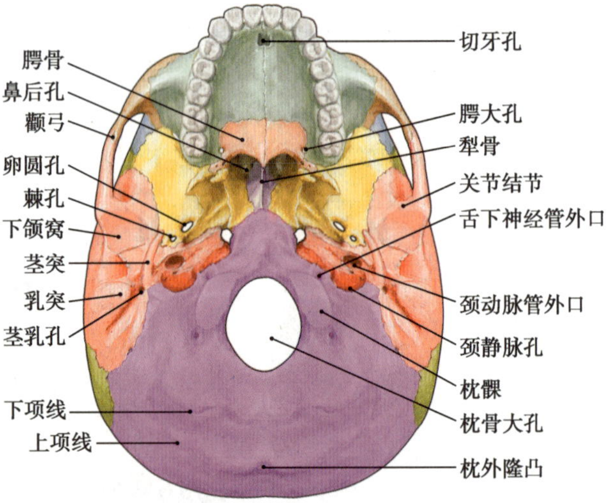

图1-17 颅底外面观

5. 颅底内面观 颅底内面承托着脑,与脑底形态相适应,高低不平,形成阶梯状的窝,分别称**颅前窝**、**颅中窝**和**颅后窝**(图1-18)。

颅前窝(anterior cranial fossa):由额骨眶板、筛骨筛板和蝶骨小翼组成。正中有向上突起的鸡冠,其两侧的筛板有许多**筛孔**通鼻腔。

颅中窝(middle cranial fossa):较颅前窝低,由蝶骨体和大翼、颞骨岩部等围成。蝶骨体上面呈马鞍形,称**蝶鞍**,中央有容纳垂体的**垂体窝**,窝后方突起为鞍背,窝前方有**视交叉沟**,沟两端通向**视神经管**。蝶鞍两侧从前向后依次有**眶上裂**、**圆孔**、**卵圆孔**和**棘孔**。**脑膜中动脉沟**自棘孔向外上走行。在颞骨岩部尖端有**破裂孔**,孔后外侧壁有**颈动脉管内口**。

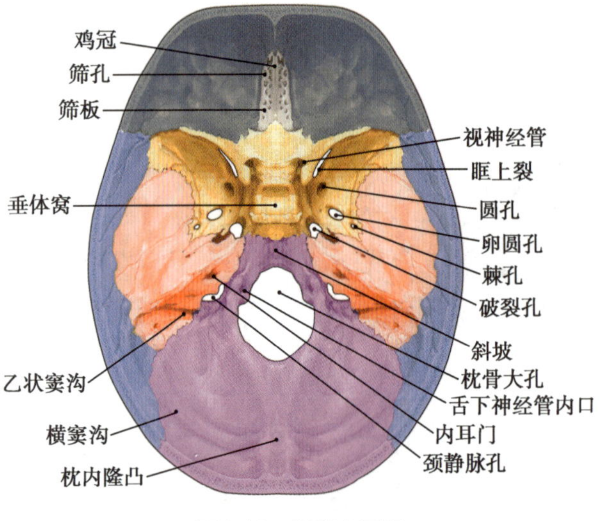

图1-18 颅底内面观

颅后窝(posterior cranial fossa):此窝最深,主要由枕骨及颞骨岩部后面围成,容纳小脑和脑干。颅后窝中央为**枕骨大孔**,其前外缘上方有**舌下神经管内口**。枕骨大孔后上有与枕外隆凸相对的**枕**

内隆凸，隆凸两侧有横行向外侧的**横窦沟**，此沟再转向前下内走行，改称**乙状窦沟**，沟末端终于**颈静脉孔**。颞骨岩部后面有**内耳门**，通**内耳道**。

（四）新生儿颅的特征及其生后变化

由于胎儿咀嚼装置的发育迟于脑和感觉器的发育，鼻旁窦尚不发达，故新生儿的脑颅远大于面颅。新生儿颅骨尚未完全骨化，颅盖骨之间的骨缝充满纤维组织膜，在多骨交界处，间隙的膜较大，称**颅囟**（图 1-19）。其中**前囟**最大，呈菱形，位于矢状缝与冠状缝交接处，于出生后 1～2 岁时闭合；**后囟**呈三角形，位于矢状缝与人字缝汇合处；顶骨前、后下角处有蝶囟和乳突囟，均于出生后不久即闭合。

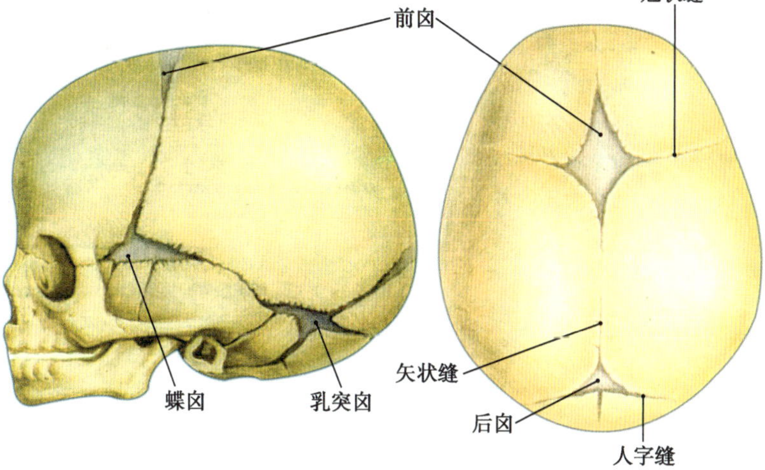

图 1-10 新生儿颅

第三节 附肢骨骼

附肢骨包括上肢骨和下肢骨。由于人体直立，上肢成为劳动器官，故上肢骨较纤细而灵活；下肢起着支持和负重的作用，故下肢骨粗大而坚固。上、下肢骨各又分为肢带骨和自由肢骨。自由上肢骨借上肢带骨与躯干骨相连接。

一、上肢骨

（一）上肢带骨

1. **锁骨**（clavicle） 位于胸廓前上部，呈“～”形，全长于皮下可扪及（图 1-20）。其内侧 2/3 凸向前，外侧 1/3 凸向后。上面光滑，下面粗糙。内侧端粗大，称**胸骨端**，与胸骨的锁切迹构成胸锁关节；外侧端扁平，称**肩峰端**，有小关节面与肩胛骨的肩峰相关节。锁骨向外支撑肩胛骨，以保证上肢的灵活运动。锁骨骨折多发生于中、外 1/3 交界处。

2. **肩胛骨**（scapula） 为三角形扁骨，位于胸廓后部的外上方，可分为三缘、三角和两面（图 1-21）。上缘短而薄，外侧部有肩胛切迹，切迹外侧有向前外方伸出的指状突起，称**喙突**。内侧缘薄而长，称**脊柱缘**。外侧缘肥厚，称**腋缘**。**上角**为上缘与脊柱缘会合处，平对第 2 肋；**下角**为脊柱缘与腋缘会合处，平对第 7 肋；**外侧角**为上缘与腋缘会合处，最肥厚，朝外

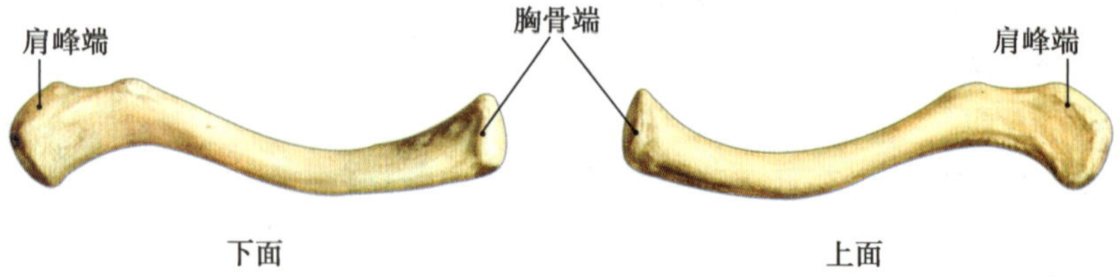

图 1-20　锁骨

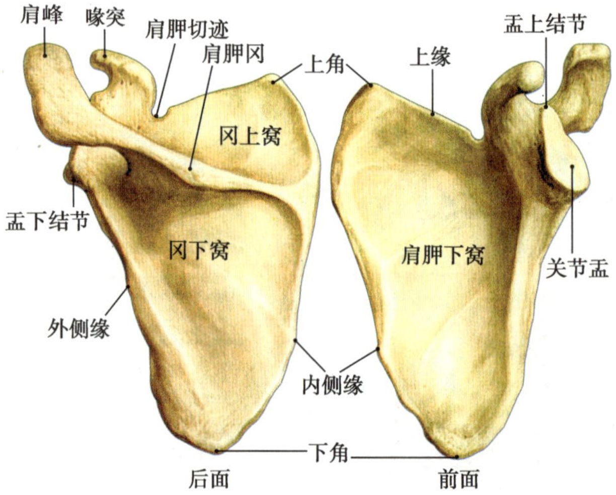

图 1-21　肩胛骨

侧方的梨形浅窝，称**关节盂**，与肱骨头相关节。盂上、下分别有**盂上结节**和**盂下结节**。肩胛骨前面微凹，称**肩胛下窝**。后面有向外上方突出的横嵴，称**肩胛冈**，其上、下方的浅窝分别称**冈上窝**和**冈下窝**。嵴的外侧端宽扁，伸向外上方，称**肩峰**。

肩胛冈、肩峰、肩胛下角及喙突均可在皮下扪及。

（二）自由上肢骨

1. **肱骨**（humerus）　位于上臂，属长骨，可分一体及上、下两端（图 1-22）。

肱骨上端有朝向上后内方呈半球形的**肱骨头**，与肩胛骨的关节盂相关节。肱骨头周围的环状浅沟称**解剖颈**。其外侧和前方分别有隆起的**大结节**和**小结节**，两结节之间的纵沟称**结节间沟**，有肱二头肌长头腱通过。两结节分别向下延伸为**大结节嵴**和**小结节嵴**。两结节下方与体交界处稍细，较易发生骨折，故称**外科颈**。

肱骨体上半部呈圆柱形，下半部呈

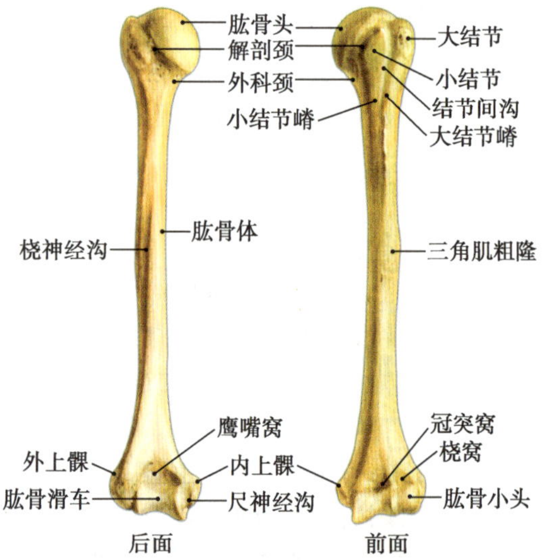

图 1-22　肱骨

三棱柱形。中部外侧面有粗糙隆起，称**三角肌粗隆**，为三角肌附着处。后面中部有一自内上斜向外下的浅沟，称**桡神经沟**，桡神经和肱深动脉由此沟经过，故肱骨中段骨折时，易伤及桡神经。

肱骨下端较扁，微曲向前，其两侧有突出的**外上髁**和**内上髁**，内上髁更突，其后面有一浅沟，称**尺神经沟**，尺神经由此经过。在两髁之间，内侧有滑车样关节面，称**肱骨滑车**，与尺骨相关节；外侧有半球形关节面，称**肱骨小头**，与桡骨相关节。滑车前上方有一浅窝，称**冠突窝**，小头前上方也有一窝，称**桡窝**。滑车后上方的深窝称**鹰嘴窝**。

肱骨大结节、内上髁、外上髁和尺神经沟都可在体表扪及，是上肢重要的骨性标志。

2. **桡骨**(radius)　位于前臂外侧部，上细下粗，分一体两端(图 1-23)。上端膨大，称**桡骨头**，头上面有关节凹与肱骨小头相关节；头周围的**环状关节面**与桡骨的尺切迹相关节；头下方较细为**桡骨颈**，颈下方后内侧有**桡骨粗隆**。桡骨体呈三棱柱形，内侧缘锐利有骨间膜附着。桡骨下端粗大，前面凹而光滑，后面凸而有纵嵴；下端外侧向下突出部分，称**茎突**；下端内侧面有与尺骨头相关节的关节面，称**尺切迹**；下端的下面有**腕关节面**，与腕骨相关节。

桡骨头和桡骨茎突在体表可扪及。

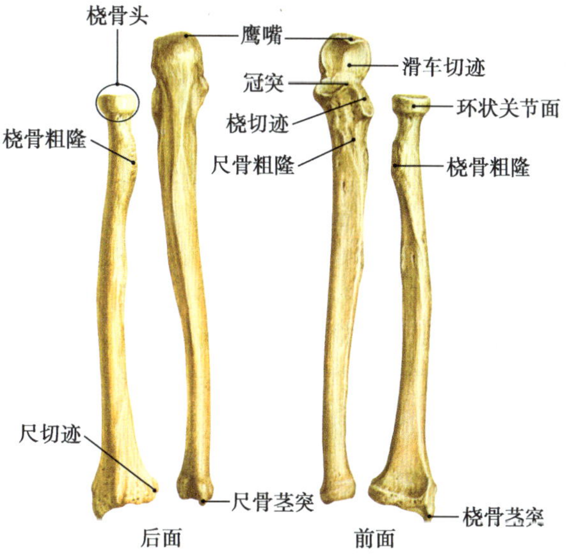

图 1-23　桡骨和尺骨

3. **尺骨**(ulna)　位于前臂内侧部，上粗下细，亦分一体两端(图 1-23)。尺骨上端粗大，前面有一半圆形深凹的关节面，称**滑车切迹**，与肱骨滑车相关节。切迹后上方的突起称**鹰嘴**，前下方的突起为**冠突**。冠突外侧面有接桡骨环状关节面的**桡切迹**，冠突下方的粗糙面称**尺骨粗隆**。尺骨体亦为三棱柱形，外侧缘为锐利的骨间嵴。尺骨下端为略呈球形的**尺骨头**，其前、外、后有与桡骨尺切迹相关节的环状关节面，下面借三角形关节盘与腕骨隔开，头的后内侧向下伸出**尺骨茎突**。

尺骨后缘、鹰嘴、尺骨头和茎突都可在皮下扪及。正常情况下，尺骨茎突比桡骨茎突约高 1cm。

4. **手骨**　包括腕骨、掌骨和指骨(图 1-24)。

(1) **腕骨**(carpal bones)：属短骨，每侧 8 块，排成近、远侧两列。近侧列由桡侧向尺侧为：**手舟骨**、**月骨**、**三角骨**、**豌豆骨**，豌豆骨接于三角骨掌面。远侧列由桡侧向尺侧为：**大多角骨**、**小多角骨**、**头状骨**、**钩骨**，钩骨掌面有突起的钩。各腕骨相邻的关节面连接成腕骨间关节，使掌面形成凹陷的**腕骨沟**。手舟骨、月骨和三角骨近端形成椭圆形关节面，与桡骨的腕关节面和尺骨头下方的关节盘形成桡腕关节。

(2) **掌骨**(metacarpal bones)：属长骨，每侧 5 块，由桡侧向尺侧，分别称第 1～5 掌骨。掌骨近侧端为**底**，接腕骨；中部为**体**；远侧端为**头**，接近节指骨。

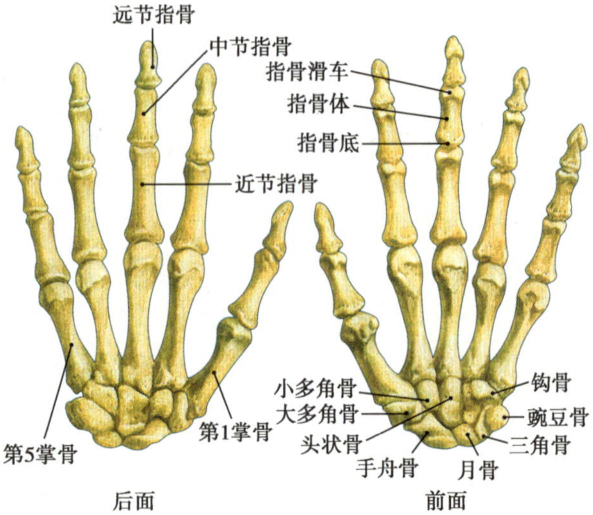

图1-24　手骨

（3）**指骨**（phalanges of fingers）：属长骨，每侧为 14 块。拇指为两节，分别称近节和远节指骨；其余 4 指均为 3 节，分别称近节、中节、远节指骨。每节指骨的近端为**底**，中部为**体**，远端为**滑车**。近节指骨底以椭圆的凹形关节面接掌骨头，近节指骨远端则为滑车关节面。中节指骨近端以中间凸、两侧凹的关节面与近节指骨滑车相接。远节指骨与中节相接亦类似，但远端无关节面。

二、下肢骨

（一）下肢带骨

髋骨（hip bone）：由髂骨、坐骨和耻骨组成，一般在 16 岁前 3 块骨之间由软骨结合，16 岁左右才完全骨化融合为一骨（图 1-25）。髂骨位于上方，耻骨位于前下方，坐骨位于后下方，三骨会合处，在外侧面为一大而深的窝，称**髋臼**，臼内有一半月形关节面，与股骨头构成髋关节。窝中央未形成关节面的部分称**髋臼窝**。髋臼下缘有一缺损处，为**髋臼切迹**。在髋臼下方有一大孔，称**闭孔**，活体由闭孔膜封闭。左、右髋骨与骶、尾骨及其连结共同组成骨盆。

1. **髂骨**（ilium）　分为**髂骨体**和**髂骨翼**两部。髂骨体构成髋臼的上 2/5，髂骨翼上缘为成弓形的**髂嵴**。髂嵴前、后端分别为髂前上棘和髂后上棘，上棘下方各有**髂前下棘**和**髂后下棘**。髂前上棘后 5～7cm 处，髂嵴厚而向外突起，称为**髂结节**。髂骨翼内面前份光滑凹陷，称**髂窝**，髂窝下方的骨嵴称**弓状线**。髂骨翼后下方粗糙的关节面称耳状面，与骶骨耳状面形成关节。耳状面后上方有髂粗隆，有连接骶骨的韧带附着。髂骨翼外面为臀面，有臀肌附着。

2. **坐骨**（ischium）　分为**坐骨体**和**坐骨支**。坐骨体构成髋臼的后下 2/5，后缘有尖的**坐骨棘**，棘下方有**坐骨小切迹**。坐骨棘与髂后下棘之间为**坐骨大切迹**。坐骨体向前上延伸为**坐骨支**，其移行处的后部是粗糙隆起的**坐骨结节**，可在体表扪及。坐骨支末端与耻骨下支结合，围成闭孔。

3. **耻骨**（pubis）　分为**耻骨体**和**耻骨上、下支**。体组成髋臼的前下 1/5。体与髂骨体结

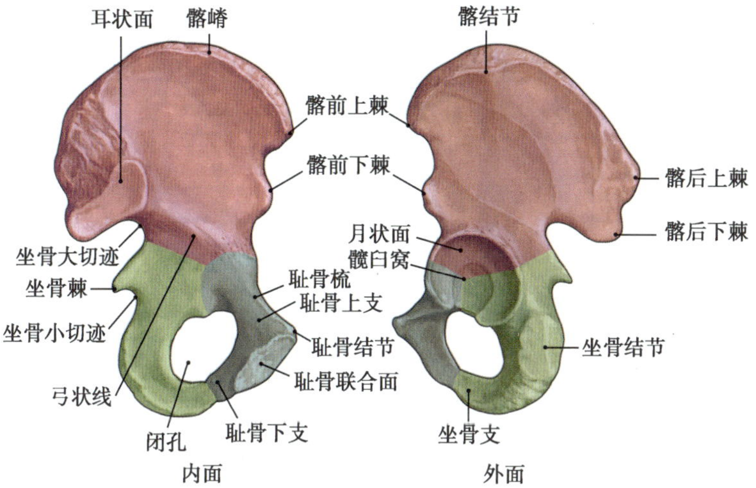

图 1-25　髋骨

合处上缘隆起，形成**髂耻隆起**，由此向前内伸出耻骨上支，再急转向下成耻骨下支。耻骨上、下支移行处内侧有椭圆形粗糙面，称**耻骨联合面**。耻骨上支上缘有与弓状线相连的锐利骨嵴，称**耻骨梳**，耻骨梳向前终于**耻骨结节**，是重要的体表标志。耻骨结节向内移行的粗钝上缘为**耻骨嵴**，可在体表扪及。

（二）自由下肢骨

1. **股骨**（femur）　位于大腿，是人体最长最坚实的长骨，长度约为身高的1/4，分为一体两端(图 1-26)。

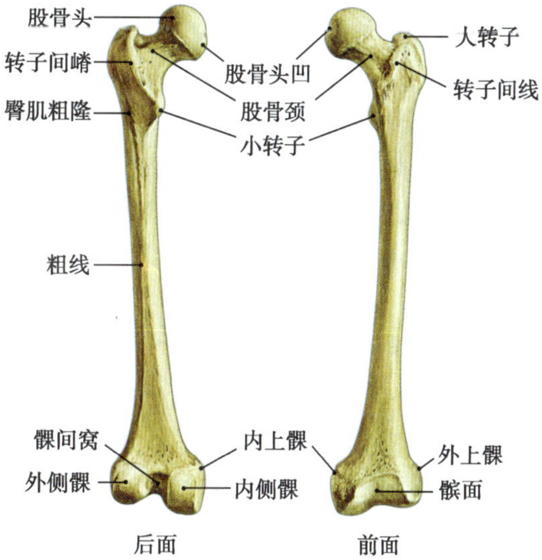

图 1-26　股骨

股骨上端有朝向前内上的**股骨头**，与髋臼相关节。头约呈 2/3 球形，头中央稍下有一小凹，称**股骨头凹**。头下外侧缩细部分，称**股骨颈**。颈与体连接处，有向上外侧突起的粗糙隆起，称**大转子**；向内后下方的突起，称**小转子**。两转子间，前面有**转子间线**，后面有隆起的**转子间嵴**。大转子是重要的体表标志。在股骨颈与体之间形成颈干角，男性约为 132°，女性约为 127°。

股骨体略弓向前，上段呈圆柱形，中段呈三棱柱形，下段前后略扁。体中段后面有纵行的骨嵴，称**粗线**。粗线上端分叉，向上外延续为**臀肌粗隆**，向上内延续为**耻骨肌线**。粗线向下也分内、外两线，分别连股骨下端的内、外上髁，两线间的光滑面为腘面。

股骨下端左、右膨大且向后弯曲，形成**内侧髁**和**外侧髁**，两髁的前面、下面和后面都是光滑的关节面，下后方接胫骨。两髁前方的关节面相连，为髌面，接髌骨。两髁后方的深窝称**髁间窝**。两髁侧面最突起处分别称**内上髁**和**外上髁**。内上髁的上方还有一个小的突起，称

收肌结节。

大转子、内上髁、外上髁和收肌结节都可在体表扪及，是重要的体表标志。

2. **髌骨**(patella)　是人体最大的籽骨，在股四头肌腱内，位于股骨下端前面。髌骨上宽下尖，前面粗糙，后面有接股骨髌面的关节面，关节面外侧份较大。髌骨位于皮下，最易骨折(图1-27)。

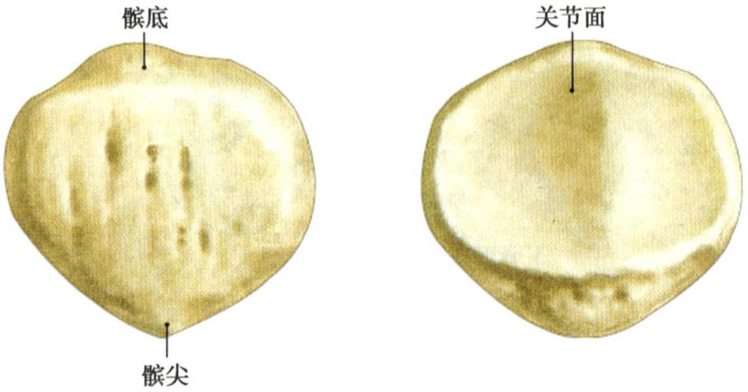

图1-27　髌骨

3. **胫骨**(tibia)　位于小腿内侧，是支持体重的粗大长骨，可分为一体两端(图1-28)。胫骨上端膨大，向两侧突出，形成**内侧髁**和**外侧髁**，两髁上面各有接股骨内侧髁和外侧髁的关节面，关节面之间有**髁间隆起**。外侧髁的后下方有接腓骨头的**腓关节面**。胫骨体呈三棱柱形，前缘和内侧面位于皮下，前缘上端隆起，为股四头肌腱附着的**胫骨粗隆**，外侧缘有小腿骨间膜附着，称**骨间缘**。胫骨下端稍膨大，其外侧面有接腓骨的**腓切迹**，内侧向下的突起称**内踝**，下端下面及内踝的外侧面有接距骨的关节面。内侧髁、外侧髁、内踝和胫骨粗隆可在体表扪及。

4. **腓骨**(fibula)　位于小腿外侧部，不参与支持体重，故细小，亦分为一体两端(图1-28)。上端略膨大为**腓骨头**，上面有接胫骨的关节面，头下方缩细为**腓骨颈**。腓骨体内侧缘锐利，称**骨间缘**，有小腿骨间膜附着。下端向后下突起，形成**外踝**，外踝较内踝低一横指，内侧面有接距骨的关节面，关节面上方有接胫骨腓切迹的粗糙面。腓骨头和外踝可在体表扪及。

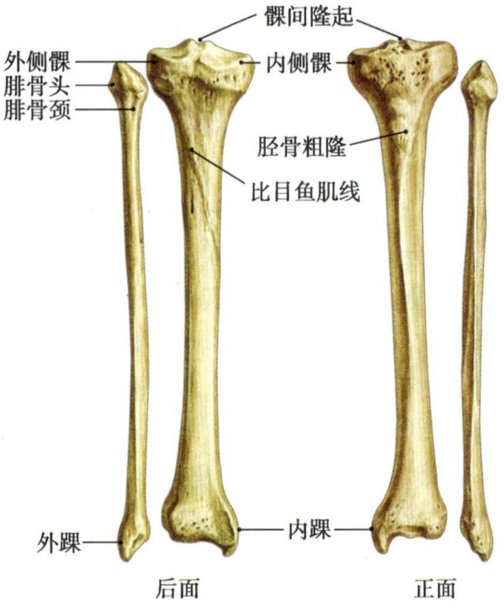

图1-28　胫骨和腓骨

5. **足骨**　包括跗骨、跖骨和趾骨(图1-29)。

(1) **跗骨**(tarsal bones)：属于短骨，共7块，可分前、中、后3列，几乎占全足的一半，与支持体重有关。后列上方为**距骨**、下方为**跟骨**；中列为距骨前方的**足舟骨**；前列为**内侧楔骨**、**中间楔骨**、**外侧楔骨**和跟骨前方的**骰骨**。

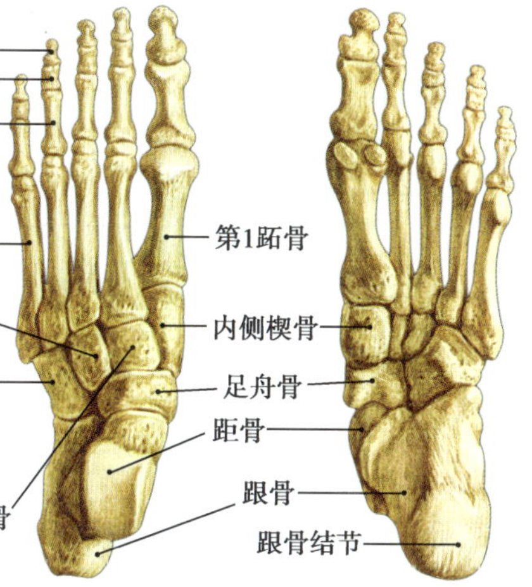

图 1-29　足骨

距骨上面有前宽后窄的关节面，称**距骨滑车**，与胫骨下端关节面相关节，滑车两侧的关节面接内、外踝。距骨下方与跟骨相关节，前接足舟骨。跟骨向后的隆突为**跟骨结节**，跟骨前端接骰骨。足舟骨内下方的隆起为**舟骨粗隆**，是重要的体表标志。足舟骨前方接内侧楔骨、中间楔骨和外侧楔骨。体重经距骨向后传至跟骨结节，向前内侧经足舟骨传向 3 个楔骨和与之相接的第 1～3 跖骨，向前外侧则经跟骨传向骰骨和与之相接的第 4、5 跖骨。

（2）**跖骨**(metatarsal bones)：属长骨，共 5 块，由内侧向外侧依次为第 1～5 跖骨，形状和排列与掌骨相似，较掌骨粗大。跖骨近端为底，与跗骨相接；中间为体；远端为头，与近节趾骨相连。第 5 跖骨底向后突出为**第 5 跖骨粗隆**，体表可扪及。

（3）**趾骨**(phalanges of toes)：共 14 块，形态和命名与手指骨类似。但踇趾骨粗壮，其余趾骨均细小，第 5 趾的远节趾骨往往与中节趾骨融合。

（王向义　虞　琴）

2 第二章 关节学

第一节 总论

骨与骨之间的连结装置称**骨连结**，骨连结可分为**直接连结**和**间接连结**两大类。

一、直接连结

直接连结是指骨与骨借纤维结缔组织、软骨或骨连结在一起，无间隙，较牢固，不活动或稍活动。这种连结可分为**纤维连结**、**软骨连结**和**骨性结合** 3 类(图 2-1)。

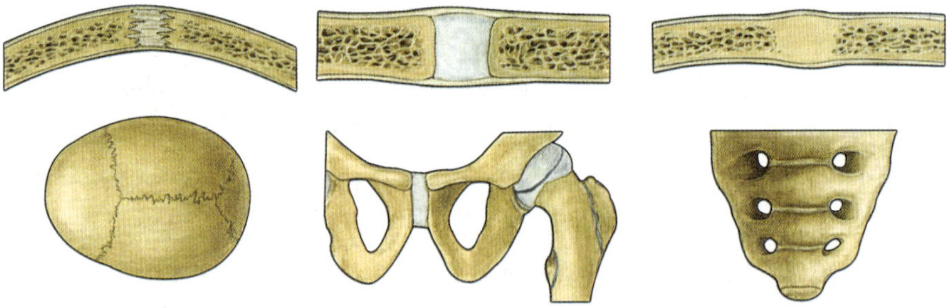

图 2-1 直接连结

(一) 纤维连结

两骨之间以纤维结缔组织相连，之间没有间隙，可分为两种。

1. **缝**(suture) 两骨间距很窄，由薄层致密结缔组织相连，如颅骨的冠状缝和矢状缝等。如果缝骨化，则成为骨性结合。

2. **韧带连结**(syndesmosis) 两骨间距较宽，连接两骨的纤维结缔组织呈条索状或膜板状，如脊柱的棘间韧带和黄韧带、前臂和小腿的骨间膜等。

(二) 软骨连结

两骨之间借软骨相连结，可分为两种。

1. **透明软骨结合**(synchondrosis) 多见于幼年时期，如长骨骨干与骺之间的骺软骨，蝶枕软骨结合等，随着年龄的增长，可骨化形成骨性结合。

2. **纤维软骨结合**(symphysis) 骨间可有轻微的活动，如肋软骨、椎间盘及耻骨联合等。

(三) 骨性结合

两骨之间以骨组织连接，如骶椎之间骨性结合成骶骨，髂、坐、耻三骨骨性结合成髋骨。常由纤维连结或透明软骨连结骨化而成。

二、间接连结

间接连结又称**关节**(articulation)或**滑膜关节**(synovial joint),相邻骨面之间相互分离,内有充满滑液的腔隙,其周围借纤维组织囊相连,因而一般具有较大的活动性。

(一) 关节的基本结构

每个关节都具备**关节面**、**关节囊**和**关节腔**(图 2-2)。

1. **关节面**(articular surface)是参与组成关节的各相关骨的接触面,一般是一凸一凹,彼此适应,凸者为**关节头**,凹者为**关节窝**。关节面覆盖一层**关节软骨**,光滑而富有弹性,使关节在运动时减少摩擦,缓冲震荡。关节软骨大多数为透明软骨,少数为纤维软骨。

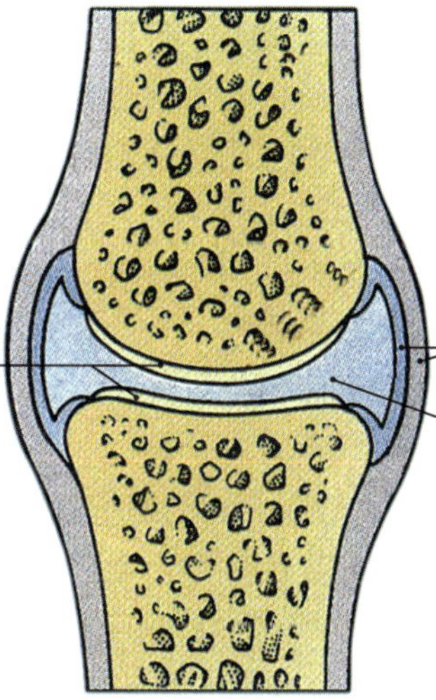

图 2-2　间接连结

2. **关节囊**(articular capsule)由纤维结缔组织膜构成,附着于关节面的周缘及其附近的骨面上,它包围关节,封闭关节腔。可分为内、外两层。

外层为**纤维膜**(fibrous membrance),由致密结缔组织构成,含有丰富的血管和神经,其厚薄与关节的活动相关。运动灵活的关节,纤维膜薄而松弛;活动度较小,较为稳固的关节,纤维膜则坚韧而紧张。

内层为**滑膜**(synovial membrance),由疏松结缔组织构成,衬贴于纤维膜内面,边缘附着于关节软骨周缘,覆盖关节内除关节软骨以外的其他所有结构。滑膜薄而柔润,富含血管,能产生滑液,滑液是呈弱碱性的蛋白样液体,有润滑关节面和营养关节软骨等作用。

3. **关节腔**(articular cavity)　是关节囊滑膜层和关节软骨共同围成的密闭腔隙。含少量滑液,腔内呈负压,对维持关节的稳定有一定作用。

(二) 关节的辅助结构

关节的辅助结构有加强关节的稳固性和灵活性的作用。

1. **韧带**(ligament)　是连于相邻两骨的致密结缔组织纤维束。位于关节囊外的称**囊外韧带**,与囊相贴或分离存在;位于关节囊内的称**囊内韧带**,有滑膜包裹。它们有加强关节的稳固或限制关节过度运动的作用。

2. **关节唇**(articular labrum)　是附着于关节窝周缘的纤维软骨环,可加深关节窝,增大关节面,增加关节的稳固性。

3. **关节盘**(articular disc)　是位于两关节面之间的纤维软骨板,其周缘附着于关节囊,将关节腔分成两部。有的关节盘呈半月形,称半月板,不完全分隔关节腔。关节盘使两骨关节面更加适应,增加了关节的稳固性和灵活性;关节盘具有一定的弹性,可减少外力对关节的冲击和震荡。

(三) 关节的运动

一些关节的关节面接近平面,运动范围很小,称微动关节,如跗跖关节、腕骨间关节等。大多数关节沿 3 个互相垂直的轴运动。

1. **屈和伸** 指沿冠状轴所做的运动,两骨之间的夹角变小为屈,变大为伸。但在足部,足尖上抬、足背向小腿前面靠拢为踝关节的伸,亦称**背屈**,反之为踝关节的屈,亦称**跖屈**。

2. **收和展** 指沿矢状轴所做的运动,骨向正中矢状面靠拢为**内收**,反之为**外展**。

3. **旋转** 指沿垂直轴所做的运动,骨的前面转向内侧为**旋内**,反之为**旋外**。在前臂,将手背转向前方的运动,称**旋前**,将手背转向后方的运动,称**旋后**。

4. **环转** 以关节的中心为轴心,骨的近端在原位转动,远端做圆周运动,运动时全骨描绘出一个圆锥形轨迹,这实际上是屈、展、伸、收依次结合的连续动作。

(四) 关节的分类

关节有多种分类方法。有的按构成关节的骨的数目分为**单关节**(两块骨构成)和**复关节**(两块以上的骨构成)。有的按一个或多个关节同时运动的方式分成**单动关节**(如肩关节等)和**联动关节**(如两侧颞下颌关节等)。一般多以关节运动轴的数目和关节面的形态分为以下 3 类:

1. **单轴关节** 只能绕一个轴做一组运动,包括屈戌关节和车轴关节。

2. **双轴关节** 能绕两个互相垂直的运动轴做两组运动,包括椭圆关节和鞍状关节。

3. **多轴关节** 关节具有两个以上的运动轴,可做多方向运动,包括球窝关节和杵臼关节。

(五) 关节的灵活性和稳固性

决定关节的灵活性和稳固性的主要因素有:关节面的形态和面积差,关节囊的厚薄和松紧,关节韧带的强弱,周围肌肉的强弱。

第二节 中轴骨连结

中轴骨连结包括躯干骨的连结和颅骨的连结。

一、躯干骨的连结

躯干骨的连结包括椎骨、骶骨及尾骨间的连结形成的脊柱和胸椎、肋及胸骨连结形成的胸廓。

(一) 脊柱

由 24 块椎骨、1 块骶骨和 1 块尾骨借骨连结而成,构成人体的中轴。

1. **椎骨间的连结** 各椎骨间借韧带、软骨和滑膜关节连结,可分为椎体间的连结和椎弓间的连结。

(1) 椎体间的连结:包括椎间盘、前纵韧带和后纵韧带。

1) **椎间盘**(intervertebral disc):是连结相邻两个椎体的纤维软骨盘,成人有 23 个椎间盘(图 2-3)。椎间盘由两部分构成,盘中央

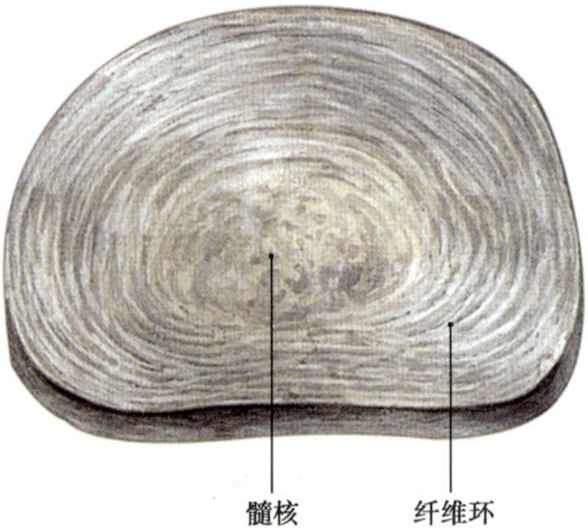

图 2-3 椎间盘

部稍靠后为柔软而富有弹性的胶状物，称**髓核**，是胚胎时期脊索的遗迹；周围部由呈同心圆状排列的纤维软骨构成，称**纤维环**，纤维环前部较宽，后部较窄。椎间盘既坚韧又富有弹性，牢固连接相邻椎体，同时又可缓冲震荡，起“弹性垫”的作用。23 个椎间盘的厚薄不一，腰部最厚，颈部次之，故颈、腰部脊柱活动度较大。当纤维环破裂时，髓核容易向后外侧脱出，突入椎管或椎间孔，压迫脊髓或脊神经根引起牵涉性痛，临床上称为椎间盘突出症。

2）**前纵韧带**(anterior longitudinal ligament)：是附着于所有椎体和椎间盘前面的纵行韧带，宽而坚韧，限制脊柱过度后伸和椎间盘前脱(图 2-4)。

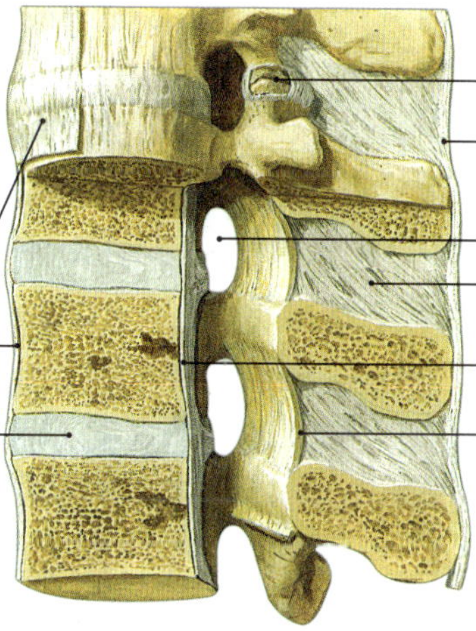

图 2-4　椎骨间的连结

3）**后纵韧带**(posterior longitudinal ligament)：是附着于所有椎体和椎间盘后面的纵行韧带，窄而坚韧，位于椎管前壁，限制脊柱过度前屈(图 2-4)。

(2) 椎弓间的连结：包括黄韧带、棘间韧带、棘上韧带和项韧带、横突间韧带和关节突关节。

1）**黄韧带**(ligamenta flava)：为连结相邻椎弓板之间的黄色弹性纤维，坚韧而富有弹性，参与构成椎管后壁(图 2-4)。

2）**棘间韧带**(interspinal ligaments)：为连结相邻棘突间的短韧带(图 2-4)。

3）**棘上韧带**和**项韧带**：棘上韧带是连结胸、腰、骶椎各棘突尖的纵行韧带，前方与棘间韧带相融合，都有限制脊柱前屈的作用。项韧带是颈椎棘突尖向后扩展成三角形板状的弹性膜层，向上附于枕外隆凸及枕外嵴，向下达第 7 颈椎棘突并续于棘上韧带(图 2-4，图 2-5)。

4）**横突间韧带**(intertransverse ligament)：为连于相邻椎骨横突间的纤维索。

5）**关节突关节**(zygapophyseal joint)：相邻椎骨的上、下关节突构成关节突关节，只能作轻微滑动。寰椎和枢椎齿突构成**寰枢关节**，使头部沿垂直轴左右旋转。寰椎上关节凹与枕骨髁构成**寰枕关节**，可使头部作前俯、后仰和侧屈运动。

2. 脊柱的整体观　成年男性脊柱全长约 70cm，女性和老年人的脊柱略短。脊柱的长度与姿势有关，静卧比站立时可长出 2～3cm，这是由于站立时椎间盘受压所致(图 2-6)。

前面观：椎体从上向下逐渐增大，这是由于负重渐增。但自耳状面以下，因重力转移传

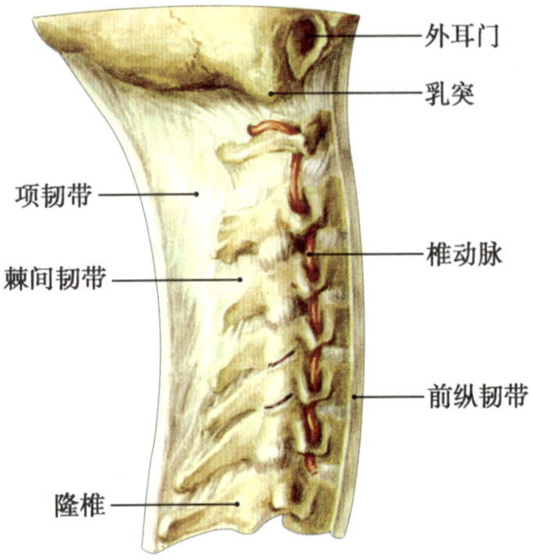

图 2-5 颈韧带

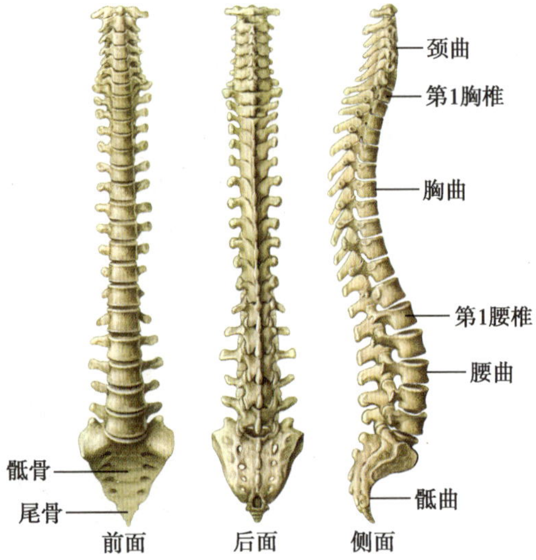

图 2-6 脊柱整体观

递至下肢，骶、尾骨椎体即变小。

侧面观：成人脊柱有颈、胸、腰、骶 4 个生理弯曲，**颈曲**和**腰曲**凸向前，**胸曲**和**骶曲**凸向后。这些弯曲使脊柱更具有弹性，可缓冲行走、跳跃时对脑和内脏的震荡和冲撞；同时可维持直立时人体重心的稳定。

后面观：所有椎骨的棘突在背部正中线上形成纵嵴，两侧的沟可容纳背深部肌。各部分椎骨的棘突形态各异：颈椎棘突短而分叉，但隆椎棘突却长而突出；胸椎棘突长，斜向后下方，呈叠瓦状；腰椎棘突呈板状，水平后伸，棘突间间隙较宽。

3. **脊柱的功能** 脊柱是躯干的支柱，上承托头颅，下连接下肢，有支持和传递重力的作用。脊柱参与胸廓、腹腔和盆腔的组成，保护和支持体腔内器官；椎管容纳和保护着脊髓。

脊柱可做前屈、后伸、侧屈、旋转和环转等多种形式的运动，其中颈段和腰段的运动较灵活，故其损伤也较多见。

（二）胸廓

胸廓(thorax)由 12 块胸椎、12 对肋、1 块胸骨和它们之间的连结构成(图 2-7)。构成胸廓的主要关节有肋椎关节和胸肋关节。

1. **肋椎关节**(costovertebral joint) 肋骨与胸椎之间的连结称肋椎关节(图 2-8)，包括肋头与胸椎肋凹构成的**肋头关节**和肋结节与胸椎横突肋凹构成的**肋横突关节**，这两个关节在功能上是联合关节。

2. **胸肋关节**(sternocostal joint) 第 1 肋与胸骨柄之间为永久的软骨结合，是特殊的不动关节(图 2-8)。第 2～7 肋软骨前端与胸骨相应的肋切迹构成**胸肋关节**，属微动关节。第 8～10 对肋软骨依次与上位肋软骨相连形成**肋弓**。第 11、12 对肋末端游离于腹壁肌肉之中。

3. **胸廓的整体观及运动** 胸廓上窄下宽，前后略扁，左右径较大，有上、下两口。**胸廓上口**较小，由第 1 胸椎、第 1 对肋及胸骨柄上缘围成，是颈部与胸腔的通道。上口向前下倾斜，胸骨柄上缘约平对第 2 胸椎下缘。**胸廓下口**宽大而不整齐，由第 12 胸椎、第 12 及 11 对

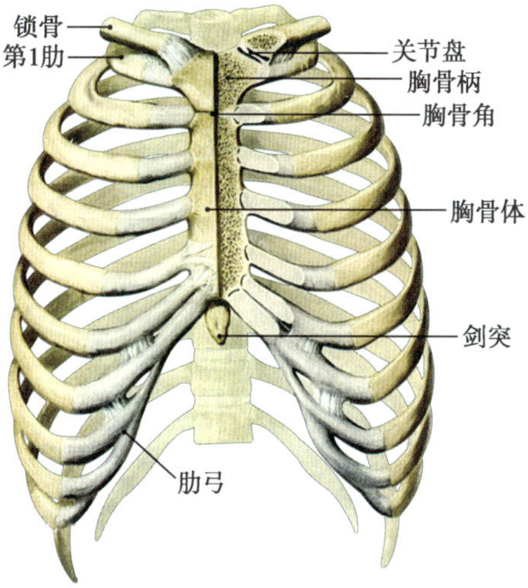

图 2-7 胸廓

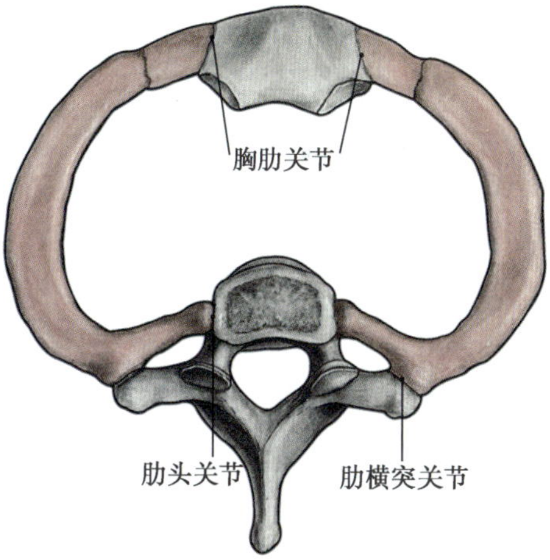

图 2-8 肋椎关节

肋前端、肋弓和剑突围成，两侧肋弓在中线构成**胸骨下角**，角内夹有剑突。胸廓下口由膈肌封闭。胸廓前壁短，后壁较长，外侧壁最长。相邻两肋之间的间隙称**肋间隙**。

胸廓除支持、保护胸腔脏器之外，主要参与呼吸运动。吸气时，在肌的作用下，肋体上提，肋下缘外翻，伴以胸骨上升，使胸腔前后径及横径加大(上下径的变化与膈肌升降有关)，胸腔容积增大。呼气时，在重力及肌的作用下，胸廓做相反的运动，胸腔容积减小。

胸廓的形状、大小因年龄、性别、营养、锻炼等情况而有差异。新生儿胸廓呈桶状，随年龄及呼吸运动，横径逐渐增大。女性胸廓短而圆，上口更倾斜。佝偻病儿童胸廓前后径增大，胸骨突出，表现为"鸡胸"。慢性支气管炎、肺气肿患者表现为"桶状胸"。

二、颅骨的连结

(一) 颅骨的直接连结

各颅骨之间大多借缝相连，有冠状缝、矢状缝、人字缝等。颅底部分骨则为软骨连结。但随年龄增长，这些缝和软骨连结可转化成骨性结合。舌骨与颅底之间借韧带连结，可上下活动。

(二) 颅骨的滑膜关节

颅骨的滑膜关节为**颞下颌关节**(temporomandibular joint)，也称下颌关节，由下颌骨的下颌头与颞骨的下颌窝及关节结节构成(图 2-9)。关节面覆盖的软骨是纤维软骨。关节囊松弛，前部较薄弱，后部较厚，外侧有韧带加强，故下颌关节易向前下方脱位。关节腔内有纤维软骨构成的**关节盘**，将腔分为上、下两部。

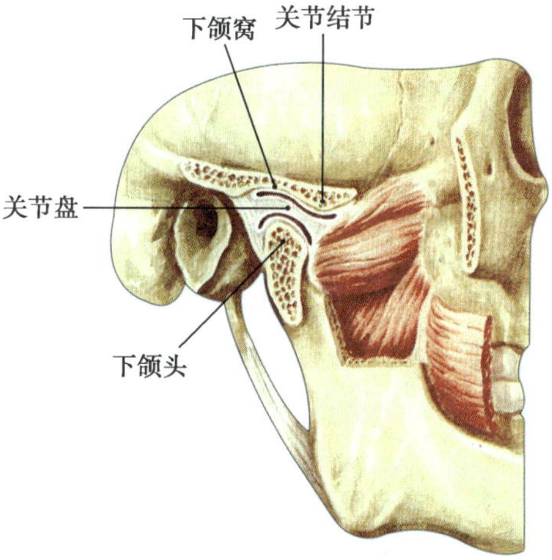

图 2-9 颞下颌关节

两侧颞下颌关节属联动关节，两侧同时

运动，可使下颌骨做上提与下降（闭口与张口）、前伸与后缩及侧方运动。张口时下颌头和关节盘向前运动，滑到关节结节下方。当张口过大，且关节囊过分松弛时，下颌头可滑至关节结节前方而不能退回，造成下颌关节脱位。

第三节　附肢骨连结

附肢的主要功能是支持和运动。由于人体直立，上肢成为劳动器官，活动度较大，因而上肢关节以灵活运动为主；下肢起着支撑身体的作用，故下肢关节以稳固为主。

一、上肢骨的连结

上肢骨的连结包括上肢带骨的连结和自由上肢骨的连结。

（一）上肢带骨的连结

1. **胸锁关节**（sternoclavicular joint）　是上肢骨与躯干骨之间连结的唯一关节（图 2-10）。由胸骨的锁切迹与锁骨的胸骨端及第 1 肋软骨上面构成。关节囊坚韧，囊外有**胸锁前韧带**、**胸锁后韧带**、**锁间韧带**、**肋锁韧带**加强。关节腔内有**关节盘**，使关节头和窝更相适应。以胸锁关节为枢纽，使锁骨可向上、向下运动约 60°，向前、向后运动约 20°～30°，并可绕冠状轴做微小的旋转和环转运动。

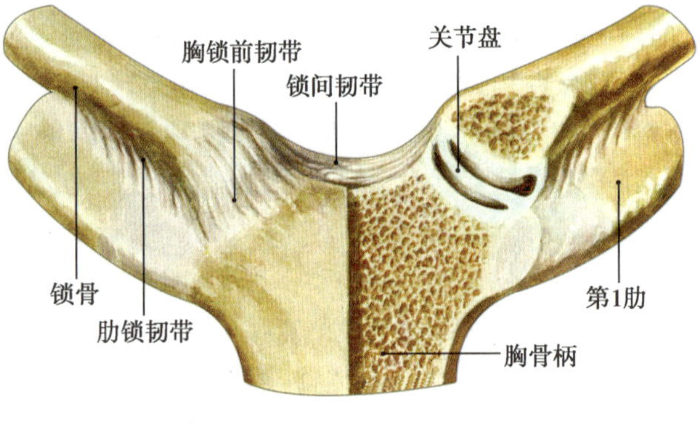

图 2-10　胸锁关节

2. **肩锁关节**（acromioclavicular joint）　由锁骨的肩峰端与肩胛骨的肩峰关节面构成，属平面关节，是肩胛骨活动的支点。关节囊外有韧带加强，囊内有不完全分隔关节腔的关节盘。

（二）自由上肢骨的连结

1. **肩关节**（shoulder joint）　由肱骨头与肩胛骨的关节盂构成，属典型的球窝关节（图 2-11）。肱骨头较大，关节盂浅而小，关节盂周缘有关节唇加深关节窝，但仅能容纳肱骨头的 1/4～1/3，故其运动幅度大而稳固性较差。因此，关节周围的肌肉、韧带对其稳固性起了重要作用。

肩关节囊薄而松弛，囊内有肱二头肌长头腱穿过结节间沟，囊外前部、上部和后部有副韧带和肌肉的腱纤维加入而得到加强，囊的下部最为宽松薄弱，故肩关节脱位时，肱骨头常从下份滑出。肩关节上方，有肩胛骨喙突、肩峰及连于其间的喙肩韧带，从上方保护肩关节，

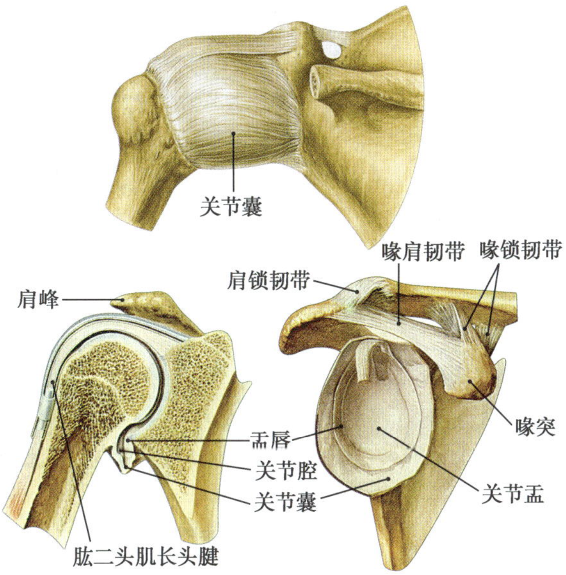

图 2-11　肩关节

防止肱骨头向上脱出。

肩关节的运动幅度大，可做三轴运动，即屈、伸、收、展、旋内、旋外，并能做环转。

2. **肘关节**（elbow joint）　是复关节，包括肱骨下端的滑车与尺骨滑车切迹构成的**肱尺关节**，肱骨小头与桡骨头关节凹构成的**肱桡关节**，尺骨桡切迹与桡骨头环状关节面构成的**桡尺近侧关节** 3 个滑膜关节（图 2-12）。3 个关节共同包在一个关节囊内，关节囊前、后壁薄而松弛，后壁最为薄弱。因此，常见尺、桡骨向后脱位。关节囊两侧壁厚而紧张，有**尺侧、桡侧副韧带**加强。环绕桡骨头周围的关节囊增厚成**桡骨环状韧带**，防止桡骨头脱出。幼儿桡骨头尚在发育之中，环状韧带松弛，前臂伸直位受猛力牵拉，可能发生桡骨头半脱位。

肘关节的运动以肱尺关节为主，做屈伸运动，肱桡关节与之联动。当桡尺近侧关节做旋转运动时，肱桡关节亦与之联动。

由于肱骨滑车内侧缘更向前下突出，超过外侧缘约 6mm，使关节运动轴斜向下内，当前臂伸直时，前臂偏向外侧，与上臂形成约 163°的**“提携角”**。

肱骨内、外上髁与尺骨鹰嘴都易在体表扪及。肘关节伸直时，肱骨内、外上髁与尺骨鹰嘴三点在一直线上；当肘关节屈至 90°时，此三点的连线构成尖向下的等腰三角形。肘关节发生脱位时，三点位置关系便发生改变。而肱骨髁上骨折时，三点位置关系不变。

3. **桡尺骨连结**　桡、尺骨借桡尺近侧关节、前臂骨间膜和桡尺远侧关节相连（图 2-13）。桡尺近侧关节是肘关节的一部分。

（1）**前臂骨间膜**：在桡、尺骨间附于两骨的骨间嵴，是坚韧的纤维膜，纤维方向由桡骨斜向下内达尺骨。当前臂旋前或旋后位时，骨间膜松弛；半旋前位时，骨间膜最紧张，此为骨间膜的最大宽度。因此，前臂骨折固定时，应将前臂固定于半旋前或半旋后位，以防骨间膜挛缩，影响前臂愈合后的旋转功能。

（2）**桡尺近侧关节**：由尺骨桡切迹与桡骨头环状关节面构成。

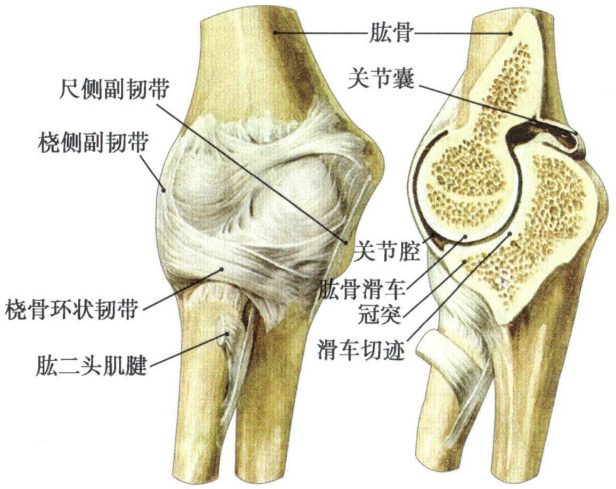

图 2-12　肘关节

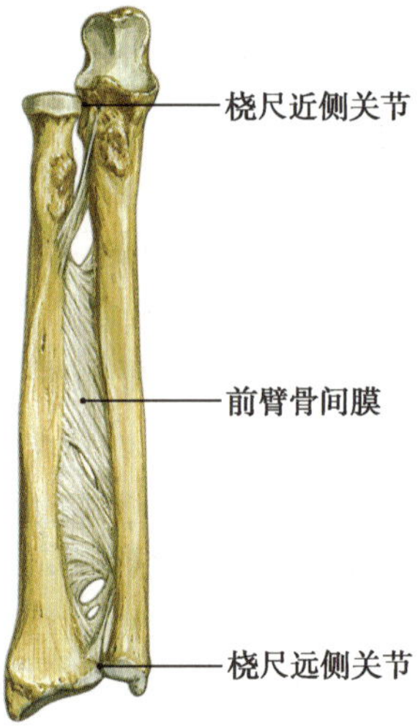

图 2-13　前臂骨的连结

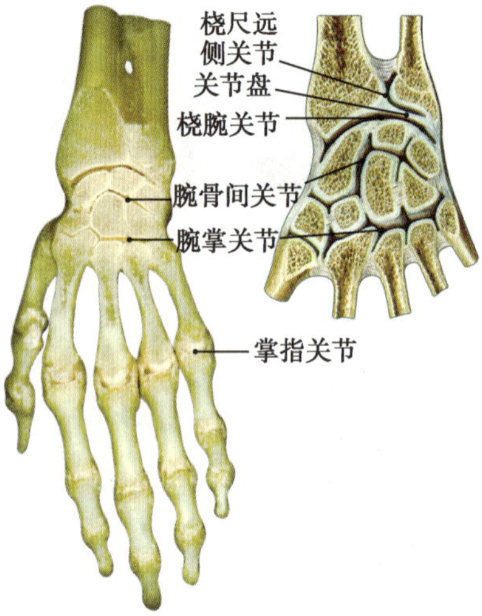

图 2-14　手关节

(3) **桡尺远侧关节**：由尺骨头环状关节面与桡骨的尺切迹及其下缘附着的关节盘构成，关节盘将尺骨头与腕骨隔开。关节囊较松弛。

桡尺近、远侧关节是联动关节，能使前臂旋前、旋后。

4. **手关节**(joint of hand)　手关节包括桡腕关节、腕骨间关节、腕掌关节、掌骨间关节、掌指关节和指间关节(图 2-14)。

(1) **桡腕关节**：通常称腕关节，是典型的椭圆关节。由桡骨腕关节面和尺骨头下方的关节盘作为关节窝，腕骨的手舟骨、月骨和三角骨的近侧关节面作为关节头构成。关节囊松弛，四周有韧带加强，掌侧韧带最为坚韧，故腕后伸运动受限。桡腕关节可做屈、伸、收、展及环转运动。

(2) **腕骨间关节**：属微动关节，各腕骨之间借韧带连接成一体，关节腔互通。

(3) **腕掌关节**：由远侧列腕骨与 5 个掌骨底构成，为微动关节。但第 1 掌骨底与大多角骨相接为鞍状关节，称**拇指腕掌关节**，关节囊松弛，使拇指能做屈、伸、收、展、环转和对掌运动。在冠状面，拇指在手掌平面向掌心靠拢为屈，离开掌心为伸；在矢状面，拇指靠拢示指为收，离开示指为展；**对掌运动**即拇指尖与其他 4 指尖掌面相触的运动，是人类手特有的重要功能。

(4) **掌骨间关节**：是第 2～5 掌骨底之间构成的平面关节，其关节腔与腕掌关节腔相通连。

(5) **掌指关节**：共 5 个，由掌骨头与近节指骨底构成，关节囊松弛，可做屈、伸、收、展和环转运动。手指的收展以中指为准，靠近中指为收，远离中指为展。

(6) **指间关节**：由各指相邻两节指骨底与滑车构成，是典型的屈戌关节。只能做屈、伸运动。

二、下肢骨的连结

下肢骨的连结包括下肢带骨的连结和自由下肢骨的连结。

(一) 下肢带骨的连结

1. **耻骨联合**(pubic symphysis) 两侧的耻骨联合面借纤维软骨构成的**耻骨间盘**相连结构成。耻骨联合上方有**耻骨上韧带**,下方有**耻骨弓状韧带**,前方亦有韧带加强(图 2-15)。耻骨间盘内常有一矢状裂隙。在女性此盘较厚,裂隙较大。

2. **骶髂关节**(sacroiliac joint) 由骶骨和髂骨的耳状面构成。关节面凸凹不平,两骨的关节面互相嵌合,结合甚为紧密。关节囊紧张,前、后有韧带加强,十分稳固,活动很小。女性在妊娠后期及分娩时,其活动度可稍增大。

3. 髋骨与脊柱间的韧带连结 髋骨与脊柱间主要借下列韧带加强:

(1) **髂腰韧带**(iliolumbar ligament):强韧,由第 5 腰椎横突横行至髂嵴后上部。

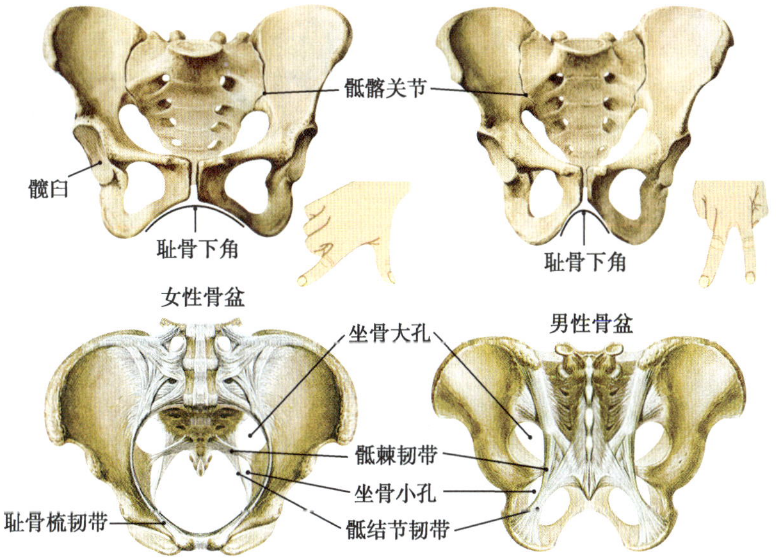

图 2-15 骨盆及韧带

(2) **骶结节韧带**(sacrotuberous ligament):较宽大,呈扇形,位于骨盆后方。从骶、尾骨侧缘连至坐骨结节内侧缘。

(3) **骶棘韧带**(sacrospinous ligament):较小,呈三角形,位于骨盆前方。从骶、尾骨侧缘连至坐骨棘,起始部分被骶结节韧带所遮掩。

骶棘韧带与坐骨大切迹围成**坐骨大孔**;骶棘韧带、骶结节韧带与坐骨小切迹围成**坐骨小孔**。

4. **闭孔膜**(obturator membrane) 为封闭闭孔的致密结缔组织膜。它与耻骨上支之间围成闭膜管,有血管、神经通过。

5. **骨盆**(pelvis) 由左、右髋骨和骶、尾骨及其间的骨连结构成骨性骨盆(图 2-15)。人体直立时,骨盆向前倾斜,两侧髂前上棘与两侧耻骨结节同位于一冠状面上,此时,尾骨尖与耻骨联合上缘位于同一水平面上。

骨盆由骶骨岬向两侧,经弓状线、耻骨梳、耻骨结节、耻骨嵴至耻骨联合上缘,构成环形的**界线**,由界线分为上、下两部。上部称**大骨盆**或假骨盆,下部称**小骨盆**或真骨盆。

大骨盆主要由两侧髂骨翼和骶骨组成。

小骨盆即临床上通常指的骨盆，可分为骨盆上口、骨盆下口和骨盆腔。骨盆上口由界线围成，骨盆下口由耻骨联合下缘，耻骨下支、坐骨支、坐骨结节、骶结节韧带及尾骨尖围成，呈菱形。骨盆上、下两口之间的小骨盆内腔称骨盆腔，是前壁短、侧壁和后壁长的弯曲的骨性通道。两侧耻骨下支与坐骨支构成耻骨弓，其间的夹角称**耻骨下角**。

骨盆起着传导重力和支持、保护盆腔脏器的作用，女性骨盆还是胎儿娩出的产道。故女性骨盆外形短而宽，骨盆上口近似圆形，较宽大，骨盆下口和耻骨下角亦较大，耻骨下角约90°～100°，骨盆腔呈圆桶形，骶骨岬突出不明显。男性骨盆外形窄而长，骨盆上口近似心形，较小，骨盆下口和耻骨下角亦较窄，耻骨下角约70°～75°，骨盆腔呈漏斗状，骶骨岬突出明显。

（二）自由下肢骨的连结

1. **髋关节**（hip joint） 由髋臼与股骨头构成，属球窝关节（图2-16）。髋臼切迹有**髋臼横韧带**封闭，髋臼周缘有关节唇，称**髋臼唇**，增加髋臼窝深度。

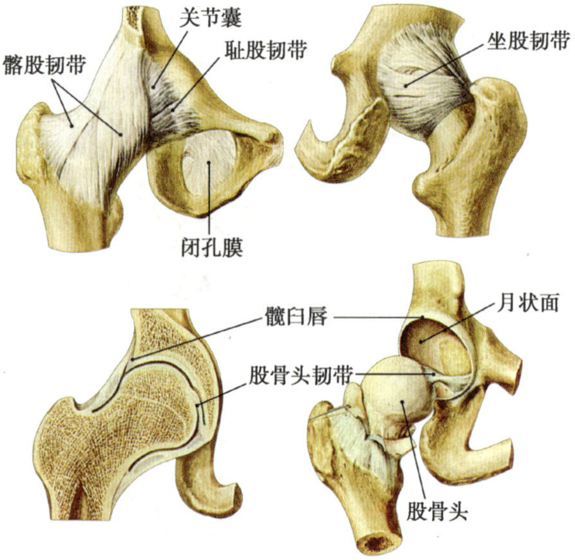

图2-16 髋关节

髋关节的关节囊厚而坚韧，向上附着于髋臼周缘及髋臼横韧带，向下附着于股骨颈，前面达转子间线，后面附于股骨颈的内侧2/3处。故股骨颈骨折有囊内、囊外骨折之分。髋关节囊周围有多条韧带加强，前方的**髂股韧带**最为强健，它起自髂前下棘，止于转子间线，加强关节囊前部，限制髋关节过伸。关节囊后部有**坐股韧带**，限制大腿过度旋内。关节囊前下方有**耻股韧带**，限制大腿的外展及旋外运动。关节囊的后下部相对薄弱，故髋关节脱位时，股骨头大多向下方脱出。在髋关节囊内，有由髋臼横韧带连向股骨头凹的**股骨头韧带**，内含营养股骨头的血管。当大腿半屈并内收时韧带紧张，外展时韧带松弛。关节囊深层纤维围绕股骨颈环行增厚形成**轮匝带**，约束股骨头，以免其向外脱出。

髋关节可做三轴的屈、伸、收、展、旋内、旋外及环转运动，但运动幅度远不及肩关节，具有较大的稳固性。

2. **膝关节**（knee joint） 由股骨下端、胫骨上端和髌骨构成，是人体最大、最复杂的滑膜关节（图2-17）。髌骨与股骨的髌面相接，股骨的内、外侧髁分别与胫骨的内、外侧髁相对。

膝关节囊薄而松弛，各部位厚薄不一，囊的前壁不完整，由附于股四头肌腱的髌骨填补。囊外周围有韧带加强。前方有股四头肌腱、髌骨及股四头肌腱延续而成的**髌韧带**。髌韧带厚而坚韧，止于胫骨粗隆。后方有由半膜肌腱延伸而来的**腘斜韧带**；外侧有由股骨外上髁到腓骨头的**腓侧副韧带**，内侧有由股骨内上髁到胫骨内侧髁且与关节囊和内侧半月板紧连的**胫侧副韧带**。膝关节囊内还有**膝交叉韧带**和**半月板**。膝交叉韧带分为前、后交叉韧带，**前交**

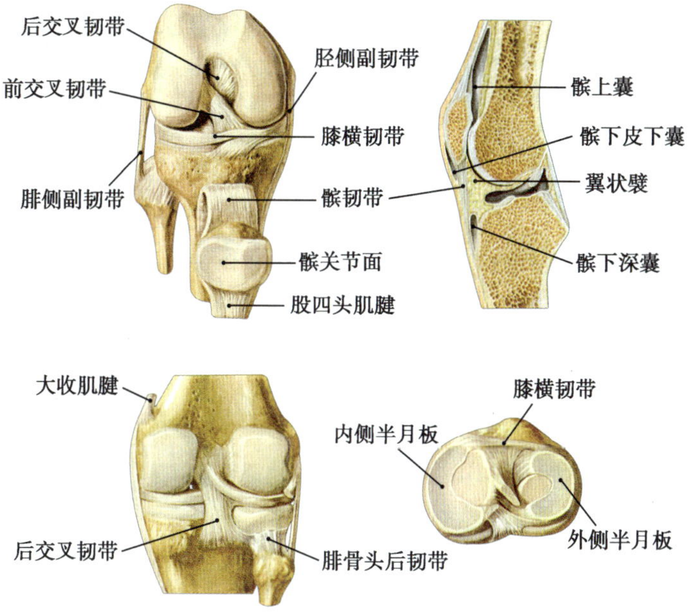

图 2-17 膝关节

叉韧带起于胫骨髁间隆起前方，斜向后上外附于股骨外侧髁内侧。当伸膝时紧张，限制胫骨前移；**后交叉韧带**起自胫骨髁间隆起后方，斜向前上内，附于股骨内侧髁的外侧面。当屈膝时紧张，限制胫骨后移。半月板在股骨、胫骨的内、外侧髁之间，有内、外两块，**外侧半月板**较小，近似“O”形，外缘与关节囊相连。**内侧半月板**较大，呈“C”形，前窄后宽，外缘与关节囊及胫侧副韧带紧密相连。半月板上面凹陷，下面平坦，使髁关节面更适应，且有缓冲作用。

膝关节主要能做屈、伸运动，屈可达 130°，伸不超过 10°。在半屈位时可轻度旋转。

3. **胫腓骨连结** 包括上端腓骨头与胫骨外侧髁腓关节面构成的**胫腓关节**，胫、腓骨骨干之间的**小腿骨间膜**，下端的腓骨与胫骨腓切迹之间的**韧带连结**三部分（图 2-18）。胫腓骨之间的连接紧密，活动度很小。

4. **足关节**（joints of foot） 包括距小腿（踝）关节、跗骨间关节、跗跖关节、跖骨间关节、跖趾关节和趾骨间关节（图 2-19）。

（1）**距小腿关节**：又称**踝关节**，由胫、腓骨下端与距骨滑车构成。关节囊前、后壁较松弛，内、外侧均有副韧带加强，**内侧韧带**较厚，**外侧韧带**较薄，故足过度内翻易致外侧韧带损伤。

踝关节能做背屈（伸）和跖屈（屈）运动。背屈时，踝关节较稳定；跖屈时，关节不够稳定，易发生损伤。

（2）**跗骨间关节**：包括**距跟关节**、**距跟舟关节**和**跟骰关节**等，都为微动关节。其中，前两个关节联合运动可使足做**内翻**和**外翻**运动；后两个

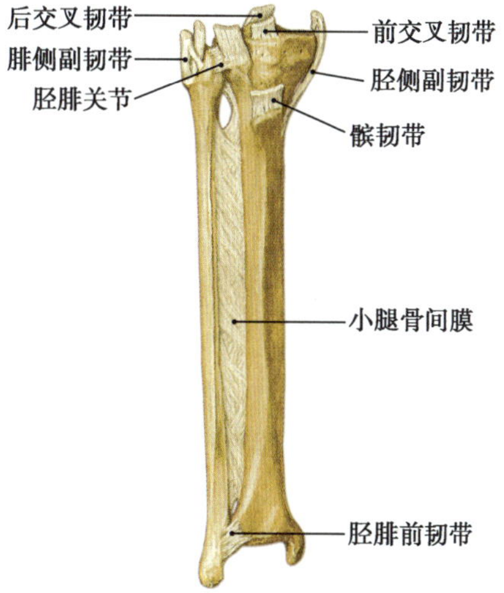

图 2-18 胫、腓骨连结

关节常合称跗横关节，其关节线呈横行的“S”形，临床上常可沿此线进行足的离断。

（3）**跗跖关节**：由 3 块楔骨、骰骨与 5 块跖骨的底构成，属微动关节。

（4）**跖骨间关节**：位于第 2～5 跖骨底之间，亦属微动关节。

（5）**跖趾关节**：由跖骨头与近节趾骨底构成，可做轻微屈、伸、收、展运动。

（6）**趾骨间关节**：由各趾相邻的趾骨底与滑车构成，可做屈、伸运动。

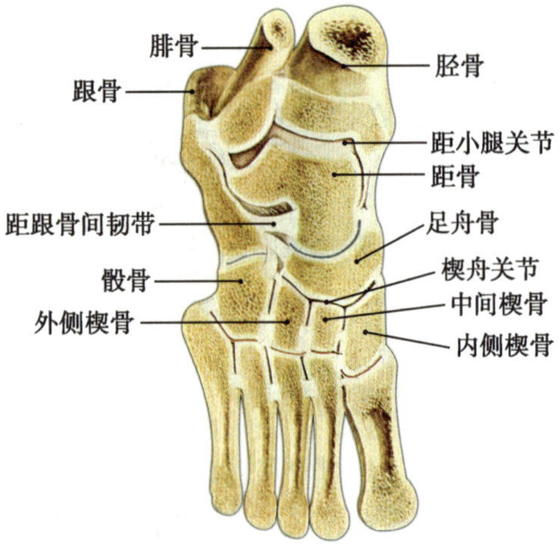

图 2-19　足关节

5. **足弓**（arches of foot）　跗骨和跖骨的牢固连结，形成凸向上的足弓（图 2-20）。足弓可分为纵向的**外侧纵弓**、**内侧纵弓**和横向的**横弓**。站立时，足以跟骨结节、第 1 和第 5 跖骨头着地，保证站立的稳定，增加了弹性，有利于行走、跳跃、缓冲震荡以及保护足底的神经和血管。足弓的维持还依赖于小腿长肌腱和足底短肌的牵拉、韧带的坚实。如果这些软组织过度劳损或损伤，将导致足弓下陷，形成扁平足。

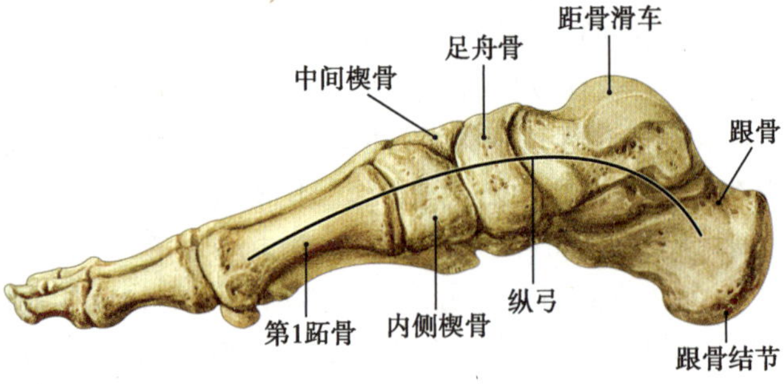

图 2-20　足弓

（虞　琴　王向义）

3 第三章 肌　学

第一节　总　　论

肌分为心肌、平滑肌和骨骼肌三类。运动系统的肌属骨骼肌，受躯体运动神经支配并受大脑皮质意识控制，故称为**随意肌**（图 3-1）。人体骨骼肌是运动的动力，多数附于骨骼上，少数附着于皮肤者称为**皮肌**。全身骨骼肌分布于头、颈、躯干、四肢，共 600 余块，约占体重的 40%。

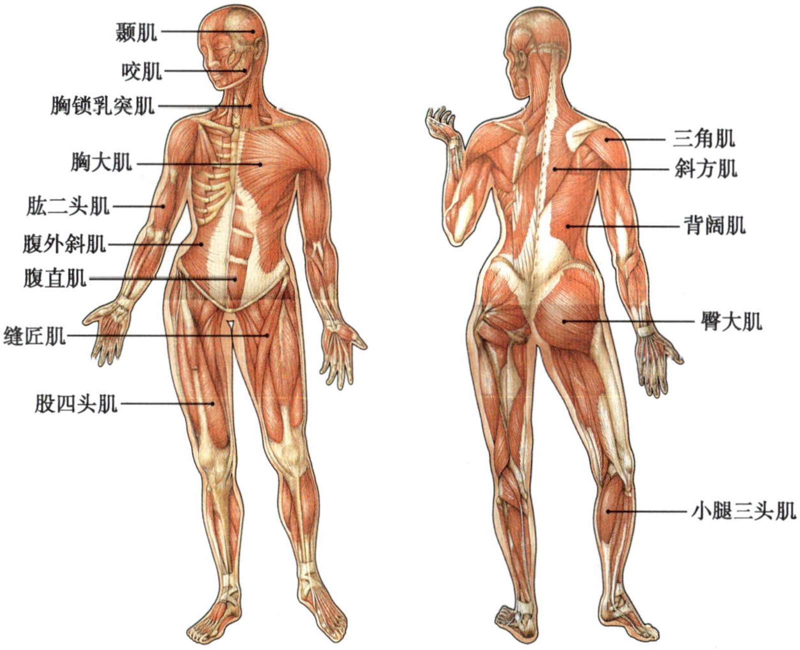

图 3-1　全身骨骼肌

一、肌的形态和构造

每块骨骼肌由**肌腹**（muscle belly）和**肌腱**（tendon）两部分构成。肌腹主要由肌纤维（肌细胞）组成，色红而柔软，具有收缩性。整块肌外面包有结缔组织的**肌外膜**，由肌外膜发出若干纤维隔将其分为较小的肌束，包被于肌束外的结缔组织称为**肌束膜**，肌束内每条肌纤维外的薄层结缔组织膜称为**肌内膜**。肌腱主要由平行致密的胶原纤维束构成，色白、强韧而无收缩功能，大多位于肌的两端附着于骨骼。扁肌的腱性部分呈薄膜状，称**腱膜**。

肌的形态多样，按其外形大致可分长肌、短肌、扁肌和轮匝肌 4 种(图 3-2)。**长肌**(long muscle)多位于四肢，肌束通常与肢体长轴平行，收缩时肌腹显著缩短，可引起大幅度的运动。部分长肌有 2 个或 2 个以上的起端，聚成 1 个肌腹，称二头肌或多头肌，如股二头肌、股四头肌。有些长肌肌腹被中间腱划分成 2 个或 2 个以上的肌腹，称二腹肌或多腹肌，如肩胛舌骨肌、腹直肌。**短肌**(short muscle)多位于躯干深部，小而短，收缩幅度较小。**扁肌**(flat muscle)宽扁呈薄片状，多位于躯干浅部，除运动功能外还兼有保护内脏的作用。**轮匝肌**(orbicular muscle)主要由环形肌纤维构成，位于孔裂周围，收缩可使孔裂关闭。

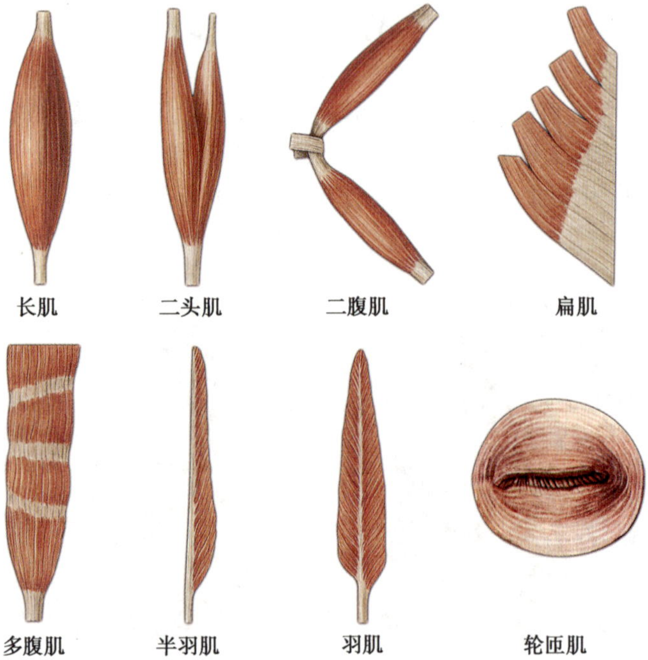

图 3-2　肌的形态

二、肌的起止、配布和作用

肌的**起点**指的是靠近身体正中面或四肢近端附着点，也称**定点**；另一端则作为**止点**或**动点**(图 3-3)。肌肉的定点和动点不是固定不变的，在一定条件下可以相互转换。例如肱二头肌起于肩胛骨，止于桡骨，收缩时屈肘可抬起前臂。但在做协助引体向上动作时，肱二头肌动、定点易位，止于桡骨一端被固定，而肩部一端作为动点向前臂靠近，带动躯干引体向上。

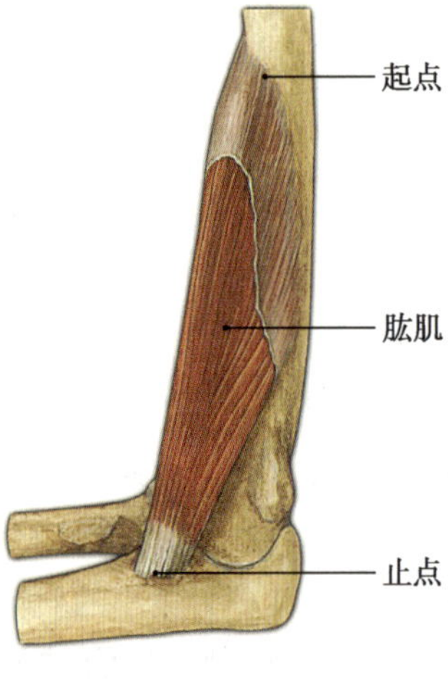

图 3-3　肌的起止点

肌在关节周围的配布与关节运动轴类型相关。单轴关节通常配备 2 组肌，例如肘关节，前有**屈肌**，后有**伸肌**，从而使之完成屈伸运动。双轴关节通常有 4 组肌，例如桡腕关节，除有屈肌和伸肌外，还配布有**内收肌**和**外展肌**。三轴关节周围配备有 6 组肌，例如肩关节，除有屈、伸、内收、外展肌外，还配备有**旋内肌**和**旋外肌**。因此，每个关节至少配布有两组运动方向完全相反的肌，它们在作用上相互对抗，称为**拮抗肌**。此外，关节在完成某一种运动时还有几块**协同肌**共同配合完成。通常完成一种动作，有多块肌参加，但起不同的作用。如做屈肘动作，屈肌是原动力，肱二头肌起主要作用，称**原动肌**；前臂屈肌肱桡肌等起协助屈肘作用，为协同肌（合作肌）；伸肌起反作用，肱三头肌是拮抗肌；周围还有一些肌起固定附近关节作用，这些肌称**固定肌**。同一块肌在做不同动作时可以是原动肌，也可以是协同肌、拮抗肌或固定肌。

三、肌的命名法

肌的命名有一定规律，即结合形态、大小、附着点、肌纤维方向或作用等命名。如斜方肌、三角肌是按形状命名；胸大肌、胸小肌是以大小和位置命名；冈上肌、冈下肌是按位置命名；肱二头肌、股四头肌是结合形态结构和位置命名；胸锁乳突肌、胸骨舌骨肌等是按附着点命名；旋后肌、大收肌是按作用命名；腹外斜肌、腹横肌是结合位置和肌纤维方向命名。了解肌的命名原则有助于学习和记忆。

四、肌的辅助装置

肌的辅助装置包括筋膜、滑液囊和腱鞘。

（一）筋膜

筋膜（fascia）遍布全身，分浅筋膜和深筋膜两种（图 3-4）。

1. **浅筋膜**（superficial fascia）　又称皮下筋膜，位于真皮之下，包被全身各部，由疏松结缔组织构成，内富含脂肪。浅动脉、浅静脉、皮神经、淋巴管走行于浅筋膜内，胸部浅筋膜内还有乳腺，面颈部浅筋膜内有皮肌。

2. **深筋膜**（dccp fascia）　又称固有筋膜，由致密结缔组织构成，位于浅筋膜深面，它包被体壁、四肢骨骼肌和血管神经等结构。深筋膜随肌分层而分层，并深入到肌群之间附于骨，构成肌间隔，将功能、发育过程和神经支配不同的肌群分割开来，与包绕肌群的深筋膜构成肌鞘，以保证其单独活动，这在临床上有重要意义。

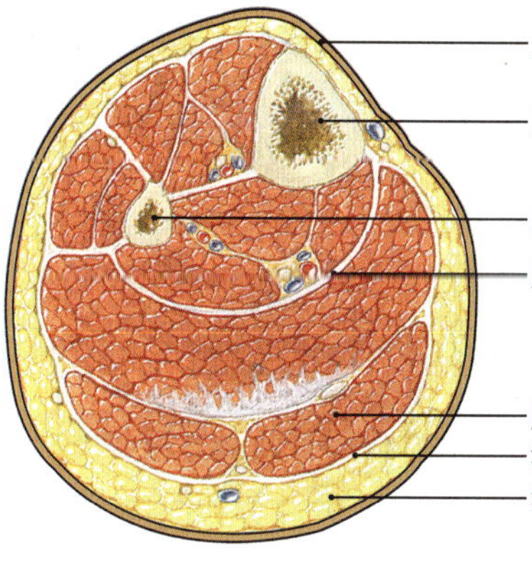

图 3-4　筋膜示意图

（二）滑膜囊

滑膜囊（synovial bursa）为封闭的结缔组织囊，壁薄，内有滑液，多位于腱与骨面相接处，以减少两者之间的摩擦。

（三）腱鞘

腱鞘（tendinous sheath）是包围在肌腱外面的鞘管，存在于活动性较大的部位，如腕、踝、指和趾等处。腱鞘由**纤维层**和**滑膜层**两部分构成。纤维层又称**腱纤维鞘**，它位于外层，为深筋膜增厚所形成的骨性纤维性管道，它起着滑车和约束肌腱的作用。滑膜层又称**腱滑膜鞘**，位于腱纤维鞘内，是由滑膜构成的双层圆筒形的鞘。鞘的内层紧贴肌腱表面，称为脏层；外层贴在腱纤维鞘内面和骨面，称为壁层。脏、壁两层之间含有少量滑液，使肌腱能在鞘内自由滑动。若手指不恰当地做长期、过度且快速的活动，可导致腱鞘损伤，产生疼痛并影响肌腱的滑动，称腱鞘炎，为一种常见病。腱滑膜鞘从骨面移行到肌腱的部分称**腱系膜**，其中有供应肌腱的血管通过。由于肌腱经常运动，腱系膜大部分消失，仅在神经、血管出入处保留下来，称为**腱纽**。

五、肌的血管、淋巴管和神经

（一）肌的血液供应

肌的代谢旺盛，血供丰富。每块肌都有自己的血液供应，血管束多与神经伴行，沿肌间隔、筋膜间隙走行，分支进入肌门，经反复分支，最后在肌内膜形成包绕肌纤维的毛细血管网，然后由毛细血管网汇入微静脉和小静脉离开肌门。

（二）肌的淋巴回流

肌的淋巴回流始于肌的毛细淋巴管，它们位于肌外膜和肌束膜内，离肌后沿途伴随静脉回流，并汇入较大的淋巴管中。

（三）肌的神经支配

每块肌的神经主要伴随血管束走行，入肌部位取决于该肌的肌纤维排列和长度。主要有两种形式，一种与肌纤维平行，如梭形肌；另一种与肌纤维垂直，如扁肌。了解这些特点有助于临床手术分离肌纤维时，对神经分支的保护。支配肌的神经有躯体神经和内脏神经，躯体神经有传入、传出纤维两种。传入纤维（感觉神经）传递肌的痛温觉和本体感觉，后者主要感受肌纤维的舒缩变化，在调节肌活动中起重要的作用。骨骼肌的收缩受传出纤维（运动神经）支配。一个运动神经元的轴突及其分支所支配的全部骨骼肌纤维合在一起，称为一个**运动单位**，它是肌收缩的最小单位。

第二节　头　　肌

头肌可分为面肌和咀嚼肌两部分。

一、面肌

面肌属皮肌，位置浅表，起自颅骨，止于面部皮肤，多分布于眼裂、口裂和鼻孔的周围（见图 22-10）。有些肌肉呈环形，有些呈辐射状。环形肌收缩使孔裂关闭，辐射状肌收缩使孔裂打开。因同时牵动了皮肤移动，表现出喜怒哀乐等各种表情，故面肌又叫表情肌。

（一）颅顶肌

颅顶肌（epicranius）阔而薄，在颅盖中线两侧各有一块枕额肌，它由额部皮下的**额腹**、枕部皮下的**枕腹**和中间的**帽状腱膜**构成。它们与颅部皮肤和皮下组织紧密结合共同组成头皮。枕腹起自枕骨，额腹止于眉部皮肤。额腹收缩可提睑扬眉，形成额纹，枕腹收缩可向后牵拉帽状腱膜。

（二）眼轮匝肌

眼轮匝肌（orbicularis oculi）环绕于眼裂周围，分眶部、睑部、泪囊部。睑部纤维收缩可眨眼，与眶部纤维共同收缩使眼裂闭合。泪囊部纤维可使囊内产生负压，以利于泪液的引流。

（三）口周围肌

人类的口周围肌在结构上高度分化，形成复杂的肌群，包括环形肌和辐射状肌。**口轮匝肌**环绕口周围，收缩时可闭口，并使上、下唇与牙紧贴。唇上、下的辐射状肌收缩，能提上唇、降下唇或拉口角向上、下或向外。**颊肌**位于面颊深部，收缩时可外拉口角，并使唇颊紧贴牙齿，协助咀嚼和吸吮，与口轮匝肌共同作用，能做吹口哨动作，故又称吹奏肌。

二、咀嚼肌

咀嚼肌是运动颞下颌关节的肌肉，共4对（图3-5），包括咬肌、颞肌、翼内肌和翼外肌，布于颞下颌关节周围，参加咀嚼运动。

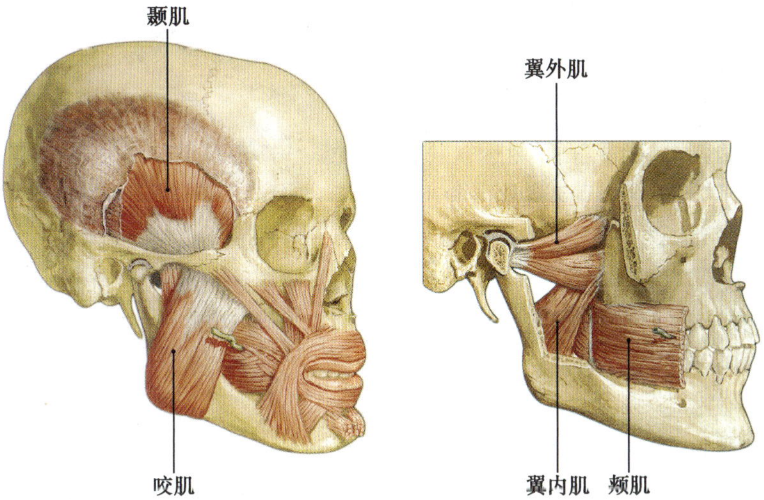

图3-5　咀嚼肌

（一）咬肌

咬肌（masseter）呈长方形，起自颧弓，纤维斜向后下止于下颌骨咬肌粗隆。作用：收缩时上提下颌骨。

（二）颞肌

颞肌（temporalis）呈扇形，起自颞窝，肌束向下汇聚，经颧弓深面，止于下颌骨冠突。作用：收缩时上提下颌骨，后部纤维使下颌骨向后。

（三）翼内肌

翼内肌（medial pterygoid）起自翼窝，纤维向后下，止于下颌角内面。作用：收缩时上提下颌骨，并使其向前运动。

（四）翼外肌

翼外肌（lateral pterygoid）起自翼突外侧面，纤维向后外，止于下颌颈。作用：收缩时拉下颌头向前，做张口运动。两侧翼内、外肌交替收缩，使下颌骨向左右移动，做研磨动作。

由于闭口肌的力量大于张口肌的力量，故下颌关节的自然姿势是闭口。当肌肉痉挛或下颌神经受刺激时，表现为牙关紧闭或张口困难。

第三节 颈 肌

颈肌可依其所在位置分浅、深两群。

一、颈浅肌

（一）颈阔肌

颈阔肌（platysma）位于颈部浅筋膜中，为一宽而薄的皮肌，起自胸大肌和三角肌表面的筋膜，向上止于两侧口角。作用：收缩时拉口角向下，并使颈部出现皱褶。

（二）胸锁乳突肌

胸锁乳突肌（sternocleidomastoid）位于颈部两侧，颈阔肌深面，粗壮强劲，在颈部突出明显，起自胸骨柄和锁骨的胸骨端，两头斜向后上会合，止于颞骨乳突（图 3-6）。作用：单侧收缩使头屈向同侧、面转向对侧；双侧同时收缩使头后仰。

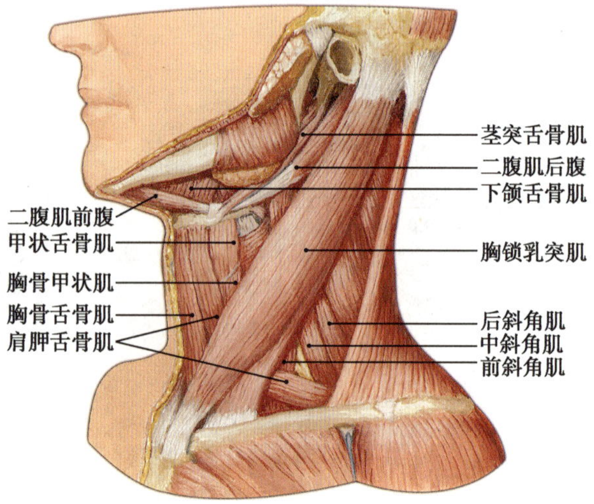

图 3-6 颈肌

（三）舌骨上肌群

舌骨上肌群位于舌骨上方，舌骨与下颌骨之间，每侧 4 块，包括二腹肌、下颌舌骨肌、茎突舌骨肌和颏舌骨肌（图 3-6）。当舌骨固定时，舌骨上肌群收缩可拉下颌骨向下而张口；当下颌骨固定做吞咽动作时，舌骨上肌群收缩可上提舌骨，推挤食团入咽并关闭咽峡。

（四）舌骨下肌群

舌骨下肌群位于舌骨下方，舌骨与胸骨和锁骨之间，覆盖在喉、气管、甲状腺的前方，每侧 4 块，以起止点命名，包括胸骨舌骨肌、肩胛舌骨肌、胸骨甲状肌和甲状舌骨肌（图 3-6）。舌骨下肌群收缩可降舌骨和喉，甲状舌骨肌在吞咽时可提喉，使之靠近舌骨。

二、颈深肌

颈深肌主要包括**前斜角肌**（scalenus anterior）、**中斜角肌**（scalenus medius）和**后斜角肌**（scalenus posterior）。它们均起自颈椎横突，前、中斜角肌止于第 1 肋，后斜角肌止于第 2 肋。前、中斜角肌与第 1 肋围成三角形间隙，称**斜角肌间隙**，有锁骨下动脉和臂丛通过。作用：双侧斜角肌同时收缩可提肋助深吸气，单侧收缩使颈侧屈。

三、颈部筋膜

颈部筋膜较为复杂，分为颈浅筋膜和颈深筋膜。颈浅筋膜与身体其他部位的浅筋膜相延续，其深面的颈深筋膜称**颈筋膜**，分为浅、中、深三层。

（一）颈筋膜浅层

颈筋膜浅层又称**封套筋膜**，包绕胸锁乳突肌、斜方肌和舌骨下肌群，并形成肌鞘，向后附着于颈椎棘突，向前双侧汇合于颈前正中线，向下附于胸骨柄和锁骨。

（二）颈筋膜中层

颈筋膜中层又称**气管前筋膜**或**内脏筋膜**，位于舌骨下肌群深面，包绕颈部诸器官，形成甲状腺鞘和**颈动脉鞘**。颈动脉鞘包裹有颈总动脉、颈内动脉、颈内静脉和迷走神经。

（三）颈筋膜深层

颈筋膜深层又称**椎前筋膜**，覆盖在椎前肌和斜角肌的前方，构成颈外侧区的底，向下与胸内筋膜相续，两侧包被臂丛及锁骨下动脉向腋腔延伸构成**腋鞘**。

第四节　躯　干　肌

躯干肌包括背肌、胸肌、膈、腹肌和盆底肌。

一、背肌

背肌分浅、深两群，浅群多为扁肌，主要有斜方肌、背阔肌、肩胛提肌和菱形肌（图 3-7）。

（一）浅群肌

1. **斜方肌**（trapezius）　位于项、背部浅层，单侧呈三角形，两侧合在一起呈斜方形。起点从枕外隆凸向下到第 12 胸椎棘突，上部肌束斜向外下，中部水平向外，下部斜向外上方，汇聚止于锁骨外侧 1/3、肩峰和肩胛冈。作用：收缩时可使肩胛骨向脊柱靠拢，上部肌束可上提肩胛骨（耸肩），下部肌束可降肩胛骨。该肌瘫痪时，产生"塌肩"。

2. **背阔肌**（latissimus dorsi）　为全身最大的扁肌，位于背下部、腰部和胸外侧部。以腱膜起于下 6 个胸椎的棘突、全部腰椎的棘突、骶正中嵴和髂嵴后部，肌束贴胸侧壁向外上汇

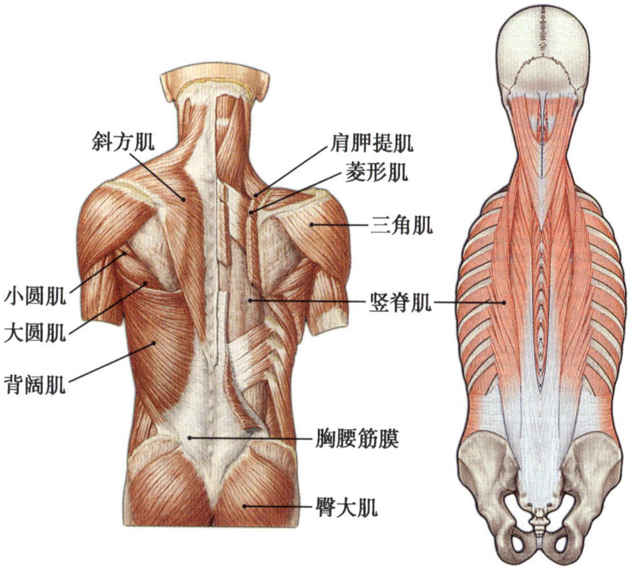

图 3-7　背肌

聚成扁腱，止于肱骨小结节嵴。作用：收缩时使肱骨内收、后伸和旋内。当上肢上举固定时，可引体向上。

3. **肩胛提肌**(levator scapulae)　位于项部两侧、斜方肌深面，起于上 4 个颈椎横突，止于肩胛骨上角。作用：收缩可上提肩胛骨。

4. **菱形肌**(rhomboideus)　位于斜方肌中部深面，呈菱形，起自第 6 颈椎到第 4 胸椎的棘突，止于肩胛骨内侧缘。作用：收缩时可牵拉肩胛骨向内上方。

(二) 深群肌

1. **竖脊肌(骶棘肌)**(erector spinae)　为背肌中最长、最大的肌，位于背深部棘突两侧的纵沟里，起自骶骨背面和髂嵴后部，向上肌束分别止于椎骨、肋骨和枕骨(图 3-7)。作用：收缩时可维持人体直立、脊柱后伸及头后仰，单侧收缩使脊柱侧屈。

2. **夹肌**(splenius)　位于斜方肌、菱形肌深面，起自项韧带下部、第 7 颈椎棘突和上部胸椎，止于颞骨乳突和第 1～3 颈椎横突。作用：单侧收缩使头转向同侧，双侧收缩使头后仰。

二、胸肌

胸肌可分为两群，一群起自胸廓，止于上肢骨，运动上肢，称胸上肢肌(图 3-8)；另一群起止均在胸廓上，称胸固有肌。

(一) 胸上肢肌

1. **胸大肌**(pectoralis major)　位于胸前壁浅层，呈扇形，起自锁骨内侧半、胸骨和第 1～6 肋软骨，肌束向外汇聚成扁腱，止于肱骨大结节。作用：使肩关节内收、旋内和前屈。如上肢固定，可与背阔肌一起完成引体向上动作，还可提肋，助吸气。

2. **胸小肌**(pectoralis minor)　位于胸大肌深面，呈三角形，起自第 3～5 肋，止于肩胛骨喙突。作用：拉肩胛骨向前下方，肩部固定可提肋，助吸气。

3. **前锯肌**(serratus anterior)　位于胸前外侧壁，以 8～9 个肌齿起于第 1～8 肋，肌束斜向后上，止于肩胛骨内侧缘和下角。作用：拉肩胛骨向前并紧贴胸壁，其下部肌束可拉肩胛骨下角外旋，助臂上举。

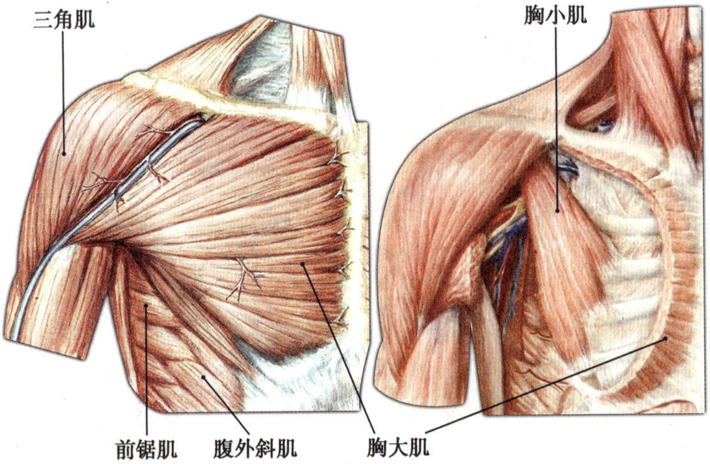

图 3-8　胸肌

（二）胸固有肌

1. **肋间外肌**（intercostales externi） 共 11 对，位于肋间隙，起于上位肋骨下缘，肌束斜向前下止于下位肋骨的上缘。作用：提肋，吸气。

2. **肋间内肌**（intercostales interni） 位于肋间外肌的深面，起于下位肋骨上缘，肌束方向与肋间外肌相反，止于上位肋骨的下缘。作用：降肋，呼气。

3. **肋间最内肌**（intercostales intimi） 位于肋间隙中份，肋间内肌的深面，肌束方向和作用与肋间内肌相同。

三、膈

膈（diaphragm）是位于胸、腹腔之间的一块向上膨隆的扁肌（图 3-9）。膈附于胸廓下口周围，肌纤维以三部分起于胸骨剑突后面、下 6 对肋骨和肋软骨内面及上 2～3 个腰椎体的前面，肌束向中央移行止于**中心腱**。膈在椎体前面的部分呈锥形，称膈脚。

膈有 3 个裂孔：在第 12 胸椎体前方，左、右膈脚之间有**主动脉裂孔**，有主动脉和胸导管通过；主动脉裂孔的左前上方，约平第 10 胸椎高度有**食管裂孔**，有食管和迷走神经通过；在右前上方，约平第 8 胸椎高度有**腔静脉孔**，有下腔静脉通过。

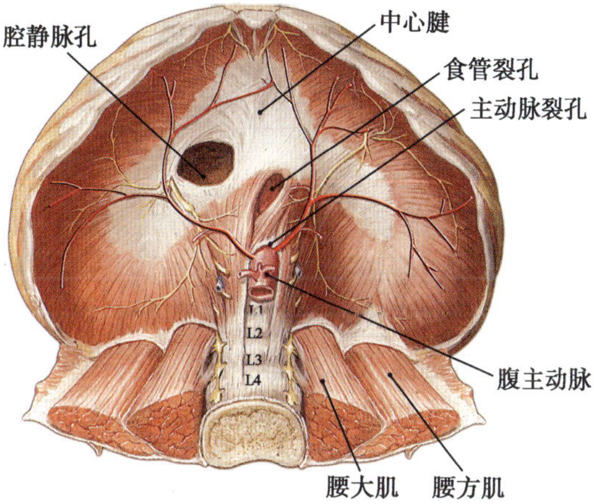

图 3-9 膈

作用：膈是主要的呼吸肌，收缩时，膈穹隆顶部下降，胸腔容积增加，以助吸气；松弛时，穹隆上升恢复原位。膈与腹肌同时收缩，可增加腹压，协助排便、呕吐、咳嗽、喷嚏及分娩等活动。

四、腹肌

腹肌位于胸廓下部与骨盆之间，参与构成腹腔的前壁、侧壁和后壁，分为前外侧群和后群。

（一）前外侧群

1. **腹外斜肌**（obliquus externus abdominis） 为一宽阔扁肌，位于腹前外侧壁浅层，以锯齿状起自下 8 个肋骨外面，肌束斜向前下，近腹直肌外侧缘时移行为腱膜，参与组成腹直肌鞘前层，止于腹前壁正中的白线（图 3-10）。作用：收缩时使躯干转向对侧，并向同侧屈，同时可增加腹压。

腹外斜肌下缘卷曲增厚，附于髂前上棘与耻骨结节之间，称为**腹股沟韧带**。其内侧端分出一小束纤维向后下返折，止于耻骨梳，称为**腔隙韧带**（陷窝韧带），此韧带延伸到耻骨梳的部分，称**耻骨梳韧带**（即 Cooper 韧带）。

在腹股沟韧带内侧端上方，耻骨结节外上方，腹外斜肌腱膜分裂成一近似三角形的裂孔，称为**腹股沟管浅（皮下）环**。

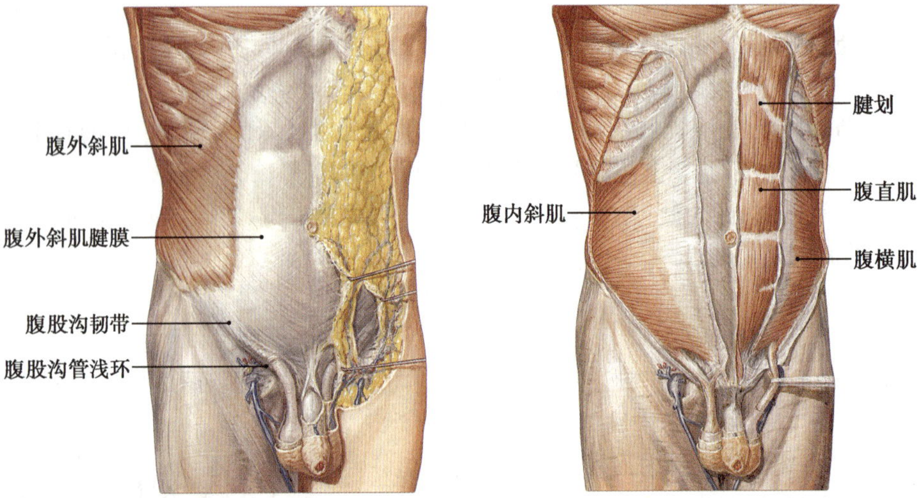

图 3-10　腹前外侧肌

2. **腹内斜肌**(obliquus internus abdominis)　位于腹外斜肌深面,起自胸腰筋膜、髂嵴和腹股沟韧带的外侧 1/2,肌纤维方向与腹外斜肌相反,肌束向前上与腹外斜肌交织,移行的腱膜分前后两层包绕腹直肌,参与构成腹直肌鞘前层和后层,止于白线(图 3-10)。作用:收缩使躯干转向同侧,并向同侧屈,同时可增加腹压。

腹内斜肌下部肌纤维呈弓形跨过男性精索或女性子宫圆韧带,肌束延伸为腱膜,与腹横肌腱膜会合形成**腹股沟镰**,或称**联合腱**,止于耻骨梳内侧端及耻骨结节附近。男性腹内斜肌最下部发出一些细散的肌束包绕精索、睾丸和阴囊,称为**提睾肌**,收缩时可上提睾丸。

3. **腹横肌**(transversus abdominis)　位于腹内斜肌深面,起于下 6 位肋内面、胸腰筋膜、髂嵴及腹股沟韧带的外 1/3,肌束向前内侧横行延伸为腱膜,参与构成腹直肌鞘后层,止于白线(图 3-10)。下部肌束及腱膜内侧部分参与构成提睾肌和腹股沟镰。

4. **腹直肌**(rectus abdominis)　位于腹部前正中线两侧,为一对上宽下窄的长肌,居腹直肌鞘内,起自耻骨联合和耻骨嵴,肌束上行止于胸骨剑突和第 5～7 肋软骨前面。肌的全长被 3～4 条横行**腱划**分为 4～5 段肌腹(图 3-10)。腱划与腹直肌鞘的前层紧密结合,在腹直肌后面不明显,未与腹直肌鞘后层愈合。

5. **腹直肌鞘**(sheath of rectus abdominis)　是腹前外侧壁 3 层扁肌的腱膜包绕腹直肌形成的腱膜鞘(图 3-11)。腹直肌鞘分前、后两层。腹直肌鞘前层由腹外斜肌腱膜及腹内斜肌腱膜的前层构成;后层由腹内斜肌的后层及腹横肌腱膜构成,在脐以下 4～5cm 处,3 块扁肌的腱膜全部转到腹直肌前面,构成腹直肌鞘前层,后层缺如,在其游离下缘形成一凸向上的弧形线,称**弓状线**或**半环线**。

6. **白线**(linea alba)　位于腹前壁正中线上,由两侧三层扁肌腱膜的纤维交织而成,分隔左右腹直肌鞘,上附于剑突,下附于耻骨联合。白线上宽下窄,坚韧而缺少血管,其中部有**脐环**。

(二) 后群

后群有腰大肌和腰方肌两对,腰大肌将在下肢肌中叙述。

腰方肌(quadratus lumborum):位于腹后壁、腰椎两侧,起自髂嵴,止于第 12 肋和腰椎

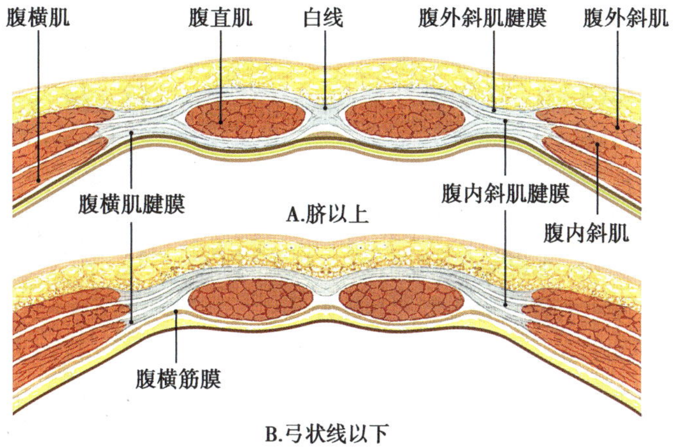

图 3-11　腹直肌鞘示意图

横突，其内侧有腰大肌，后方有竖脊肌。作用：收缩时降第 12 肋，单侧收缩可使脊柱侧屈。

（三）腹股沟管

腹股沟管（inguinal canal）位于腹股沟韧带内侧半上方，为腹前外侧壁三层扁肌下方的一条裂隙，长约 4～5cm，男性有精索通过，女性有子宫圆韧带通过（图 3-12）。

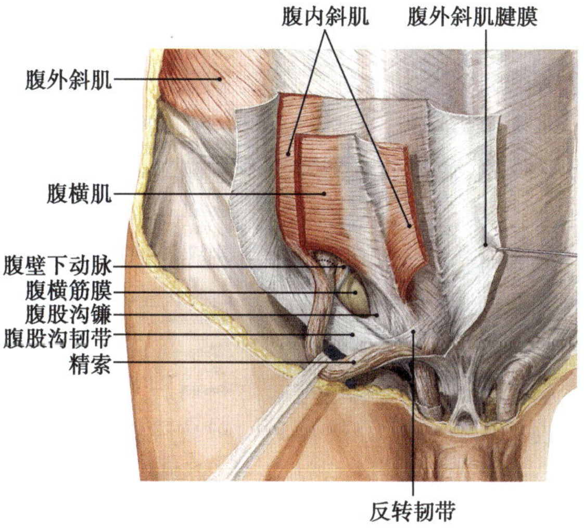

图 3-12　男性腹股沟管

腹股沟管有四壁、两口：前壁是腹外斜肌腱膜和腹内斜肌，后壁是腹横筋膜和腹股沟镰；上壁为腹内斜肌和腹横肌的弓状下缘；下壁为腹股沟韧带。内口称**腹股沟管深（腹）环**，位于腹股沟韧带中点上方约 1.5cm 处，为腹横筋膜向外的突口。外口即**腹股沟管浅（皮下）环**。

（四）腹股沟（海氏）三角

腹股沟（海氏）三角：位于腹前壁下部，是由腹直肌鞘外侧缘、腹股沟韧带和腹壁下动脉围成的三角形区域。此三角是腹前壁下部的薄弱区，为直疝好发部位。

第五节　上　肢　肌

上肢肌按部位分为上肢带肌、臂肌、前臂肌和手肌。

一、上肢带肌

上肢带肌配布于肩关节周围，均起自上肢带骨，止于肱骨，收缩时运动肩关节并增强其稳定性(图 3-13)。

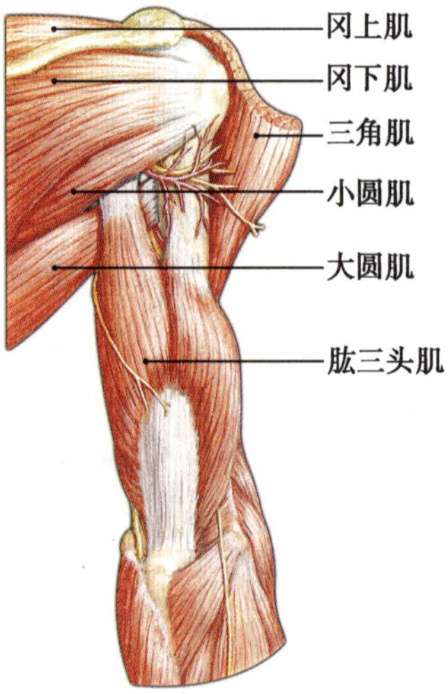

图 3-13　上肢带肌

(一) 三角肌

三角肌(deltoid)位于肩关节上方,呈底朝上、尖朝下的三角形。起自锁骨外侧段、尖峰和肩胛冈,与斜方肌止点对应,肌束从前、外、后三面向外下汇聚,止于肱骨体外侧的三角肌粗隆。腋神经受损可致该肌瘫痪,肩部圆隆形消失,呈"方肩"。作用:使肩关节外展,前部肌束可使肩关节屈和旋内,后部肌束可使肩关节伸和旋外。

(二) 冈上肌

冈上肌(supraspinatus)位于斜方肌深面,起自冈上窝,肌束向外跨过肩关节,止于肱骨大结节。作用:使肩关节外展。

(三) 冈下肌

冈下肌(infraspinatus)起自冈下窝,部分被三角肌和斜方肌覆盖,肌束经肩关节后方止于肱骨大结节。作用:使肩关节旋外。

(四) 小圆肌

小圆肌(teres minor)位于冈下肌下方,起自肩胛骨外侧缘,肌束经肱骨后外侧,止于大结节。作用:使肩关节旋外。

(五) 大圆肌

大圆肌(teres major)位于小圆肌下方,其后下部被背阔肌覆盖,起自肩胛骨下角,肌束经肱骨前面,止于小结节嵴。作用:使肩关节内收、旋内。

(六) 肩胛下肌

肩胛下肌(subscapularis)起自肩胛下窝,肌束经肩关节前方止于小结节。作用:使肩关节内收、旋内。

肩关节的稳固性主要靠其周围的肌腱维持。肩胛下肌、冈上肌、冈下肌及小圆肌的肌腱分别止于肩关节的前、上、后方,腱纤维与关节囊纤维相交织,形成"**肌腱袖**",对加固肩关节起重要作用。

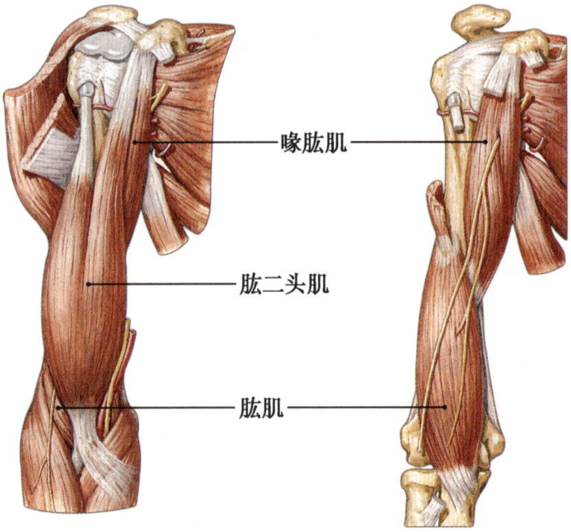

图 3-14　臂肌(前群)

二、臂肌

臂肌覆盖肱骨,分前、后两群。

(一) 前群

1. **肱二头肌**(biceps brachii)　呈梭形,位于肱骨前方(图 3-14),起点有长、短两个头,长头起自肩胛骨盂上结节,穿肩关节囊,经结节间沟下降;短头起自肩胛骨喙突。两头在臂的下部合并成一个肌腹,经肘关节前方,以一圆腱止于桡骨粗隆。作用:屈肘关节;使前臂旋后;协助屈肩关节。

2. **喙肱肌**(coracobrachialis) 位于肱二头肌短头的后内侧,起自肩胛骨喙突,止于肱骨中段内侧(图 3-14)。作用:协助肩关节屈和内收。

3. **肱肌**(brachialis) 位于肱二头肌下半深面,起自肱骨体下半前面,止于尺骨粗隆(图 3-14)。作用:屈肘关节。

(二)后群

肱三头肌(triceps brachii)位于肱骨后方,起点有三个头,长头起自肩胛骨盂下结节,内侧头和外侧头均起自肱骨背面桡神经沟的内下方和外上方,三头向下合并成肌腱止于尺骨鹰嘴(图 3-13)。作用:伸肘关节,长头参与伸和内收肩关节。

三、前臂肌

前臂肌位于尺、桡骨的周围,分前、后两群。

(一)前群

前群肌位于前臂前面和尺侧,共 9 块,分 4 层(图 3-15)。

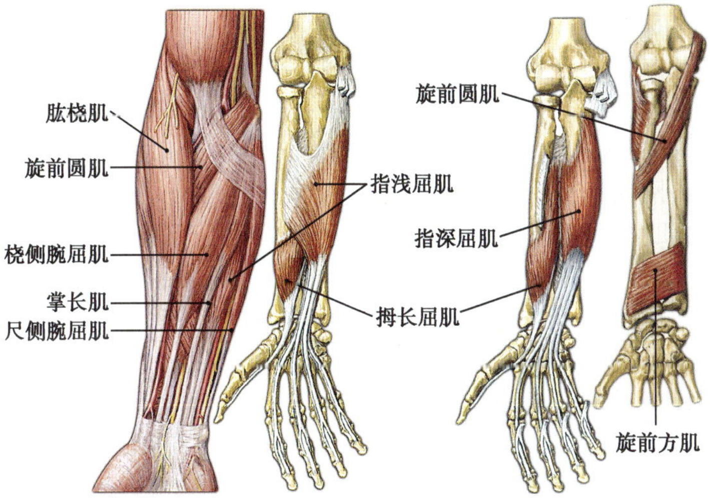

图 3-15 前臂肌(前群)

1. 第一层(浅层) 有 5 块肌,自桡侧向尺侧依次为:

(1) **肱桡肌**(brachioradialis):起自肱骨外上髁上方,止于桡骨茎突。作用:屈肘关节。

其余 4 块均以**屈肌总腱**起自肱骨内上髁及前臂深筋膜。

(2) **旋前圆肌**(pronator teres):止于桡骨外侧面的中部。作用:前臂旋前、屈肘。

(3) **桡侧腕屈肌**(flexor carpi radialis):止于第 2 掌骨底。作用:屈肘、屈腕和外展腕。

(4) **掌长肌**(palmaris longus):肌腹短,腱细长,止于掌腱膜。作用:屈腕和紧张掌腱膜。

(5) **尺侧腕屈肌**(flexor carpi ulnaris):止于豌豆骨。作用:屈腕和内收腕。

2. 第二层 只有 1 块肌,即**指浅屈肌**,起自肱骨内上髁、尺骨和桡骨前面,肌腹往下移行为 4 条肌腱,经腕管和手掌,分别进入第 2～5 指的屈肌腱鞘,每个腱分叉止于中节指骨体两侧。作用:屈腕、屈第 2～5 指掌指关节和屈第 2～5 指近侧指间关节。

3. 第三层　有 2 块肌。

（1）**拇长屈肌**：起自桡骨前面和骨间膜，以长腱经腕管和手掌，止于拇指远节指骨底。作用：屈拇指指间关节和掌指关节。

（2）**指深屈肌**：起自尺骨前面和前臂骨间膜，肌腹向下移行为 4 条肌腱，经腕管和手掌，在指浅屈肌腱深面分别进入第 2～5 指的屈肌腱鞘，穿指浅屈肌腱分叉处之间，止于远节指骨底。作用：屈腕、屈第 2～5 指掌指关节和屈第 2～5 指远侧指间关节。

4. 第四层　为**旋前方肌**，位于桡、尺骨远端的前面，起自尺骨，止于桡骨。作用：使前臂旋前。

（二）后群

共 10 块肌，分浅、深两层（图 3-16）。

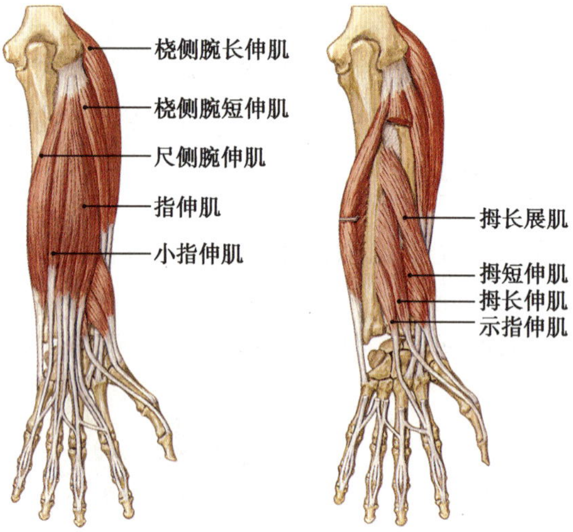

图 3-16　前臂肌（后群）

1. 浅层　有 5 块肌，以一个**伸肌总腱**起自肱骨外上髁及其附近的深筋膜，自桡侧向尺侧依次为：

（1）**桡侧腕长伸肌**：止于第 2 掌骨底。作用：伸腕和外展腕。

（2）**桡侧腕短伸肌**：止于第 3 掌骨底。作用：伸腕和外展腕。

（3）**指伸肌**：肌腹向下移行为 4 条肌腱，经手背，分别止于第 2～5 指的中节和远节指骨底。作用：伸指和伸腕。

（4）**小指伸肌**：止于小指中节和远节指骨底。作用：伸小指。

（5）**尺侧腕伸肌**：止于第 5 掌骨底。作用：伸腕和内收腕。

2. 深层　也有 5 块肌，从上外向下内依次为：

（1）**旋后肌**：起自肱骨外上髁及尺骨近侧，止于桡骨上 1/3 的前面。作用：使前臂旋后。其余 4 肌均起自桡、尺骨和骨间膜背面，作用与肌的名称相同。

（2）**拇长展肌**：止于第 1 掌骨底。

（3）**拇短伸肌**：止于拇指近节指骨底。

（4）**拇长伸肌**：止于拇指远节指骨底。

（5）**示指伸肌**：止于示指指背腱膜。

四、手肌

手肌主要配布于手的掌面，分为 3 群（图 3-17）。

1. 外侧群　较发达，在手掌拇指侧形成隆起的**鱼际**，包括**拇短展肌**、**拇短屈肌**、**拇对掌肌**和**拇收肌**。作用：使拇指外展、屈、对掌和内收。

2. 内侧群　在手掌小指侧形成隆起的**小鱼际**，包括**小指展肌**、**小指短屈肌**和**小指对掌肌**。作用：使小指外展、屈和对掌等动作。

3. 中间群　位于掌心，包括**蚓状肌**、**骨间掌侧肌**和**骨间背侧肌**。蚓状肌可屈掌指关节、伸指间关节；骨间掌侧肌可使 2、4、5 指向中指靠拢（内收）；骨间背侧肌可使 2、4、5 指远离中指（外展）。

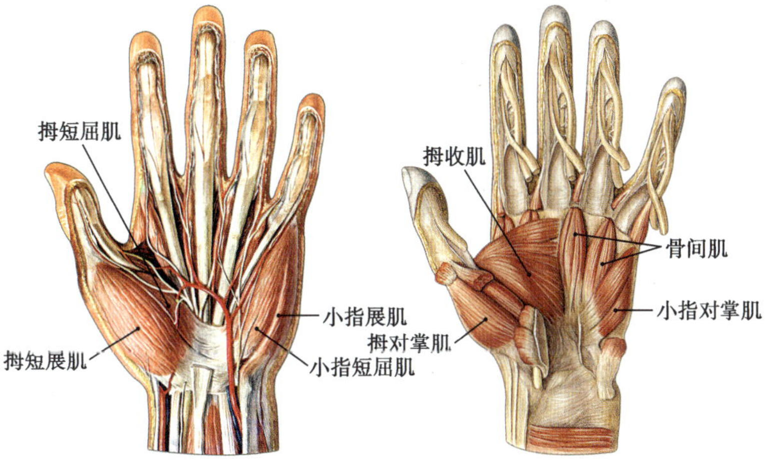

图 3-17　手肌

第六节　下　肢　肌

下肢肌按部位分为髋肌、大腿肌、小腿肌和足肌。下肢肌比上肢肌粗壮强大，这与下肢的功能主要是维持直立姿势、支持体重和行走有关。

一、髋肌

髋肌位于髋关节周围分前、后两群，主要运动髋关节。

（一）前群

1. **髂腰肌**（iliopsoas）　由腰大肌和髂肌组成（图 3-18）。**腰大肌**起自腰椎体侧面和横突；**髂肌**起自髂窝，位于腰大肌外侧。两肌向下汇合，经腹股沟韧带深面，止于小转子。作用：使髋关节屈和旋外；下肢固定时可使躯干前屈。

2. **腰小肌**（psoas minor）　出现率 50%，起自第 12 胸椎，止于髂耻隆起（图 3-18）。作用：紧张髂筋膜。

3. **阔筋膜张肌**（tensor fasciae latae）　起自髂前上棘，肌腹移行于髂胫束，止于胫骨外侧髁（图 3-18）。作用：屈髋关节和紧张阔筋膜。

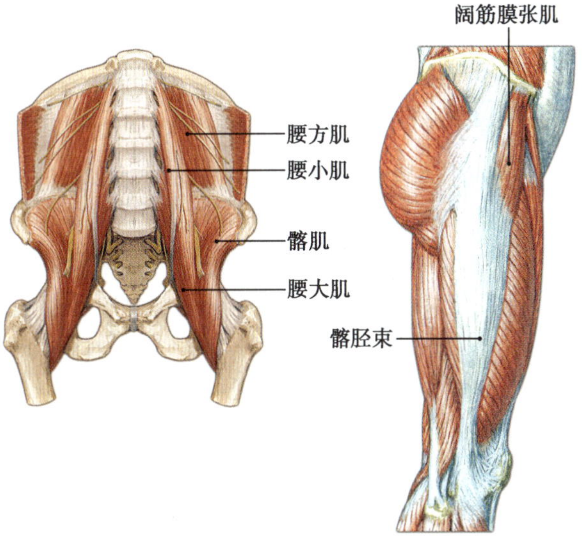

图 3-18　髋肌（前群）

（二）后群

1. **臀大肌**(gluteus maximus) 位于臀部浅层，与皮下组织形成特有的臀部隆起(图 3-19)。臀大肌起自髂骨翼外侧面和骶骨背面，经髋关节后面止于股骨臀肌粗隆和髂胫束。作用：使髋关节后伸和旋外。人体直立时可固定骨盆，防止躯干前倾，是维持人体直立的重要肌肉。

2. **臀中肌**(gluteus medius) 位于臀部外上方，后下部被臀大肌覆盖(图 3-19)。

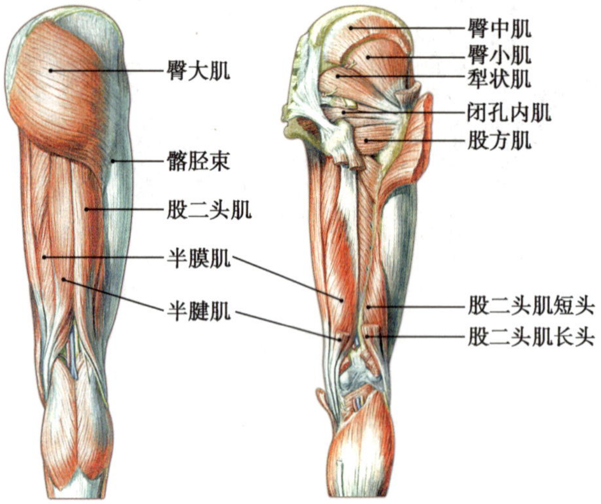

图 3-19 髋肌和大腿肌(后群)

3. **臀小肌**(gluteus minimus) 位于臀中肌深面。两肌均起自髂骨翼外面，止于股骨大转子(图 3-19)。作用：使髋关节外展。

4. **梨状肌**(piriformis) 起自骶骨前面，穿坐骨大孔出骨盆，止于大转子(图 3-19)。作用：外旋髋关节。

二、大腿肌

位于股骨周围，分为前群、内侧群和后群。

（一）前群

1. **缝匠肌**(sartorius) 呈扁带状，起自髂前上棘，肌束斜向内下，止于胫骨上端内侧面(图 3-20)。作用：屈髋和屈膝关节。

2. **股四头肌**(quadriceps femoris) 是人体最大的肌，有 4 个头。起点不同，即股直肌起自髂前下棘、股内侧肌和股外侧肌分别起自股骨粗线内、外侧唇；股中间肌起自股骨体前面(图 3-20)。四个肌腹向下合成一个腱，包绕髌骨，向下续为髌韧带，止于胫骨粗隆。作用：是膝关节强有力的伸肌，股直肌还可屈髋关节。

（二）内侧群

内侧群共 5 块肌(图 3-20)，位于大腿内侧，包括**股薄肌**、**耻骨肌**、**长收肌**、**短收肌**和**大收肌**，均起自耻骨支和坐骨支，除股薄肌止于胫骨上端内侧外，其余各肌均止于股骨粗线。作用：使大腿内收。

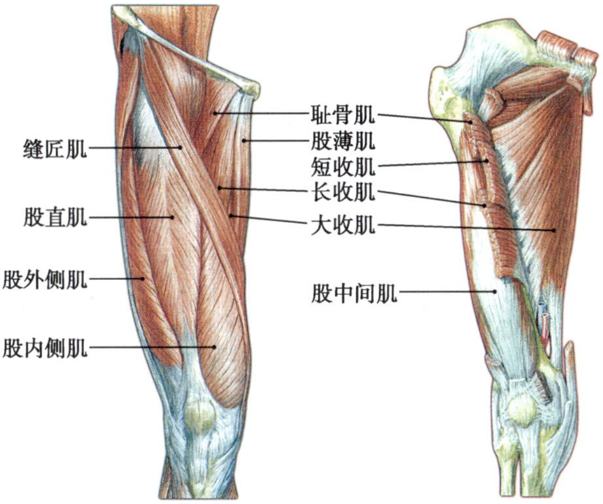

图 3-20 **大腿肌**（前群和内侧群）

（三）后群

1. **股二头肌**（biceps femoris） 位于股后部外侧，起点有 2 个头，长头起自坐骨结节，短头起自股骨粗线，两头向下汇合，以长腱止于腓骨头（图 3-19）。

2. **半腱肌**（semitendinosus） 位于股后部内侧，起自坐骨结节，止于胫骨上端的内侧（图 3-19）。

3. **半膜肌**（semimembranosus） 位于半腱肌深面，起自坐骨结节，止于胫骨内侧髁的后面（图 3-19）。

作用：后群 3 块肌均可屈膝和伸髋关节。

三、小腿肌

位于胫、腓骨周围，分为前群、后群和外侧群。

（一）前群

前群位于小腿骨间膜的前面（图 3-21），包括**胫骨前肌、踇长伸肌、趾长伸肌** 3 块。3 块肌均起自胫、腓骨上端和骨间膜，下行至足背，胫骨前肌止于内侧楔骨内侧面和第 1 跖骨底，收缩时使踝关节伸（背屈）、使足内翻。踇长伸肌止于踇趾远节趾骨底，收缩时可伸踝关节、伸踇趾。趾长伸肌形成 4 条肌腱到第 2～5 趾，止于中、远节趾骨底，收缩时可伸踝关节、伸趾。

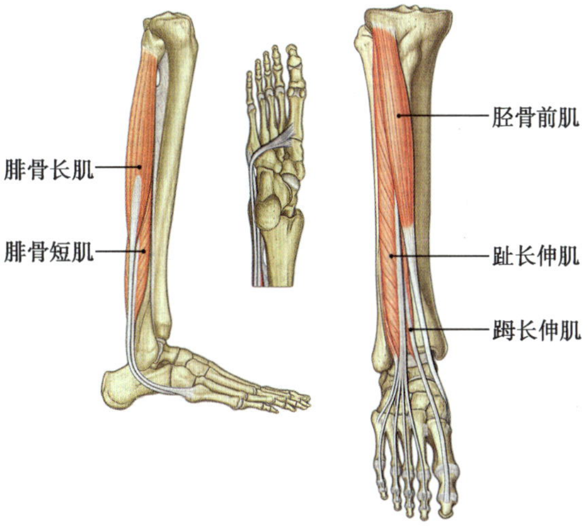

图 3-21 **小腿肌**（前群和外侧群）

（二）外侧群

外侧群位于腓骨的外侧面（图 3-21），包括浅层的**腓骨长肌**和深层的**腓骨短肌**两块。两肌皆起自腓骨外侧面，肌腱经外踝后方绕到足底，腓骨长肌止于内侧楔骨和第 1 跖骨底，腓骨短肌止于第 5 跖骨粗隆。

作用：使足外翻和屈踝关节（跖屈）。

（三）后群

后群肌位于小腿骨间膜的后面，分浅、深两层（图 3-22）。

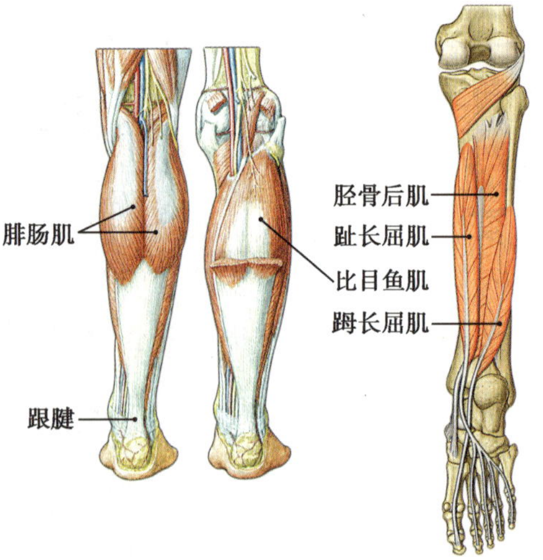

图 3-22　小腿肌（后群）

1. 浅层　有强大有力的**小腿三头肌**（triceps surae），起点有 3 个头，浅表 2 个头称**腓肠肌**，起自股骨内、外侧髁的后面，**比目鱼肌**在其深面，起自腓骨后上部和胫骨的比目鱼肌线，腓肠肌内、外侧头汇合移行的腱与比目鱼肌腱组成粗大的**跟腱**，止于跟骨。作用：屈踝关节（跖屈）和屈膝关节。

2. 深层　有 4 块，**腘肌**在上方，**趾长屈肌**、**拇长屈肌**和**胫骨后肌**在下方。腘肌位于腘窝底，可屈膝关节并使小腿旋内。另 3 块均起自胫、腓骨后面和骨间膜，移行的肌腱经内踝后方到足底，分别止于第 2～5 趾的远节趾骨底、拇趾远节趾骨底和舟骨粗隆。作用：可屈趾、使足跖屈和内翻。

四、足肌

足肌分足背肌和足底肌（图 3-23）。足背肌较薄弱，包括拇短伸肌和趾短伸肌，助伸趾。足底肌配布及作用类似于手肌，也分内、中、外 3 群，但没有对掌肌。内侧群有拇展肌、拇短屈肌和拇收肌；中间群有趾短屈肌、足底方肌、4 条蚓状肌、3 块骨间足底肌和 4

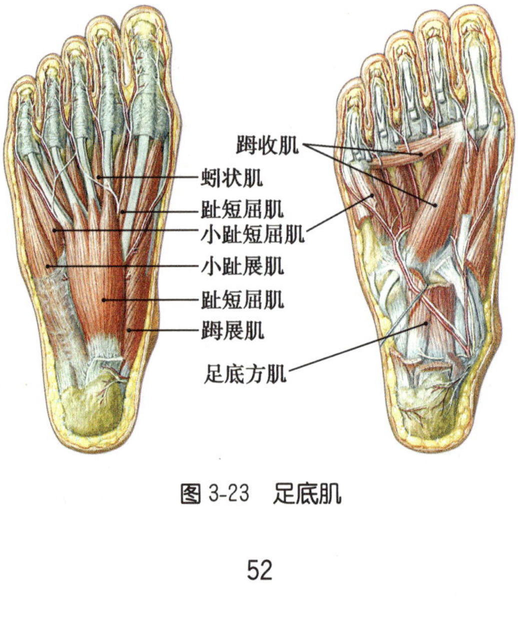

图 3-23　足底肌

块骨间背侧肌；外侧群有小趾展肌和小趾短屈肌。足底肌主要作用在于维持足弓。

第七节 体表的肌性标志及骨性标志

一、头颈部

1. **肌性标志** 咬肌、颞肌、胸锁乳突肌。

2. **骨性标志** 眉弓、眶上切迹（眶上孔）、眶下孔、颏孔、翼点、颧弓、乳突、下颌角、枕外隆凸、上项线、舌骨。

二、躯干部

1. **肌性标志** 斜方肌、背阔肌、竖脊肌、胸大肌、前锯肌、腹直肌。

2. **骨性标志** 颈静脉切迹、胸骨角、剑突、肋弓、骶管裂孔、骶角、棘突。

三、上肢

1. **肌性标志** 三角肌、肱二头肌、肱三头肌、肱桡肌、掌长肌、桡侧腕屈肌、尺侧腕屈肌、鱼际。

2. **骨性标志** 锁骨、肩峰、大结节、三角肌粗隆、肱骨内上髁和外上髁、桡骨茎突、鹰嘴、尺骨茎突。

四、下肢

1. **肌性标志** 股四头肌、臀大肌、股二头肌、半腱肌、半膜肌、踇长伸肌、胫骨前肌、趾长伸肌、小腿三头肌。

2. **骨性标志** 髂嵴、髂前上棘、髂结节、耻骨联合上缘、坐骨结节、股骨大转子、髌骨、胫骨粗隆、内踝、外踝、跟骨结节、第5跖骨粗隆。

（虞 琴 王向义）

内 脏 学

4 第四章 总 论

解剖学中，通常把消化、呼吸、泌尿和生殖 4 个系统的器官合称为**内脏**（viscera）。研究内脏各器官位置和形态结构的科学称**内脏学**（splanchnology）。在形态与发生上，胸膜、腹膜和会阴等结构与内脏器官关系密切，所以均归于内脏学范畴。

内脏各系统都有共同的特点，即大部分器官位于胸腔、腹腔和盆腔内，并借着一定的孔道与外界相通。内脏器官的功能主要是与外界进行物质交换，以维持生命和繁殖后代。

一、内脏器官的一般结构

内脏各器官形态、结构都不尽相同，按其结构可分为**中空性器官**和**实质性器官**两大类。

（一）中空性器官

此类器官呈管状或囊状，内部均有空腔，如消化道、呼吸道、泌尿道和生殖道。中空性器官的管壁通常由 3 层或 4 层组织构成。以消化道为例，其管壁由内向外依次为：黏膜、黏膜下层、肌层和外膜（图 4-1）。

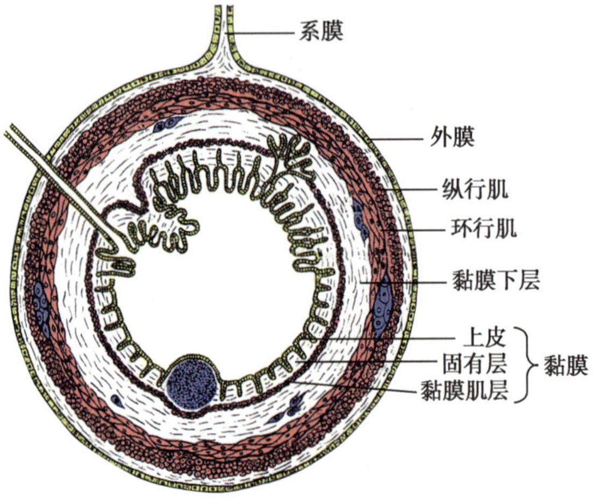

图 4-1　消化管壁的一般构造模式图

（二）实质性器官

此类器官内部没有特定的空腔，多为腺组织，如肝、胰、肾及生殖腺等。实质性器官的表面包有以结缔组织为主要成分的被膜，被膜的结缔组织深入器官实质内，将器官的实质分割成若干个小单位，称小叶，如肝小叶、胰小叶等。每个实质性器官的导管、血管、淋巴管及神经出入处常有一凹陷，称为该器官的门，如肺门、肝门等。

二、胸部的标志线和腹部分区

内脏各器官的位置可随体型、体位、性别及功能活动等不同情况而有一定的变化，但它们在胸、腹腔内的位置是相对固定的。为了描述各内脏器官的位置及其体表投影，通常在胸部、腹部确定若干体表标志线，并将腹部分为若干区(图 4-2)。

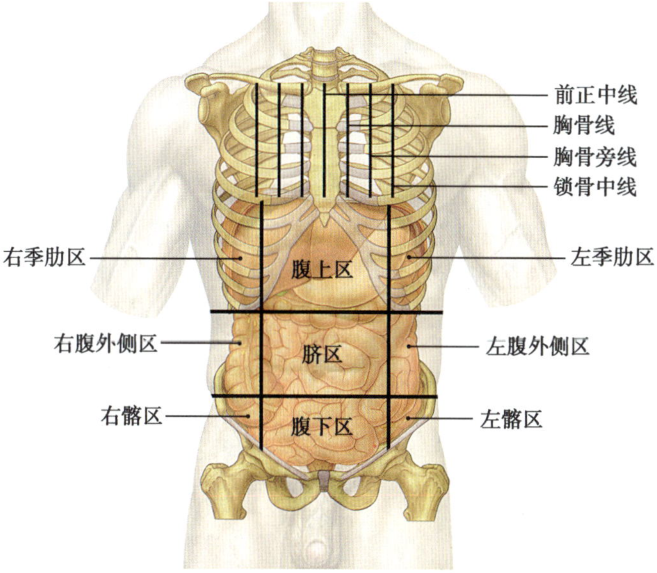

图 4-2　胸腹部的标志线及腹部的分区

（一）胸部的标志线

1. **前正中线**　沿身体前面正中所作的垂直线。

2. **胸骨线**　沿胸骨外侧缘最宽处所作的垂直线。

3. **锁骨中线**　通过锁骨中点所作的垂直线。

4. **胸骨旁线**　经胸骨线与锁骨中线之间的中点所作的垂直线。

5. **腋前线**　通过腋前襞所作的垂直线。

6. **腋后线**　通过腋后襞所作的垂直线。

7. **腋中线**　通过腋前、后线间的中点所作的垂直线。

8. **肩胛线**　通过肩胛骨下角所作的垂直线。

9. **后正中线**　沿身体后面正中所作的垂直线。

（二）腹部的分区

通常用两条横线和两条纵线将腹部分为 9 个区(图 4-2)。两条横线是分别通过两侧肋弓最低点的连线和通过两侧髂结节所作的连线，两条纵线是分别通过左、右腹股沟韧带中点的垂线。上述 4 条线相交将腹部分为 9 个区，分别为腹上区，左、右季肋区，脐区，左、右腹外侧区，耻区(腹下区)和左、右腹股沟区(髂区)。

在临床上，常通过脐分别作一横线和垂直线，将腹部分为右上腹、左上腹、右下腹、左下腹 4 个区。

（刘志勇）

5 第五章

消 化 系 统

消化系统(alimentary system)由消化管和消化腺组成(图 5-1)。**消化管**(alimentary canal)是一条自口腔延至肛门的长而迂曲的管道。自上而下依次为口腔、咽、食管、胃、小肠(十二指肠、空肠、回肠)和大肠(盲肠、阑尾、结肠、直肠、肛管)。临床上通常把十二指肠以上的部分称**上消化道**,空肠以下的部分称**下消化道**。**消化腺**(alimentary gland)按体积的大小和位置不同,可分为大消化腺和小消化腺两种。大消化腺是位于消化管壁外的独立器官,如大唾液腺、肝和胰。小消化腺分布于消化管壁内,如食管腺、胃腺和肠腺等。消化腺分泌的消化液经腺管输入消化管。

消化系统的主要功能是将摄入的食物进行消化,吸收其中的营养物质,并将食物残渣形成粪便排出体外。

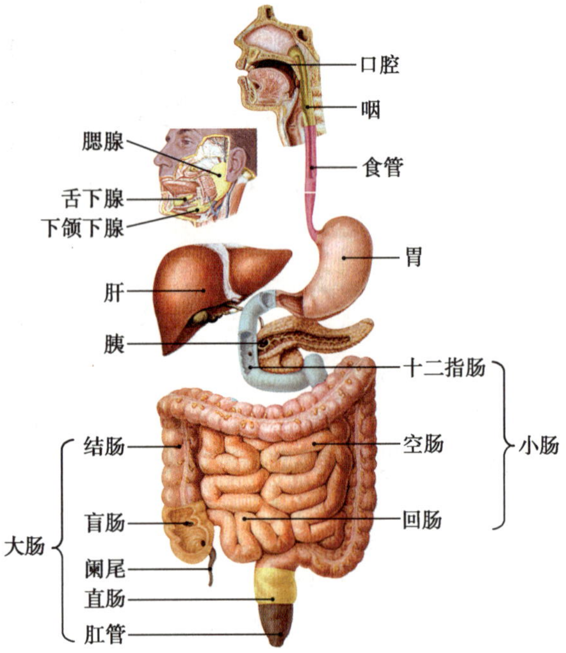

图 5-1　消化系统模式图

第一节　口　　腔

口腔(oral cavity)是消化管的起始部,容纳舌和牙等器官;向前经口裂与外界相通,向后经咽峡与咽相续。其前壁为上、下唇,侧壁为颊,顶是腭,底为软组织的肌性结构。口腔借上、下牙弓和牙龈分为口腔前庭和固有口腔两部分。

一、口唇

口唇(oral lips)分上唇和下唇,上、下唇之间为口裂,上、下唇两侧结合处称**口角**,约平对第 1 磨牙。上、下唇的游离缘是皮肤与黏膜的移行部,称**唇红**。在上唇外面中线处有一纵行浅沟,称**人中**(philtrum)。上唇的外面两侧与颊部交界处,各有一浅沟,称**鼻唇沟**(nasolabial sulcus)。

二、颊

颊(cheek)位于口腔两侧，其构造与唇相似，由黏膜、颊肌和皮肤构成。在上颌第2磨牙牙冠相对的颊黏膜上有**腮腺管乳头**，是腮腺管的开口部位。

三、腭

腭(palate)是口腔的上壁，分隔鼻腔与口腔，可分为前2/3的硬腭和后1/3的软腭两部分。

1. **硬腭**(hard palate) 主要以骨腭为基础，表面覆以黏膜构成。黏膜厚而致密，与骨膜紧密相贴。

2. **软腭**(soft palate) 以骨骼肌为基础，表面也被覆黏膜。其前份呈水平位；后份斜向后下，称**腭帆**。腭帆后缘游离，其中部有垂向下方的突起，称**腭垂(悬雍垂)**。自腭帆两侧向下方分出两个黏膜皱襞，前方的一对为**腭舌弓**，延续于舌根的外侧，后方的一对为**腭咽弓**，向下延至咽侧壁。同侧两弓间的三角形凹陷区称腭扁桃体窝，内容腭扁桃体。

腭垂、腭帆游离缘、两侧的腭舌弓及舌根共同围成**咽峡**(isthmus of fauces)，它是口腔和咽之间的分界线(图5-2)。

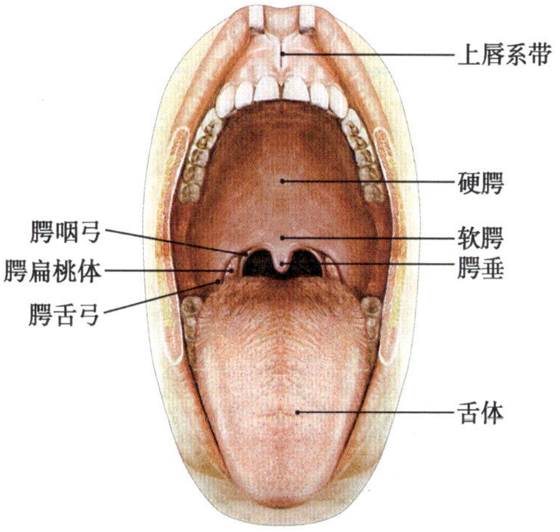

图5-2 口腔及咽峡

四、牙

牙(tccth)是人体最坚硬的器官，有对食物进行机械加工和辅助发音等功能。牙镶嵌丁上、下颌骨的牙槽内，分别排列成**上牙弓**和**下牙弓**。

(一)牙的形态与构造

1. **牙的形态** 每个牙均可分为牙冠、牙颈和牙根3部分。暴露于口腔的部分称**牙冠**，嵌入牙槽内的部分为**牙根**，牙冠与牙根之间被牙龈所包绕的部分称**牙颈**。切牙的牙冠扁平，尖牙的牙冠呈锥形，切牙和尖牙均只有1个牙根；前磨牙的牙冠较大，呈方圆形，一般也只有1个牙根；磨牙的牙冠最大，呈方形，下颌磨牙有2个牙根，上颌磨牙有3个牙根。

牙的中央有一空腔，称**牙腔**或**髓腔**，容纳牙髓。牙腔由两部分组成，位于牙冠和牙颈内较宽阔的叫**牙冠腔**；位于牙根内的细管称**牙根管**，其尖端有**牙根尖孔**与牙槽相通。

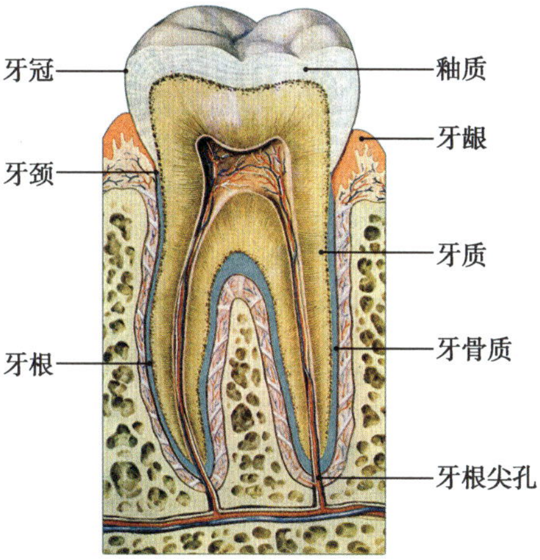

图5-3 牙的构造

2. **牙的构造** 牙由牙质、釉质、牙骨质和牙髓构成(图 5-3)。**牙质**构成牙的主体;**釉质**覆于牙冠的牙质表面,为人体内最坚硬的组织;**牙骨质**包在牙颈和牙根的牙质表面,其结构与骨组织类似,是牙钙化组织中硬度最小的一种。**牙髓**位于牙腔内,由神经、血管和结缔组织共同组成。

（二）牙的种类和排列

人的一生中先后长有两套牙,即乳牙和恒牙。根据形态和功能,**乳牙**分为乳切牙、乳尖牙和乳磨牙 3 类(图 5-4);**恒牙**分为切牙、尖牙、前磨牙和磨牙 4 类(图 5-5)。乳牙一般在出生后 6～7 个月开始萌出,3 岁左右出齐,共 20 个。6～7 岁时,乳牙开始脱落,恒牙中的第 1 磨牙首先长出,12～13 岁逐步出齐,但第 3 磨牙萌出较晚,通常到青春期才萌出,称迟牙或智牙,有的人甚至终生不出。因此,恒牙数为 28～32 个。

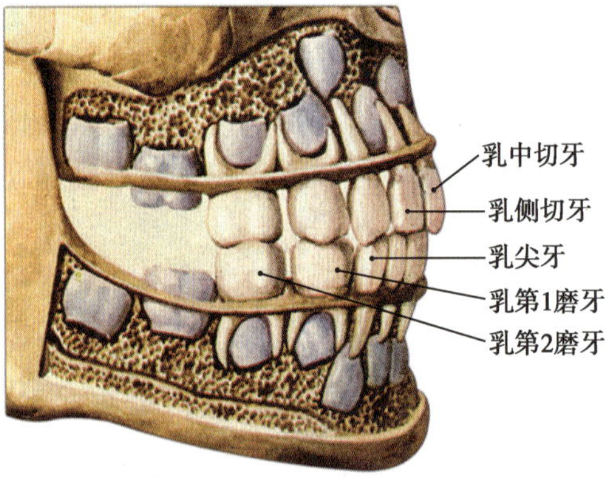

图 5-4　乳牙

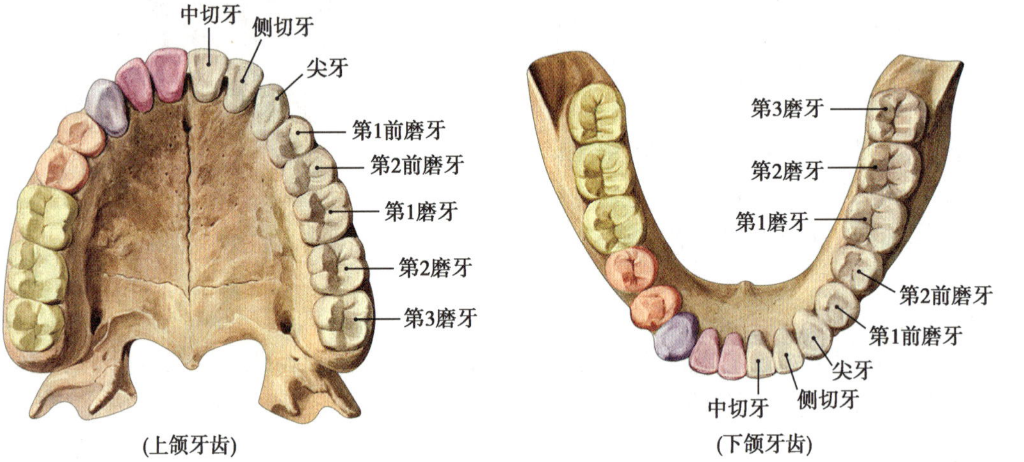

图 5-5　恒牙

临床上,为了记录牙的位置,常以被检查者的方位为准,以“十”记号划分成左、右上颌和左、右下颌 4 区,并以罗马数字Ⅰ～Ⅴ标示乳牙,用阿拉伯数字 1～8 标示恒牙,如“|7”表示左上颌第 2 恒磨牙,“Ⅳ|”则表示右上颌第 1 乳磨牙。

（三）牙周组织

牙周组织包括牙周膜、牙槽骨和牙龈 3 部分(图 5-3),对牙起保护、固定和支持作用。**牙周膜**是介于牙根与牙槽骨之间的致密结缔组织膜,有固定牙根、缓解咀嚼时所产生的压力等作用。**牙龈**是口腔黏膜的一部分,血管丰富,呈淡红色,坚韧而有弹性,包被牙颈;因缺少黏膜下层,故牙龈直接与牙槽骨的骨膜紧密相连。牙周组织感染,可导致牙松动。

五、舌

舌(tongue)位于口腔底,具有搅拌食物、协助咀嚼和吞咽、感受味觉及辅助发音等功能,由骨骼肌和表面覆盖的黏膜构成。

（一）舌的形态

舌有上、下两面，上面称**舌背**，其后部可见向前开放的"V"形**界沟**，界沟将舌分为前2/3的**舌体**和后1/3的**舌根**。舌体可游离活动，其前端称**舌尖**（图5-2）。

（二）舌黏膜

舌黏膜呈淡红色，覆盖于舌的表面。舌背黏膜表面可见许多小突起，称为**舌乳头**。根据形态、功能的不同，舌乳头分为4种：①**丝状乳头**：数目最多，体积最小，呈白色丝绒状，遍布于舌背前2/3；②**菌状乳头**：略大于丝状乳头，数目较少，呈红色圆点状，散在于丝状乳头之间，多见于舌尖和舌缘；③**叶状乳头**：在人类已基本退化，仅于舌侧缘的后部可见；④**轮廓乳头**：体积最大，约7～11个，排列于界沟前方，其中央隆起，周围有环状沟。轮廓乳头、菌状乳头、叶状乳头以及软腭、会厌等处的黏膜上皮中含有**味蕾**，为味觉感受器，具有感受酸、甜、苦、咸等味觉功能。丝状乳头中无味蕾，故只有一般感觉功能。

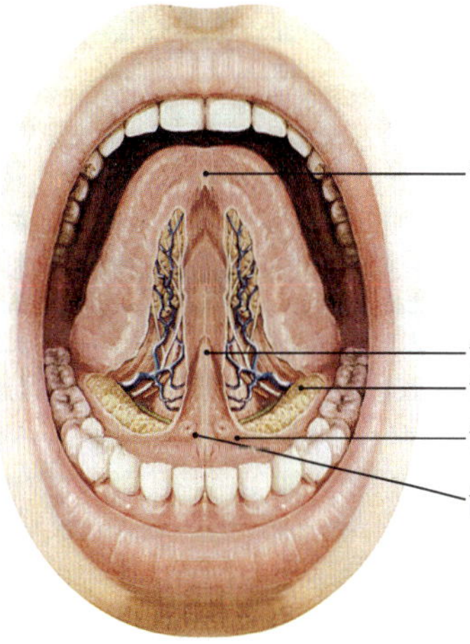

图5-6 舌下面

在舌根背面黏膜表面，可见许多由淋巴组织组成的大小不等的丘状隆起，称**舌扁桃体**（图5-2）。舌下面的黏膜在中线处有纵行皱襞向下连于口腔底前部，称**舌系带**。舌系带根部的两侧各有一圆形黏膜隆起，称**舌下阜**，其上有下颌下腺管和舌下腺大管的开口。由舌下阜向口底后外侧延续的带状黏膜皱襞称**舌下襞**，其深面藏有舌下腺。舌下腺小管开口于舌下襞表面（图5-6）。

（三）舌肌

舌肌属骨骼肌，分舌内肌和舌外肌。**舌内肌**构成舌的主体，起、止点均在舌内，有纵肌、横肌和垂直肌（图5-7），收缩时可改变舌的形态。**舌外肌**起自舌周围各骨，止于舌内，有颏舌肌、舌骨舌肌和茎突舌肌等，收缩时可改变舌的位置。**颏舌肌**是临床上较为重要的舌外肌，该肌左、右各一，起自下颌体后面的颏棘，肌纤维呈扇形向后上方止于舌正中线两侧。两侧颏舌肌同时收缩，拉舌向前下方，即伸舌；单侧收缩可使舌尖伸向对侧。

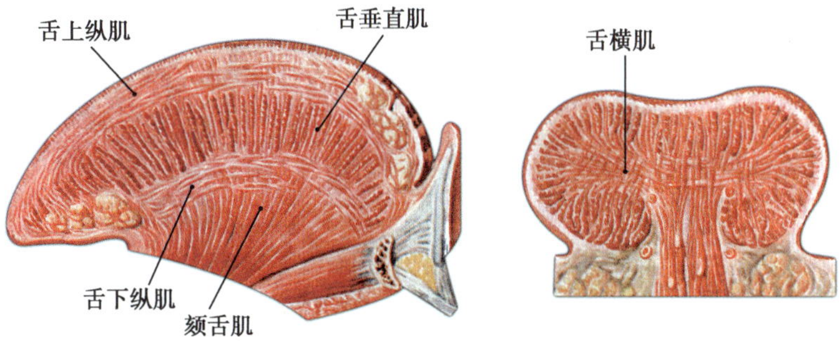

图5-7 舌内肌

六、唾液腺

唾液腺(salivary gland)也称口腔腺,位于口腔周围,能分泌唾液。唾液腺分大、小两类。**小唾液腺**位于口腔各部黏膜内,数目较多,如唇腺、颊腺等。**大唾液腺**有腮腺、下颌下腺和舌下腺 3 对(图 5-8)。

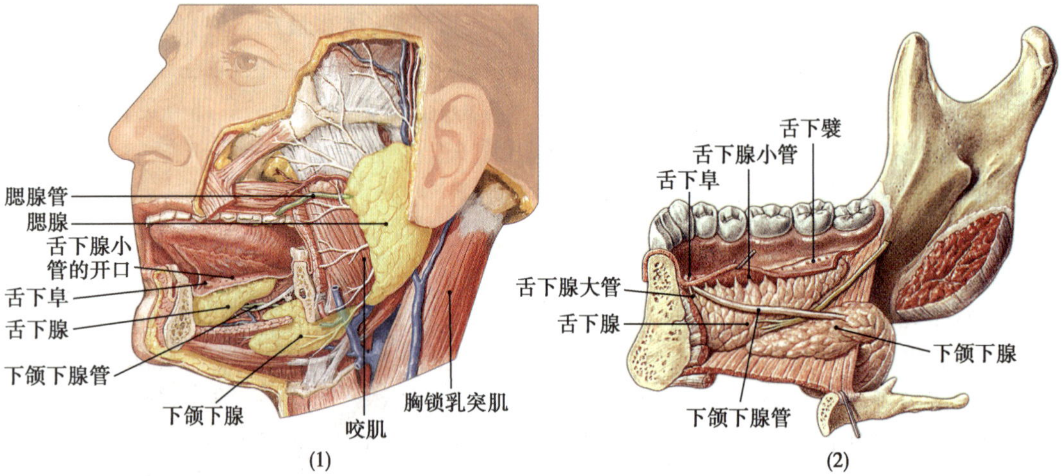

图 5-8 大唾液腺

(一) 腮腺

腮腺(parotid gland)最大,形状不规则,可分浅部和深部。浅部略呈三角形,位于耳廓的前下方,上达颧弓,下至下颌角,前至咬肌后 1/3 的浅面,后续腺的深部。深部伸入下颌支与胸锁乳突肌之间的下颌后窝内。**腮腺管**自腮腺浅部前缘发出,于颧弓下方一横指处向前越过咬肌表面,至咬肌前缘处弯向内侧,斜穿颊肌,开口于平对上颌第 2 磨牙牙冠处颊黏膜上的腮腺管乳头。

(二) 下颌下腺

下颌下腺(submandibular gland)呈卵圆形,位于下颌体下缘及二腹肌前、后腹所围成的下颌下三角内,其导管自腺的内侧面发出,沿口腔底黏膜深面前行,开口于舌下阜。

(三) 舌下腺

舌下腺(sublingual gland)最小,位于口腔底舌下襞的深面。导管有大、小两种,大导管 1 条,与下颌下腺管共同开口于舌下阜,小导管短而细,约十余条,直接开口于舌下襞黏膜表面。

第二节 咽

一、咽的位置和形态

咽(pharynx)是消化管上端扩大的部分,是消化管与呼吸道的共同通道。为上宽下窄、前后略扁的漏斗形肌性管道,位于颈椎的前方,上端起于颅底,下至第 6 颈椎下缘或环状软骨的高度续于食管。咽的前壁不完整，自上而下分别与鼻腔、口腔和喉腔相通。后壁平坦，借疏松结缔组织连于上6个颈椎体前面的椎前筋膜(图5-9)。咽的两侧壁与颈部大血管和甲状腺侧叶等相毗邻。

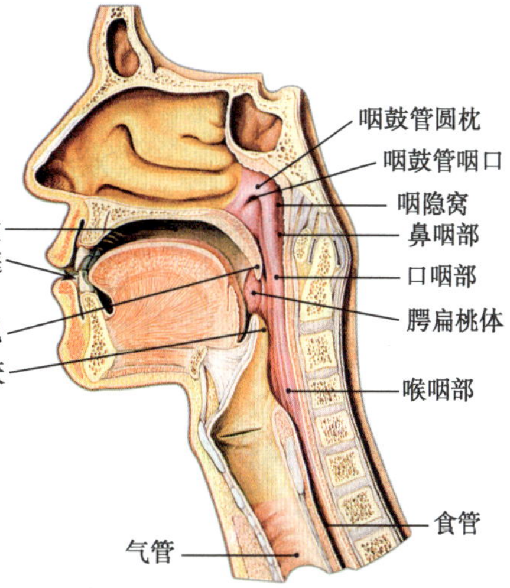

图5-9　头颈部正中矢状切面

二、咽的分部

按照前方毗邻关系，以腭帆游离缘和会厌上缘平面为界，可将咽分为鼻咽、口咽和喉咽3部分。

(一) 鼻咽

鼻咽(nasopharynx)是咽的上部，位于鼻腔后方，颅底与软腭之间，向前经鼻后孔通鼻腔。鼻咽后上壁黏膜下有丰富的淋巴组织，称**咽扁桃体**。鼻咽的两侧壁距下鼻甲后方约1cm处，各有一**咽鼓管咽口**，鼻咽腔经此口通过咽鼓管与中耳的鼓室相通。咽部感染时，细菌可经咽鼓管波及中耳，引起中耳炎。小儿的咽鼓管短而宽，且略呈水平位，故儿童患急性中耳炎远较成人为多。

咽鼓管咽口前、上、后方的弧形隆起称**咽鼓管圆枕**，它是寻找咽鼓管咽口的标志。咽鼓管圆枕后方与咽后壁之间的纵行凹陷称**咽隐窝**，是鼻咽癌的好发部位。

(二) 口咽

口咽(oropharynx)位于口腔的后方，软腭与会厌上缘之间，向前经咽峡通口腔，向上通鼻咽，向下通喉咽。口咽侧壁上，腭舌弓与腭咽弓之间的凹窝称扁桃体窝，容纳**腭扁桃体**。腭扁桃体由淋巴组织构成，具有防御功能。腭扁桃体的外侧面及前、后面均被结缔组织形成的扁桃体囊包绕。腭扁桃体感染时常有红肿疼痛，并伴有脓液形成。

咽扁桃体、腭扁桃体以及舌根处的舌扁桃体等，共同构成**咽淋巴环**，对消化道和呼吸道具有防御功能。

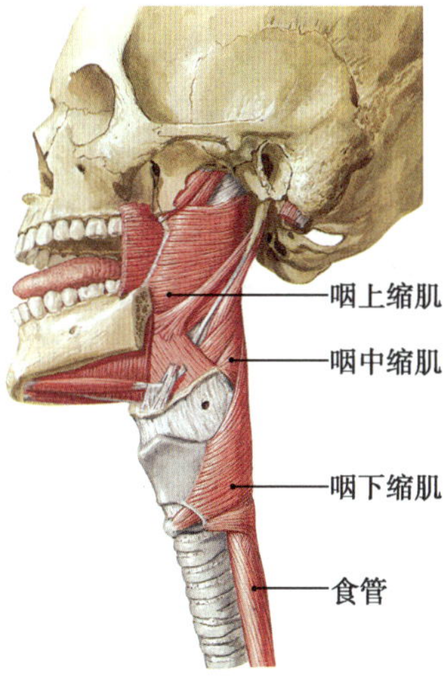

图5-10　咽肌(侧面)

(三) 喉咽

喉咽(laryngopharynx)位于会厌上缘至环状软骨下缘平面之间，向下与食管相续，向前经喉口与喉腔相通。在喉口的两侧各有一个深窝，称**梨状隐窝**，是异物易嵌顿的部位(图5-9)。

(四) 咽肌

咽肌包括咽缩肌和咽提肌，均为骨骼肌。**咽缩肌**包括上、中、下3部，呈叠瓦状排列(图5-10)。当吞咽时，各咽缩肌自上而下依次收缩，将食团推向食管。**咽提肌**位于咽缩肌深部，肌纤维纵行，起自茎突、咽鼓管软骨及腭骨，止于咽壁及甲状软骨上缘。咽提肌收缩时，上提咽和喉，舌根后压，会厌封闭喉口，梨状隐窝开放，食团越过会厌，经喉咽进入食管。

第三节　食　　管

一、食管的位置和分部

食管(esophagus)为前后略扁的肌性管道，上端在第 6 颈椎体下缘起于咽，经颈部和胸部，下行穿膈的食管裂孔进入腹腔，至第 11 胸椎左侧连于胃，全长约 25cm。按其行程可分为颈部、胸部和腹部 3 部(图 5-11)。**颈部**上起环状软骨下缘，下至胸骨颈静脉切迹水平，长约 5cm。**胸部**上起胸骨颈静脉切迹，下至膈食管裂孔，长约 18cm。**腹部**由食管裂孔至胃贲门，此段最短，长约 1～2cm。

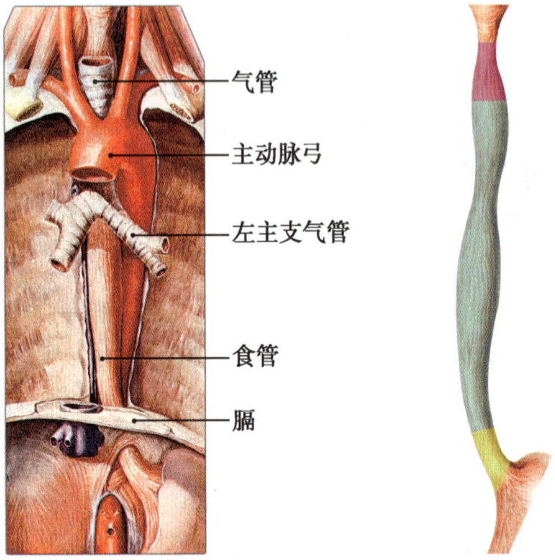

图 5-11　食管的位置及 3 个狭窄

二、食管的狭窄

由于受周围结构或邻近器官的影响，食管全长呈现 3 个生理性狭窄：**第 1 狭窄**位于咽与食管交接处，距中切牙约 15cm，**第 2 狭窄**在食管与左主支气管相交处，相当于胸骨角水平，距中切牙约 25cm；**第 3 狭窄**为食管通过膈食管裂孔处，相当于第 10 胸椎水平，距中切牙约 40cm。这些狭窄尤其是第 2 个狭窄常为异物滞留和食管肿瘤的好发部位。在进行食管内插管时，要注意这 3 处狭窄。

第四节　胃

胃(stomach)是消化管最膨大的部分，上连食管，下续十二指肠，具有受纳食物、分泌胃液和进行初步消化的功能。其大小和形态因胃充盈程度、体位以及体形等状况而不同。成人胃在中等度充盈时，容量约为 1500ml；新生儿胃容量约为 30ml。

一、胃的形态和分部

胃在形态上分为前、后两壁，入、出两口和上、下两缘（图 5-12）。胃的入口与食管相连，称**贲门**；出口与十二指肠相连，称**幽门**。上缘短而凹，朝向右上方，称**胃小弯**，其最低点弯度明显折转处称**角切迹**，是胃体与幽门部在胃小弯的分界；下缘长而凸，朝向左下方，称**胃大弯**。

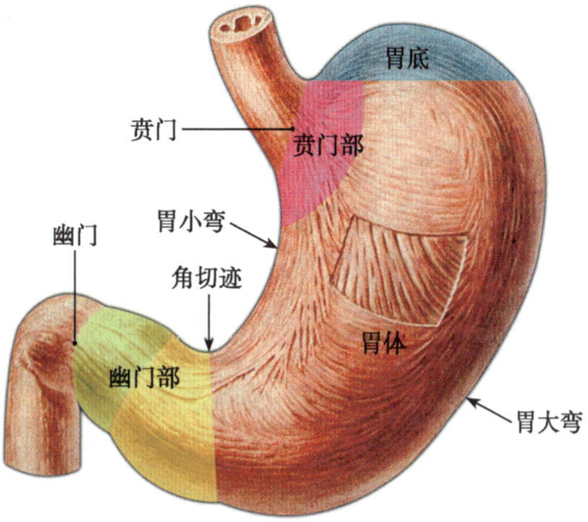

图 5-12　胃的形态和分部

胃可分为 4 部：①**贲门部**：在贲门附近，与其他部分无明显界线；②**胃底**：为贲门平面向左上方膨出的部分；③**胃体**：为胃底与角切迹之间的部分；④**幽门部**：自角切迹向右至幽门之间的部分。幽门部的大弯侧有一不明显的浅沟，称中间沟，此沟把幽门部分为左侧较为扩大的**幽门窦**和右侧呈管状的**幽门管**。胃溃疡和胃癌多发生于胃的幽门窦近胃小弯处。临床上所称的"胃窦"即幽门窦，或是包括幽门窦在内的幽门部。

二、胃的位置

胃的位置、形态和大小可随体型、体位、胃内容物多少以及性别、年龄等因素而变化。在中等程度充盈状态下，胃大部分位于左季肋区，小部分位于腹上区（见图 4-2）。胃的贲门和幽门的位置比较固定，贲门位于第 11 胸椎体左侧，幽门在第 1 腰椎体右侧附近；胃大弯的位置较低，其最低点一般在脐平面。

胃前壁右侧与肝左叶相邻；左侧与膈相邻，并被左肋弓遮盖；中间在剑突下直接与腹前壁相贴，是胃的触诊部位。胃后壁与左肾、左肾上腺、横结肠和胰相邻。胃底与膈和脾相邻。

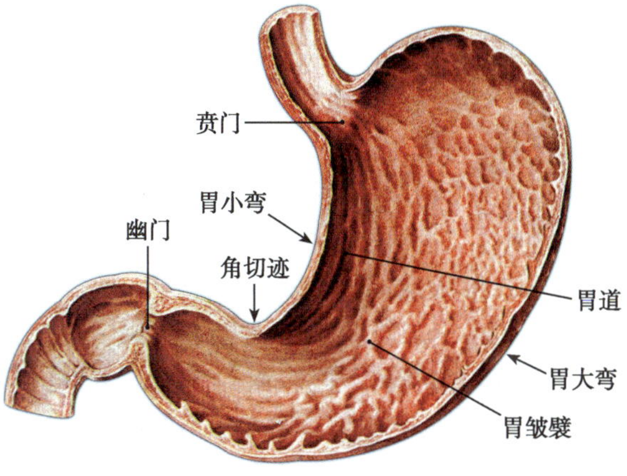

图 5-13　胃的黏膜

三、胃壁的结构

胃壁分黏膜、黏膜下层、肌层和外膜 4 层（图 5-13）。胃**黏膜**呈淡红色，空虚时形成许多不规则的皱襞，充盈时变平坦。在胃小弯内壁有 4～5 条较恒定的纵行皱襞，而幽门处的黏膜皱襞则呈环形，称**幽门瓣**。胃的**肌层**较厚，由外纵、中环、内斜的 3 层平滑肌构成。在幽门处环行肌特别增厚，形成**幽门括约肌**，有控制胃排空速度及防止十二指肠内容物反流的作用。

第五节　小　　肠

小肠(small intestine)是消化管中最长的一段，上起幽门，下连盲肠，成人全长 5～7m，分为十二指肠、空肠和回肠 3 部分，是食物消化吸收的主要场所。

一、十二指肠

十二指肠(duodenum)是小肠的起始段，介于胃与空肠之间，成人长度约 25cm。十二指肠是小肠中长度最短、管径最大、位置最深、最为固定的部分。除其起始部分和终端外，其余部分都紧贴腹后壁，位置较固定，几乎无活动。十二指肠既接受胃液，又接受胰液和胆汁，故其消化功能十分重要。十二指肠整体呈"C"形，从右侧包绕胰头(图 5-14)，可分上部、降部、水平部和升部 4 部。

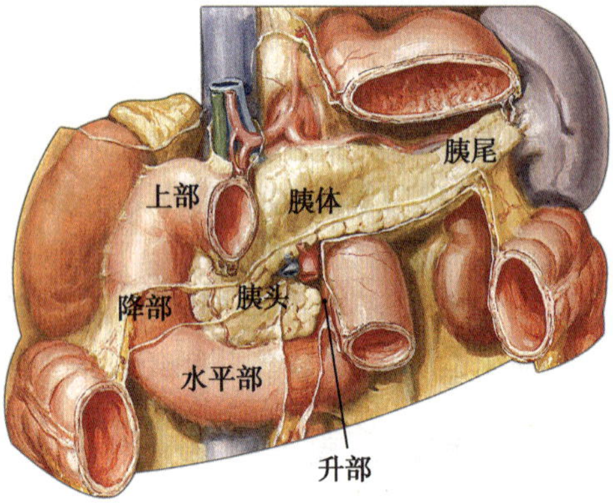

图 5-14　十二指肠和胰

1. **上部**　长约 5cm，于第 1 腰椎的右侧起于幽门，斜向右上方至胆囊颈的附近急转向下，移行为十二指肠降部。转折处形成的弯曲称**十二指肠上曲**。十二指肠上部的起始部又称**十二指肠球**，肠壁较薄，黏膜多较平滑，是十二指肠溃疡及其穿孔的好发部位。

2. **降部**　长约 7～8cm，在第 1 腰椎右侧下降至第 3 腰椎体下缘平面，弯向左侧与水平部相续，转折处的弯曲称**十二指肠下曲**。此部的黏膜有许多环状襞，其中份的后内侧壁有一纵行皱襞，称**十二指肠纵襞**，纵襞的下端为圆形隆起，称**十二指肠大乳头**，胆总管和胰管共同开口于此处。在大乳头上方 1～2cm 处，有时可见**十二指肠小乳头**，是副胰管的开口处(图 5-24)。

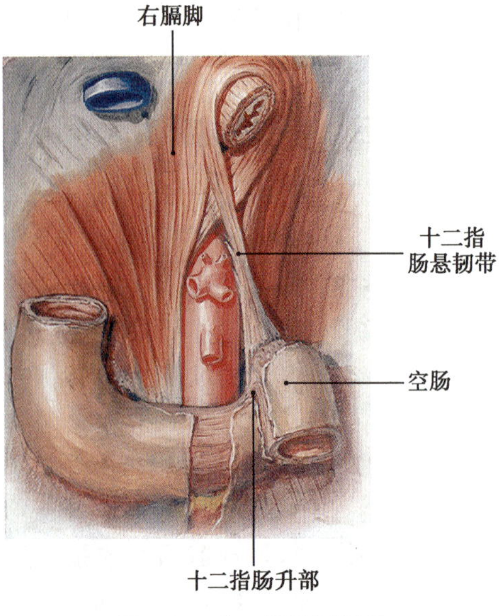

图 5-15　十二指肠悬韧带

3. **水平部**　又称下部，长约 10cm，自十二指肠下曲起始，向左横行至第 3 腰椎左侧延续为升部。肠系膜上动、静脉紧贴此部前面下行。

4. **升部**　长约 2～3cm，自第 3 腰椎斜向左上，到达第 2 腰椎左侧急转向前下方，形成**十二指肠空肠曲**，移行为空肠。十二指肠空肠曲由十二指肠悬肌连于右膈脚。**十二指肠悬肌**和包绕其下段表面的腹膜皱襞共同构成**十二指肠悬韧带**，又称 **Treitz 韧带**，该韧带在手术中作为确定空肠起点的重要标志(图 5-15)。

二、空肠与回肠

空肠(jejunum)始于十二指肠空肠曲，占空回肠全长的 2/5，占据腹腔的左上部；**回肠**(ileum)占空回肠全长远侧 3/5，位于腹腔右下部，部分位于盆腔内，回肠在右髂窝与盲肠相续(图 5-1)。空、回肠均由肠系膜连于腹后壁，有较大的活动度。

空肠和回肠迂回盘曲，相互延续形成肠袢。两者之间无明显界线，但主要特征有所不同(表 5-1，图 5-16)。

表 5-1 空肠和回肠比较表

项目	空肠	回肠
位置	腹腔的左上部	腹腔的右下部
长度	占空、回肠全长的 2/5	占空、回肠全长的 3/5
管径	大	小
管壁	厚	薄
颜色	较红	较淡
血管	丰富	较少
环状襞	密而高	疏而低
淋巴小结动脉弓	孤立淋巴小结少，1～2 级弓	集合淋巴小结、孤立淋巴小结多，4～5 级弓

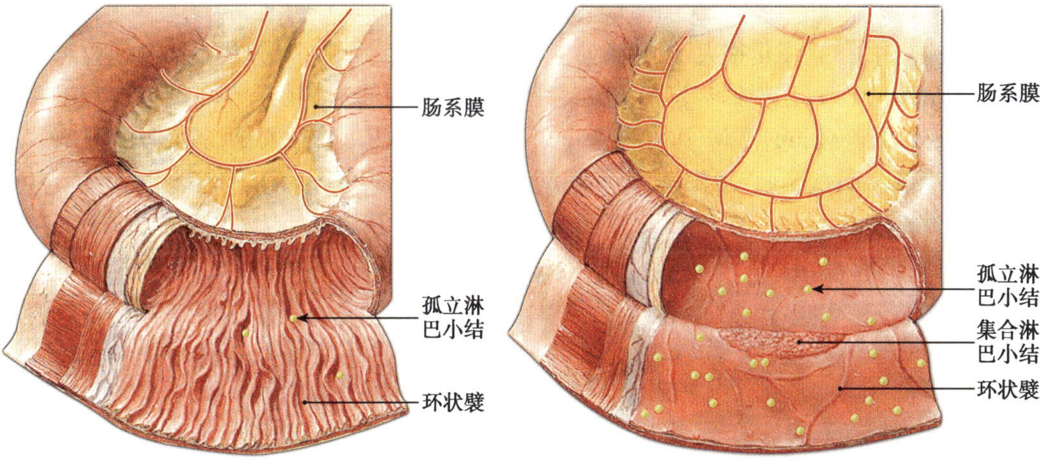

图 5-16 空肠与回肠

第六节 大 肠

大肠(large intestine)是消化管的下段，全长约 1.5m，分为盲肠、阑尾、结肠、直肠和肛管 5 部分(图 5-1)，围绕在空、回肠的周围。

盲肠和结肠表面具有结肠带、结肠袋和肠脂垂3种特征性结构(图5-17):①**结肠带**:3条,由肠壁的纵行平滑肌增厚而成,沿肠的纵轴排列,3条结肠带均汇集于阑尾根部;②**结肠袋**:是因结肠带短于肠管,使肠管皱缩而形成的囊状突起,其内面相当于结肠袋间的横沟处,环形肌增厚,肠黏膜皱襞形成结肠半月襞;③**肠脂垂**:为沿结肠带上附着的许多脂肪突起。上述3种形态特征是手术中区别大肠和小肠的标志。

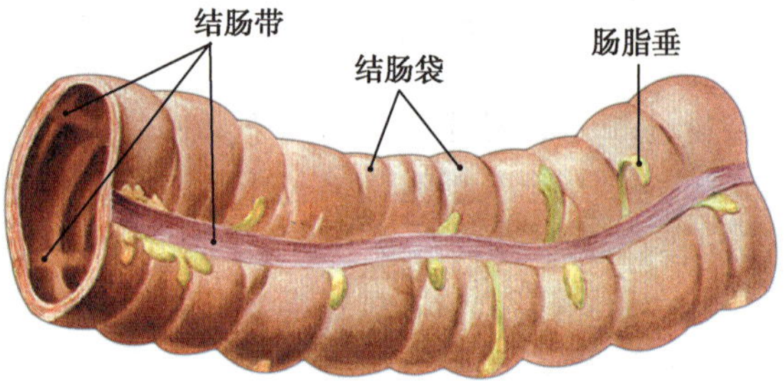

图5-17　结肠的特征性结构

一、盲肠

盲肠(caecum)是大肠的起始部,位于右髂窝内,长约6~8cm,下端为盲端,左接回肠,上续升结肠。回肠末端向盲肠的开口,称**回盲口**。此处肠壁内的环行肌增厚,并覆以黏膜而形成上、下两片唇状皱襞称**回盲瓣**,此瓣既可控制小肠内容物进入盲肠的速度,使食物在小肠内充分消化吸收,又可防止大肠内容物逆流到回肠。在回盲口下方约2cm处,有阑尾的开口(图5-18)。

二、阑尾

阑尾(vermiform appendix)为一蚓状盲管,平均长度为6~8cm,阑尾的外径介于0.5~1.0cm之间,管腔狭小,经阑尾孔开口于盲肠后内侧壁。

阑尾末端的位置变化很大,以回肠前位、盆位和盲肠后位居多,其次是回肠后位和盲肠下位(图5-19)。但阑尾根部与盲肠的关系固定,其体表投影通常在脐与右髂前上棘连线的中、外1/3点处,称**麦氏点**(McBurney point)。由于3条肠带均在阑尾根部集中,故临床上做阑尾手术时,沿结肠带向下追踪,是寻找阑尾的可靠方法。

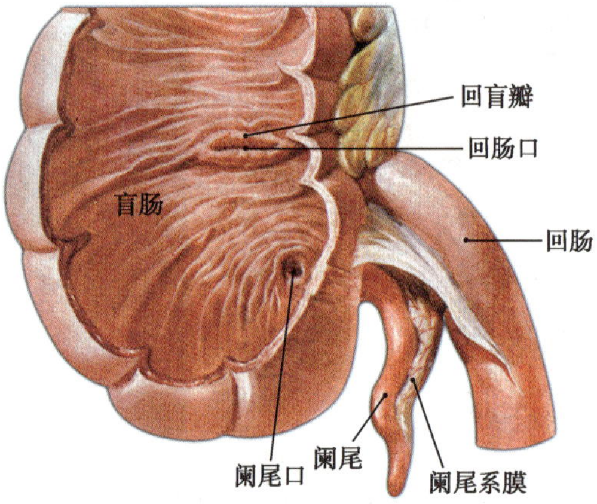

图5-18　盲肠和阑尾

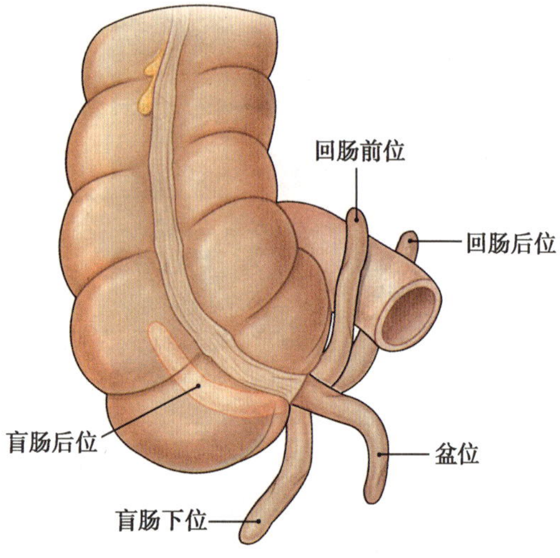

图5-19　阑尾位置

三、结肠

结肠(colon)起于盲肠，终于直肠，呈“M”形，将小肠包围在内(图 5-1)。全长可分为升结肠、横结肠、降结肠和乙状结肠 4 部分。

1. **升结肠**(ascending colon) 长约 15cm，在右髂窝处起自盲肠，贴附于右肾和腰方肌前面上升至肝右叶下方，转向左形成**结肠右曲**(或称肝曲)，移行为横结肠。升结肠属腹膜间位器官，无系膜，活动性小。

2. **横结肠**(transverse colon) 长约 50cm，起自结肠右曲，向左横行至脾的脏面下份处，转折向下形成**结肠左曲**(或称脾曲)，移行为降结肠。横结肠借横结肠系膜连于腹后壁，活动性较大。

3. **降结肠**(descending colon) 长约 25cm，起自结肠左曲，沿左肾外侧缘和腰方肌前面下行，至左髂嵴处移行为乙状结肠。降结肠与升结肠一样属腹膜间位器官，无系膜，借结缔组织直接贴附于腹后壁，活动性很小。

4. **乙状结肠**(sigmoid colon) 长约 40cm，在左髂嵴处起自降结肠，沿左髂窝呈“乙”字形弯曲进入盆腔，至第 3 骶椎平面，移行为直肠。乙状结肠属腹膜内位器官，借乙状结肠系膜连于盆腔侧壁，活动性较大，因其系膜过长，常发生肠扭转。

四、直肠

直肠(rectum)长约 10～14cm，位于小骨盆腔后部，骶、尾骨前方。直肠在第 3 骶椎前方起自乙状结肠，沿骶、尾骨前面下行，穿过盆膈移行于肛管。直肠并非直行的肠管，在矢状面上有两个弯曲：上部位于骶骨前方，形成凸向后的弯曲，称**骶曲**，距肛门 7～9cm；下部位于尾骨尖前方转向后下，形成一凸向前的弯曲，称**会阴曲**，距肛门 3～5cm。在冠状面上，直肠也有 3 个突向侧方的弯曲，但不恒定，一般中间的弯曲较大，凸向左侧，上、下两个弯曲凸向右侧(图 5-20)。

直肠下段肠腔膨大，称**直肠壶腹**。直肠内面有 2～3 个半月形皱襞，称**直肠横襞**(Houston 瓣)，由环行肌与黏膜共同构成。其中最大而且位置最恒定的位于直肠右前壁，距肛门约 7cm，相当于直肠前壁腹膜返折的水平。临床上进行直肠镜、乙状结肠镜检查时，应注意直肠的横襞和弯曲，随时调整器械的推进方向，避免损伤肠管。

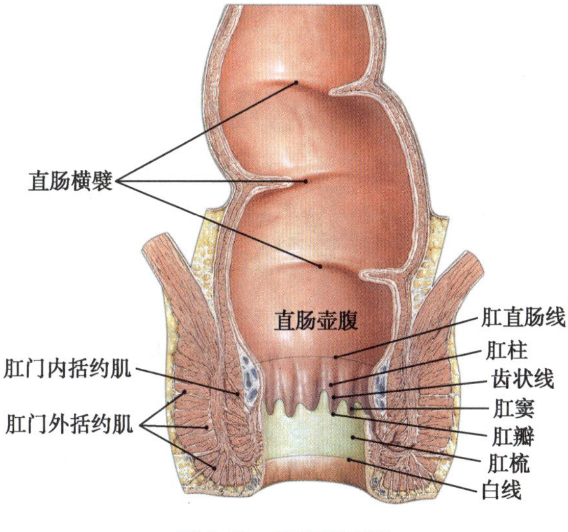

图 5-20 直肠和肛管

五、肛管

肛管(anal canal)是盆膈以下的消化管，上续直肠，末端终于肛门，长约 3～4cm。肛管内有 6～10 条纵行的黏膜皱襞，称**肛柱**。各肛柱下端借半月状的黏膜皱襞相连，称**肛瓣**。每一肛瓣与相邻的两个肛柱下端共同围成开口向上的凹窝，称**肛窦**，窦内常积存粪屑，易诱发感染。

肛瓣的边缘与各肛柱下端共同连成一锯齿状的环形线，称**齿状线**或**肛皮线**。此线是皮肤与黏膜的分界线，齿状线以上的腔内面被覆黏膜，以下的腔内面被覆皮肤。在齿状线下方约 1cm 处，有狭窄而隆起的环状光滑区，称**肛梳**或**痔环**，其深层有静脉丛，故呈浅蓝色。肛梳的下缘距肛门 1～1.5cm 处有一浅沟，称**白线**或称 **Hilton 线**（图 5-20）。肛柱的黏膜下层和肛梳的皮下组织中均含有丰富的静脉丛，病理情况下可形成静脉曲张，向肛管腔内突起，称为**痔**。发生在齿状线以上的称内痔，发生在齿状线以下的称**外痔**，也有跨越于齿状线上、下相连的称**混合痔**。

在肛管周围有肛门内、外括约肌和肛提肌等。**肛门内括约肌**属平滑肌，有协助排便的作用，但无明显的括约肛门功能。**肛门外括约肌**为骨骼肌，位于肛门内括约肌周围和下方，围绕整个肛管。肛门外括约肌受意识支配，有较强的控制排便功能。

第七节　肝

肝（liver）是人体内最大的腺体。我国成年人肝的重量约占体重的 2%～2.5%。胎儿和新生儿的肝相对较大，重量可达体重的 5%，其体积可占腹腔容积的 1/2。

肝的功能极为复杂，主要有分泌胆汁、参与代谢、贮存糖原、解毒和吞噬防御等功能。此外，在胚胎时期，肝还是造血器官之一。

一、肝的形态

肝的血液供应丰富，呈红褐色，质软而脆，受暴力冲击易破裂出血。肝呈楔形，可分为上、下面和前、后缘。肝的上面隆凸，与膈相贴，又称**膈面**（图 5-21），被矢状位的镰状韧带分为左、右两叶。**肝左叶**小而薄，**肝右叶**大而厚。膈面后部没有腹膜被覆的部分称**裸区**。肝下面凹凸不平，邻接腹腔器官，又称**脏面**（图 5-22）。脏面中部有一近似“H”形的沟。左纵沟较窄而深，其前部有肝圆韧带通过，后部容纳静脉韧带；**肝圆韧带**是胎儿时期脐静脉闭锁后的

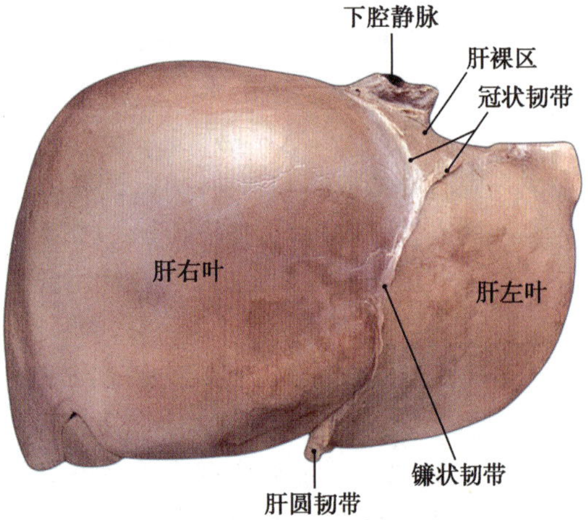

图 5-21　肝膈面

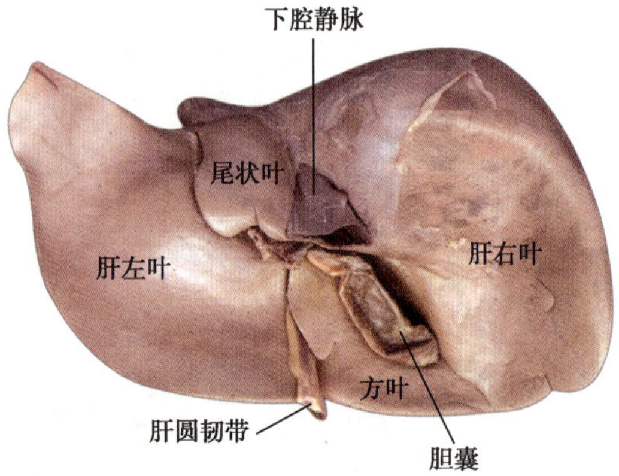

图 5-22　肝脏面

遗迹，经肝镰状韧带的游离缘下行至脐；**静脉韧带**是胎儿时期静脉导管的遗迹。右纵沟较宽而浅，前部为胆囊窝，容纳胆囊；后部为腔静脉沟，有下腔静脉经过。横沟又称**肝门**，位于肝脏面正中，是肝固有动脉、肝门静脉、肝管、神经和淋巴管出入肝的部位。这些结构被结缔组织包绕，合称肝蒂。

肝的脏面借"H"形沟分为4叶：右纵沟的右侧为**右叶**，左纵沟的左侧为**左叶**，左、右纵沟之间在横沟前方的为**方叶**，横沟后方为**尾状叶**。

肝的前缘是肝的脏面与膈面之间的分界线，薄而锐利，其与胆囊底及肝圆韧带接触处有**胆囊切迹**与**肝圆韧带切迹**；后缘钝圆，在近腔静脉沟处有2～3条肝静脉注入下腔静脉。

二、肝的位置和毗邻

肝大部分位于右季肋区和腹上区，小部分位于左季肋区。其上界与膈穹隆一致，右侧最高点在右锁骨中线与第5肋的交点处，左侧最高点在左锁骨中线与第5肋间隙的交点处。成人肝的下界，右侧大致与右肋弓一致，故体检时，在右肋弓下不能触及肝；在腹上区肝下界可达剑突下方约3cm；左侧则被左肋弓所掩盖。3岁以下的健康幼儿，由于腹腔的容积较小，而肝体积相对较大，肝下界常可超出右肋弓下缘1～2cm。肝借镰状韧带和冠状韧带连于膈下面和腹前壁，因而在呼吸时，肝的位置可随膈的运动而变化，平静呼吸时肝可上、下移动2～3cm。

肝的上方为膈，膈上有右侧胸膜腔、右肺及心等。肝的下面，肝右叶从前向后分别邻接结肠右曲、十二指肠上曲、右肾上腺和右肾；左叶下面与胃前壁相邻，后上部邻接食管的腹部。

三、肝的分叶与分段

肝内有肝门静脉、肝固有动脉、肝管和肝静脉4套管道，形成两个系统，即**Glisson系统**和**肝静脉系统**（图5-23）。Glisson系统是由前3套管道共同组成，它们的各级分支在肝内的走行、分支和配布基本一致，并有Glisson囊包绕。肝段的概念就是依据Glisson系统在肝内的分布情况提出的。按照Glisson系统的分支和分布情况，可将肝分为左、右半肝；左半肝可分为左内叶和左外叶，右半肝分为右前叶、右后叶和尾状叶；左外叶进一步再分成上、下段，右后叶分成上、下段，尾状叶分成左、右段。

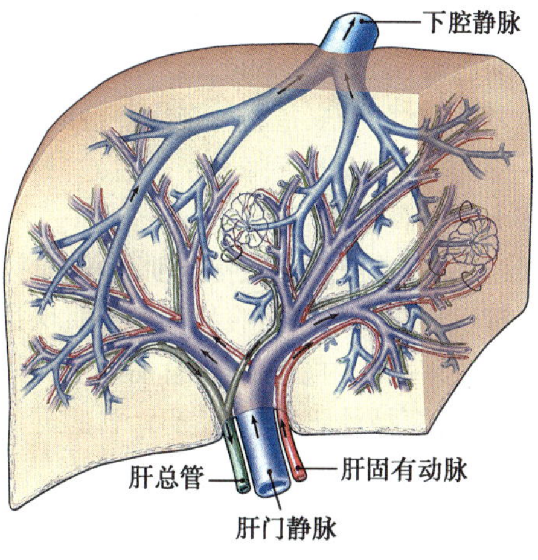

图5-23 Glisson系统和肝静脉系统

四、肝外胆道系统

胆汁由肝细胞产生，经肝内各级胆管收集，出肝门后，再经肝外胆道系统输送到十二指肠。肝外胆道系统包括胆囊和输胆管道（肝左管、肝右管、肝总管和胆总管）（图5-24）。

（一）胆囊

胆囊（gall bladder）位于肝下面的胆囊窝内，呈长梨形，容积为40～60ml，具有贮存和浓

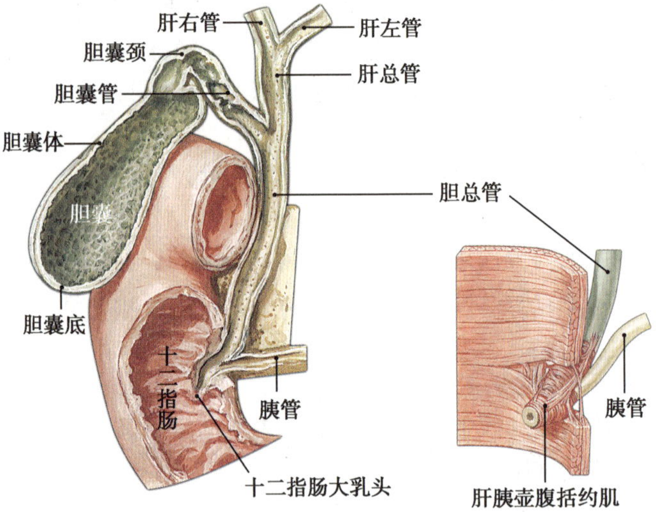

图 5-24　胆囊与输胆管道

缩胆汁的功能。胆囊上面借结缔组织与肝相连，下面与结肠右曲和十二指肠上曲相邻。

胆囊分为胆囊底、胆囊体、胆囊颈和胆囊管 4 部分。**胆囊底**是胆囊突向前下方的盲端，常露出于肝前缘胆囊切迹处，并与腹前壁相贴，其体表投影在右锁骨中线与右肋弓相交处。胆囊发炎时，该处可有压痛。**胆囊体**是胆囊的主体部分，与底之间无明显界线。胆囊体向后逐渐变细，约在肝门右端附近移行为胆囊颈。**胆囊颈**弯曲且逐渐变细，其起始部膨大，形成 **Hartmann 囊**，胆囊结石多停留于此囊中。**胆囊管**比胆囊颈稍细，长约 3～4cm，直径 0.2～0.3cm，在肝十二指肠韧带内呈锐角与其左侧的肝总管汇合，形成胆总管。

胆囊内面衬有黏膜，胆囊底和体部的黏膜呈蜂窝状，而胆囊颈和胆囊管的黏膜则形成螺旋状皱襞，称**螺旋襞**，可控制胆汁进出胆囊，胆囊结石易嵌顿于此处。

（二）肝管与肝总管

肝内毛细胆管逐级汇合成**肝左管**和**肝右管**，出肝门后肝左、右管即汇合成**肝总管**（common hepatic duct），肝总管长约 3cm，下行于肝十二指肠韧带内，与胆囊管汇合成胆总管。

（三）胆总管

胆总管（common bile duct）全长约 4～8cm，直径 0.6～0.8cm。由肝总管与胆囊管汇合而成，然后在肝十二指肠韧带内下行于肝固有动脉的右侧、肝门静脉的前方，向下经十二指肠上部的后方，再向下降至胰头后方，最后斜穿十二指肠降部后内侧壁，并与胰管汇合，形成略膨大的**肝胰壶腹**（Vater 壶腹），开口于十二指肠大乳头。在肝胰壶腹周围有增厚的环行平滑肌环绕，称**肝胰壶腹括约肌**（Oddi 括约肌）。此外，在胆总管和胰管末段的周围也有少量平滑肌环绕。肝胰壶腹括约肌平时保持收缩状态，由肝分泌的胆汁经肝左、右管、肝总管、胆囊管进入胆囊内贮存。进食后，尤其是进高脂肪食物后，在神经-体液因素调节下，胆囊收缩，肝胰壶腹括约肌舒张，使胆汁自胆囊经胆囊管、胆总管、肝胰壶腹、十二指肠大乳头，排入十二指肠。

第八节　胰

胰(pancreas)是人体第二大消化腺，由内分泌部和外分泌部构成。内分泌部即胰岛，散在于胰实质内，主要分泌胰岛素和胰高血糖素，参与调节糖代谢；外分泌部能分泌胰液，胰液含有多种消化酶，有分解消化蛋白质、糖类和脂肪等的作用。

一、胰的位置与毗邻

胰位于腹后壁，是一个质地柔软，呈灰红色的狭长腺体，长 17～20cm，宽 3～5cm，厚 1.5～2.5cm，重 82～117g。胰横向位于腹上区和左季肋区，平对第 1、2 腰椎体。胰的上缘约平脐上 10cm，下缘约相当于脐上 5cm 处。胰的前面被有腹膜，隔网膜囊与胃相邻，后方有下腔静脉、胆总管、肝门静脉和腹主动脉等重要结构。其右端被十二指肠环抱，左端抵达脾门。

二、胰的分部

胰可分为头、体、尾 3 部分，各部之间无明显界线。头部在腹中线右侧，体、尾部在腹中线左侧(图 5-14)。

1. **胰头**(hcad of pancrcas)　为胰右端膨大部分，位于第 2 腰椎体的右前方，其上、下方和右侧被十二指肠环抱。在胰头的下部有一向左后上方的**钩突**，将肝门静脉起始部和肠系膜上动、静脉夹在胰头与钩突之间。胰头癌因肿块压迫肝门静脉起始部，影响其血液回流，可出现腹水、脾大等症状。在胰头右后方与十二指肠降部之间常有胆总管经过，有时胆总管可部分或全部被胰头实质所包埋。

2. **胰体**(body of pancreas)　位于胰头与胰尾之间，略呈三棱柱形，较长，占胰的大部分。胰体横位于第 1 腰椎体前方，其前面隔网膜囊与胃相邻，故胃后壁的癌肿或溃疡穿孔常与胰体粘连。

3. **胰尾**(tail of pancreas)　较细，行向左上方抵达脾门。因胰尾各面均包有腹膜，此点可作为与胰体分界的标志。

4. **胰管**(pancreatic duct)　位于胰实质内，接近胰的后面，其走行与胰的长轴一致，从胰尾经胰体走向胰头，沿途接受许多小叶间导管，最后于十二指肠降部的壁内与胆总管汇合成肝胰壶腹，开口于十二指肠大乳头。在胰头上部常见一小管，行于胰管上方，称**副胰管**，开口于十二指肠小乳头。

(刘志勇)

第六章 呼吸系统

呼吸系统(respiratory system)由呼吸道和肺两大部分组成,具有执行机体与外界气体交换的功能,并兼有发音及感受嗅觉等作用。呼吸道是传送气体的管道,包括鼻、咽、喉、气管及主支气管等(图 6-1)。肺是进行气体交换的器官,由肺内各级支气管、肺泡及肺间质组成。临床上通常将鼻、咽、喉称为**上呼吸道**,把气管和各级支气管称为**下呼吸道**。

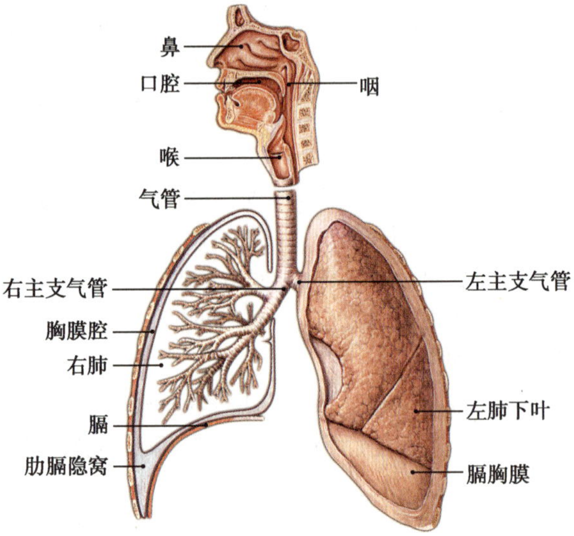

图 6-1　呼吸系统全貌

第一节　鼻

鼻(nose)由外鼻、鼻腔和鼻旁窦 3 部分组成。它既是气体的通道,又是嗅觉器官,还能辅助发音。

一、外鼻

外鼻(external nose)位于面部中央,以骨和软骨为支架,外被皮肤和少量皮下组织。外鼻呈棱锥形,尖端狭窄,称**鼻根**;鼻根向下延续为**鼻背**;鼻背的末端游离而隆起,称**鼻尖**;鼻尖两侧的弧形隆起称**鼻翼**。左、右鼻翼下端各有一个**鼻孔**,是气体进出呼吸道的门户。从鼻翼向外下方到口角的浅沟称**鼻唇沟**(nasolabial sulcus),正常人两侧鼻唇沟的深度对称,面神经瘫痪时,瘫痪侧的鼻唇沟变浅或消失。

二、鼻腔

鼻腔(nasal cavity)是以骨和软骨为基础，内衬黏膜和皮肤构成的。鼻腔被矢状位的鼻中隔分为左、右两腔。鼻中隔由筛骨垂直板、犁骨和鼻中隔软骨构成支架，表面覆盖黏膜而成。在成人鼻中隔常偏向一侧，其中以弯向左侧的最为常见。鼻腔向前借鼻孔与外界相通，向后经鼻后孔通鼻咽。每侧鼻腔又可分为**鼻前庭**和**固有鼻腔**两部分，两者以**鼻阈**为界(图 6-2)。鼻阈为皮肤与黏膜的交界处。

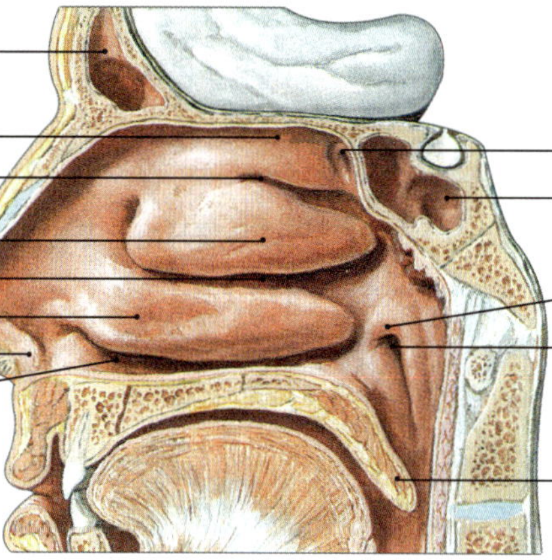

图 6-2 鼻腔外侧壁(右侧)

(一) 鼻前庭

鼻前庭(nasal vestibule)位于鼻腔的前下部，大致为鼻翼所遮盖的部分，内衬皮肤，生有鼻毛，可滤过和净化空气，因其缺少皮下组织且富有皮脂腺和汗腺，所以它不但是疖肿的好发部位而且发病时疼痛剧烈。

(二) 固有鼻腔

固有鼻腔(nasal cavity proper)位于鼻腔的后上部，是鼻腔的主要部分。固有鼻腔主要由骨性鼻腔内衬黏膜构成，因此其形态与骨性鼻腔相似，外侧壁自上而下可见上、中、下 3 个鼻甲突向鼻腔；各鼻甲的下方分别为上、中、下鼻道(图 6-2)。上鼻甲的后上方与蝶骨体之间的凹陷为**蝶筛隐窝**。下鼻道的前端有鼻泪管的开口。

固有鼻腔的黏膜，依其结构和生理功能分为嗅区和呼吸区。鼻中隔前下部的黏膜较薄，含有丰富的毛细血管，是鼻出血的易发部位，临床上称为**易出血区**(也称 **Little** 区或 **Kiessel-bach** 区)。

三、鼻旁窦

鼻旁窦(paranasal sinuses)又称鼻窦、副鼻窦。由骨性鼻旁窦内衬黏膜构成，共 4 对，左右相对分布，包括额窦、蝶窦、筛窦和上颌窦。各窦均开口于鼻腔(详见颅骨相关内容)(图 6-3)。

各鼻旁窦的黏膜在窦口处与鼻黏膜相互连续，故鼻腔黏膜的炎症，可由窦口蔓延至鼻旁窦内引起鼻窦炎。上颌窦的窦腔最大，开口高于窦腔底，分泌物不易排出，因此上颌窦的慢性炎症最为常见。

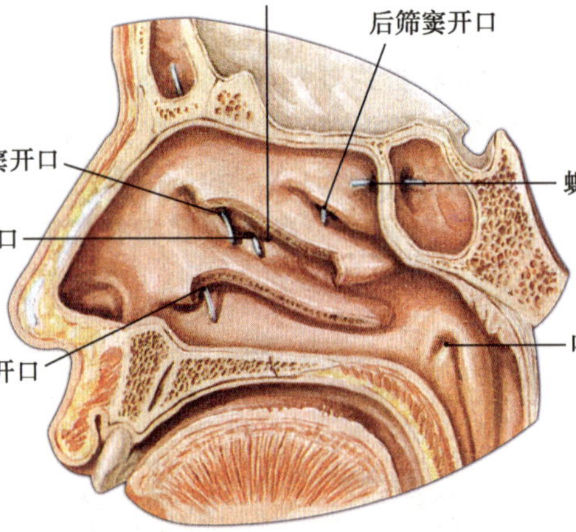

图 6-3　鼻旁窦开口

第二节　喉

喉(larynx)位于颈前部中份,第 3～6 颈椎前方,上借喉口通喉咽,向下与气管相续。喉以喉软骨为基础,借关节、韧带和肌肉连接而成。喉的上界是会厌上缘,下界为环状软骨下缘,前方有皮肤、颈筋膜、舌骨下肌群等自浅入深成层排列,后为咽,并与之紧密相连,两侧有颈部大血管、神经和甲状腺侧叶。喉不仅是呼吸道,也是发音的器官。

一、喉软骨

喉软骨主要包括不成对的甲状软骨、环状软骨、会厌软骨和成对的杓状软骨(图 6-4)。

(一) 甲状软骨

甲状软骨(thyroid cartilage)是喉软骨中最大的一块,构成喉的前外侧壁,由两块近似四边形的左、右软骨板在前缘借**前角**相互融合而成。融合处的上端向前突出,称**喉结**,在成年男子尤为明显。喉结上方呈"V"形的切迹称**上切迹**。左、右板的后缘游离并向上、下发出突起,称上角和下角。**上角**借韧带与舌骨大角连接;**下角**与环状软骨形成环甲关节。

(二) 环状软骨

环状软骨(cricoid cartilage)位于甲状软骨的下方,呈环形,形似戒指。其前部低窄呈弓形,称**环状软骨弓**,后部高阔呈板状,称**环状软骨板**。板上缘两侧各有一长圆形的关节面,与杓状软骨构成环杓关节。环状软骨弓平对第 6 颈椎。环状软骨弓与板交界处,两侧各有一与甲状软骨下角相关联的关节面,构成环甲关节。环状软骨对支撑呼吸道,保持其畅通有重要作用,损伤易引起喉狭窄。

(三) 会厌软骨

会厌软骨(epiglottic cartilage)位于舌骨体后方,上宽下窄,形似叶状,下端借韧带连于甲状软骨上切迹的后下方。会厌软骨表面被覆黏膜,构成**会厌**。会厌位于喉入口的前方,吞咽时喉上提并向前移,会厌封闭喉口,防止食团误入喉腔。

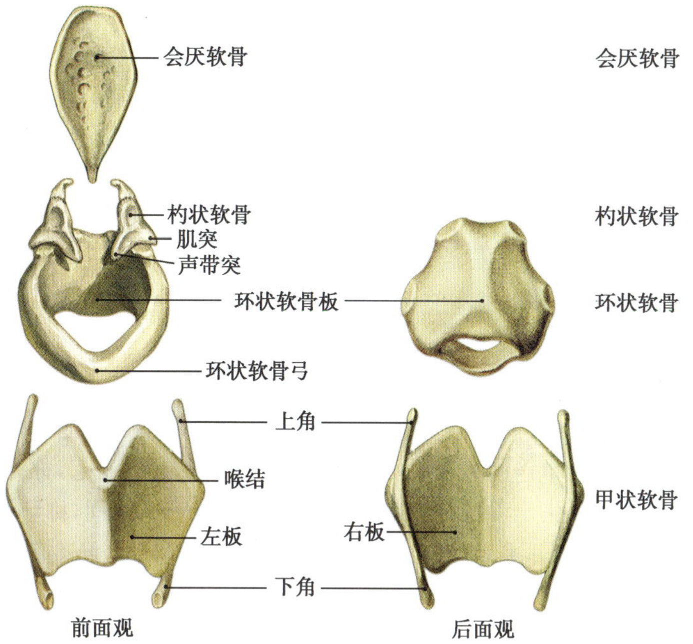

图 6-4　喉的软骨

（四）杓状软骨

杓状软骨（arytenoid cartilage）成对，坐落于环状软骨板上缘两侧，近似三菱锥体形，分为 1 尖、1 底和 2 突。环状软骨底向前伸出的突起称**声带突**，有声韧带附着；向外侧伸出的突起称**肌突**，有喉肌附着。

二、喉的连接

喉的连接包括喉软骨间的连接以及喉与舌骨、气管之间的连接（图 6-5）。

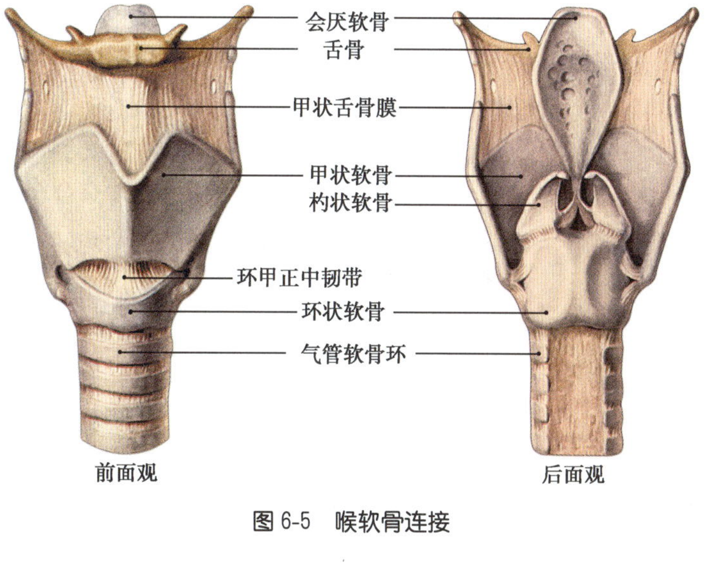

图 6-5　喉软骨连接

（一）环甲关节

环甲关节（cricothyroid joint）由环状软骨板侧面的关节面和甲状软骨下角构成。甲状软骨可沿此关节的冠状轴作前倾和复位运动。前倾运动使甲状软骨前角与杓状软骨的间距加大，声带紧张；反之，两者间距缩小，声带松弛。

（二）环杓关节

环杓关节（cricoarytenoid joint）由环状软骨板上缘的关节面与杓状软骨底的关节面构成。杓状软骨可沿该关节垂直轴作旋转运动。旋内使声带突互相靠近，缩小声门；旋外则作用相反，开大声门。杓状软骨也可作前后及内外侧等方向上的滑动。

（三）弹性圆锥

弹性圆锥为圆锥形的弹性纤维膜（图 6-6）。起自甲状软骨前角后面，呈扇形向下向后止于环状软骨上缘和杓状软骨声带突。其上缘游离，紧张于甲状软骨前角内面与杓状软骨声带突之间，称**声韧带**（图 6-7）。声韧带连同声带肌及覆盖于它们表面的黏膜一起，称为**声带**（图 6-8）。弹性圆锥中部弹性纤维增厚，张于甲状软骨下缘与环状软骨弓上缘之间，称**环甲正中韧带**。急性喉阻塞又来不及进行气管切开术时，可在此进行穿刺，以建立暂时的通气道，抢救患者生命。

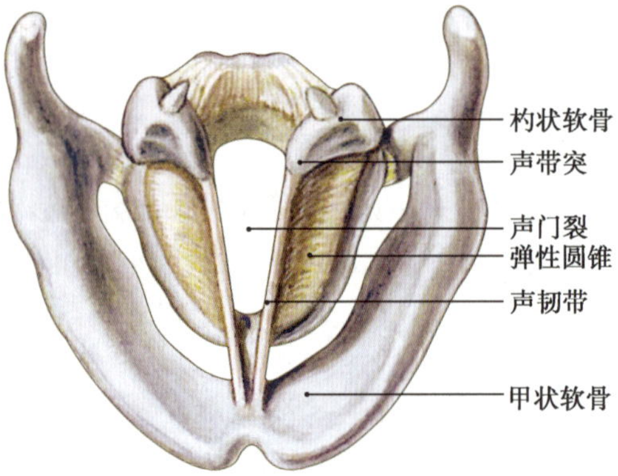

图 6-6 弹性圆锥

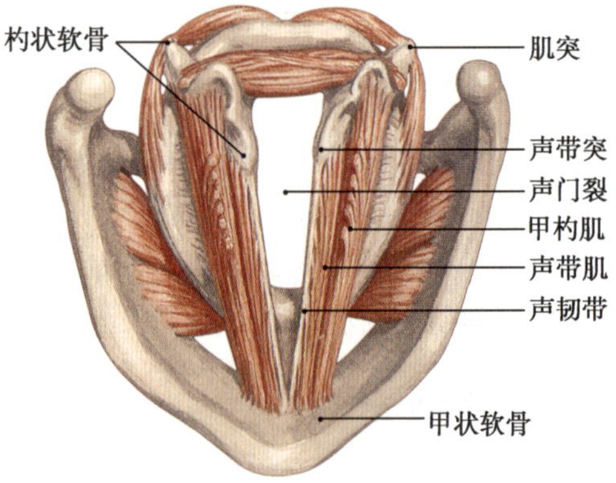

图 6-7 声韧带

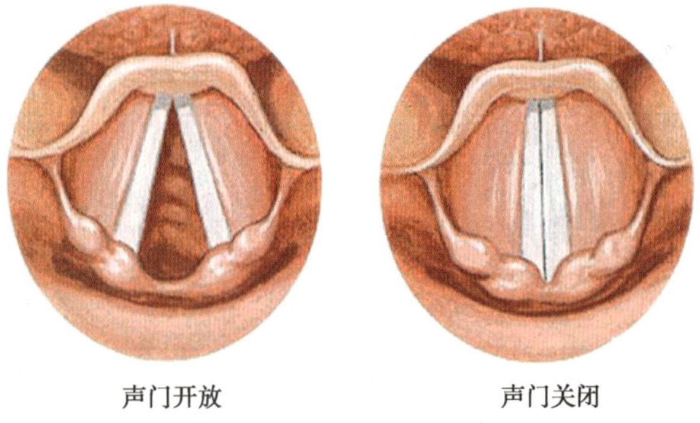

图 6-8 声带

（四）甲状舌骨膜

甲状舌骨膜是位于甲状软骨上缘与舌骨之间的结缔组织膜。其中部增厚称**甲状舌骨正中韧带**。

三、喉肌

喉肌(laryngeal muscle)属于骨骼肌，有紧张或松弛声带、缩小或开大声门裂以及缩小喉口，从而调节音调高低和音量大小的作用(图 6-9)。

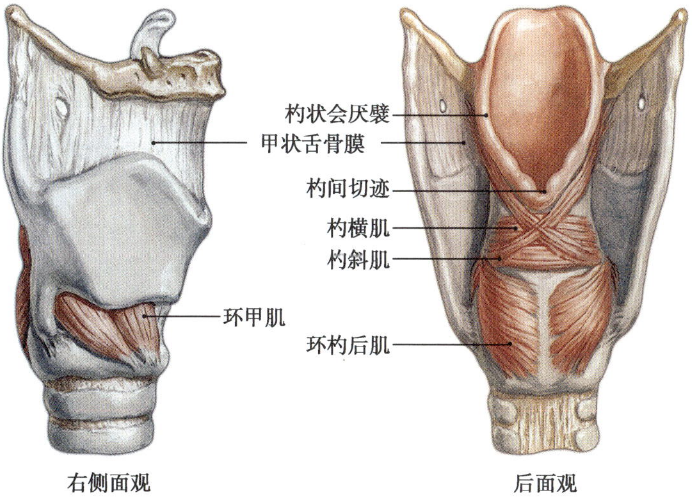

图 6-9　喉肌

四、喉腔

喉腔(laryngeal cavity)内衬黏膜。向上经喉口与喉咽相通，向下至环状软骨的下缘与气管相续。**喉口**是喉腔的入口，朝向后上方，主要由会厌上缘、杓状会厌襞和杓间切迹围成。**杓状会厌襞**是连接杓状软骨尖与会厌软骨侧缘的黏膜皱襞。

喉腔中部的侧壁有两对矢状位的黏膜皱襞，上方的一对呈淡红色，称**前庭襞**；下方的一对呈苍白色，称**声襞**。声襞紧覆声韧带，是喉癌的易发部位。两侧前庭襞之间的裂隙，称**前庭裂**；两侧声襞及杓状软骨底和声带突之间的裂隙，称**声门裂**。声门裂比前庭裂长而窄，是喉腔最狭窄的部位，气流通过时使声襞及其深部的声韧带发生振动，从而产生声音。

喉腔被前庭襞和声襞分为 3 部：喉前庭、喉中间腔和声门下腔(图 6-10)。

(一) 喉前庭

喉前庭位于喉口与前庭襞之间，呈上宽下窄漏斗状，其前壁的下部在正中线处向后呈结节状隆起，称会厌结节。

(二) 喉中间腔

喉中间腔是前庭襞与声襞之间的部分喉腔，在喉腔 3 部中容积最小。喉中间腔向

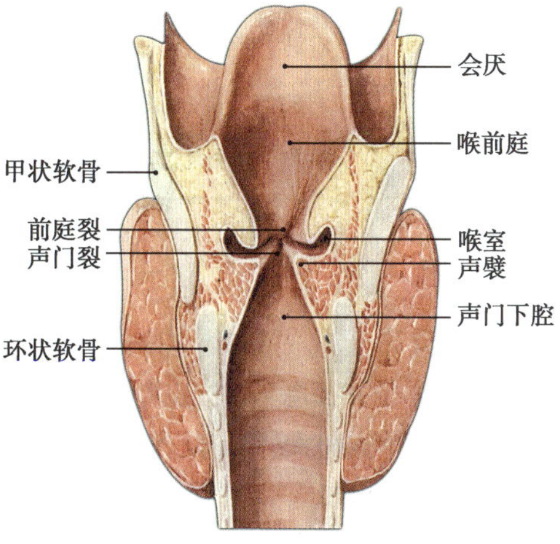

图 6-10　喉腔

两侧延伸至前庭襞与声襞间的梭形隐窝，称**喉室**。

（三）声门下腔

声门下腔自声门裂平面至环状软骨下缘的部分喉腔，上窄下宽，略成圆锥形。此部的黏膜下层组织比较疏松，易因炎症而发生水肿。小儿的喉腔较窄小，故水肿时容易引起呼吸困难。

第三节　气管与支气管

喉和两肺之间，以**气管**和左、右**主支气管**相连。气管和主支气管均由若干"C"形气管软骨环以及连接各环之间的结缔组织和平滑肌构成，内面衬以黏膜。后壁软骨缺如处由纤维组织膜封闭，称**膜壁**。不完整的软骨环和膜壁，使气管和主支气管在吸气时可有轻度扩张，在吞咽时，也适于食管内的食团在气管后方通过。

一、气管

气管（trachea）位于食管前方，上端连于环状软骨的下缘，经颈部正中，向下入胸腔，至胸骨角平面（平对第 4 胸椎体下缘），分为左、右主支气管，其分叉处称**气管杈**（图 6-11）。在气管杈的内面，有一矢状位向上凸的半月状纵嵴，称**气管隆嵴**，是支气管镜检查的定位标志。根据气管的行径和位置，以胸骨的颈静脉切迹为界，可将气管分为颈、胸两部。

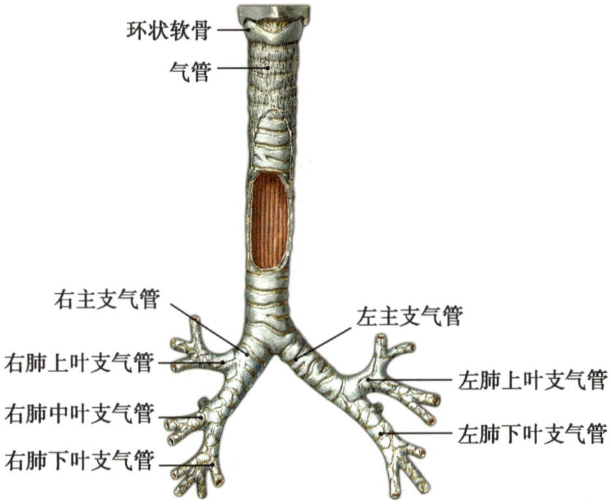

图 6-11　气管与支气管

气管软骨环有 16～20 个，在第 2～4 气管软骨环的前面有甲状腺峡横过。气管颈部的两侧有大血管和甲状腺的左、右叶，后方与食管相邻。临床上作气管切开术时，常选取第 3～5 气管软骨环沿中线切开，以避免损伤周围重要结构。

二、支气管

支气管（bronchi）是指由气管分出的各级分支，其中一级分支为主支气管（图 6-11）。

主支气管(principal bronchus)左、右各一,自气管发出后,分别行向下外,经左、右肺门入左、右肺。左主支气管细而长,平均外径 0.9～1.4cm,长 4.5～5.2cm,走行方向较水平;右主支气管粗而短,平均外径 1.2～1.5cm,长 1.9～2.6cm,走行方向较垂直,近似气管的直接延续,所以气管异物多坠入右主支气管。

第四节　肺

肺(lung)左、右各一,位于胸腔内,在膈肌的上方、纵隔的两侧(图 6-12)。肺组织质柔软,呈海绵状,富有弹性。幼儿肺呈淡红色,随着年龄的增长,空气中的尘埃、炭末等颗粒吸入并逐渐沉积在肺内,使肺的颜色逐步变为暗红或深灰色。肺的表面被覆脏胸膜,透过胸膜可见许多呈多角形的小区,称**肺小叶**。

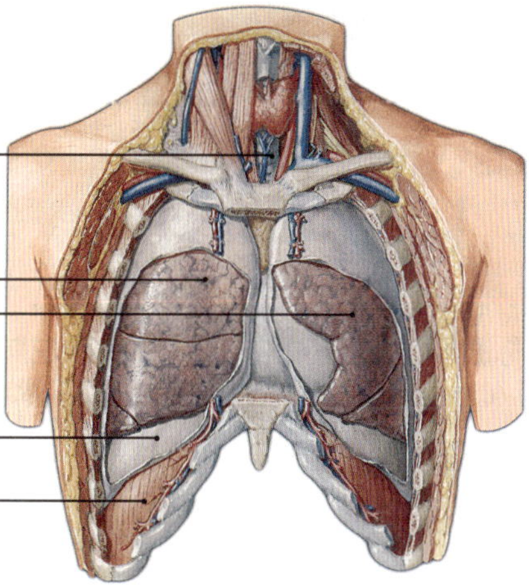

图 6-12　肺的位置

一、肺的形态

两肺外形略有不同,右肺较宽短,左肺较狭长(图 6-13)。肺呈圆锥形,有 1 尖、1 底、2 面和 3 缘。**肺尖**钝圆,经胸廓上口突入颈根部,高出锁骨内侧 1/3 段 2.5cm。**肺底**又称**膈面**,微凹,与膈相对。外侧面即**肋面**,圆隆,邻接肋和肋间肌。内侧面也称**纵隔面**,与纵隔相邻,其中央有一椭圆形凹陷,称**肺门**(图 6-14)。它是主支气管、血管、淋巴管和神经等出入肺的部位。这些出入肺的结构被结缔组织包绕,统称为**肺根**。肺根内各结构的排列,自前向后依次为:肺静脉、肺动脉、支气管;自上而下排列两侧略有不同,左肺根:肺动脉、支气管、肺静脉,右肺根:支气管、肺动脉、肺静脉。肺的后缘圆钝,为肋面与纵隔面在后

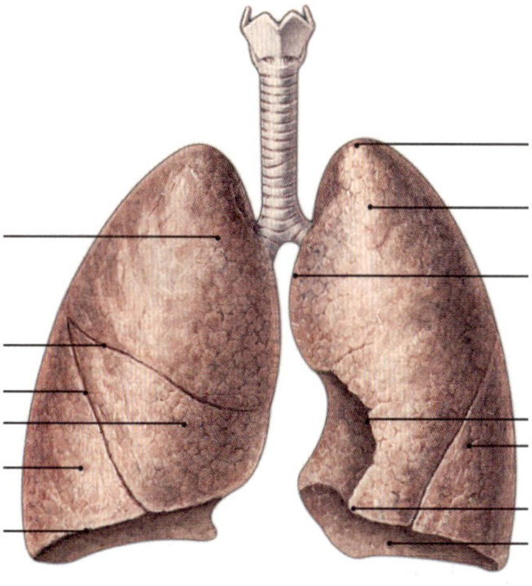

图 6-13　肺的外形

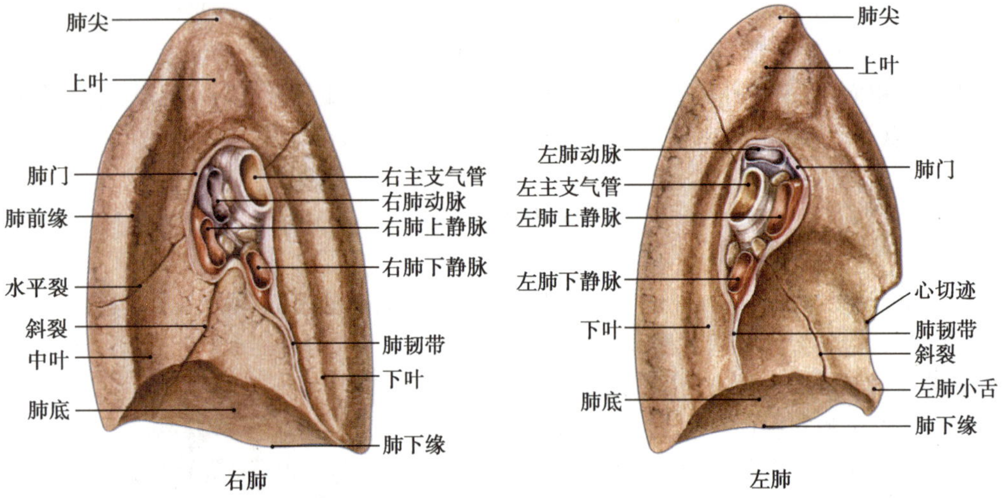

图 6-14 肺根的结构

方的移行处，位于脊柱两侧的肺沟中。前缘和下缘都薄而锐利，左肺前缘的下部有一弧形切迹，称**心切迹**，切迹下方有一突起称**左肺小舌**；肺下缘的位置随呼吸运动而显著变化。

每侧肺都有深入肺内的裂隙，肺借此分叶。左肺被自后上斜向前下的**斜裂**分为上、下 2 叶；右肺除有与左肺相应的斜裂外，还有一条起自斜裂，向前呈水平走向的**水平裂**，它们将右肺分为上、中、下 3 叶（图 6-13）。

二、支气管树

左、右**主支气管**进入各自的肺门后，分为**肺叶支气管**，进入相应的肺叶。左主支气管分为上叶和下叶支气管；右主支气管分为上叶、中叶和下叶支气管。肺叶支气管的直接分支称**肺段支气管**。肺段支气管在肺内反复分支，呈树枝状，越分越细，直至连于肺泡。一般称主支气管为一级支气管，肺叶支气管为二级支气管，肺段支气管为三级支气管。全部各级支气管在肺叶内如此繁复分支形成树状，称为**支气管树**（bronchial tree）（图 6-15）。

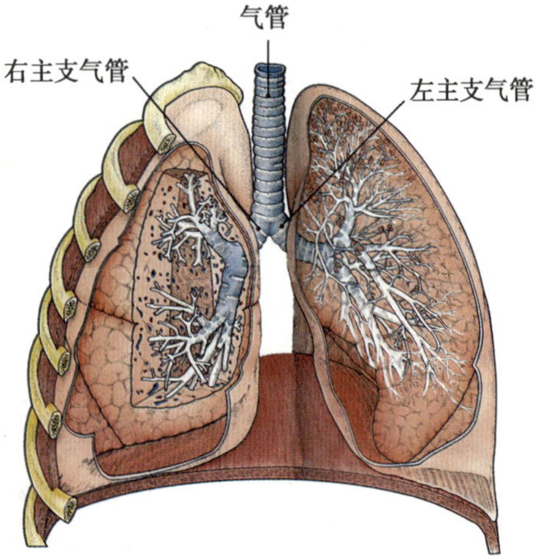

图 6-15 支气管树整体观

三、支气管肺段

每一肺段支气管及其分支和它连属的全部肺组织，构成一个**支气管肺段**（bronchopulmonary segments），简称**肺段**（pulmonary segment）。肺段均呈圆锥形，尖端朝向肺门，底则以不同的形态和大小，表露于肺叶的表面，相邻肺段之间以薄层结缔组织相隔。从结构和功能来看，每个肺段均为一个独立的单位。

依照肺段支气管的分支分布，左、右肺各分为 10 个肺段。但左肺上叶的尖段和后段支气管以及下叶的内侧底段和前底段支气管均常发自一个共干，此时左肺只有 8 个支气管肺段（图 6-16）。

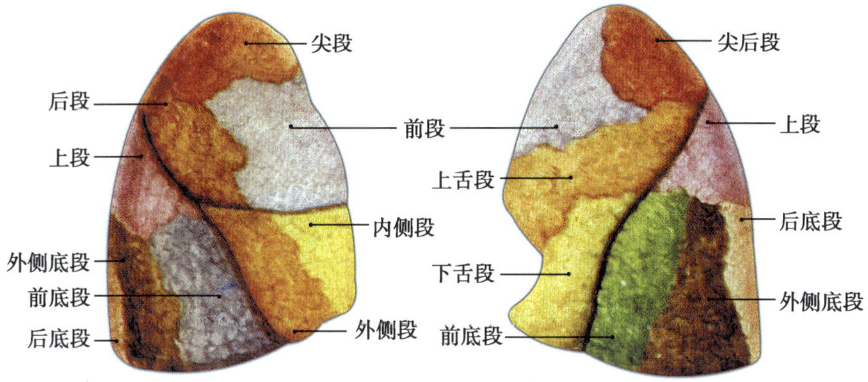

图 6-16　肺段

第五节　胸膜的概念与分部

胸膜（pleura）属于浆膜，分为脏胸膜和壁胸膜两部分。**脏胸膜**紧贴于肺的表面，不易分离，并伸入斜裂及水平裂；**壁胸膜**被覆于胸壁内面、纵隔两侧面及膈的上面。

壁胸膜按其所附着的部位可分为 4 部分（图 6-17）：①**肋胸膜**：衬贴于肋骨、肋间肌及胸内筋膜等结构内面，较易剥离。②**膈胸膜**：覆盖于膈的上面，与膈紧密相贴、不易剥离。③**纵隔胸膜**：贴附于纵隔的两侧，其中部包裹肺根并移行为脏胸膜。纵隔胸膜向上移行为胸膜顶，下缘连接膈胸膜，前、后缘连接肋胸膜。④**胸膜顶**：是肋胸膜和纵隔胸膜向上的延续，突至颈根部，高出锁骨内侧 1/3 段上方约 2.5cm，呈穹窿状，覆盖于肺尖上方。

壁胸膜的各部相互连续，并在肺根部与脏胸膜相互移行，脏、壁胸膜共同形成一个封闭的浆膜囊腔，称**胸膜腔**（pleural cavity）（图 6-17）。胸膜腔左右各一，互不相通，腔内呈负压，含有少量浆液，涂敷于各部胸膜的向腔面，致使脏、壁胸膜相互贴附，故胸膜腔是一个潜在性的腔隙。胸膜腔内的浆液可以减少呼吸时脏、壁胸膜之间的摩擦。

壁胸膜返折并相互移行处的胸膜腔，即使在深吸气时，肺缘也未能伸入其内，故名**胸膜隐窝**（图 6-12，图 6-17）。其中最为明显的是**肋膈隐窝**，位于胸膜腔下部，由肋胸膜与膈胸膜相互转折形成。肋膈隐窝是胸膜腔的最低部位，胸膜腔积液首先聚积于此。

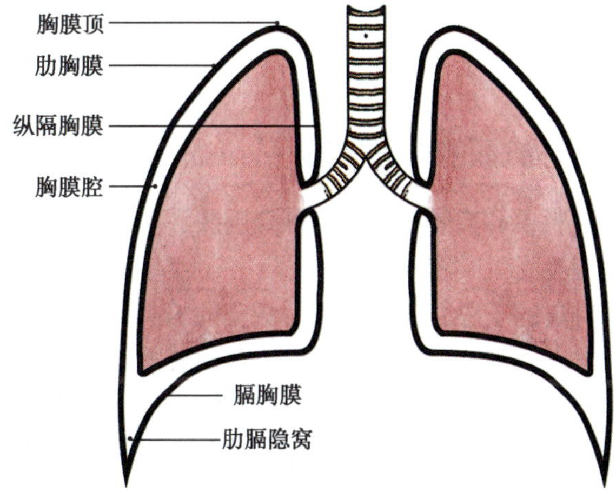

图 6-17　胸膜与胸膜腔

第六节 肺与胸膜的体表投影

一、肺的体表投影

肺尖高出锁骨内侧 1/3 段 2.5cm，相当于第 7 颈椎棘突的高度。左、右两肺的前缘，自肺尖始先斜向内下，经胸锁关节的后方，至第 2 胸肋关节的水平后，两侧互相靠近并垂直下降，右侧直达第 6 胸肋关节后方，越过剑肋角移行为右肺的下界；左侧下降至第 4 胸肋关节后，转向外下方，沿胸骨的侧缘约 2～2.5cm 的距离向下行，至第 6 肋软骨的中点（距前正中线约 4cm）处，与左肺的下界相移行。平静呼吸时，两肺的下界各沿第 6 肋向外侧走行，在锁骨中线处与第 6 肋相交，在腋中线处与第 8 肋相交，在肩胛线处与第 10 肋相交，继续向内侧，最后终止于第 10 胸椎棘突的外侧（图 6-18）。深呼吸时，两肺的下界均可上、下移动 2～3cm，临床上称为**肺缘移动度**。

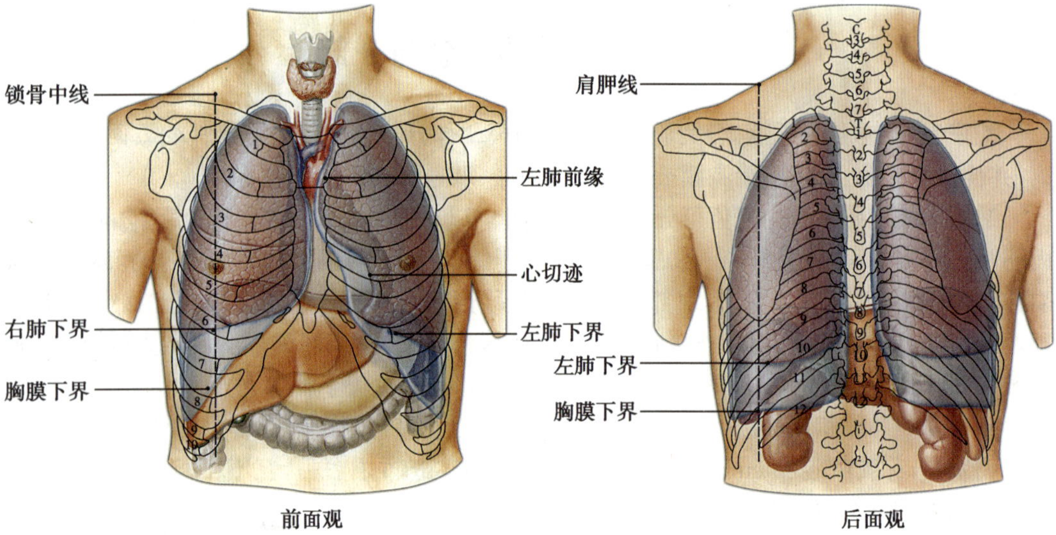

图 6-18 肺和胸膜的体表投影

二、胸膜的体表投影

胸膜顶和胸膜的前界是纵隔胸膜和肋胸膜的返折线，其体表投影分别与肺尖和肺前缘的体表投影大致相同（图 6-18）。

胸膜的下界是膈胸膜和肋胸膜的返折线，平静呼吸时，此线较肺下缘约低两个肋骨。深吸气时，由于肺下缘向下延伸，因此两者差距随之减小。

第七节 纵隔的概念与分区

纵隔（mediastinum）是两侧纵隔胸膜间所有器官、结构和结缔组织的总称。纵隔介于胸廓上口与膈之间，其前界为胸骨，后界为脊柱的胸段，两侧为纵隔胸膜。纵隔分类方法较多，通常以胸骨角平面（平对第 4 胸椎椎体下缘）将纵隔分为上纵隔和下纵隔；下纵隔又以心包为界，分为前纵隔、中纵隔和后纵隔（图 6-19）。

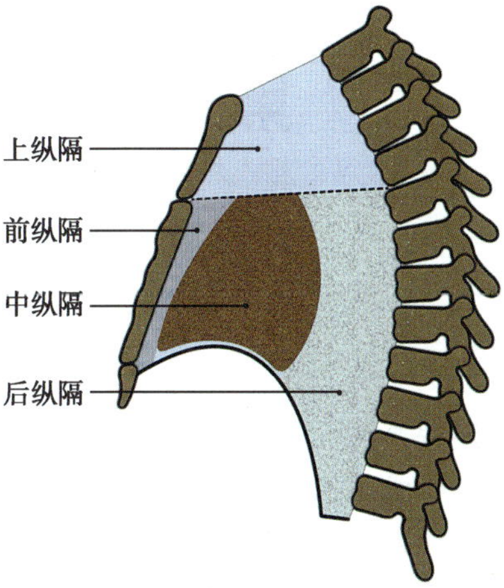

图 6-19 纵隔分区

上纵隔的主要内容有胸腺，左、右头臂静脉，上腔静脉，膈神经，迷走神经，喉返神经，主动脉弓及其三大分支，以及后方的气管、食管、胸导管及淋巴结等。**前纵隔**位于胸骨与心包之间，内有胸腺的下部、部分纵隔前淋巴结及疏松结缔组织。**中纵隔**位于前、后纵隔之间，内含心包、心和大血管、奇静脉弓、膈神经、心包膈血管及淋巴结。**后纵隔**位于心包与脊柱之间，内含主支气管、食管、胸主动脉、胸导管、奇静脉、半奇静脉、迷走神经、胸交感干和淋巴结（图 6-20）。

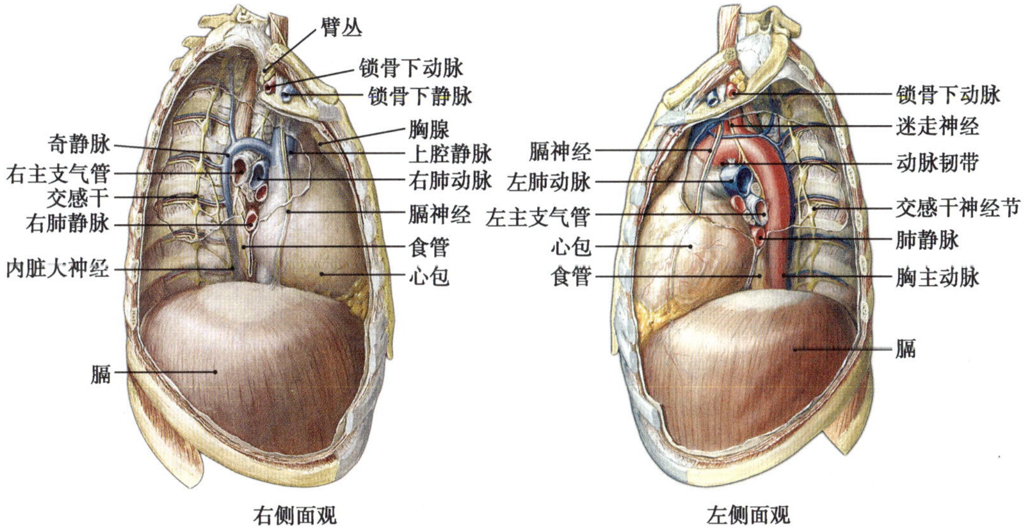

图 6-20 纵隔

（刘志勇）

7 第七章 泌尿系统

泌尿系统(urinary system)由肾、输尿管、膀胱和尿道组成(图 7-1,图 7-2)。其主要功能是通过生成并排出尿液,进而排出机体所产生的可溶于水的代谢终产物及可溶于水的异物、调节细胞外液量、维持酸碱平衡。尿液由肾产生,经输尿管运输到膀胱贮存,当尿液达到一定量时,由尿道排出体外。女性尿道仅有排尿的功能,而男性尿道不仅能排尿,也能排出精液。

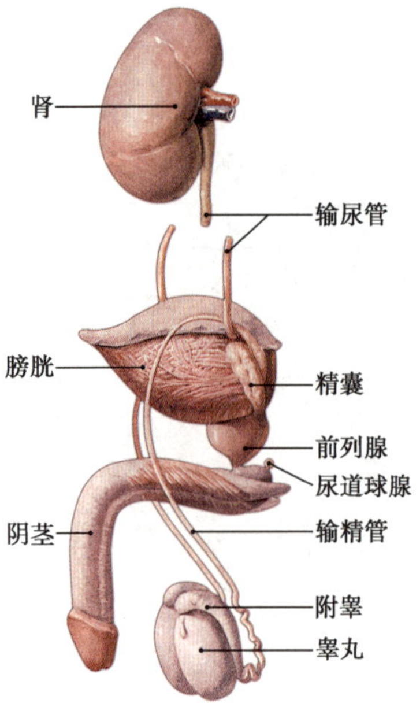

图 7-1 男性泌尿生殖系统模式图

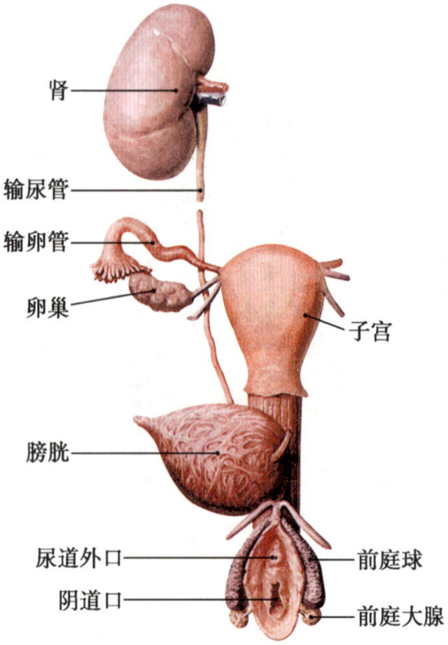

图 7-2 女性泌尿生殖系统模式图

第一节 肾

一、肾的形态

肾(kidney)是成对的实质性器官,位于腰部脊柱两侧,左右各一,形似蚕豆。新鲜时为红褐色,质软而脆,外包裹有结缔组织被膜。

肾可分为上、下两端,内、外侧两缘,前、后两面。上端较宽薄,下端较窄厚。前面较凸,朝向前外侧;后面较扁平,紧贴腹后壁;外侧缘隆凸,内侧缘中部凹陷为**肾门**,是肾动脉、肾静脉、肾盂、淋巴管、神经出入的部位。出入肾门的结构被结缔组织包裹，称为**肾蒂**。肾门向肾内凹陷形成一个较大的腔，称**肾窦**，由肾实质围成，其内容纳有肾动脉的分支、肾静脉的属支、肾小盏、肾大盏、肾盂以及淋巴管和脂肪组织等(图 7-3)。

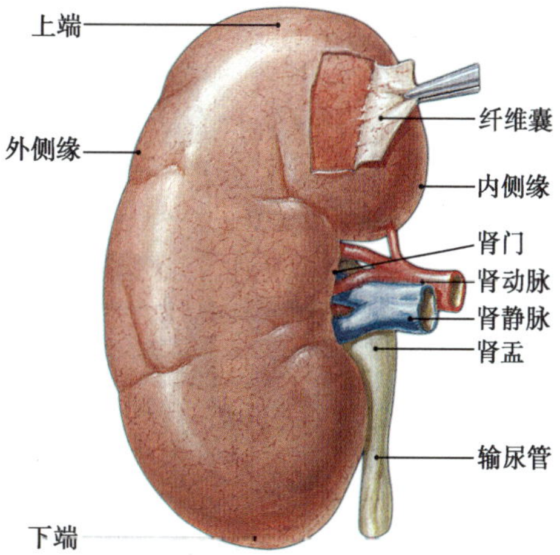

图 7-3 **肾外形**(右肾前面观)

二、肾的位置和毗邻

正常成年人的肾位于腰部脊柱两旁，在腹膜后方，紧贴腹后壁，为腹膜外位器官。两肾长轴分别向外下倾斜，略呈八字形排布。由于受肝脏的影响，右肾位置略低于左肾（图 7-4）。左、右肾上端分别平第 11 胸椎下缘和第 12 胸椎下缘，下端分别平第 2 腰椎下缘和第 3 腰椎下缘。左、右第 12 肋分别斜过左肾后面中部和右肾后面上部。肾门平对第 1 腰椎，距正中线 5cm（图 7-5）。第 12 肋与竖脊肌外侧缘之间的夹角称为**肾区**。在某些肾脏疾病，叩击和触压该区可引起疼痛。肾的位置存在个体差异，一般女性低于男性，儿童低于成人。新生儿肾位置更低，有时下端甚至可低达髂嵴附近。两肾上端分别接有左、右肾上腺。肾后上 1/3 借膈与肋膈隐窝相隔。后下 2/3 与腹横肌、腰方肌及腰大肌外侧缘相邻。左、右肾前面邻接器官不同。右肾内侧邻十二指肠降部，外侧邻肝右叶和结肠右曲。左肾内侧从上到下分别邻胃、胰和空肠，外侧上下分别邻脾和结肠左曲。

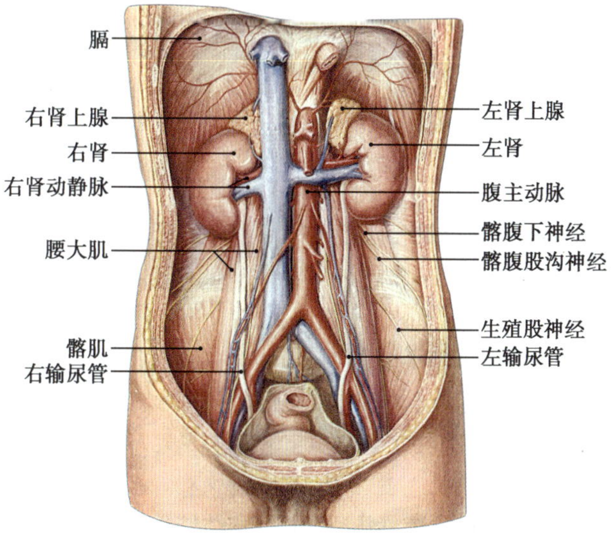

图 7-4 **肾的位置**

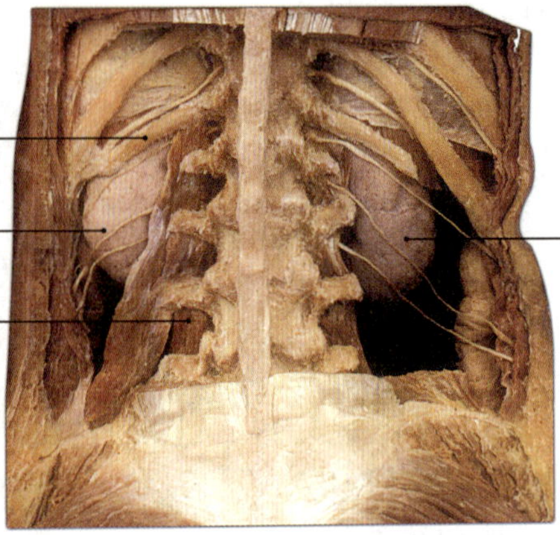

图 7-5 肾与肋骨和椎骨的位置关系(后面观)

三、肾的被膜

肾的表面包有 3 层被膜,由内向外依次是肾纤维囊、肾脂肪囊、肾筋膜(图 7-6,图 7-7)。

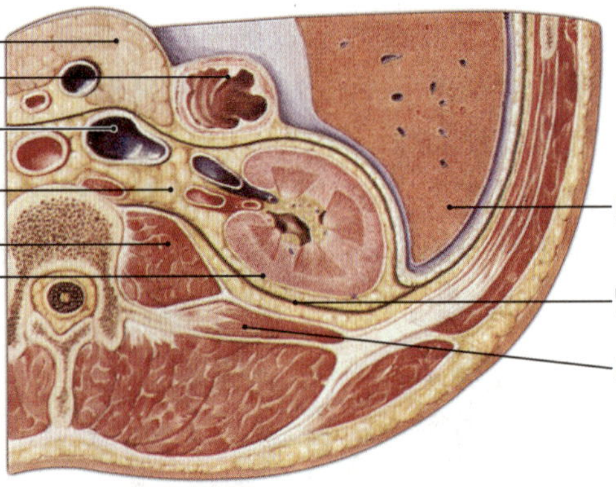

图 7-6 肾的被膜(经第 1 腰椎水平横断面)

(一) 纤维囊

纤维囊(fibrous capsule)是含有少量弹性纤维的致密结缔组织,薄而坚韧,紧贴肾的表面。

(二) 脂肪囊

脂肪囊(fatty renal capsule)位于纤维囊外面,是呈囊状的脂肪组织,通过肾门与肾窦内的脂肪组织相连。脂肪囊对肾起着弹性垫样的保护作用。临床上的肾囊封闭即是将药物注入此囊。

(三) 肾筋膜

肾筋膜(renal fascia)位于脂肪囊外周,由腹膜外结缔组织构成。分前、后两层包裹肾及肾上腺。两层在肾上腺上方和肾的外侧缘相融合,向下两层分开,其间有输尿管通过;向内侧,两侧前层分别跨过脊柱及大血管前面相互融合,后层分别与腰大肌筋膜相融合。肾筋膜向内发出许多结缔组织索,穿过脂肪囊连于肾纤维囊,对肾起着固定作用。

肾的正常位置主要靠肾的被膜维持。另外，肾血管、肾的邻近器官、腹内压、腹膜也起着一定的固定和支持作用。当肾的固定装置不健全时，肾可向下移位，出现肾下垂或游走肾。

四、肾的结构

在肾的冠状切面上，可见肾实质分为皮质和髓质两部分(图 7-8)。

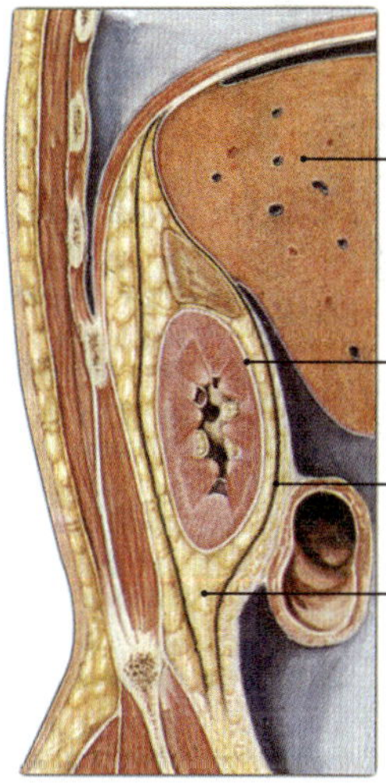

图 7-7　肾的被膜

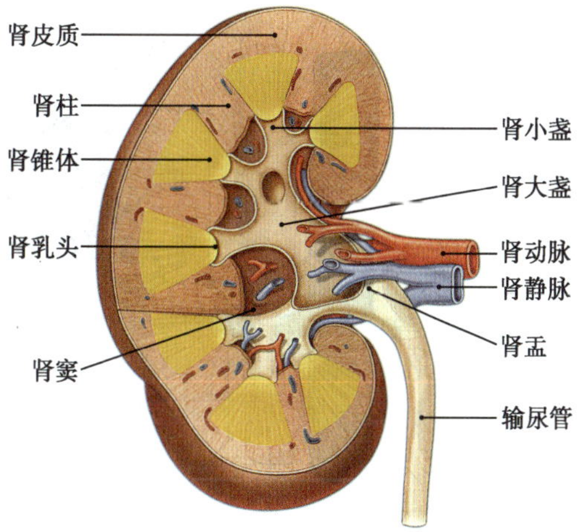

图 7-8　肾的结构

肾皮质主要位于肾实质的浅层，富含血管，在新鲜标本上呈红褐色，主要由肾小体和肾小管构成，肉眼可见的密布的细小颗粒即为肾小体。**肾髓质**位于肾实质的深部，血管较少，颜色较淡，由肾小管和集合管构成。肾髓质形成 15～20 个**肾锥体**，肾锥体尖端钝圆，朝向肾窦，称**肾乳头**。肾乳头突向**肾小盏**，并通过**乳头孔**将肾生成的尿液流入肾小盏。

肾小盏位于肾窦内，约有 7～8 个，呈漏斗状包绕肾乳头。2～3 个肾小盏合为一个**肾大盏**。每个肾有 2～3 个肾大盏，它们汇合成为**肾盂**。肾盂呈前后略扁的漏斗状。肾盂出肾门后，向下弯行，逐渐变细移行为输尿管。

第二节　输　尿　管

输尿管(ureter)起自肾盂、止于膀胱，是一对细长的肌性管道，左右各一，长约为 20～30cm(图 7-4)。输尿管管径 0.5～0.7cm，管壁内有较厚的平滑肌层，能作节律性蠕动，将尿液不断推向膀胱。

输尿管全长按其行程可分腹部、盆部、壁内部 3 段。腹部始自肾盂下端，止于小骨盆入口处，该段输尿管在腹膜后方、腰大肌前面下降。盆部是指输尿管自越过小骨盆入口处到膀胱底外侧。在小骨盆入口处，左、右两侧输尿管分别越过左髂总动脉和右髂外动脉，进入盆腔后，沿盆壁由后下转向前内侧，止于膀胱底外侧。男性输尿管靠近膀胱底处，有输精管越过其上方(图 7-12)。女性输尿管距离子宫颈外侧 2cm 处，有子宫动脉由外向内越过其前上方，在子宫全切结扎子宫动脉时，要注意避免误扎输尿管。壁内部是指输尿管自膀胱底外面斜穿膀胱壁，到达并开口于膀胱底内面之间的部分，长约 1.5cm，开口处称为**输尿管口**。膀胱充盈时，膀胱内压力升高，可压迫壁内部，使管腔闭合，避免尿液返流入输尿管。

输尿管全长有 3 个生理性的狭窄，分别位于肾盂与输尿管移行处、输尿管跨过髂血管处、输尿管穿越膀胱壁处。肾结石随尿液下行时，易在这些狭窄处嵌顿。

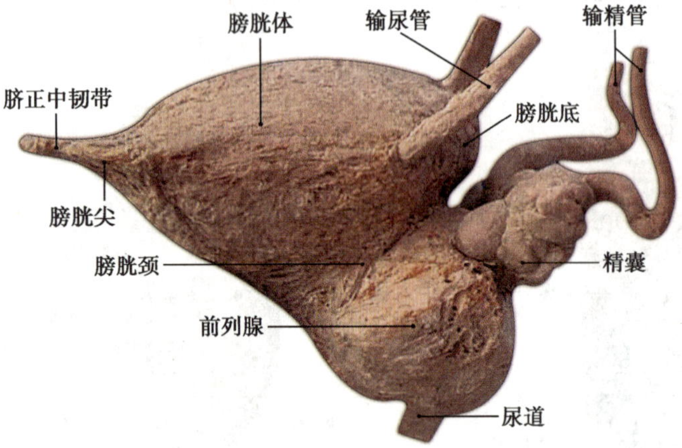

图 7-9 男性膀胱侧面观

第三节 膀 胱

一、膀胱的形态

膀胱(urinary bladder)是一个贮存尿液的囊状肌性器官。膀胱的大小、位置、形态、壁的厚薄随贮存尿液的多少、年龄、性别、个体不同而有差异。正常成人膀胱的容量为 300～500ml，最大可达 800ml；新生儿容量为 50ml。老年人由于膀胱肌张力降低，容积可以增大。女性膀胱的容积较男性小。

空虚的膀胱呈三棱锥体形(图 7-9)。可分为**膀胱尖**、**膀胱底**、**膀胱体**和**膀胱颈** 4 部分。膀胱尖细，朝向前上方；膀胱底呈三角形，朝向后下方；尖与底之间的部分为膀胱体；膀胱最下部是膀胱颈，以尿道内口接尿道。充盈的膀胱为卵圆形。

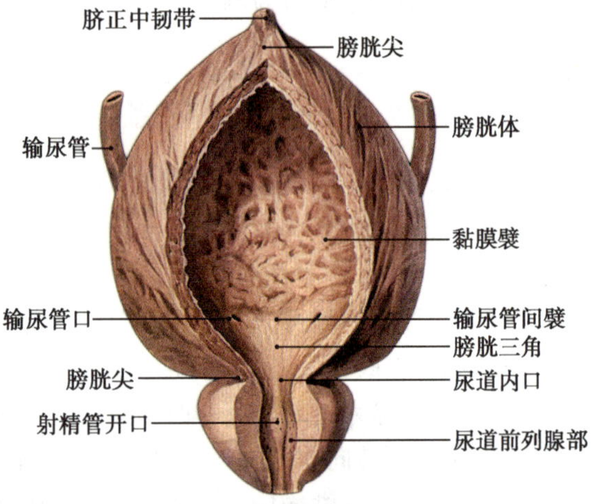

图 7-10 膀胱内面结构

膀胱空虚时，其内面有许多黏膜皱襞，但在膀胱底内面，两侧输尿管口与尿道内口之间的三角形区域内，由于缺乏黏膜下层，黏膜平滑没有皱襞，称**膀胱三角**(图 7-10)。该三角是膀胱肿瘤和结核的好发部位。两侧输尿管口之间的黏膜形成一横行皱襞，称

输尿管间襞。膀胱镜检时，可见此间襞为一苍白带，可作为寻找输尿管口的标志。

二、膀胱的位置与毗邻

成人膀胱位于小骨盆腔前面。膀胱空虚时，膀胱尖不超过耻骨联合上缘。充盈的膀胱，膀胱尖高出耻骨联合以上，贴在膀胱上面与腹前壁的腹膜间的返折线也随着上移。此时沿耻骨联合上缘所作的膀胱穿刺，实际是在腹膜腔外进行，可避免损伤腹膜。新生儿膀胱位置较高，大部分位于腹膜腔，随着年龄的增长而逐渐降入骨盆腔，老年人由于盆底肌肉松弛，膀胱位置较低。

膀胱前方为耻骨联合，膀胱与耻骨联合间的裂隙称为**膀胱前隙**或**耻骨后间隙**。此间隙在男性和女性分别有耻骨前列腺韧带和耻骨膀胱韧带。男性膀胱后方与输精管壶腹、精囊腺和直肠相邻，膀胱颈下方紧邻前列腺（图 7-9，图 7-11）。女性膀胱后方与子宫颈和阴道上部相邻，膀胱下方紧邻尿生殖膈（图 7-12）。

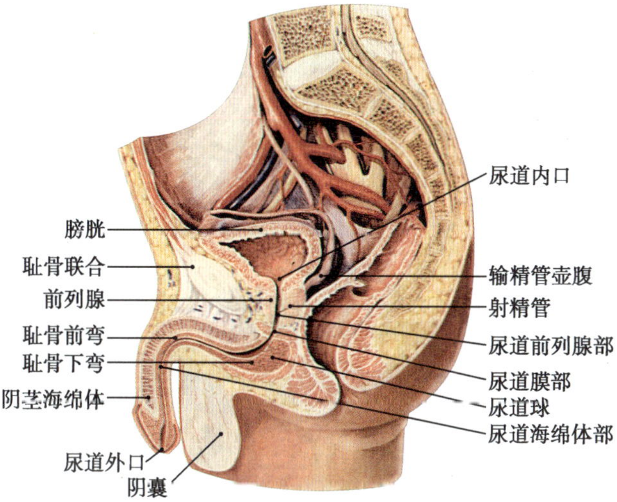

图 7-11　男性盆腔正中矢状切面

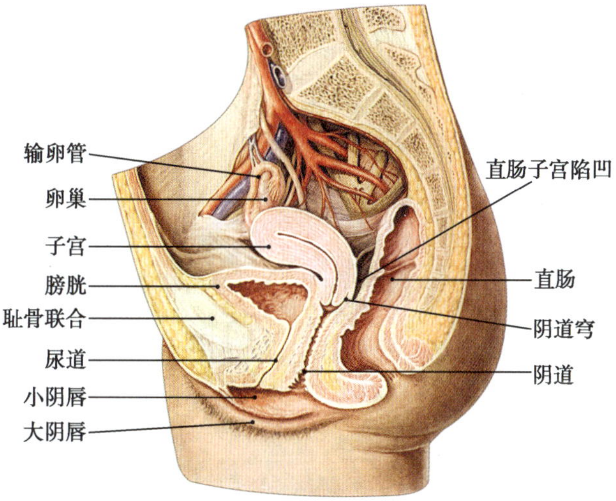

图 7-12　女性盆腔正中矢状切面

第四节　尿　　道

尿道(urethra)是膀胱与外界相通的一段管道。尿道的性别差异大,男性尿道将在男性生殖系统中讲述。

女性尿道长约5cm,仅具有排尿的功能(图7-12),起于**尿道内口**,经阴道前方下行,穿尿生殖膈,以**尿道外口**开口于阴道前庭。女性尿道在穿过尿生殖膈时,周围有尿道括约肌环绕,尿道括约肌为骨骼肌,可随意控制排尿。女性尿道与男性尿道相比,具有短、宽、直的特点,故易出现逆行性泌尿系感染。

(程建军　李德新)

8 第八章 男性生殖系统

男性生殖系统(male reproductive system)包括**内生殖器**和**外生殖器**(图 8-1)。内生殖器由生殖腺、输精管道和附属腺体组成。男性的生殖腺是睾丸,睾丸具有产生精子和分泌男性激素的功能。输精管道包括附睾、输精管、射精管和男性尿道。睾丸产生的精子先运输到附睾贮存,射精时再经输精管、射精管、男性尿道排出体外。附属腺体所分泌的液体参与精液的组成。男性的外生殖器包括阴囊和阴茎。

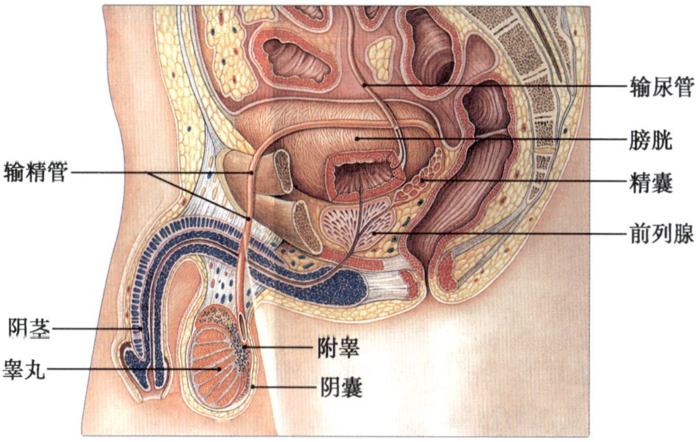

图 8-1　男性生殖器概观

第一节　内 生 殖 器

一、睾丸

(一) 睾丸的位置和形态

睾丸(testis)为男性的生殖腺,是成对的实质性器官,位于阴囊内,左右各一(图 8-2)。睾丸外观呈微扁椭圆形,表面光滑,可分为上、下两端,内、外两面,前、后两缘。前缘游离,后缘和上端贴附有附睾。后缘还有睾丸的血管、神经、淋巴管出入。新生儿睾丸相对较大,出生后到青春期前发育较慢,进入青春期后睾丸迅速生长变大,成人两睾丸重约为 20～30g,老年人睾丸随性功能衰退而逐渐萎缩变小。

(二) 睾丸的结构

睾丸表面有一层厚而致密的结缔组织膜,该膜主要由胶原纤维构成,缺乏弹性纤维,故色白,称**白膜**。白膜包裹整个睾丸,坚韧而少弹性,因而在睾丸发炎肿胀或受外力打击时产生剧痛。白膜在睾丸后缘增厚并深入睾丸内形成**睾丸纵隔**。由睾丸纵隔向睾丸实质内发出扇形的**睾丸小隔**，将睾丸实质分为许多锥形的**睾丸小叶**。每个睾丸小叶内含有2～4条盘曲的**精曲小管**，精曲小管的上皮能产生精子。精曲小管在每一小叶尖端汇合成为**精直小管**。精直小管进入睾丸纵隔内形成**睾丸网**，由睾丸网发出**睾丸输出小管**，经睾丸上缘后部进入附睾（图8-3）。

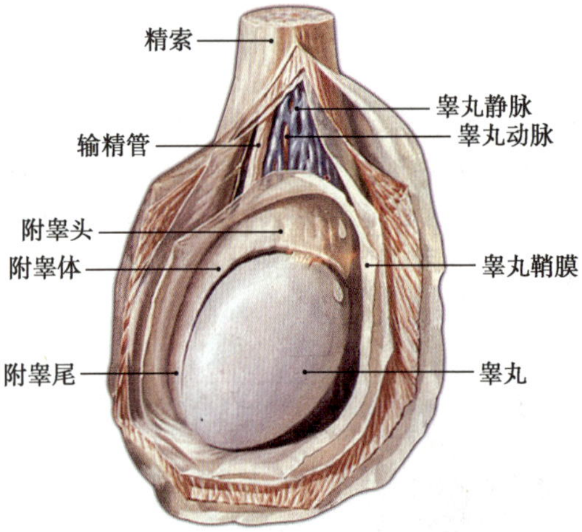

图8-2　阴囊内的睾丸及附睾

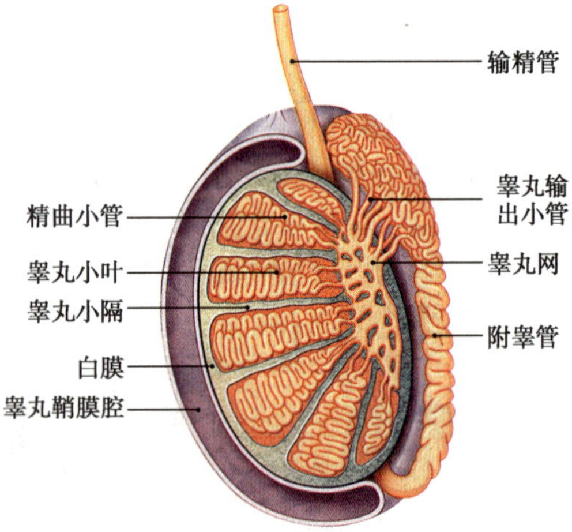

图8-3　睾丸和附睾的结构

睾丸除能产生精子外，睾丸间质细胞还能产生雄性激素，以维持男性第二性征。

二、附睾

附睾（epididymis）呈新月形，贴附在睾丸的上端和后缘（图8-2，图8-3）。上端膨大为**附睾头**，中部为**附睾体**，下部变细为**附睾尾**。附睾尾向后上转折移行为输精管。附睾头由睾丸输出小管弯曲盘绕而成，输出小管汇集成一条附睾管，附睾管迂回盘曲构成附睾体及附睾尾，附睾管末端移行为输精管。

附睾具有贮存精子的功能，其分泌的液体还能为精子提供营养，并让精子达到功能上的成熟。

三、输精管和射精管

输精管（ductus deferens）是附睾管的直接延续，长约50cm（图8-1）。输精管管腔窄细，管壁肌层发达，活体触摸时呈圆索状，是输精管结扎时辨认输精管的标志。输精管行程较长，按其行径可分为4部。**睾丸部**：始于附睾尾，沿睾丸后缘及附睾内侧上行至睾丸上端；**精索部**：介于睾丸上端和腹股沟管浅环之间。此部输精管位于其他结构的后内侧且位置表浅，故又称皮下部，是输精管结扎的部位；**腹股沟管部**：位于腹股沟管内；**盆部**：指输精管经腹股沟深环后进入盆腔的部分。此段最长，它自深环弯向内下，沿盆腔侧壁下降，在膀胱后外侧跨过输尿管前上方，到达膀胱底后面，两侧输精管逐渐接近，分别膨大成**输精管壶腹**（图8-4）。输精管壶腹下端变细，与精囊腺的排泄管汇合成为射精管。

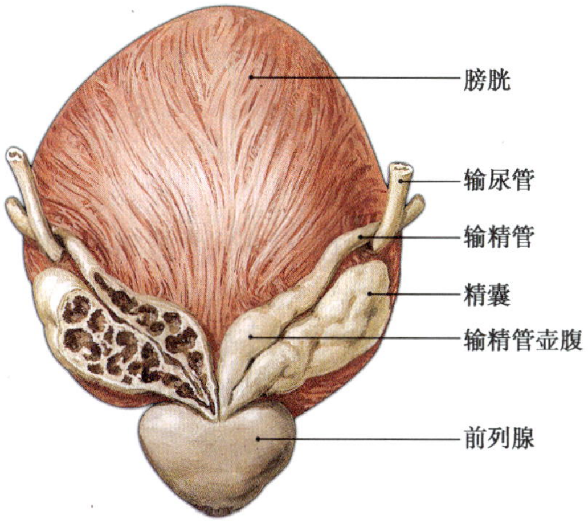

图 8-4　膀胱、前列腺、精囊（后面）

射精管由输精管壶腹末端和精囊腺的排泄管汇合而成，长约 2cm，向前下方穿前列腺实质，开口于尿道前列腺部（图 8-1）。

精索是一对柔软的圆索状结构，从睾丸上端延续至腹股沟管深环。其主要成分是输精管、输精管血管，睾丸血管、淋巴管、神经、鞘韧带等。精索表面包有 3 层被膜，从外向内依次是精索外筋膜、提睾肌、精索内筋膜。

四、精囊

精囊（seminal vesicle）也称精囊腺，位于膀胱底的后方、输精管壶腹的外侧，是一对梭形的囊状腺体，表面凹凸不平（图 8-4）。精囊的排泄管与输精管壶腹末端汇合成为射精管。精囊腺分泌的液体参与精液的构成。

五、前列腺

（一）位置与形态

前列腺（prostate）是位于膀胱与尿生殖膈之间的不成对的实质性器官（图 8-1），包绕尿道起始部，尿道从其内穿过（图 8-4，图 8-5）。前列腺为前后稍扁的栗子形。前列腺上端宽大，称**前列腺底**，与膀胱颈相接，尿道自此穿入。下端尖细，称**前列腺尖**，与尿生殖膈相邻，尿道由此穿出。底和尖之间的部分为**前列腺体**，体后面平坦，正中有一纵行浅沟，称**前列腺沟**，此面与直肠壶腹相邻，肛门指诊可触及前列腺沟。前列腺肥大时此沟变浅或消失。

（二）分叶

前列腺一般分为 5 叶，分别为前叶、中叶、后叶和两侧叶（图 8-5）。前叶小，位于尿道前列腺部前方、左右两侧叶间。中叶呈楔形，位于尿道前列腺部与射精管之间。左、右侧叶位于前列腺前叶、尿道前列腺部、前列腺中叶的两侧。由于男性尿道被前列腺前叶、中叶和两侧叶包围，当前列腺肥大时会压迫尿道，导致排尿困难甚至尿潴留。前列腺后叶位于中叶和两侧叶的后方，是前列腺肿瘤的易发部位。

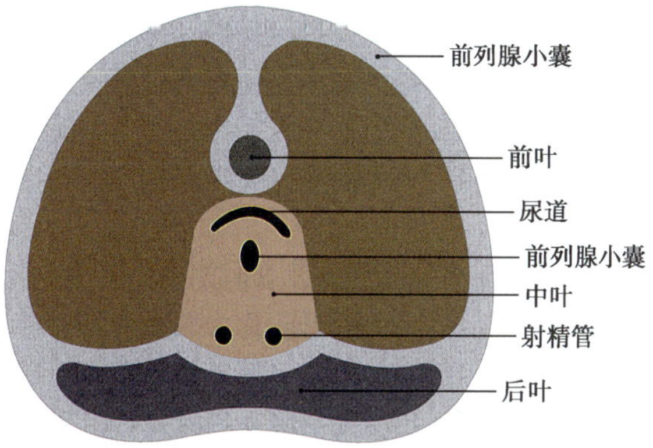

图 8-5　前列腺分叶

前列腺由腺体、平滑肌、结缔组织构成，质地坚实，表面包有筋膜鞘，称前列腺囊。小儿前列腺较小，腺组织不发达，青春期开始腺组织迅速生长，前列腺增大，至老年期，腺组织萎缩，腺体随之缩小。但有许多老年人由于激素失调，结缔组织和平滑肌可以增生，从而导致前列腺肥大。

前列腺所分泌的乳白色稀薄的弱酸性液体，经前列腺排泄管排到尿道前列腺部，是精液的重要组成成分。

六、尿道球腺

尿道球腺（bulbourethral gland）是一对豌豆大小的球形腺体，位于尿生殖膈的会阴深横肌内（图 8-6）。其分泌物经细长的排泄管开口于尿道球部，参与精液的组成。

精液由睾丸产生的精子和输精管道及附属腺体的分泌物混合而成。精液为乳白色、弱碱性的液体，利于精子的生存和活动。正常成年男性一次射精排出精液约为 2～5ml，含精子约为 3 亿～5 亿个。

第二节　外 生 殖 器

一、阴囊

阴囊（scrotum）是位于阴茎后下方的囊袋状结构。阴囊壁由皮肤和肉膜构成（图 8-2）。包裹阴囊的皮肤薄而柔软，有较多色素沉着，颜色深暗，成人生有少量阴毛，正中有一纵行的**阴囊缝**。**肉膜**为浅筋膜，缺乏脂肪，含有平滑肌纤维，与腹前外侧壁浅筋膜和会阴浅筋膜相延续。肉膜可随外界的温度变化而舒缩，进而调节阴囊内的温度，利于精子的存活及生长发育。阴囊缝深面的肉膜向深部发出**阴囊中隔**，将阴囊分为左、右两部分，分别容纳左、右侧的睾丸、附睾和精索等。

阴囊肉膜的深面有 3 层包裹睾丸、附睾、精索的被膜，由浅入深分别是精索外筋膜、提睾肌、精索内筋膜。**精索外筋膜**是腹外斜肌腱膜的延续；**提睾肌**来源于腹内斜肌和腹横肌的肌纤维束，呈袢状包绕睾丸，可反射性地上提睾丸；**精索内筋膜**为腹横筋膜的延续。在 3 层被膜的深面，睾丸和附睾的表面还包有来自腹膜的**睾丸鞘膜**。睾丸鞘膜分为脏层和壁层，脏层包裹在睾丸和附睾的表面，壁层紧贴在精索内筋膜的内表面。脏、壁两层间的腔隙为**鞘膜腔**，内有少量浆液。正常时脏、壁两层在睾丸后缘相融合，并向上延续为鞘韧带，封闭鞘膜腔。

睾丸和附睾来源于胚胎发育时期的中胚层生肾节，胚胎早期位于腹后壁，睾丸下端与阴囊之间有一条结缔组织索相连，称为**睾丸引带**。随着胎儿的生长，引带相对不断缩短，逐渐牵拉睾丸下降。胚胎 3 个月末，睾丸降至髂窝；胚胎 7 个月降至腹股沟管深环；胚胎 7～9 个月降至腹股沟浅环；出生前后降入阴囊。若出生后睾丸未降入阴囊而停留在腹腔或腹股沟管等处，称**隐睾**。由于腹腔温度较阴囊温度高，不利于精子的发生和存活，可导致男性不育，并可导致恶变，故应在儿童时期尽早手术，将睾丸纳入阴囊。睾丸下降前，腹膜向前下突起形成的囊袋称为腹膜鞘突。睾丸下降时，腹膜鞘突和腹前外侧壁各层也随之下降至阴囊，形成睾丸、附睾、精索的被膜。最终腹膜鞘突上部融合成为鞘韧带，下部不闭合，围绕睾丸和附睾成为睾丸鞘膜的脏层和壁层，两层之间即为鞘膜腔。若腹膜鞘突不闭锁或闭锁不完全，则可导致先天性腹股沟斜疝或睾丸鞘膜积液。

二、阴茎

阴茎(penis)为男性的性交器官,可分为头、体、根3部分(图8-6)。**阴茎根**位于后端,包被在阴囊和会阴部皮肤的深面,附着并固定在耻骨下支和坐骨支,为固定部。**阴茎体**为圆柱形,位于中段,借韧带悬于耻骨联合前下方,为可动部。**阴茎头**为位于阴茎前端的膨大,其尖端有狭窄的矢状位的裂隙,为**尿道外口**。阴茎头后方较细的部分称**阴茎颈**。

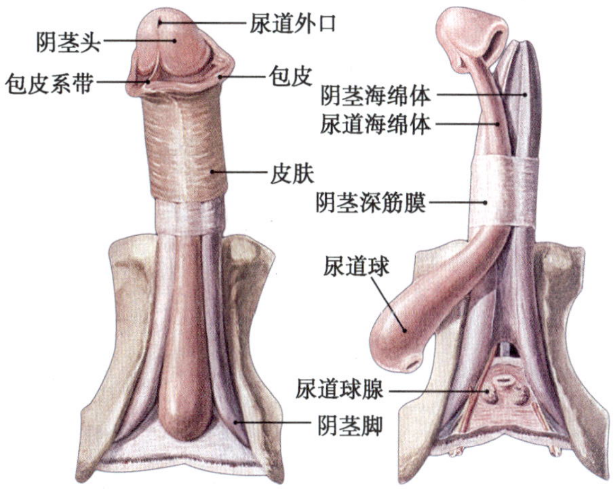

图8-6 阴茎的形态和结构

阴茎由两条阴茎海绵体和一条尿道海绵体组成,外面包被有筋膜和皮肤(图8-6)。**阴茎海绵体**位于阴茎背侧,左、右各一,并紧密结合构成阴茎的主体,前端变细,嵌入阴茎头内面的凹陷。后端左右分离,构成**阴茎脚**,分别附着在两侧的耻骨下支和坐骨支。**尿道海绵体**位于阴茎海绵体的腹侧,全长有尿道贯穿。尿道海绵体前后均有膨大,前端的膨大为阴茎头,后端的膨大为尿道球。**尿道球**位于两侧阴茎脚之间,附着在尿生殖膈下面。

每个海绵体外面分别包有一层厚而致密的纤维膜,分别成为**阴茎海绵体白膜**和**尿道海绵体白膜**(图8-7)。海绵体由海绵体小梁和其间的腔隙构成,腔隙与血管相通,当这些腔隙充血时,阴茎就变粗、变硬而勃起。当血液充盈减少时,阴茎就变细、变软。

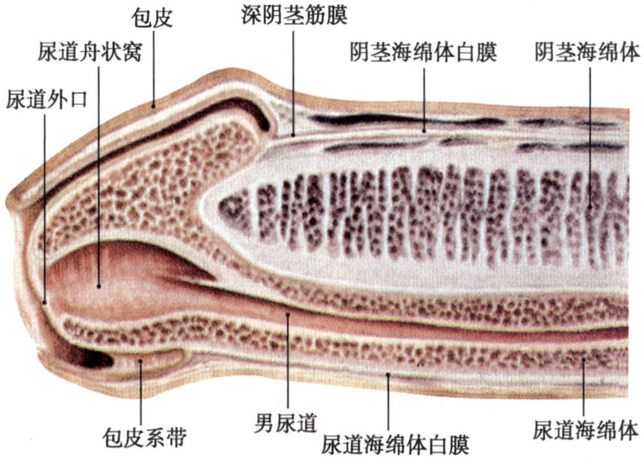

图8-7 阴茎的正中矢状切面

三个海绵体的外面包有共同的深、浅筋膜和皮肤(图8-8)。阴茎浅筋膜疏松而缺乏脂肪,阴茎皮肤薄而柔软,富有伸展性。阴茎皮肤在阴茎颈处游离并向前延伸后返折,形成双层环形的皱襞包绕阴茎头，称为**阴茎包皮**(图 8-6,图 8-7)。包皮前端围成包皮口。包皮与阴茎头腹侧中线间连有一矢状位的皮肤皱襞，称为**包皮系带**。在做包皮手术时不能损伤该系带，否则会影响阴茎的正常勃起。

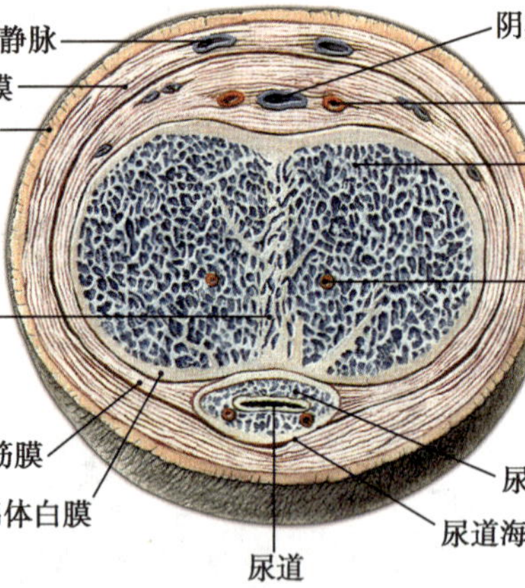

图 8-8 阴茎中部水平横切面

包皮的长短因人而异，幼儿的包皮较长，包裹整个阴茎头，随着年龄的增长，包皮逐渐向后退缩，包皮口扩大，阴茎头暴露于外。若至成年后，阴茎头仍被包皮包裹称为**包皮过长**；若包皮口太小，包皮不能向后退缩翻转暴露阴茎头，称为**包茎**。在这两种情况下，包皮腔内容易残留包皮垢，进而诱发炎症并可成为阴茎癌的重要诱因。故应手术切除过多的包皮，暴露阴茎头。

第三节 男 性 尿 道

男性尿道在功能、形态、行程上均具有与女性尿道完全不同的特点(图 8-1)。男性尿道不仅具有排尿的功能，还兼具有排精的功能；男性尿道长而弯曲，并拥有生理性的狭窄和扩大。

男性尿道起自膀胱的尿道内口，止于阴茎头部的尿道外口，成人男性尿道的长度约为16～22cm，管径平均约为5～7mm。男性尿道全长可分为3部分，由后向前分别是尿道前列腺部、尿道膜部、尿道海绵体部。在临床上尿道前列腺部和尿道膜部称为**后尿道**，尿道海绵体部称为**前尿道**。

(一) 前列腺部

尿道**前列腺部**为尿道穿过前列腺的部分，长约为 2.5～3cm，是尿道中管腔最宽且最容易扩张的部分。该部后壁上的纵行隆起称为**尿道嵴**，嵴中部梭形膨大的部分为**精阜**，精阜中央的凹陷称**前列腺小囊**，其两侧有细小的射精管开口。尿道嵴及其附近的黏膜上有众多细小的前列腺排泄管的开口。

(二) 膜部

尿道**膜部**为尿道穿过尿生殖膈的部分，长约 1.2～1.5cm，是3部中最短的部分，管腔狭窄，位置较为固定。环绕在此部尿道周围的骨骼肌，为**尿道外括约肌**，能随意控制排尿。

（三）海绵体部

尿道海绵体部为尿道贯穿阴茎内尿道海绵体的部分。长约 12～17cm，是尿道中最长的部分。其中尿道球内的部分管腔最粗，称为**尿道球部**，此部有尿道球腺的导管开口。阴茎头部的尿道形成梭形的膨大，称为**尿道舟状窝**（图 8-7）。

男性尿道全程有 3 个生理性狭窄、3 个膨大和 2 个弯曲。3 个生理性的狭窄分别位于尿道内口、尿道膜部和尿道外口，其中尿道外口最为狭窄。尿道结石容易嵌顿在这 3 个生理性狭窄处。3 个膨大分别位于尿道前列腺部、尿道球部和舟状窝。尿道的两个弯曲是耻骨下弯和耻骨前弯。**耻骨下弯**凸向后下方，**耻骨前弯**凸向前上方。耻骨下弯恒定不可消失，位于耻骨联合下方 2cm 处，由尿道前列腺部、尿道膜部和尿道海绵体部的起始部构成。耻骨前弯位于耻骨联合前下方，阴茎勃起或将阴茎向上提起时，该弯曲可以变直消失。在临床诊疗工作中要注意男性尿道的这些特点。

（程建军　李德新）

9 第九章 女性生殖系统

女性生殖系统(male reproductive system)由**内生殖器**和**外生殖器**构成。内生殖器由生殖腺、输送管道和附属腺体构成(图 9-1)。女性的生殖腺是卵巢，卵巢具有产生卵子和分泌女性激素的能力。输送管道包括输卵管、子宫和阴道。卵巢的卵泡发育成熟后排出至腹膜腔，再经输卵管腹腔口进入输卵管，在输卵管受精后移向子宫，在子宫内膜植入并发育成胎儿。分娩时，胎儿出子宫口经阴道娩出。附属腺体为前庭大腺。女性的外生殖器即女阴。

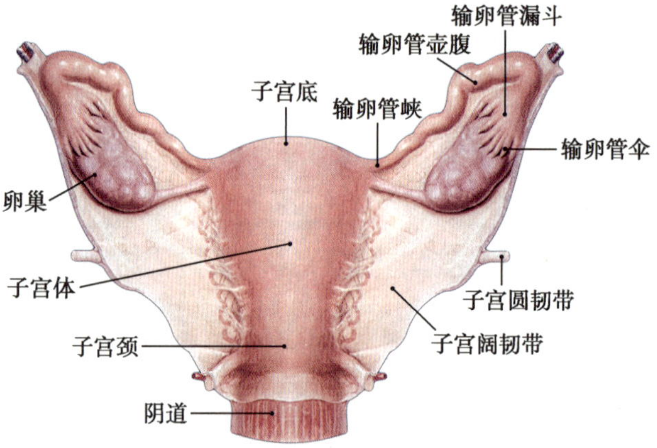

图 9-1 女性内生殖器(前面)

第一节 内生殖器

一、卵巢

卵巢(ovary)为女性的生殖腺，是成对的实质性器官(图 9-1，图 9-3)。卵巢左右各一，位于小骨盆腔侧壁髂内、外动脉夹角处的卵巢窝内。胚胎早期，卵巢沿着体壁背侧向下，最后移至盆腔。异常时，卵巢可降至腹股沟管或大阴唇内。

(一) 卵巢的外形

卵巢为扁卵圆形，外观为灰红色，可分为上、下两端，内、外两面，前、后两缘。卵巢上端与卵巢悬韧带相连，并与输卵管末端相接触，称**输卵管端**；下端借卵巢固有韧带连于子宫底两侧，称**子宫端**。外侧面紧贴着卵巢窝；内侧面朝向盆腔，邻小肠。卵巢前缘借卵巢系膜连于子宫阔韧带，称**卵巢系膜缘**，其中部血管、神经出入处，称为**卵巢门**；卵巢后缘游离，称**独立缘**。

卵巢的大小、形状随年龄不同而有差异。幼女卵巢较小，表面光滑，随年龄增长卵巢逐渐增大，至性成熟期卵巢最大。成年妇女卵巢大小约为 4cm×3cm×1cm。以后由于反复排卵，卵巢表面出现瘢痕而凹凸不平。35～40 岁卵巢开始缩小，50 岁左右卵巢萎缩，月经停止。

（二）卵巢的固定装置

卵巢在盆腔内的正常位置主要由韧带维持。重要的韧带有卵巢悬韧带和卵巢固有韧带（图 9-1）。**卵巢悬韧带**由小骨盆侧缘向内下延至卵巢上端，该韧带是由腹膜形成的皱襞，内含有卵巢动、静脉、神经、结缔组织和少量平滑肌纤维。卵巢悬韧带是手术中寻找卵巢血管的标记，临床上又称之为骨盆漏斗韧带。**卵巢固有韧带**自卵巢下端连至输卵管与子宫底连接处的后下方，又称卵巢子宫索，它由结缔组织和平滑肌构成，表面覆盖有腹膜，形成腹膜皱襞。此外，覆盖在卵巢和卵巢固有韧带表面的子宫阔韧带后层，也对卵巢的固定起着一定的作用。

二、输卵管

输卵管（uterine tube）是输送卵子的肌性喇叭状弯曲管道（图 9-1），左、右各一，位于子宫阔韧带的上缘，由卵巢上端连至子宫底的两侧，长约 10～14cm。输卵管内侧端和外侧端与子宫腔和腹膜腔相通，分别称为**输卵管子宫口**和**输卵管腹腔口**。

输卵管全程由内侧到外侧可分为 4 部分，分别是输卵管子宫部、输卵管峡部、输卵管壶腹和输卵管漏斗。**输卵管子宫部**为输卵管穿过子宫壁的部分，管径细，以输卵管子宫口通子宫腔。**输卵管峡部**细而直，较短，输卵管结扎术常在此进行。输卵管峡部水平向外移行为输卵管壶腹。**输卵管壶腹**较粗而长，占输卵管全长的 2/3，卵子通常在此与精子结合为受精卵，再经输卵管子宫口进入子宫，种植于子宫内膜中发育成熟。若受精卵未进入了宫而种植于输卵管或腹膜腔，则为宫外孕。**输卵管漏斗**是输卵管外侧端的漏斗状膨大，向后下弯曲覆盖于卵巢的后内侧缘，以输卵管腹腔口通腹膜腔。在腹腔口周围，输卵管末端游离缘有许多细长的指状突起，称为**输卵管伞**，覆盖在卵巢表面，其中最长的一个突起连于卵巢表面，称为**卵巢伞**。输卵管伞是手术中识别输卵管的标志。

临床上将输卵管和卵巢称为子宫附件。

三、子宫

子宫（uterus）是孕育胎儿的场所，并且是女性重要的第二性征月经形成的部位，在女性生殖系统中具有重要的地位。

（一）子宫的形态

子宫是一个腔小壁厚的纯肌性器官。成年人未孕子宫为前后稍扁的倒置的梨形。长约 7～8cm，最大左右径约为 4cm，壁厚约 2～3cm。

子宫外观由上到下可分为底、体、颈 3 个部分（图 9-2）。**子宫底**是指两侧输卵管子宫口以上的部分，该部分宽厚并向上隆起。**子宫颈**是子宫下端圆柱状的部分，在成人长为 2.5～3cm。子宫颈又可分为下端突入阴道内的**子宫颈阴道部**和位于阴道以上的**子宫颈阴道上部**。子宫颈内面单层柱状上皮与复层扁平交界处是肿瘤的好发部位。子宫颈与子宫底之间的部分为**子宫体**。宫体与宫颈移行处狭细的部分为**子宫峡**。在非妊娠时，该部不明显，仅长

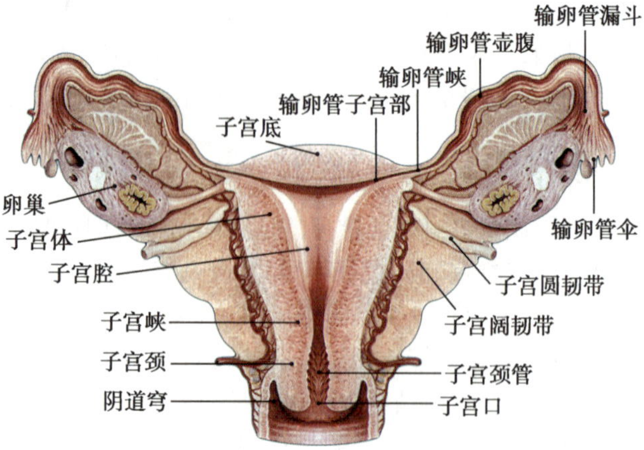

图 9-2　子宫的形态

1cm，妊娠时该部可延长，成为子宫下段。妊娠末期，此部可长达 7～11cm，且壁薄，产科剖宫产术常在此处进行。子宫与输卵管相连接处称**子宫角**。

未孕时的子宫内腔狭窄，可分为子宫腔和子宫颈管两部分。**子宫腔**位于子宫底与子宫体内，为前后略扁的倒三角形，三角形的底向两侧通两端的输卵管子宫口，三角形的尖向下通子宫颈管。**子宫颈管**位于子宫颈内，为梭形，向上经子宫峡通子宫腔，向下以**子宫口**开口于阴道。未产妇的子宫口为圆形、边缘光滑整齐；经产妇的子宫口变为横裂状，其前、后缘分别称为前唇和后唇。一般后唇较长、位置较高。

（二）子宫的位置和姿势

正常的子宫位于小骨盆腔的正中央，膀胱与直肠之间，下端接阴道，两侧邻输卵管和卵巢（图 9-3）。未孕的子宫，宫底位于小骨盆入口平面以下，宫颈位于坐骨棘平面稍上方。成年女性的子宫，在膀胱空虚时呈轻度的前倾前屈位。前倾是指子宫的长轴与阴道的长轴间形成一个向前开放的钝角，整个子宫向前倾斜。前屈是指子宫体与子宫颈间形成了一个向前的钝角。子宫位置和姿势异常，可以导致女性不孕。子宫的位置和姿势还可受到膀胱和直肠充盈程度的影响。

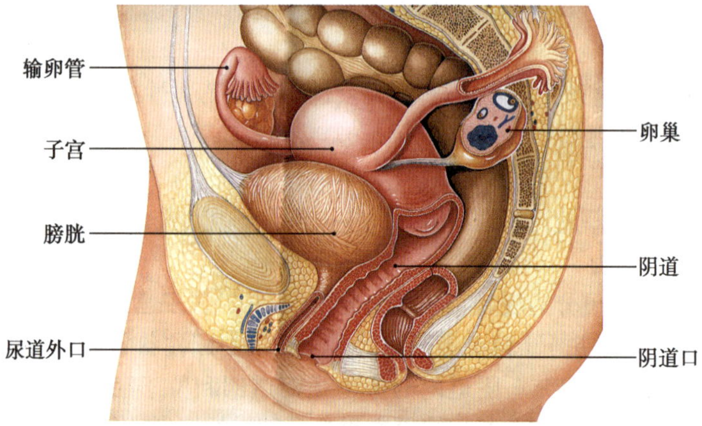

图 9-3　正常前倾前屈位的子宫

（三）子宫的固定装置

子宫的正常位置和姿势主要依赖于韧带、阴道、盆底肌和尿生殖膈来维持。子宫的韧带有：

1. **子宫阔韧带** 由子宫前、后面的腹膜从子宫向两侧延伸所形成的双层腹膜皱襞，连至盆腔侧壁和盆底，限制子宫向两侧移位（图 9-1）。子宫阔韧带上缘游离，包裹输卵管，上外侧端 1/3 移行为卵巢悬韧带。阔韧带的前层覆盖子宫圆韧带，后层包被卵巢和卵巢固有韧带，前、后两层间的疏松结缔组织内还有子宫动、静脉、神经、淋巴管等。

2. **子宫圆韧带** 起于子宫底前面，输卵管子宫口的下方（图 9-2），在阔韧带前层的覆盖下向前外侧弯行，通过腹股沟管止于阴阜和大阴唇皮下。子宫圆韧带由平滑肌和结缔组织构成，它是维持子宫前倾位的主要结构。

3. **子宫主韧带** 位于子宫阔韧带下部的两层腹膜之间，将子宫颈连至盆腔侧壁（图 9-4）。子宫主韧带由平滑肌和纤维结缔组织构成，是维持子宫正常位置，防止子宫向下脱垂的主要结构。

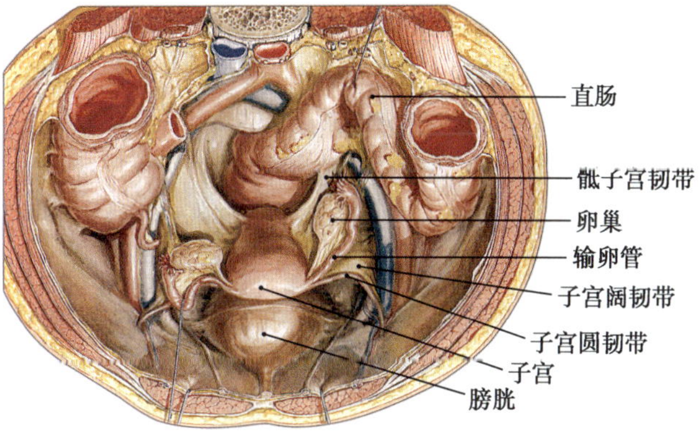

图 9-4 子宫的固定装置

4. **子宫骶韧带** 由子宫颈后上外侧向后弯行，绕经直肠两侧，固定于第 2、3 骶椎前面（图 9-4）。其表面覆盖有腹膜，形成直肠子宫襞。该韧带向后上牵拉子宫颈，维持子宫前倾前屈位。

如子宫的固定装置变薄弱或受损严重，则可导致子宫位置异常或子宫脱垂。子宫脱垂是指子宫口低于坐骨棘平面，严重者子宫口甚至脱出阴道。

（四）子宫的年龄变化

新生儿卵巢和输卵管位于髂窝，子宫高出小骨盆入口，子宫颈较子宫体粗而长。性成熟前期，子宫迅速发育，壁增厚。到性成熟期，子宫颈和子宫体的长度几乎相等。经产妇的子宫，体积、重量均可增大。绝经期后，子宫萎缩变小，壁变薄。

四、阴道

阴道（vagina）是连于子宫与外生殖器间的肌性管道，其壁由黏膜、肌层和外膜构成，富于伸展性，是女性的性交接器官，同时也是月经排出和胎儿娩出的通道。阴道经常处于前后较扁的塌陷状态。阴道下端以**阴道口**开口于阴道前庭（图 9-5）。在处女的阴道口周围有处女膜附着，**处女膜**可为环形、半月形、伞状或筛状。处女膜破裂后，阴道口留下处女膜痕。阴道上端宽阔，包绕宫颈阴道部，阴道壁与子宫颈外缘间形成的向上的圆周状隐窝称阴道穹（图 9-3）。**阴道穹**可分前、后和两侧穹，其中阴道后穹最深，与其后上方的子宫直肠陷凹间仅隔以阴道后壁和腹膜。当该陷凹有积液时，可经阴道后穹穿刺抽取液体或引流，进而协助诊断或治疗。

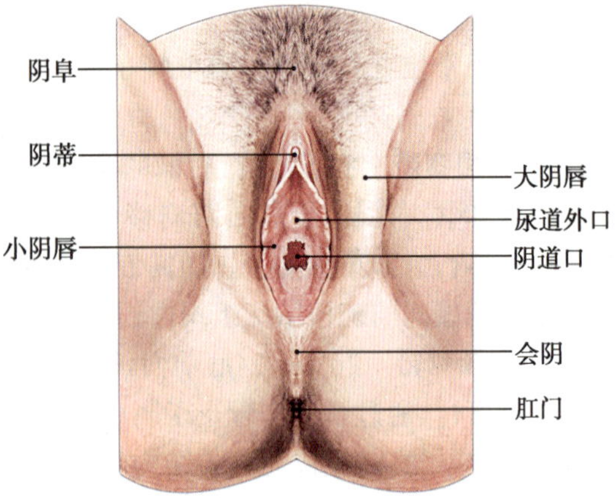

图 9-5　女性外生殖器

五、附属腺体

女性生殖系统的附属腺体为**前庭大腺**（图 9-6）。前庭大腺为形似豌豆的成对腺体，位于前庭球后内侧端，导管开口于阴道前庭，分泌物有润滑阴道口的作用。若有炎症导致导管阻塞，可形成前庭大腺囊肿。前庭大腺还是女阴肿瘤的好发部位。

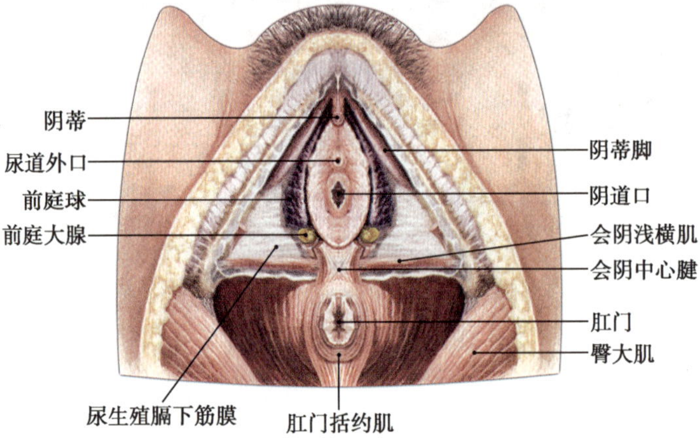

图 9-6　阴蒂、前庭大腺、前庭球

第二节　外生殖器

女性外生殖器即**女阴**（图 9-5），包括阴阜、大阴唇、小阴唇、阴道前庭、阴蒂及前庭球。

一、阴阜

阴阜是耻骨联合前方的皮肤隆起，皮下有较多脂肪组织。性成熟后，皮肤长有阴毛。

二、大阴唇

大阴唇是大腿根部内侧的一对纵长的皮肤皱襞，其前端左右互相连合，形成阴唇前联合。后端不联合，几乎互相平行，它们之间相连的皮肤称为阴唇后联合。

三、小阴唇

小阴唇是位于大阴唇内侧的一对较薄的皮肤皱襞。两侧小阴唇前端向前延伸并在阴蒂背侧相连为阴蒂包皮，在阴蒂下方形成阴蒂系带；后端彼此汇合为阴唇系带。

四、阴道前庭

阴道前庭是位于两侧小阴唇间的裂隙。阴道前庭前部有尿道外口，后有阴道口。小阴唇与处女膜间的沟内，有前庭大腺导管的开口。

五、阴蒂

阴蒂由两个阴蒂海绵体组成（图 9-5），阴蒂海绵体与男性的阴茎海绵体相当，也可分为头、体、脚 3 部分。两侧**阴蒂脚**固定在耻骨下支和坐骨支，向前与对侧融合成为**阴蒂体**。阴蒂体表面盖有阴蒂包皮，露于包皮外面的为**阴蒂头**。阴蒂头富含神经末梢、感觉敏锐。

六、前庭球

前庭球相当于男性的尿道海绵体，分为位于前端的中间部和位于后端的两个外侧部。中间部细小，位于尿道外口与阴蒂体之间，外侧部粗大，位于大阴唇皮下（图 9-6）。

（程建军　李德新）

10 第十章 腹膜

一、概述

腹膜（peritoneum）是覆盖在腹腔和盆腔内壁及腹、盆腔脏器表面的一层浆膜，是薄而光滑的半透明膜状结构（图 10-1）。

腹膜按其分布不同可分为两部分。衬于腹腔和盆腔内壁的腹膜为**壁腹膜**，覆盖在腹、盆腔脏器表面的腹膜为脏腹膜。壁腹膜和脏腹膜相互延续，围成不规则的潜在性腔隙，称为**腹膜腔**。正常情况下，腹膜腔内只含少量浆液。男性腹膜腔完全封闭；女性腹膜腔则经输卵管腹腔口，借输卵管、子宫、阴道与外界相通。

腹膜除对腹腔脏器起着支持和固定作用外，还可分泌少量浆液，润滑和保护脏器，减少摩擦；同时腹膜可吸收腹腔内的液体和空气，上腹部的腹膜吸收能力较强，故腹膜炎的患者应采取半卧位，以减缓腹膜对有害物质的吸收。

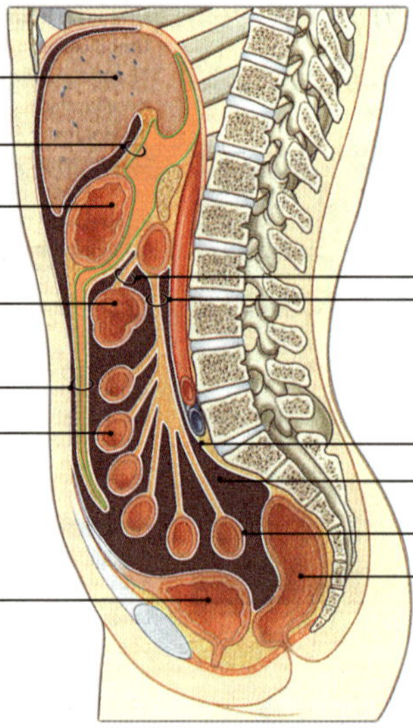

图 10-1 腹膜腔矢状切面模式图（男性）

二、腹膜与腹盆腔脏器的关系

根据腹、盆腔脏器被腹膜覆盖的程度，可将这些脏器分为腹膜内位、腹膜间位和腹膜外位器官。

（一）腹膜内位器官

脏器表面几乎都被腹膜所覆盖，包括胃、十二指肠上部、空肠、回肠、盲肠、阑尾、横结肠、乙状结肠、脾脏、卵巢和输卵管等。

（二）腹膜间位器官

脏器表面大部分被腹膜覆盖，包括肝、胆囊、升结肠、降结肠、子宫和充盈的膀胱等。

（三）腹膜外位器官

脏器仅一面被腹膜覆盖，有肾、肾上腺、输尿管、空虚的膀胱、十二指肠降部、下部和胰等。这些器官大多位于腹膜后间隙，临床上又称腹膜后位器官。

了解脏器与腹膜的关系，对于手术路径的选择有重要的意义，如肾、输尿管等腹膜外位器官的手术可不必通过腹膜腔，而在腹膜外进行，从而避免腹膜腔的感染和术后粘连。

三、腹膜形成的结构

壁腹膜与脏腹膜之间，或脏腹膜相互移行处，可形成许多结构，包括网膜、系膜、韧带、陷凹等。

（一）网膜

网膜(omentum)是与胃相连的双层腹膜结构，包括小网膜和大网膜两种(图10-1，图10-2)。

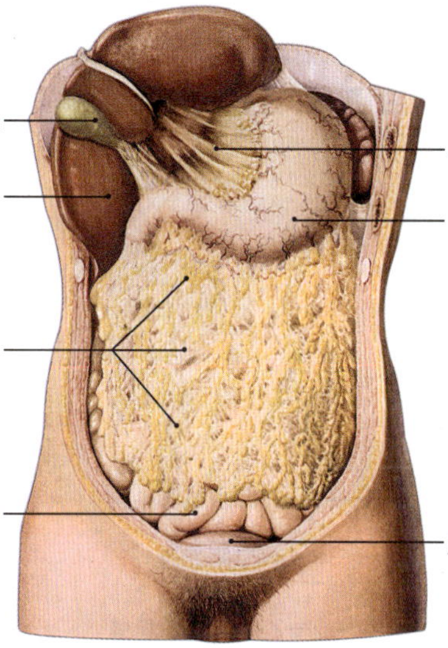

图10-2　网膜

1. **小网膜**　由肝门连至胃小弯和十二指肠上部的双层腹膜结构。可分为从肝门连于胃小弯的**肝胃韧带**和从肝门连于十二指肠上部的**肝十二指肠韧带**。肝胃韧带内含有胃左、右血管，胃上淋巴结及胃的神经。肝十二指肠韧带内含有的胆总管、肝固有动脉、肝门静脉和淋巴管、淋巴结和神经丛等结构。

2. **大网膜**　连于胃大弯和横结肠之间的4层腹膜结构，形似围裙，悬垂于空、回肠和横结肠的前面。成人大网膜4层常粘连融合在一起，并在胃大弯和横结肠之间形成**胃结肠韧带**。

大网膜中含有丰富的血管、脂肪组织及大量巨噬细胞。当腹膜腔内有炎症时，大网膜可向病变处移动并包围病灶以防止炎症扩散。

3. **网膜囊和网膜孔**

(1) **网膜囊**：是小网膜和胃后壁与腹后壁的腹膜之间的一个扁窄间隙(图10-1，图10-3)，

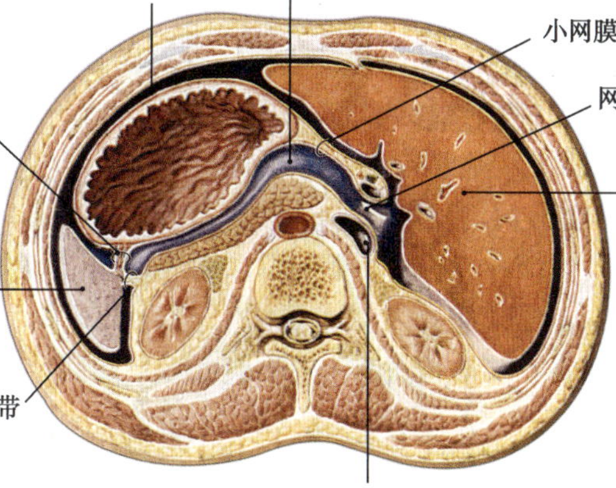

图10-3　网膜孔和网膜囊(经第1腰椎水平切面)

又称小腹膜腔，为腹膜腔的一部分。网膜囊的前壁为小网膜、胃后壁和胃结肠韧带；后壁为横结肠、横结肠系膜以及覆盖在胰、左肾、左肾上腺前的腹膜；上壁为肝尾状叶和膈下面的腹膜；下壁为大网膜前、后层的愈合处；左侧为脾、胃脾韧带和脾肾韧带；右侧借网膜孔通腹膜腔的其余部分。

（2）**网膜孔**：又称为 Winslow 孔，大概位于第 1 腰椎体前方，成人可容 1～2 指通过。其上界为肝尾状叶，下界为十二指肠上部，前界为肝十二指肠韧带，后界为覆盖在下腔静脉表面的腹膜。网膜囊可经网膜孔与腹膜腔相通。

（二）系膜

脏、壁腹膜相互延续移行，形成将器官连接固定在腹、盆壁的双层腹膜结构称为系膜。主要的系膜有肠系膜、阑尾系膜、横结肠系膜和乙状结肠系膜等（图 10-1，图 10-4）。

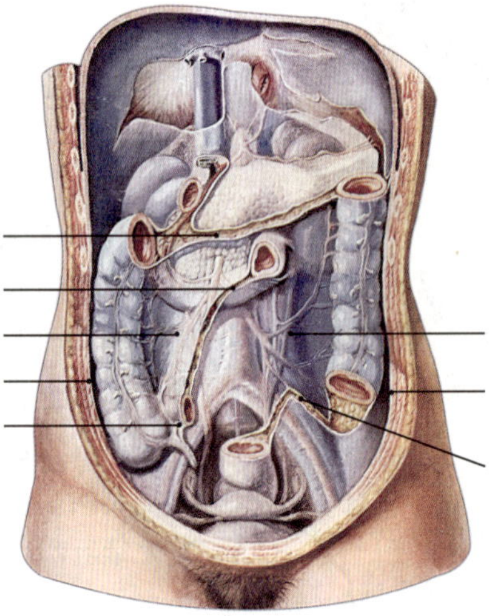

图 10-4　腹膜形成的结构

1. **肠系膜**　将空肠和回肠连于腹后壁的双层腹膜结构。其附着在腹后壁的部分为**肠系膜根**，自第 2 腰椎左侧到右侧骶髂关节前方，长约 15cm。肠系膜的肠缘长达 5～7m，连于空、回肠。由于肠系膜根和肠缘的长度相差悬殊，故肠系膜整体呈扇形，同时有利于空、回肠的活动，但活动异常时也易发生肠系膜扭转等急腹症。肠系膜的两层腹膜间含有肠系膜上血管及其分支、淋巴管、淋巴结、神经丛和脂肪等。

2. **阑尾系膜**　呈三角形，将阑尾连于肠系膜下方。其游离缘走行有阑尾的血管，故阑尾切除时，应从系膜游离缘进行血管结扎。

3. **横结肠系膜**　将横结肠连于腹后壁的双层腹膜结构，通常以横结肠系膜为标志将腹膜腔划分为结肠上区和结肠下区。

4. **乙状结肠系膜**　将乙状结肠固定于左下腹的双层腹膜结构。此系膜较长，故乙状结肠活动度较大，易发生肠扭转。

（三）韧带

连接在腹、盆壁与脏器之间或连接于相邻脏器之间的对脏器有固定作用的腹膜结构为韧带。

1. 肝的韧带　肝的脏面有肝胃韧带、肝十二指肠韧带(已在小网膜中叙述)和肝圆韧带;肝的膈面有镰状韧带、冠状韧带和左、右三角韧带。**镰状韧带**是连于肝上面和上腹前壁及膈下面的双层腹膜结构,呈矢状位,侧面观形似镰刀。镰状韧带下缘游离并增厚,其内含有由脐连于肝下面的**肝圆韧带**。肝圆韧带为胚胎时脐静脉闭锁后的遗迹。**冠状韧带**是由膈下面的壁腹膜向下连于肝膈面所形成的前后双层腹膜结构,呈冠状位。前、后两层之间无腹膜覆盖的肝表面称为**肝裸区**。冠状韧带的左、右两端,前、后两层彼此融合增厚形成**左、右三角韧带**。

2. 脾的韧带　包括胃脾韧带、脾肾韧带和膈脾韧带。**胃脾韧带**是连于胃底和胃大弯左上段与脾门之间的双层腹膜结构,与大网膜左侧部相延续。**脾肾韧带**是脾门至左肾前面的双层腹膜结构。**膈脾韧带**由脾缘连至膈下。

3. 胃的韧带　包括胃脾韧带、肝胃韧带(见小网膜)、胃结肠韧带(见大网膜)和胃膈韧带。**胃膈韧带**是胃贲门左侧和食管腹段连于膈下面的腹膜结构。

4. 结肠的韧带　除胃结肠韧带外,在膈与结肠左曲之间有**膈结肠韧带**,在脾下缘与结肠左曲之间,偶尔可见**脾结肠韧带**。

(四) 腹膜襞、腹膜隐窝和陷凹

腹膜在腹腔、盆腔内壁与脏器之间或脏器与脏器之间形成的皱褶称**腹膜襞**,其内常有血管走行。在腹膜襞之间的腹膜凹陷称**腹膜隐窝**,较大的隐窝称**陷凹**。

1. 腹后壁的腹膜襞和隐窝　在十二指肠空肠曲、盲肠和乙状结肠周围有较多的腹膜襞和隐窝(图 10-5)。常见的腹膜襞和隐窝有:**十二指肠上襞**位于十二指肠升部左侧,此襞深面为**十二指肠上隐窝**,肠系膜下静脉通行于其左侧壁腹膜后方。**盲肠后隐窝**位于盲肠后方,盲肠后位阑尾常位于其内。乙状结肠左后方,乙状结肠系膜与腹后壁之间有**乙状结肠间隐窝**。肝右叶下面与右肾和结肠右曲之间有**肝肾隐窝**,在仰卧位时,肝肾隐窝是腹膜腔的最低部位,腹膜腔内的液体在此积存。

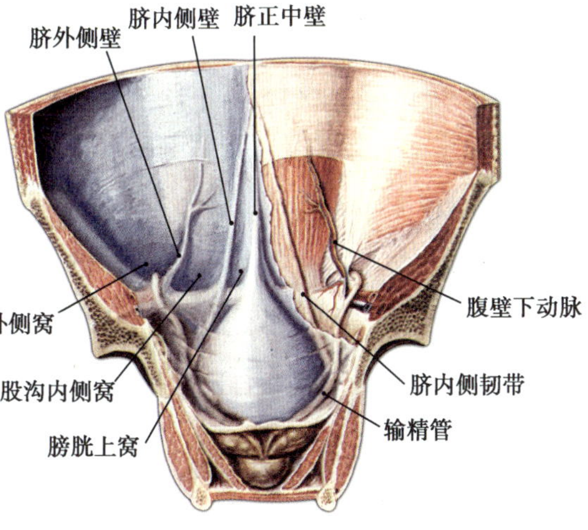

图 10-5　腹前壁内面的腹膜襞及隐窝

2. 腹前壁的腹膜襞和隐窝　脐以下腹前壁内面的腹膜形成 5 条腹膜襞(图 10-5)。**脐正中襞**位于脐与膀胱尖之间,内含胚胎时期脐尿管闭锁后形成的脐正中韧带。左、右**脐内侧**

襞位于脐正中襞的两侧，内含胚胎时期脐动脉闭锁后形成的脐内侧韧带。左、右**脐外侧襞**分别位于左、右侧脐内侧襞的外侧，内含腹壁下动脉和静脉。在腹股沟韧带上方，上述5条腹膜襞形成3对浅凹，由内侧向外侧依次为**膀胱上窝**、**腹股沟内侧窝**和**腹股沟外侧窝**。腹股沟内侧窝与腹股沟管浅环的位置相对应，该窝对应区域的腹股沟韧带下方有一浅凹，称为**股凹**，是易发生股疝的部位。腹股沟外侧窝与腹股沟管深环的位置相对应。

3. 盆腔内的腹膜陷凹　腹膜在盆腔脏器之间移行返折形成腹膜陷凹。男性在膀胱与直肠之间形成**直肠膀胱陷凹**，此凹是男性站立或半卧位时腹膜腔的最低部位。女性在膀胱与子宫前面之间形成**膀胱子宫陷凹**；在子宫后面与直肠前面之间**直肠子宫陷凹**，又称Douglas腔，是女性站立或半卧位时腹膜腔的最低部位。腹膜腔内的积液和积血多聚积于此。临床上可经阴道后穹穿刺以进行诊断和治疗。

（程建军　李德新）

脉管系统

脉管系统是人体内一连续性封闭性管道系统，包括心血管系统和淋巴系统。心血管系统由心、动脉、毛细血管和静脉组成，血液在其中循环流动；淋巴系统由淋巴管道、淋巴器官和淋巴组织构成。淋巴系统内流动着无色透明的淋巴，最后汇入静脉。因此淋巴管道被看作是静脉的辅助性管道。

脉管系统的主要功能是将营养物质和氧等输送到全身各器官、组织和细胞；同时将组织和细胞的代谢产物如二氧化碳、尿素等运送到肺、肾、皮肤等器官排出体外，以维持身体内环境理化特性的相对稳定。激素以及生物活性物质也有赖于脉管系运送到靶器官和靶细胞而发挥体液调节作用。

11 第十一章 心血管系统

第一节 总　　论

一、心血管系统的组成

心血管系统(cardiovascular system)包括心、动脉、毛细血管和静脉。

1. **心**(heart)　是中空的肌性器官，主要由心肌构成，借房间隔和室间隔把心分为左、右两个半心。每侧半心又分为心房和心室，左半心流着动脉血，右半心流着静脉血。心房和心室分别经房室口相通，由房室瓣管理房室口的开合。心房接纳静脉，心室发出动脉。在左、右房室口和动脉出口处均有瓣膜，它们似阀门，顺血流开放，逆血流关闭，保证了血流在心内的定向流动。

2. **动脉**(artery)　是由心室发出运送血液离心的血管，在行程中不断分支为大动脉、中动脉及小动脉，最后移行为毛细血管。动脉管壁较厚，管腔横断面呈圆形，具有一定的弹性，可随心的舒缩、血压的高低而明显的搏动。在人体不少表浅处的动脉可以触摸到它的搏动，可据此作为诊脉点和止血部位。

3. **静脉**(vein)　是导血回心的血管。静脉起于毛细血管的静脉端，在回心过程中不断接受属支、逐级汇合、由细变粗，最后注入心房。与伴行的动脉比较，静脉管壁薄，弹性小，横断面大而不规则，血液流速慢，血压低，血容量大。全身静脉系的总血容量超过动脉系的1倍以上。

4. **毛细血管**(capillary) 是连于小动、静脉之间呈网状的微细血管，管径约6～9μm。除软骨、角膜、晶状体、玻璃体、毛发、牙釉质等处外，毛细血管遍布于全身各部。毛细血管的管壁薄、面积广、有选择通透性、血流慢，是进行物质交换的场所。

二、血液循环

血液由心室射出，经动脉、毛细血管、静脉返回心房，这种周而复始的循环流动称**血液循环**。依循环途径不同，分为体循环和肺循环。两个循环同时进行，彼此相通(图11-1)。

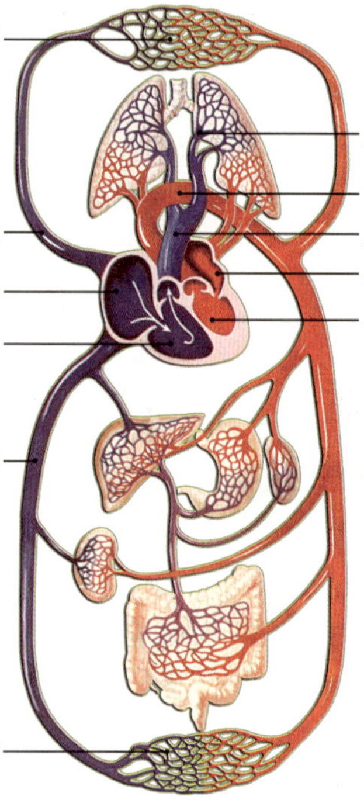

图11-1 血液循环示意图

1. **体循环(大循环)**(systemic circulation) 当心室收缩时，血液由左心室射入主动脉，再经主动脉的各级分支到达全身毛细血管，血液在此与周围的组织、细胞进行物质交换和气体交换，再经各级静脉，最后经上、下腔静脉及冠状窦返回右心房。体循环的特点是流程长、流经范围广，其主要功能是输送含氧量高和营养物质丰富的血液到全身各器官、组织和细胞，以营养它们，并将其代谢产物运回心。经过体循环，血液由鲜红色变成暗红色。

2. **肺循环(小循环)**(pulmonary circulation) 血液由右心室射出，经肺动脉干及其各级分支到达肺泡毛细血管，进行气体交换，再经肺静脉进入左心房。肺循环的特点是流程短，血液只经过肺，其主要功能是为血液氧合并排出二氧化碳。经过肺循环，血液由暗红色变成鲜红色。

三、血管吻合及侧支循环

血管的吻合形式具有多样性。除经动脉—毛细血管—静脉形式相通之外，在动脉与动脉之间，静脉与静脉之间，甚至动脉与静脉之间，可借吻合支或交通支彼此相连，形成**血管吻合**。较大的动脉干在行程中发出与其平行的**侧副管**。侧副管与同一主干远侧部所发出的返支相通形成**侧支吻合**。正常状态下，侧支吻合较细，但主干阻塞时，侧支吻合逐渐增粗，血流可经扩大的侧支吻合到达阻塞以下的血管主干，使血管受阻区的血流供应得到不同程度的代偿或恢复。这种通过侧支吻合建立的循环称**侧支循环**（collateral circulation），侧支循环的建立对于保证重要器官在病理状态下的血液供应有重要意义（图 11-2）。

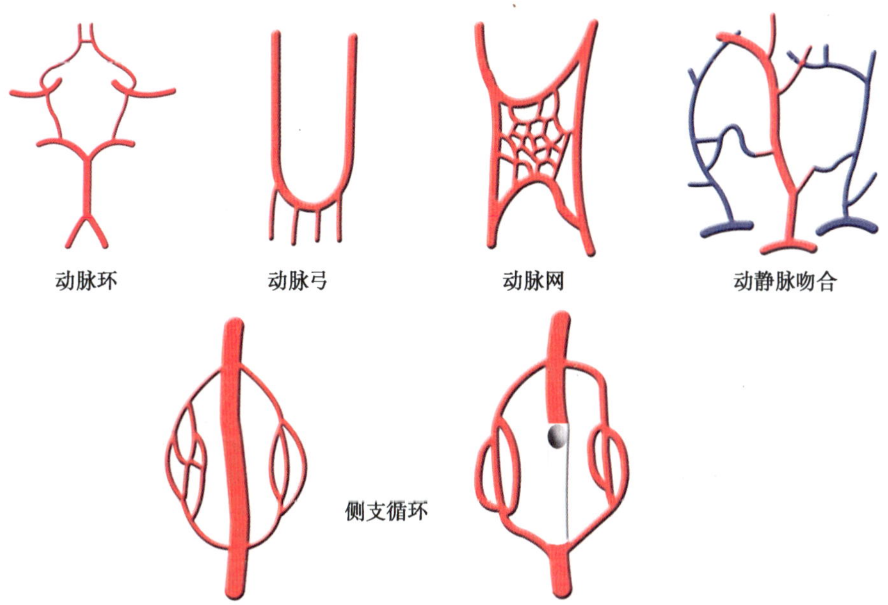

图 11-2　血管吻合与侧支循环示意图

第二节　心

一、心的位置与外形

心是血液循环的动力器官，其大小、形态和位置随生理功能、年龄、体形、性别和健康状况不同而存在差异。

（一）位置

心位于胸腔的前下部的中纵隔内，外裹心包，约 2/3 居身体正中矢状切面的左侧，1/3 在其右侧。上方有出入心的大血管，下方是膈；两侧借纵隔胸膜与肺相邻；后方邻近左主支气管、食管、左迷走神经、胸主动脉和第 5～8 胸椎；前方大部分被肺和胸膜所覆盖，只有左肺心切迹内侧的部分与胸骨体下部左半及左侧第 4、5 肋软骨相邻（图 11-3）。

（二）外形

心近似于倒置、前后略扁的圆锥体，大小似本人拳头。可分一尖、一底、两面、三

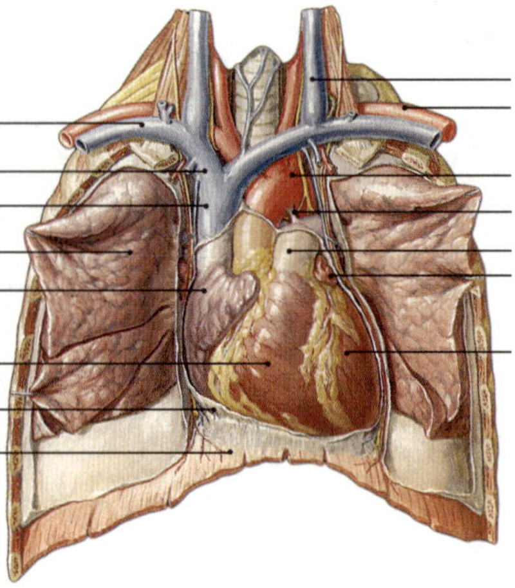

图 11-3　心的位置

缘，表面尚有三条沟（图 11-4，图 11-5）。心的长轴自右肩斜向左肋下区，与身体正中线构成 45°角。

心尖　朝向左前下方，圆钝、游离，由左心室构成，其体表投影位置在胸骨左侧第 5 肋间隙，锁骨中线内侧 1～2cm 处，可扪及或看到心尖搏动。

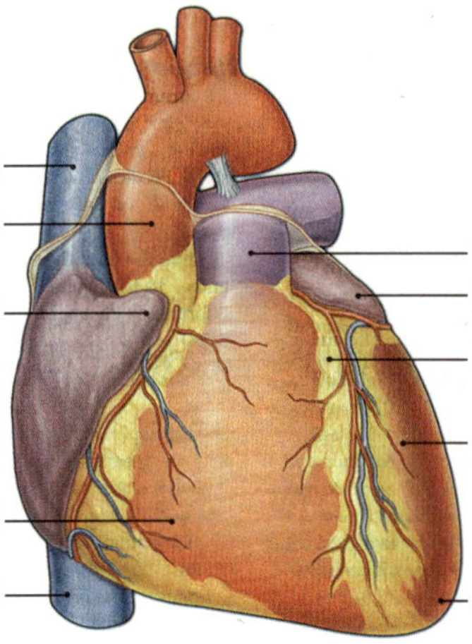

图 11-4　心的外形与血管（前面）

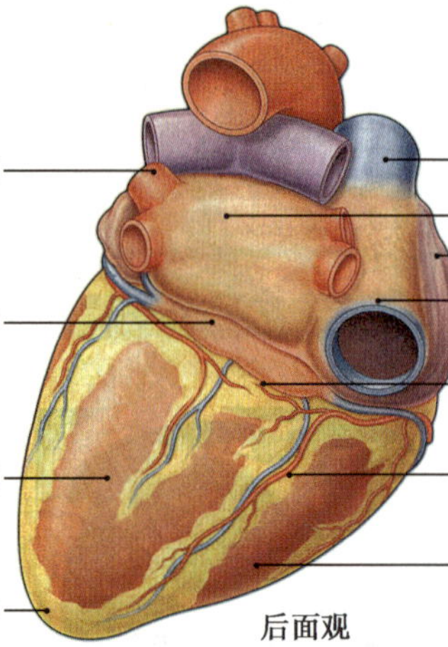

图 11-5　心的外形与血管（后下面）

心底　朝向右后上方，大部分由左心房，小部分由右心房构成。上、下腔静脉分别从上、下方开口于右心房；左、右两对肺静脉分别从两侧注入左心房。

两面　胸肋面亦称前面，朝向前方，大部分由右心房和右心室构成，小部分由左心耳和左心室构成。膈面亦称下面或后壁，朝向下后，近乎水平位，隔心包紧贴于膈。该面约 2/3 由左心室、1/3 由右心室构成。

三缘　下缘较锐利，近水平位，略向左下方倾斜，大部分由右心室，仅心尖处由左心室构成。右缘垂直圆钝，由右心房构成，向上延续为上腔静脉。左缘斜向左下，圆钝，绝大部分由左心室构成，仅上方一小部分有左心耳参与。

三条沟 可作为心腔的表面分界，沟内有血管走行并被脂肪组织覆盖。冠状沟近乎冠状位，靠近心底，几乎环绕心一周，冠状沟是心房和心室在心表面的分界标志。在心室的胸肋面和膈面各有一条自冠状沟向心尖延伸的浅沟，分别称为前室间沟和后室间沟。两沟在心尖的右侧相遇，此处略凹陷，为心尖切迹。前、后室间沟是左、右心室表面的分界标志。

二、心的各腔

心被心间隔分为左、右两半心，左、右半心各分成左、右心房和左、右心室4个腔，同侧心房和心室借房室口相通。

（一）右心房

右心房(right atrium)(图11-6)壁厚约2mm，壁薄而腔大，位于心的右上部。向左前方突出的部分称**右心耳**，内面有许多平行排列的肌性隆起，称梳状肌。右心房有三个入口和一个出口：在心房的上方有**上腔静脉口**，下方有**下腔静脉口**，下腔静脉口与右房室口之间有**冠状窦口**，它们分别引导人体上、下半身和心壁的血流汇入右心房。出口是右房室口，位于右心房的前下方，通向右心室。右心房的后内侧壁主要由房间隔组成，其下部有一浅凹，叫**卵圆窝**，此处较薄，是胎儿卵圆孔闭锁后的遗迹，一般在出生后1岁半左右闭合，房间隔缺损多在此发生，是先天性心脏病的一种。

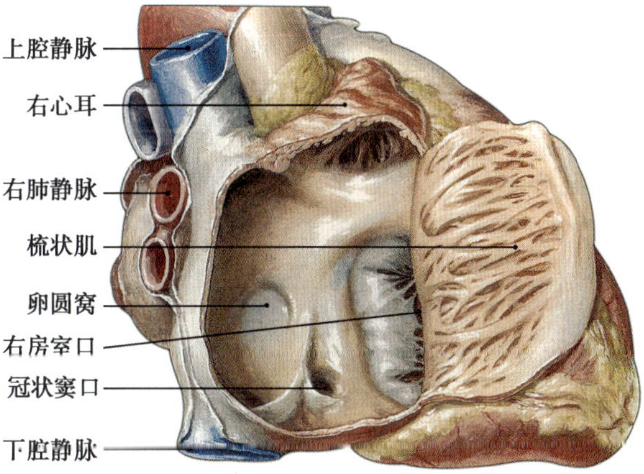

图11-6 右心房内面观

（二）右心室

右心室(right ventricle)构成胸肋面的大部，壁厚3～4mm(图11-7)。室腔呈尖端向下的锥体形，后上方的右房室口(入口)和左上方的肺动脉口(出口)之间的室壁上有一弓形的隆起，称**室上嵴**，将室腔分为窦部(流入道)和漏斗部(流出道)两部分。

窦部是右心室的主要部分，又称固有心腔，其内面的肌束形成纵横交错的隆起，称肉柱，入口是右房室口，口周围的纤维环上附有3个三角形的瓣膜，称**三尖瓣**(tricuspid valve)，瓣的游离缘借腱索连于**乳头肌**，此为从室壁突入室腔的锥体形隆起，每个乳头肌的尖端发出数条**腱索**，分别连于相邻两个尖瓣上。在功能上纤维环、三尖瓣、腱索和乳头肌是一个整体，称**三尖瓣复合体**，室腔内还有一条从室间隔至前乳头肌根部的圆形肌束，称隔缘肉柱(节制索)，内含心的传导纤维。

漏斗部又称**动脉圆锥**，是右心室腔向左上方延伸的部分，向上逐渐变细，形似倒置的漏斗。其上端借肺动脉口通肺动脉干，口周围的纤维环上附有3个袋口向上的半月形瓣膜，称**肺动脉瓣**(pulmonary valve)。

（三）左心房

左心房(left atrium)构成心底的大部(图11-8)，壁厚2～3mm。前部向右前突出的部分

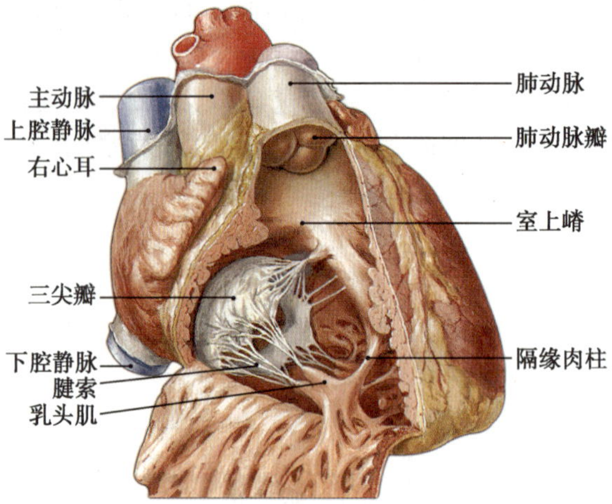

图 11-7　右心室内部结构

称**左心耳**，内有与右心耳相似隆起的梳状肌，因其与二尖瓣邻近，为心外科常用的手术入路之一。左心房的后部较大，壁光滑。有四个入口和一个出口。后方两侧分别是左肺上、左肺下静脉和右肺上、右肺下静脉四个入口。一个出口是前下方通向左心室的**左房室口**。

（四）左心室

左心室(left ventricle)室腔近似圆锥形，构成心尖及心的左缘。壁厚约为右心室的 3 倍，达 9～12mm。左心室腔以二尖瓣前瓣为界可分为窦部(流入道)和主动脉前庭(流出道)两部分(图 11-8)。

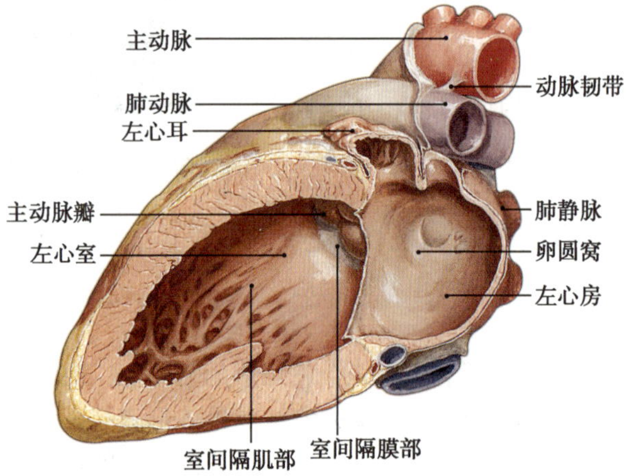

图 11-8　左心房与左心室

窦部是左心室的主要部分，内壁粗糙不平，入口是左房室口，口周围的纤维环上有两片近似三角形的瓣膜，称**二尖瓣**(mitral valve)，室壁上的肉柱不如右心室明显。相邻的二尖瓣的边缘也有许多条腱索连于乳头肌。左心室的乳头肌较右心室强大。纤维环、二尖瓣、腱索、乳头肌合称**二尖瓣复合体**，其功能与右心室的相同。

主动脉前庭是左心室前内侧的部分，壁光滑，无肉柱，缺乏伸展性和收缩性。其出口是

主动脉口，口周围的纤维环上也有三个袋口向上的半月形瓣膜，称主动脉瓣(aortic valve)(图 11-9)。每个瓣膜与主动脉壁之间形成的衣袋状的空间称**主动脉窦**，可分为左、右、后三个窦。在左、右窦的动脉壁上分别有左、右冠状动脉的开口。

心像一个"血泵"，瓣膜类似泵的闸门，保证了心内血液的定向流动。两侧心房和心室的收缩与舒张是同步的，心室收缩时，二尖瓣和三尖瓣关闭，主动脉瓣和肺动脉瓣开放，血液射入动脉；心室舒张时，二尖瓣和三尖瓣开放，主动脉瓣和肺动脉瓣关闭，血液由心房射入心室(图 11-10)。

三、心的构造

（一）心壁的构造

心壁由心内膜、心肌层和心外膜构成。

心内膜是衬在心腔内面的一层光滑的薄膜，与血管的内膜相延续。心的各瓣膜就是由心内膜折叠并夹一层致密结缔组织而构成的。

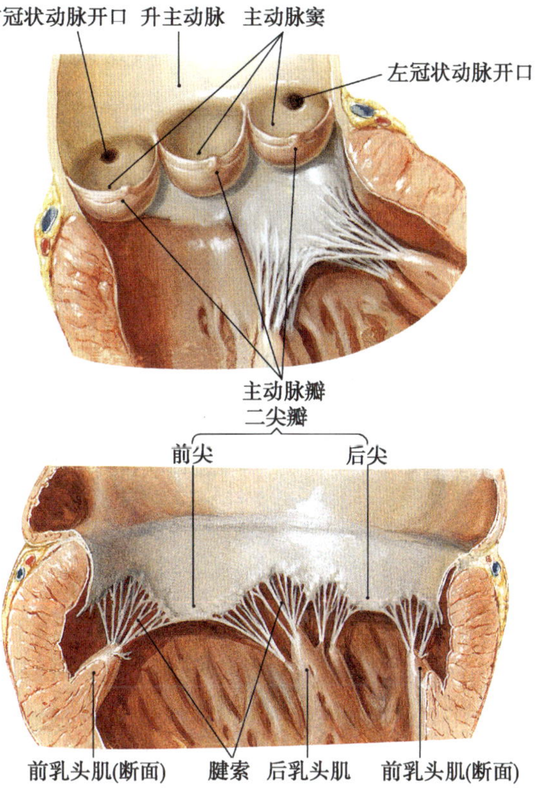

图 11-9　主动脉瓣和二尖瓣模式图

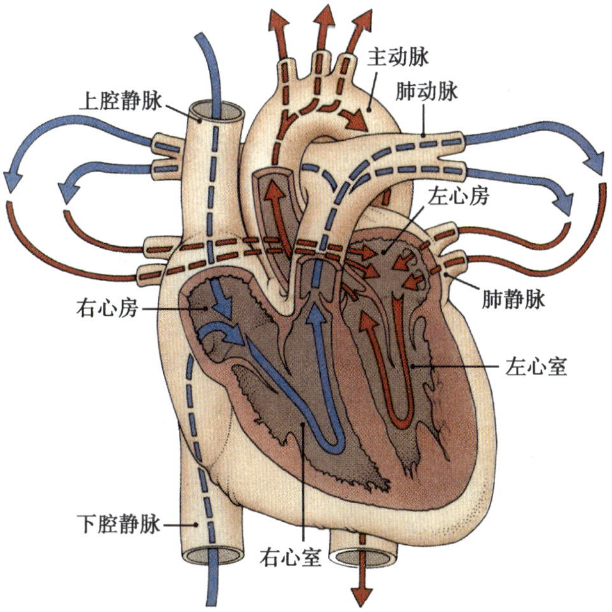

图 11-10　心脏各腔的血流方向

心肌层是构成心的主体，由心肌细胞和结缔组织支架组成。心肌细胞包括特殊分化的心肌细胞和普通的心肌细胞。普通心肌细胞构成心房肌和心室肌。心房肌较薄，心室肌肥厚，左心室肌最发达。

心外膜被覆于心肌层和大血管根部的表面，是透明光滑的浆膜，为浆膜心包的脏层。

（二）房间隔和室间隔

房间隔由两层心内膜夹少量心肌和结缔组织构成，厚1～4mm，卵圆窝处最薄，厚约1mm（图11-6）。**室间隔**较厚，由心肌和心内膜构成。其前下大部分是由心肌构成的**肌部**，后上部紧靠主动脉口下方，有一卵圆形较薄的部分，面积大约为0.8cm²，此处缺乏肌质，称**膜部**，是室间隔缺损的好发部位（图11-11）。室间隔缺损也是先天性心脏病的一种。

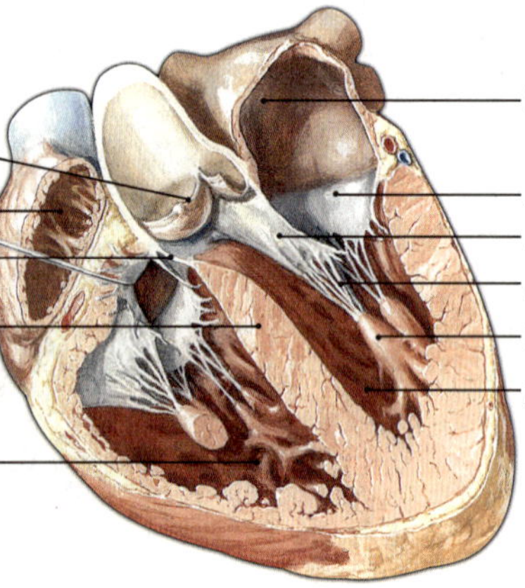

图11-11　室间隔

四、心的传导系统

心的传导系统主要由特殊分化的心肌细胞组成，它们形成结或束位于心壁内，具有产生兴奋、传导冲动和维持心的正常节律性搏动的功能。包括窦房结、房室结、房室束及其分支（图11-12）。

1. 窦房结（sinuatrial node）　是心的正常起搏点，位于上腔静脉与右心房交界处界沟上部的心外膜深面，略呈长椭圆形。

2. 房室结（atrioventricular node）呈扁椭圆形，位于冠状窦口与右房室口之间的心内膜深面，冠状窦口的前上方，结的前下方续为房室束。房室结的主要功能是将窦房结传来的冲动传向心室，而且是最重要的次级起搏点；并保证心房收缩后再开始心室的收缩。

3. 房室束（atrioventricular bundle）　又称His束，是连接心房和心室的唯一重要通路，行至室间隔肌部上缘分为左、右束支。

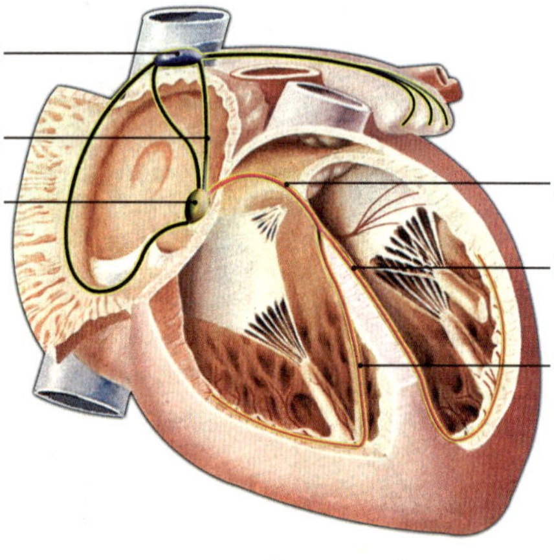

图11-12　心传导系模式图

4. 左、右束支

（1）右束支：呈单一细长的圆索状，起于房室束的末端，沿室间隔右侧心内膜深面下行，经节制索至右心室前乳头肌根部开始分散，形成 Purkinje 纤维，与右心室乳头肌和心肌细胞相连。

（2）左束支：呈扁带状，沿室间隔左侧心内膜深面走行，约在室间隔上、中 1/3 交界处分为两支，分别至前、后乳头肌分支形成 Purkinje 纤维，并和室壁的一般心肌细胞相连。

5. Purkinje 纤维网　左、右束支的分支在心内膜深面交织成心内膜下 Purkinje 纤维网。

房室束、左、右束支和 Purkinje 纤维网的功能是将心房传来的兴奋迅速传播到整个心室。

一般情况下，窦房结自身兴奋的频率最高。这种兴奋依次至心房肌、房室结、房室束、左、右束支及 Purkinje 纤维网和心室肌，引起心肌的收缩。

五、心的血管

（一）心的动脉

心的血液供应主要来自左、右冠状动脉，它们均发自升主动脉起始部的主动脉窦，其分支多按营养部位命名。

1. **右冠状动脉**（right coronary artery）　起于主动脉右窦，在右心耳与肺动脉干根部之间进入冠状沟向右后行，至房室交点处分为后室间支和左室后支（见图 11 4，图 11-5）。右冠状动脉分布于右心房、右心室、室间隔后 1/3、部分左心室膈壁、窦房结和房室结。

2. **左冠状动脉**（left coronary artery）　起于主动脉左窦，在肺动脉干和左心耳之间左行，随即分为前室间支和旋支（见图 11-4，图 11-5）。

（1）**前室间支**：又名前降支，沿前室间沟走行，绕心尖切迹至后室间沟，与右冠状动脉的后室间支吻合。前室间支向左侧、右侧和深面发出 3 组分支，分布于左心室前壁、右心室前壁和室间隔前 2/3。

（2）**旋支**：沿冠状沟左行，绕过心左缘至左心室隔面，多在心左缘与后室间沟之间的中点附近分支而终。旋支分布于左心房、左心室左侧面、膈面和窦房结（40%）。旋支阻塞时常引起左室侧壁或膈壁心肌梗死。

（二）心的静脉

心壁的静脉绝大部分汇入冠状窦，再经冠状窦口注入右心房。

冠状窦位于心膈面的冠状沟内，左心房和左心室之间，注入右心房的冠状窦口。主要属支有心大静脉、心中静脉和心小静脉（图 11-4，图 11-5）。

六、心包

心包（pericardium）为包裹心和出入心的大血管根部的圆锥形纤维浆膜囊（图 11-13）。分内、外两层，外层为纤维心包，内层为浆膜心包。

纤维心包是坚韧的结缔组织囊，上方与大血管的外膜相续，下方与膈的中心腱愈着。

浆膜心包薄而光滑，分脏、壁两层。紧贴在心和大血管根部表面的浆膜为脏层，心表面的浆膜又称心外膜。脏层在大血管根部移行为壁层，贴于纤维心包的内表面。脏、壁两层之间的潜在腔隙称**心包腔**（pericardial cavity），内含少量浆液，起润滑作用。

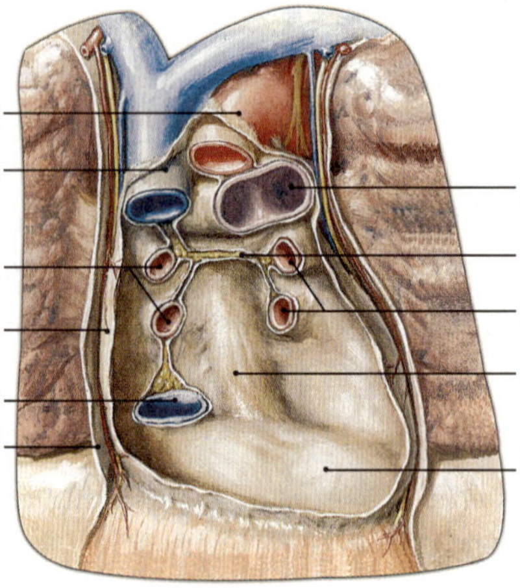

图 11-13　心包

心包的主要功能：一是可减少心脏跳动时的摩擦；二是防止心过度扩张，以保持血容量的相对恒定，同时可作为一种屏障，有效地防止邻近部位的感染波及心。

第三节　肺循环的血管

肺动脉干（pulmonary trunk）短而粗，起自肺动脉口，向左后上方斜行，至主动脉弓下方分为左、右肺动脉，分别经左、右肺门入肺。左、右肺动脉在肺实质内反复分支，最终形成肺泡毛细血管网。在肺动脉干分叉处与主动脉弓下缘之间有一条短的纤维结缔组织索，称**动脉韧带**。它是胎儿时期动脉导管在出生后闭锁的遗迹。若出生后动脉导管长期不闭，即为一种先天性心脏病——动脉导管未闭。

肺静脉（pulmonary vein）的属支从肺泡毛细血管网开始，在肺内逐级汇合，最后形成左、右各两条肺静脉，出肺门后，注入左心房（图 11-5）。

第四节　体循环的血管

一、体循环的动脉

（一）主动脉

主动脉（aorta）是体循环的动脉主干，始于主动脉口，经膈的主动脉裂孔入腹腔，至第 4 腰椎体下缘水平分为左、右髂总动脉。主动脉全长按其行程分为**升主动脉**、**主动脉弓**和**降主动脉** 3 段。降主动脉以膈为界，又分为**胸主动脉**和**腹主动脉**（图 11-14）。

1. 升主动脉　位于胸骨后方，起自主动脉口，向右前上方斜行，至右第 2 胸肋关节移行为主动脉弓。升主动脉的起始处发出左、右冠状动脉。

2. 主动脉弓　位于胸骨柄的后方，续接升主动脉，弓形弯向左后方，移行为降主动脉。主动脉弓的凸侧向上发出三个分支，自右向左依次为**头臂干**（无名动脉）、**左颈总动脉**和**左锁骨下动脉**。头臂干短而粗，分为右颈总动脉和右锁骨下动脉。主动脉弓壁内有**压力感受器**。

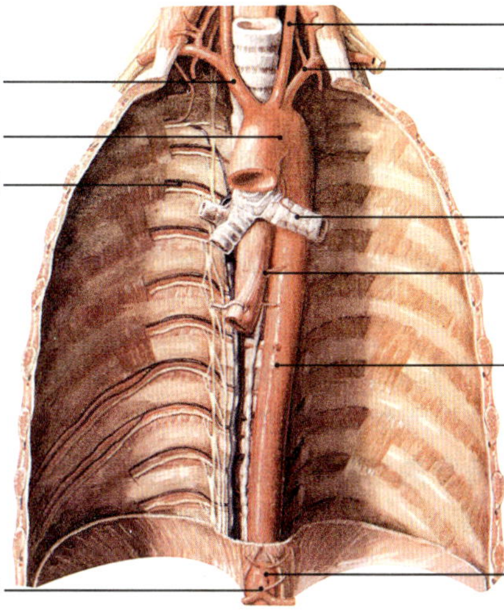

图 11-14 胸主动脉及其分支

主动脉弓下方有 2～3 个粟粒状小体，称**主动脉小球**，是化学感受器。

（二）颈总动脉和头颈部的动脉

颈总动脉(common carotid artery)是头颈部的动脉主干。右颈总动脉起自头臂干，左颈总动脉起自主动脉弓。两侧颈总动脉均在食管、气管和喉的外侧上升，至甲状软骨上缘平面分为**颈内动脉**和**颈外动脉**(图 11-15)。在颈总动脉杈处有颈动脉窦和颈动脉小球两个重要结构。

颈动脉窦是颈内动脉起始处的膨大部分，壁内有压力感受器，能感受血压的变化。

颈动脉小球是颈总动脉分叉处后方的一个卵圆形小体，为化学感受器，能感受血液中二氧化碳浓度的变化，反射性地调节呼吸运动。

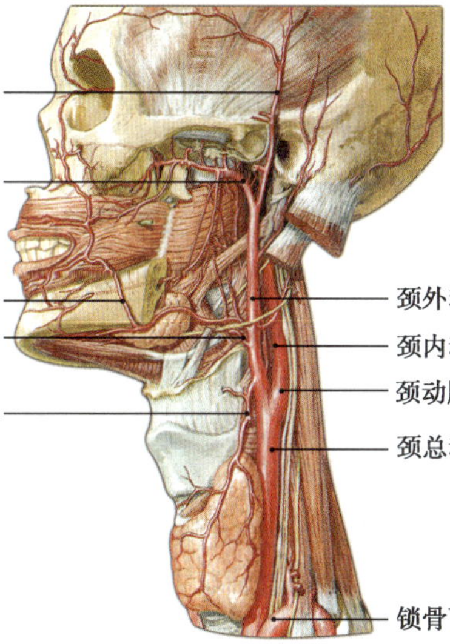

图 11-15 颈外动脉及其分支

1. 颈外动脉 自颈总动脉发出后，向上进入腮腺实质，并在腮腺内分为颞浅动脉和上颌动脉两终支。颈外动脉的分支有**甲状腺上动脉**、**面动脉**、**颞浅动脉**和**上颌动脉**等。

(1) 面动脉：平舌骨大角稍上方，由颈外动脉发出，经下颌下腺深面至咬肌前缘，绕过下颌骨下缘至面部，沿鼻唇沟至内眦，易名为内眦动脉。面动脉分支营养下颌下腺、面部等。

面动脉在咬肌前缘绕下颌骨下缘处，位置表浅，活体上可触及搏动，是面部出血时的压迫止血点。

(2) 颞浅动脉：经外耳门前方上行至颞部皮下，分支营养腮腺、颞部、颅顶等。在外耳门前方可触及颞浅动脉的搏动，此处是头前外侧部出血时的压迫止血点。

(3) 上颌动脉：经下颌颈深面入颞下窝，在翼内、外肌之间向前内走行至翼腭窝。分支营养上下颌牙、牙龈、咀嚼肌、颊、腭扁桃体等。其重要分支有脑膜中动脉，入颅内营养颅骨和硬脑膜，它的前支经过翼点内面，颞骨骨折易损伤此动脉，引起硬膜外血肿。

2. 颈内动脉　由颈总动脉发出后上升到颅底，经颈动脉管入颅腔，营养脑和视器。

(三) 锁骨下动脉和上肢的动脉

1. 锁骨下动脉　右锁骨下动脉起自头臂干，左锁骨下动脉起自主动脉弓。锁骨下动脉经胸廓上口至颈根部，到第 1 肋外缘续为**腋动脉**。锁骨下动脉的分支有**椎动脉**、**胸廓内动脉**、**甲状颈干**等，分布于胸部、背部及颈部等处。

2. 上肢的动脉(图 11-16)

(1) 腋动脉：是锁骨下动脉的延续，经腋窝到背阔肌下缘处移行为**肱动脉**。腋动脉的主要分支分布于肩部、背部、胸壁和乳房等处。

(2) 肱动脉：是腋动脉的直接延续，沿肱二头肌内侧沟下行，至肘窝分为**桡动脉**和**尺动脉**。肱动脉沿途发出分支分布于臂部和肘关节。在肘窝稍上方，肱动脉行走于肱二头肌腱的内侧，位置表浅，可触及其搏动，此处为测量血压时听诊的部位。上肢远侧部大出血时，可在臂中部的内侧将肱动脉压向肱骨止血。

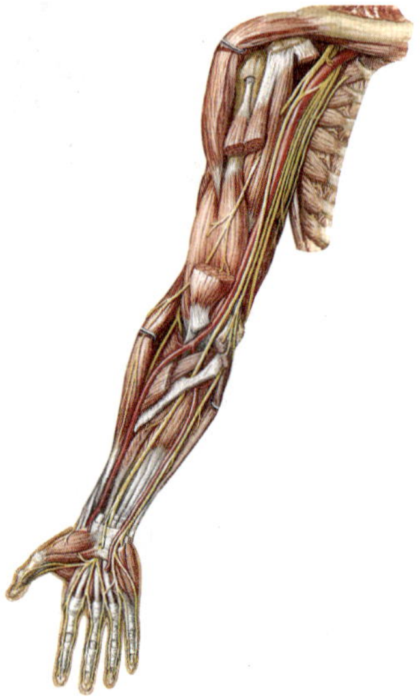

图 11-16　上肢的动脉

(3) 桡动脉：在肘窝起自肱动脉，在前臂前面桡侧肌之间下行，最后入手掌。桡动脉在前臂远端桡侧腕屈肌腱的外侧位置表浅，可摸到其搏动，为临床切脉的部位。

(4) 尺动脉：于肘窝起自肱动脉，斜向内下，在前臂前面尺侧肌之间下行入手掌。在行程中发出分支主要营养前臂尺侧肌。

(5) 掌浅弓和掌深弓：桡动脉与尺动脉的终支到手掌，互相吻合，形成**掌浅弓**和**掌深弓**。掌浅弓和掌深弓的分支分布于手掌和手指。其分布于手指的分支沿手指掌面的两侧向远端到指尖。手指出血时，可在手指根部的两侧压迫止血。

(四) 胸主动脉

是胸部的动脉主干，分支有壁支和脏支两种(图 11-14)。

1. 壁支　有**肋间后动脉**和**肋下动脉**。肋间后动脉共 9 对，走行在第 3～11 肋间隙中，主要分布到胸、腹壁的肌和皮肤等。肋下动脉行于第 12 肋下缘处。

2. 脏支　主要有**食管动脉**和**支气管动脉**，分别营养食管和气管、主支气管、肺。

(五) 腹主动脉

是腹部的动脉主干，也分壁支和脏支(图 11-17)。

1. 壁支　主要是 4 对**腰动脉**。

2. 脏支　分为不成对的和成对的两种。成对的脏支主要有**肾动脉**、**肾上腺中动脉**和**睾**

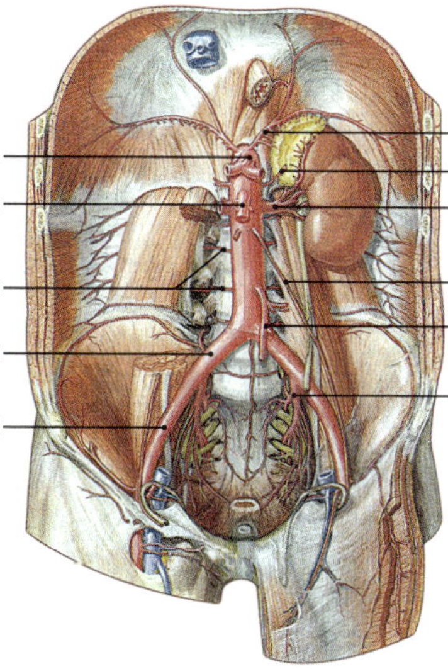

图 11-17　腹主动脉及其分支

丸(或卵巢)动脉;不成对的脏支有**腹腔干**、**肠系膜上动脉**和**肠系膜下动脉**。

(1) 腹腔干:为一短干,在主动脉裂孔的稍下方起自腹主动脉的前壁,随即分为**胃左动脉**、**肝总动脉**和**脾动脉** 3 支(图 11-18)。腹腔干的分支主要分布到食管的腹段、胃、十二指肠、肝、胆囊、胰、脾和网膜等处。

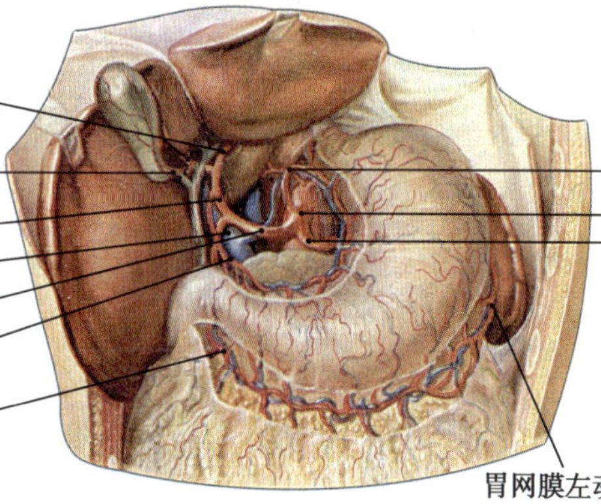

图 11-18　腹腔干及其分支

(2) 肠系膜上动脉:在腹腔干起始处的稍下方起自腹主动脉的前壁,分支分布到胰、十二指肠至结肠左曲的肠管(图 11-19)。

(3) 肠系膜下动脉:约在第 3 腰椎高度起自腹主动脉的前壁(图 11-20)。在壁腹膜深面行向左下方,分支分布于降结肠、乙状结肠和直肠上、中部。

(4) 肾动脉:左、右各一,约在第 2 腰椎水平起自腹主动脉的侧壁,横行向外侧,分为4～5 支经肾门入肾(图 11-17)。

(5) 睾丸动脉:左、右各一,在肾动脉起始处的稍下方起自腹主动脉的前壁,分布于睾丸和附睾(图 11-17)。在女性此动脉称卵巢动脉,分支布于卵巢和输卵管。

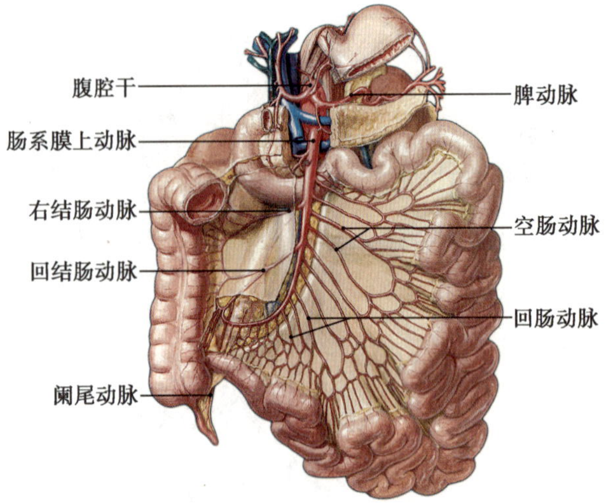

图 11-19　肠系膜上动脉及其分支

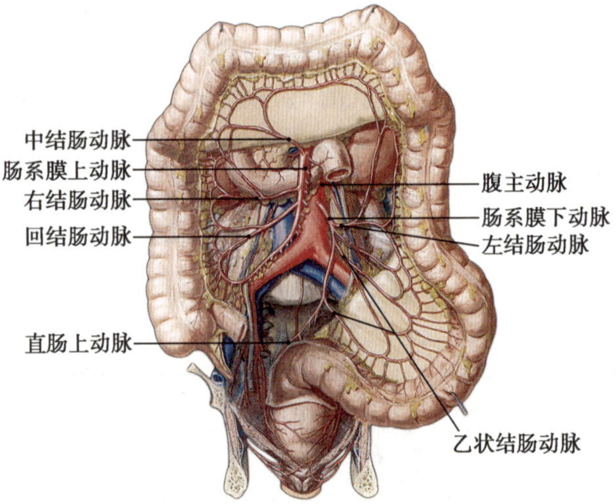

图 11-20　肠系膜下动脉及其分支

（六）髂总动脉和盆部、下肢的动脉

髂总动脉(common iliac artery)左、右各一，在平第 4 腰椎高度自腹主动脉分出，沿腰大肌内侧行向外下方，至骶髂关节的前方分为**髂内动脉**和**髂外动脉**。

1. 髂内动脉　粗而短，是盆部的动脉主干，向内下入盆腔，有直肠下动脉、子宫动脉、阴部内动脉、臀上动脉、臀下动脉、闭孔动脉等分支(图 11-21，图 11-22)，分布于盆腔内脏器、盆壁、臀部、会阴及外生殖器等处。

2. 髂外动脉　沿腰大肌内侧缘下行，经腹股沟韧带中点的深面至股前部移行为**股动脉**(图 11-23)。腹壁下动脉是髂外动脉的重要分支，进入腹直肌鞘内，分布于腹直肌。

3. 下肢的动脉

(1) 股动脉：在腹股沟韧带中点下方接续髂外动脉，在股三角内下行，至股三角下份穿

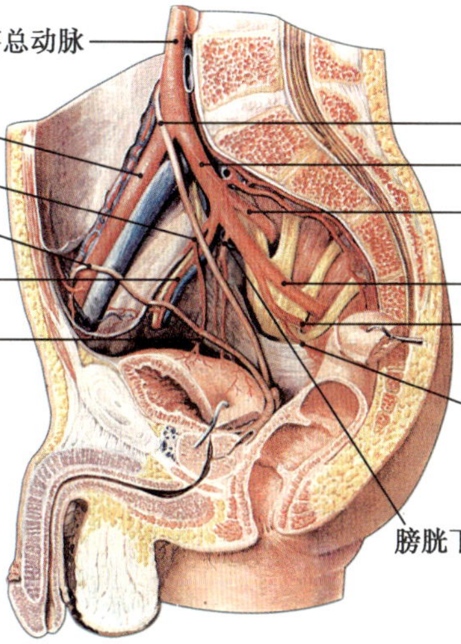

图 11-21　男性盆腔的动脉

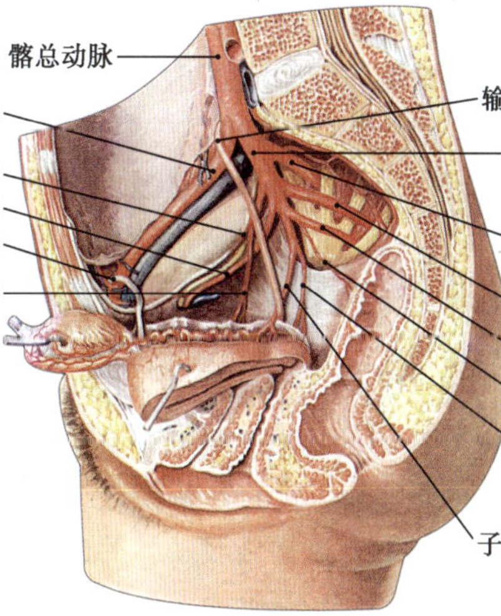

图 11-22　女性盆腔的动脉

向背侧到腘窝，改名为**腘动脉**（图 11-23，图 11-24）。

（2）腘动脉：在腘窝深部下行，到腘窝下角分为**胫前动脉**和**胫后动脉**。腘动脉分支分布于膝关节及其周围肌（图 11-24）。

（3）胫后动脉：走行在小腿肌后群浅、深两层之间至足底，分为**足底内侧动脉**和**足底外侧动脉**。胫后动脉分支布于小腿肌后群、外侧群和足底肌。足底外侧动脉与足背动脉的分支吻合成足底弓，由弓发出分支布于足趾（图 11-24）。

（4）胫前动脉：从腘动脉发出后，向前穿骨间膜到小腿肌前群之间下行，至踝关节前方移行为**足背动脉**。胫前动脉和足背动脉分布于小腿肌前群和足背、足趾（图 11-24）。

（七）全身主要动脉的体表投影和止血部位

1. 颈总动脉和颈外动脉　在环状软骨高度的两侧，可摸到颈总动脉的搏动，在此处可

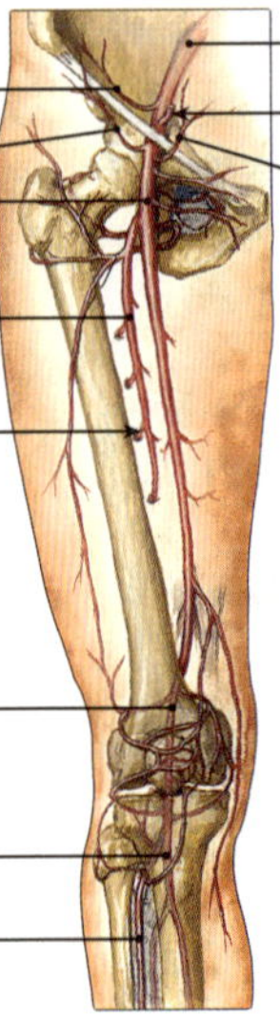

图 11-23　大腿的动脉

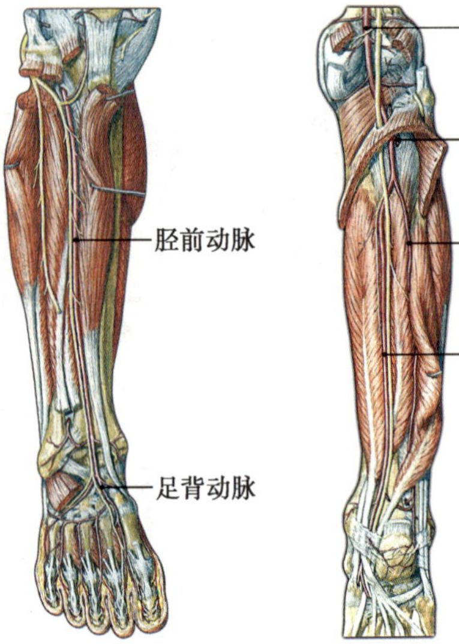

图 11-24　小腿和足部的动脉

将颈总动脉向后内压迫到第 6 颈椎横突上，进行头颈部临时性止血。

2. 面动脉　在下颌体下缘与咬肌前缘交界处可摸到面动脉搏动，在此处将面动脉压向下颌体，可进行面部临时性止血。

3. 颞浅动脉　在外耳门前方可摸到其搏动，在此处压迫颞浅动脉，可进行颞部及颅顶临时性止血。

4. 锁骨下动脉　于锁骨上窝中点将锁骨下动脉向后下方压在第 1 肋骨上，可进行上肢临时性止血。

5. 腋动脉和肱动脉　在肱二头肌内侧沟内可摸到肱动脉的搏动，在臂中份将肱动脉向后外方压于肱骨上，可进行压迫点以下的上肢临时性止血。

6. 桡动脉　在前臂远侧端桡侧腕屈肌腱的外侧易摸到桡动脉的搏动。

7. 股动脉　在腹股沟韧带中点下方可摸到股动脉的搏动，于此处将股动脉压向耻骨，可进行下肢的临时性止血。

8. 腘动脉　位于腘窝深部，在腘部加垫、捆扎固定，可阻止小腿出血。

二、体循环的静脉

体循环的静脉始于全身毛细血管，在向心汇集的过程中不断接受属支，逐渐变粗，最后注入右心房。

体循环的静脉在配布上可分为浅静脉和深静脉。**浅静脉**位于皮下组织内，故又称**皮下静脉**。浅静脉位置表浅，临床上常经浅静脉注射、输液、输血、取血和插入导管等。**深静脉**多与动脉伴行，又称伴行静脉，深静脉的名称和行程与伴行动脉相同。

静脉之间有丰富的吻合。浅静脉之间、深静脉之间、浅深静脉之间都有吻合支相通。

静脉内压力低，血流缓慢。静脉管腔比相应的动脉大，管壁较薄，内有向心性开放的**静脉瓣**（图 11-25），可阻止血液逆流，但头颈部和胸部的静脉及肝门静脉系大多无静脉瓣。

体循环的静脉包括上腔静脉系、下腔静脉系（含肝门静脉系）和心静脉系（见心的静脉）。

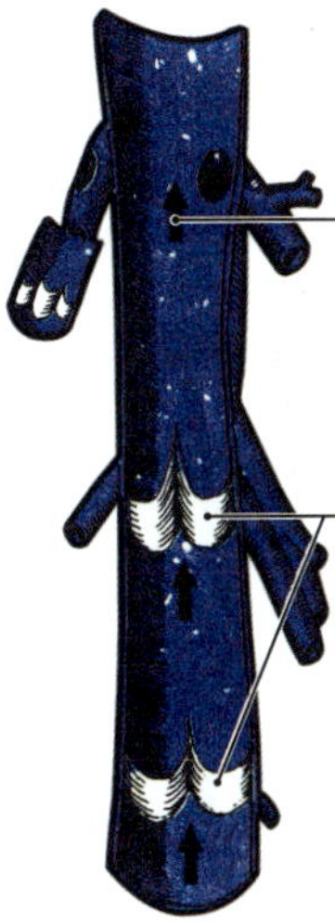

图 11-25　静脉瓣

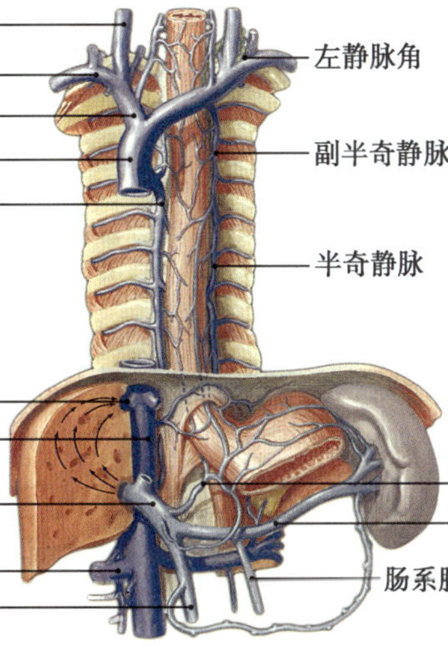

图 11-26　上、下腔静脉及其属支

（一）上腔静脉系

上腔静脉系由上腔静脉及其属支组成，主要收集头、颈、胸部（心除外）和上肢的静脉血。**上腔静脉**（superior vena cava）为上腔静脉系的主干，是一条短而粗的静脉干，由左、右头臂静脉汇合而成，在升主动脉的右侧垂直下降，注入右心房。上腔静脉注入右心房前有奇静脉注入（图 11-26）。

1. 头颈部的静脉　主要有**颈内静脉**、**面静脉**、**颈外静脉**。

（1）颈内静脉：在颈静脉孔处连接颅内乙状窦，于颈根部与锁骨下静脉合成**头臂静脉**。汇合处所形成的夹角称**静脉角**。颈内静脉收集颅内、外和颈部器官的静脉血。颈内静脉在颅外的主要属支有面静脉。

面静脉（facial vein）在眼内眦处起自内眦静脉，与面动脉伴行，收集面前部软组织的静脉血（图 11-27）。面静脉通过内眦静脉、眼静脉与颅内海绵窦相交通。

面静脉在口角以上的部分一般无静脉瓣。因此，面部发生化脓性感染时，若处理不当（如挤压等），则导致颅内感染。故将鼻根至两侧口角的三角区称为“危险三角”。

（2）颈外静脉：是颈部最大的浅静脉，沿胸锁乳突肌浅面下行，注入锁骨下静脉。颈外静脉主要收集枕部和颈浅部的静脉血（图 11-27）。

2. 上肢的静脉和锁骨下静脉

（1）上肢的深静脉：与同名动脉伴行，最后经腋静脉上续为锁骨下静脉。

（2）上肢的浅静脉：主要有**头静脉**、**贵要静脉**、**肘正中静脉**、**前臂正中静**

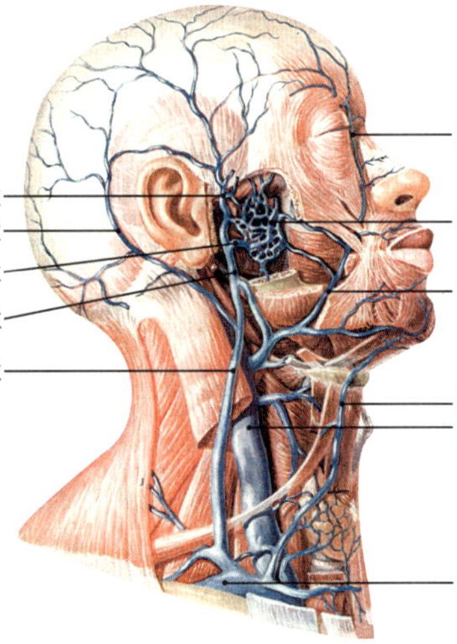

图 11-27　头颈部的静脉

脉(图 11-28)。

头静脉起自手背静脉网桡侧，沿前臂桡侧及肱二头肌外侧沟上升，最后注入腋静脉。

贵要静脉起自手背静脉网尺侧，至肘部转至前面，再经肱二头肌内侧沟上升，到臂的中部穿深筋膜注入肱静脉。

肘正中静脉位于肘窝部的皮下。自头静脉向内上方连到贵要静脉，并在此汇入深部的肱静脉。由于肘正中静脉与深部静脉相连，位置较固定，是静脉穿刺或插管的常用部位。

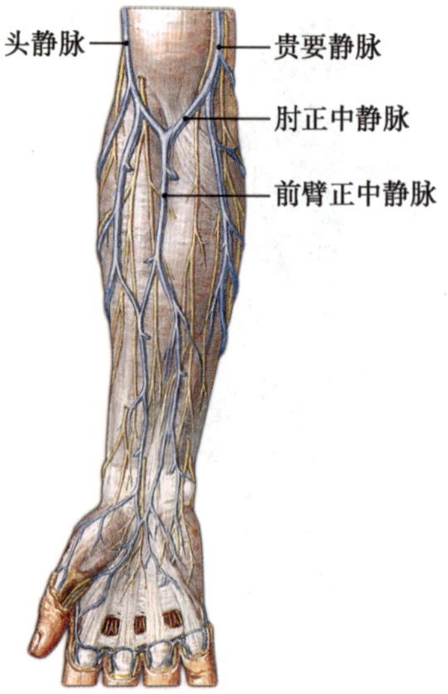

图 11-28　上肢的浅静脉

3. 胸部的静脉　主干是**奇静脉**。奇静脉起自右腰升静脉，沿脊柱胸段的右前方上升，至第 4 胸椎体高度向前弯曲，绕过右肺根上方注入上腔静脉。奇静脉收集右肋间后静脉、食管和主支气管等脏器以及半奇静脉及副半奇静脉内的静脉血(图 11-26)。

（二）下腔静脉系

下腔静脉系由下腔静脉及其属支组成，主要收集下肢、盆部和腹部的静脉血。**下腔静脉**(inferior vena cava)是下腔静脉系的主干，为人体最大的静脉，在第 5 腰椎的水平由左、右髂总静脉汇合而成，沿腹主动脉的右侧上升，经肝的后缘，穿膈的腔静脉孔进入胸腔，注入右心房(图 11-26，图 11-29)。

1. 盆部的静脉　盆腔器官的静脉在各脏器周围构成丰富的静脉丛，如直肠静脉丛、子宫静脉丛和膀胱静脉丛等，再汇入髂内静脉(图 11-29)。

2. 下肢的静脉

(1) 下肢的深静脉：与同名动脉伴行，最后经股静脉上行达腹股沟韧带中点的深面，移行为髂外静脉，继而与髂内静脉汇合成髂总静脉。股静脉位于股动脉内侧，临床上常用作静

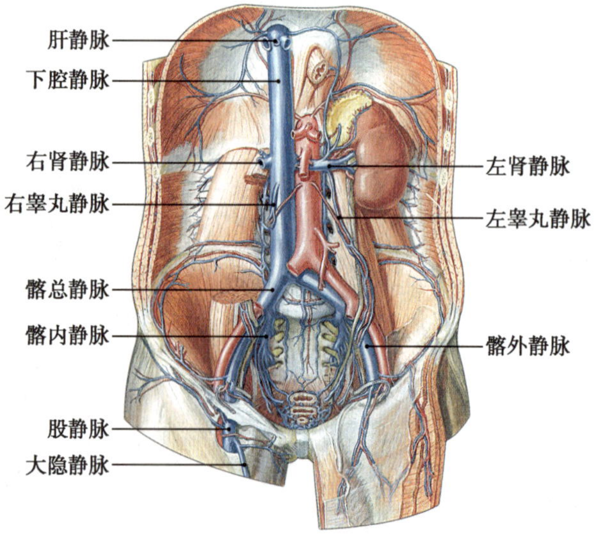

图 11-29　下腔静脉及其属支

脉穿刺。

(2) 下肢的浅静脉：主要有**大隐静脉**、**小隐静脉**(图 11-30)

大隐静脉起于足背静脉弓内侧缘，经内踝前方，沿小腿和大腿的内侧上行，在腹股沟韧带下方注入股静脉。大隐静脉在内踝前上方位置表浅，临床上常在此处作大隐静脉穿刺或输液。

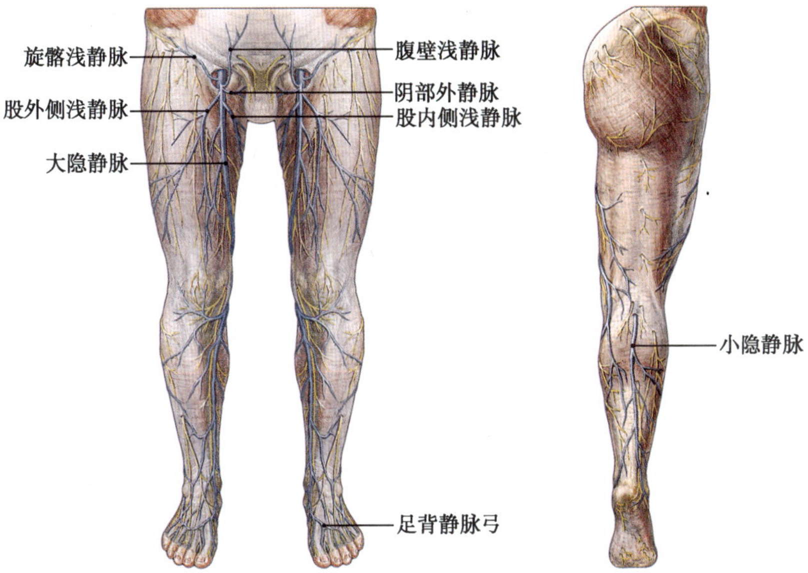

图 11-30 下肢的浅静脉

小隐静脉起自足背静脉弓外侧缘，经外踝后方，沿小腿后面上行到腘窝，穿深筋膜注入腘静脉。

3. 腹部的静脉 腹部的静脉直接或间接注入下腔静脉。壁支有 4 对腰静脉；脏支主要有**睾丸(卵巢)静脉**、**肾静脉**、**肝静脉**、**肝门静脉系**。

(1) 睾丸静脉：起自睾丸和附睾，右睾丸静脉以锐角注入下腔静脉。左睾丸静脉以直角注入左肾静脉。在女性此静脉为卵巢静脉，流注关系与男性相同。

(2) 肾静脉：从肾门横行向内侧注入下腔静脉，左肾静脉略长。

(3) 肝静脉：肝内的小叶下静脉逐步汇合，最后合成 2～3 条肝静脉，均埋于肝实质内，在肝的后缘注入下腔静脉。肝静脉收集肝门静脉及肝固有动脉运到肝内的血液(图 11-29)。

(4) 肝门静脉系：由**肝门静脉**(hepatic portal vein)及其属支组成。

肝门静脉是一条短而粗的静脉干，由**肠系膜上静脉**和**脾静脉**在胰头后方汇合而成，**肠系膜下静脉**通常注入脾静脉(图 11-31，图 11-32)。肝门静脉收集食管腹段、胃、小肠、大肠(除直肠下部)、胰、胆囊和脾等的静脉血，向右上方注入肝。

肝门静脉的主要属支有(图 11-31)：①肠系膜上静脉：与同名动脉伴行，主要收集同名动脉分布区域的静脉血；②脾静脉：与同名动脉伴行，除收集同名动脉分布区域的静脉血外，还收纳肠系膜下静脉的静脉血；③肠系膜下静脉：与同名动脉伴行，收集同名动脉分布区域

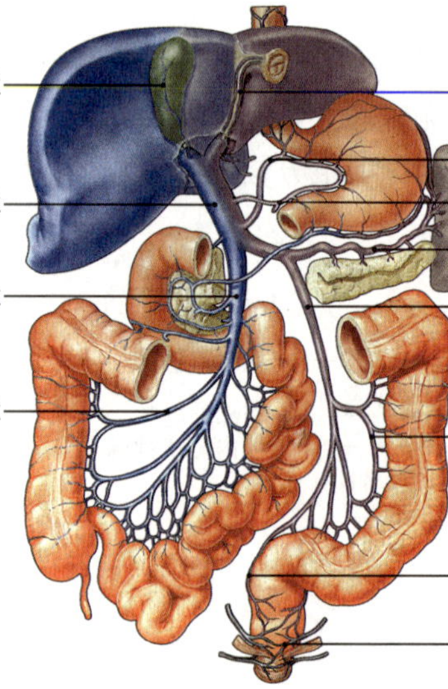

图 11-31　肝门静脉及其属支

的静脉血，注入脾静脉；④**胃左静脉**：与同名动脉伴行，收集同名动脉分布区域的静脉血，注入肝门静脉；⑤**附脐静脉**：为数条细小静脉，起于脐周静脉网，沿肝圆韧带走行，注入肝门静脉。

肝门静脉系与上、下腔静脉系间的吻合及肝门静脉侧支循环：肝门静脉的属支与上、下腔静脉系之间具有丰富的吻合，主要有下列几处(图 11-32)：

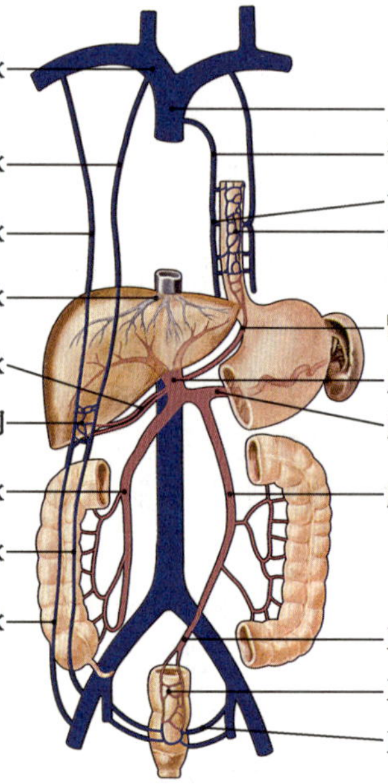

图 11-32　肝门静脉与上、下腔静脉系间的吻合(模式图)

1）通过食管静脉丛形成肝门静脉与上腔静脉间的吻合。其交通途径为：肝门静脉→胃左静脉→食管静脉丛→食管静脉→奇静脉→上腔静脉。

2）通过直肠静脉丛形成肝门静脉与下腔静脉间的吻合。其交通途径为：肝门静脉→脾静脉→肠系膜下静脉→直肠上静脉→直肠静脉丛→直肠下静脉、肛静脉→髂内静脉→髂总静脉→下腔静脉。

3）通过脐周静脉网形成肝门静脉与上、下腔静脉间的吻合。其交通途径为：肝门静脉→附脐静脉→

脐周静脉网→{胸壁的浅、深静脉→腋静脉→锁骨下静脉→头臂静脉→上腔静脉
腹壁的浅、深静脉→股静脉→髂外静脉→髂总静脉→下腔静脉}

12 第十二章 淋巴系统

第一节 总论

淋巴系统(lymphatic system)由淋巴管道、淋巴器官和淋巴组织组成。淋巴管道可分为毛细淋巴管、淋巴管、淋巴干和淋巴导管。淋巴器官包括淋巴结、脾、扁桃体和胸腺等。淋巴组织是含有大量淋巴细胞的网状组织,主要分布于消化管和呼吸道等处的管壁中。

血液经动脉运行到毛细血管动脉端时,一部分血液经过毛细血管壁进入组织间隙,形成组织液。组织液与细胞进行物质交换后,大部分经毛细血管静脉端回流入静脉,小部分则进入毛细淋巴管成为淋巴。淋巴沿淋巴管道向心流动,最后归入静脉。因此,淋巴系统是静脉的辅助系统(图 12-1)。

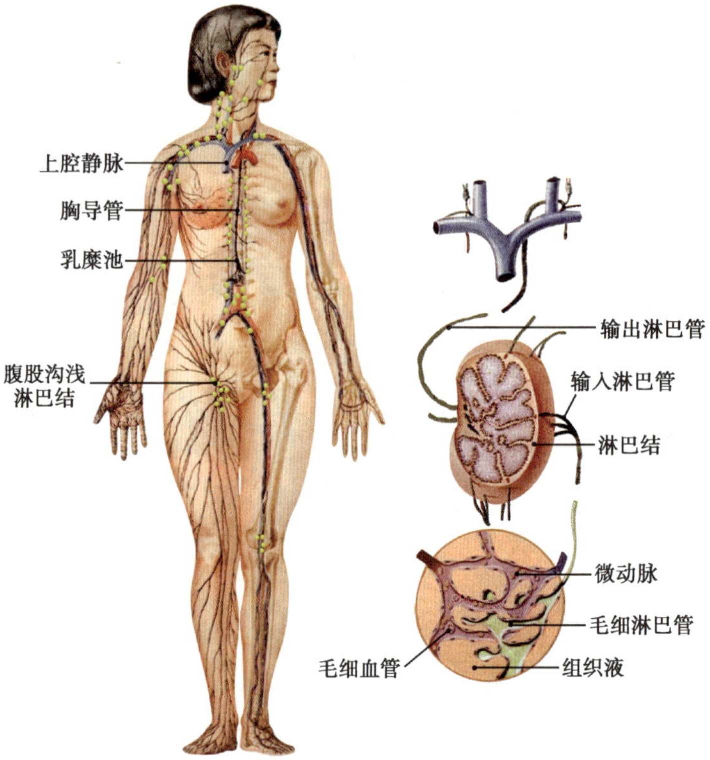

图 12-1 淋巴系统模式图

第二节 淋巴管道

一、毛细淋巴管

毛细淋巴管(lymphatic capillary)是淋巴管道的起始部分，以膨大的盲端起始于组织间隙，管壁由单层扁平细胞构成。毛细淋巴管的通透性较大，蛋白质以及癌细胞、细菌等较易进入。毛细淋巴管分布较广，除脑、脊髓及无血管的结构外，几乎遍布全身。

二、淋巴管

淋巴管(lymphatic vessel)由毛细淋巴管汇合而成。其结构与静脉相似，有丰富的瓣膜。淋巴管在向心的行程中，一般都经过一个或多个淋巴结。淋巴管分浅淋巴管和深淋巴管。浅淋巴管行于皮下，深淋巴管与深部的血管伴行，两者之间有小支相交通。

三、淋巴干

全身淋巴管逐渐汇合成较大的**淋巴干**(lymphatic trunk)。全身共有 9 条淋巴干：左、右颈干，左、右锁骨下干，左、右支气管纵隔干，左、右腰干和一条肠干(图 12-2)。

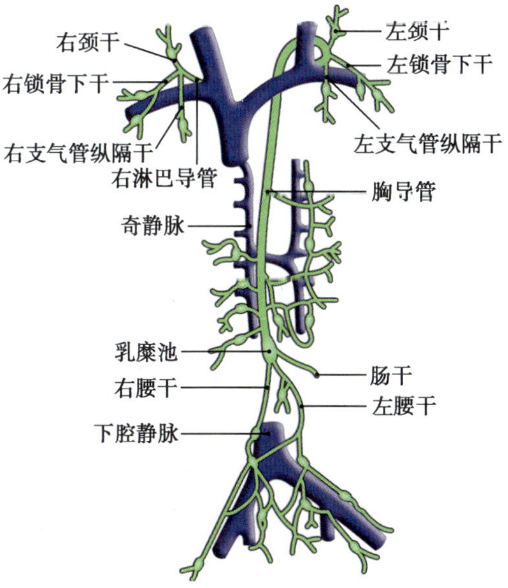

图 12-2 淋巴干和淋巴导管

四、淋巴导管

9 条淋巴干分别汇成左、右两条大的淋巴导管。

1. 胸导管(thoracic duct) 是全身最大的淋巴管道，长约 30～40cm，通常在第 1 腰椎前方由肠干和左、右腰干汇合而成。其起始部膨大，称**乳糜池**。继而经膈的主动脉裂孔入胸腔，上行到左颈根部，接纳左颈干、左锁骨下干和左支气管纵隔干，即收集下半身及左侧上半身的淋巴，注入左静脉角(图 12-1，图 12-2，图 12-7)。

2. 右淋巴导管(right lymphatic duct) 长约 1.5cm，由右颈干、右锁骨下干和右支气管纵隔干汇合而成，收集右侧上半身的淋巴，注入右静脉角。

第三节 淋巴器官

一、淋巴结

1. 淋巴结的形态 淋巴结(lymph node)一般为灰红色的圆形或椭圆形小体，它的一侧隆凸，有数根输入淋巴管进入，另一侧向内凹陷，为淋巴结门，有数根输出淋巴管发出。淋巴结有滤过淋巴、产生淋巴细胞、参与机体免疫的功能。

2. 全身主要的淋巴结群 淋巴结一般多成群分布于人体的一定部位，并接纳一定器官或一定部位的淋巴。因此，局部感染可引起有关淋巴结群的肿大或疼痛，癌细胞也常沿淋巴管转移。所以，熟悉淋巴结群的位置及其引流范围，具有一定的临床意义。

(1) 头颈部的淋巴结群：主要有**下颌下淋巴结**、**颏下淋巴结**、**耳淋巴结**、**枕淋巴结**、**颈外侧浅淋巴结**以及**颈外侧深淋巴结**(图 12-3，图 12-4)。

1) 下颌下淋巴结：位于下颌下腺附近。收纳面部的淋巴，其输出管注入颈外侧深淋巴结。

2) 颈外侧浅淋巴结：沿颈外静脉排列。收纳耳后部、枕部及颈浅部的淋巴，其输出管注入颈外侧深淋巴结。

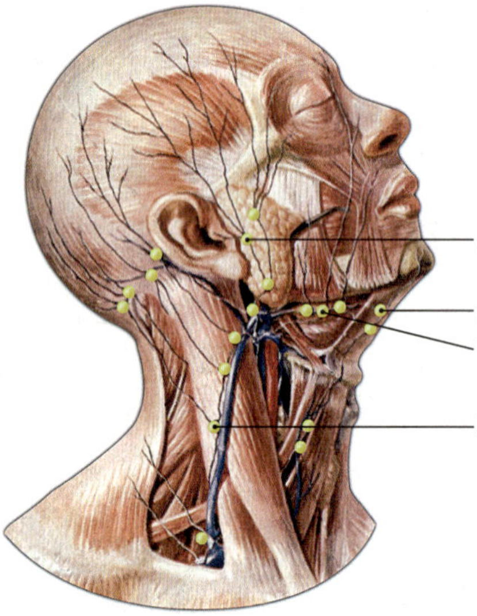

图 12-3 头颈部的淋巴管和淋巴结

3) 颈外侧深淋巴结：沿颈内静脉排列。其中位于锁骨上窝的几个淋巴结又称**锁骨上淋巴结**。在胃癌、食管癌患者，癌细胞可通过胸导管经左颈干逆流转移到左锁骨上淋巴结，引起该淋巴结肿大。颈外侧深淋巴结直接或间接地收集头颈部淋巴，输出管汇成颈干。左颈干注入胸导管，右颈干注入右淋巴导管。

(2) 上肢的淋巴结：主要有**滑车淋巴结**(即肘淋巴结)、**腋淋巴结**。

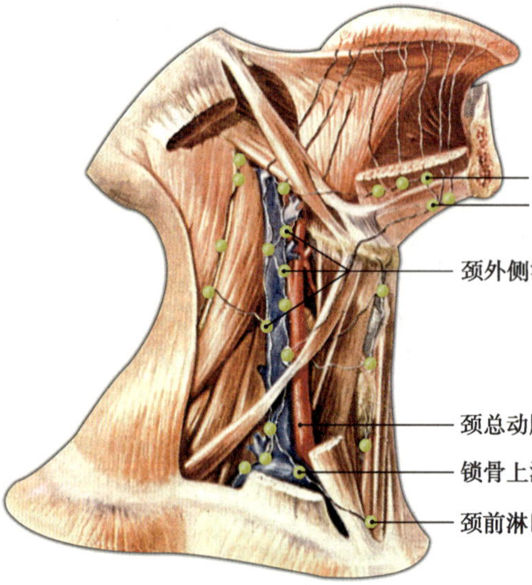

图 12-4 头颈部深层的淋巴管和淋巴结

腋淋巴结位于腋窝内，收纳上肢、胸壁和乳房等处的浅、深淋巴管。其输出管汇成锁骨下干，左锁骨下干注入胸导管，右锁骨下干注入右淋巴结导管。乳腺癌常转移到腋淋巴结（图 12-5）。

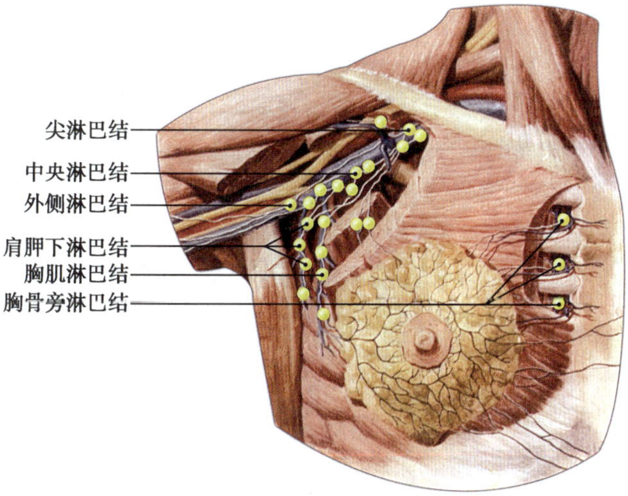

图 12-5　腋淋巴结和乳房淋巴管

（3）胸部的淋巴结：主要有支气管肺门淋巴结（又称肺门淋巴结），位于肺门处，其输出管经气管杈上、下方的气管支气管淋巴结注入气管旁淋巴结。气管旁淋巴结的输出管汇合成支气管纵隔干。左支气管纵隔干注入胸导管，右支气管纵隔干注入右淋巴导管（图 12-6）。

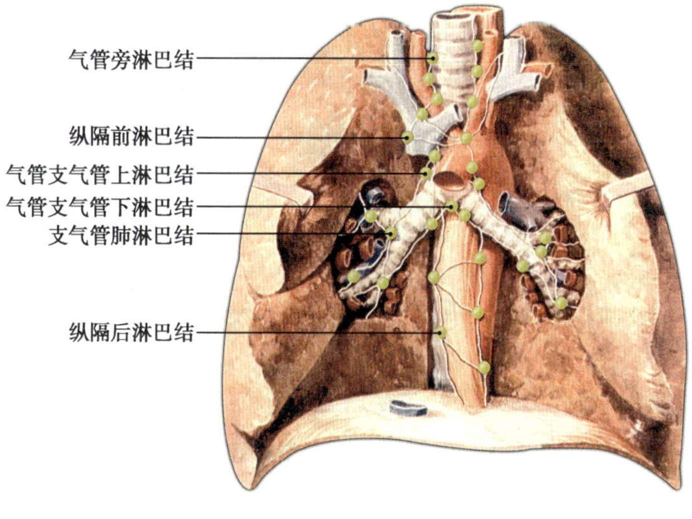

图 12-6　胸腔脏器的淋巴结

（4）腹部的淋巴结：主要有**腰淋巴结**、**腹腔淋巴结**、**肠系膜上淋巴结**和**肠系膜下淋巴结**等。

腰淋巴结在腹主动脉及下腔静脉的周围，接纳髂总淋巴结的输出管、腹后壁的淋巴管以及腹腔成对器官的淋巴管。其输出管汇成左、右腰干，注入乳糜池。

腹腔淋巴结、肠系膜上淋巴结和肠系膜下淋巴结分别位于腹腔干、肠系膜上动脉根部和肠系膜下动脉根部周围。它们分别收纳同名动脉分布区的淋巴管，输出管汇合成肠干，注入乳糜池(图 12-7，图 12-8)。

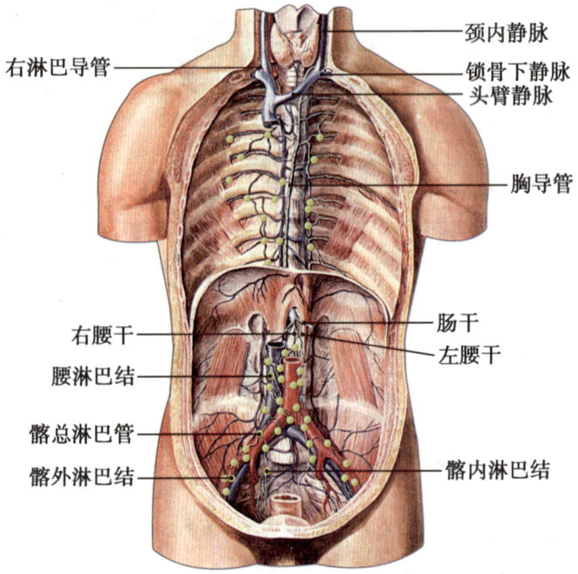

图 12-7　胸导管及腹、盆部淋巴结

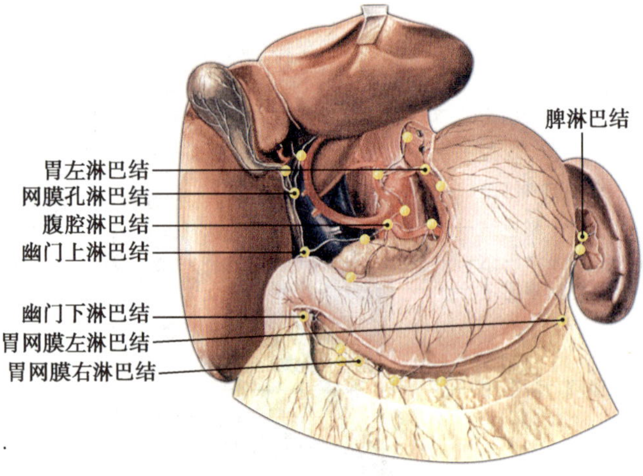

图 12-8　沿腹腔干及其分支排列的淋巴结

(5) 盆部的淋巴结：沿髂内动、静脉，髂外动、静脉和髂总动、静脉排列，分别称髂内淋巴结、髂外淋巴结和髂总淋巴结。它们分别收纳同名动脉分布区的淋巴管，最后经髂总淋巴结的输出管注入腰淋巴结(图 12-7)。

(6) 下肢的淋巴结：主要有**腘淋巴结**、**腹股沟浅淋巴结**、**腹股沟深淋巴结**等。

1）腹股沟浅淋巴结：位于腹股沟皮下，收纳腹前壁下部、外生殖器和下肢的浅淋巴管，其输出管注入腹股沟深淋巴结（图 12-1）。

2）腹股沟深淋巴结：沿股静脉根部排列，收纳腹股沟浅淋巴结的输出管及下肢的深淋巴管，其输出管注入髂外淋巴结。

全身淋巴流注关系见表 12-1。

表 12-1　全身淋巴流注一览表

右头颈部的淋巴 → 右颈外侧深淋巴结 → 右颈干 → 右淋巴导管
右上肢、胸部、乳房的淋巴 → 右腋淋巴结 → 右锁骨下干 → 右淋巴导管
右胸腔脏器的淋巴 → 右支气管纵隔干 → 右淋巴导管
右淋巴导管 → 右静脉角 → 右头臂静脉 → 上腔静脉

左头颈部的淋巴 → 左颈外侧深淋巴结 → 左颈干 → 胸导管
左上肢、胸部、乳房的淋巴 → 左腋淋巴结 → 左锁骨下干 → 胸导管
左胸腔脏器的淋巴 → 左支气管纵隔干 → 胸导管
胸导管 → 左静脉角 → 左头臂静脉 → 上腔静脉

腹腔不成对脏器的淋巴 → 肠干 → 乳糜池
腹腔成对脏器的淋巴 → 腰淋巴结 → 左、右腰干 → 乳糜池
下肢、盆部的淋巴 → 腰淋巴结
乳糜池 → 胸导管

二、脾

脾（spleen）是人体最大的淋巴器官（图 12-9）。位于左季肋区，第 9～11 肋的深面，其长轴与第 10 肋一致。正常脾在肋弓下不能触及。活体脾为暗红色，扁椭圆形，质软较脆，故在左季肋区受暴力打击时易导致脾破裂。

脾分为内、外侧两面，上、下两缘和前、后两端。内侧面凹陷为脏面，与胃底、左肾、左肾上腺和胰尾等相邻，脏面近中央处有脾门，是血管、神经等出入之处。外侧面平滑隆凸，贴于膈穹下面。上缘前部有 2～3 个脾切迹，是临床上触诊脾的重要标志。

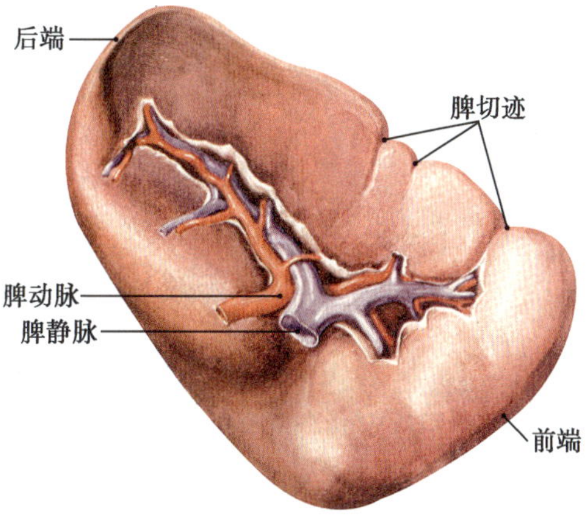

图 12-9　脾（脏面）

脾为腹膜内位器官。在脾附近的韧带或大网膜内，常可见到暗红色、大小不等、数目不一的副脾（出现率 10%～40%）。

脾的主要功能是储血、造血、滤血、清除衰老的红细胞及参与机体免疫反应等。

三、胸腺

胸腺(thymus)位于胸腔内上纵隔前份，在胸骨柄和肋软骨之后。胸腺可分为左、右两叶，色灰红，质柔软(图 12-10)。幼儿的胸腺发达，至青春期重约 25～40g，以后逐渐退化和萎缩，被脂肪组织所替代。胸腺是中枢淋巴器官，兼有内分泌功能，其主要功能是产生 T 细胞和分泌胸腺素。

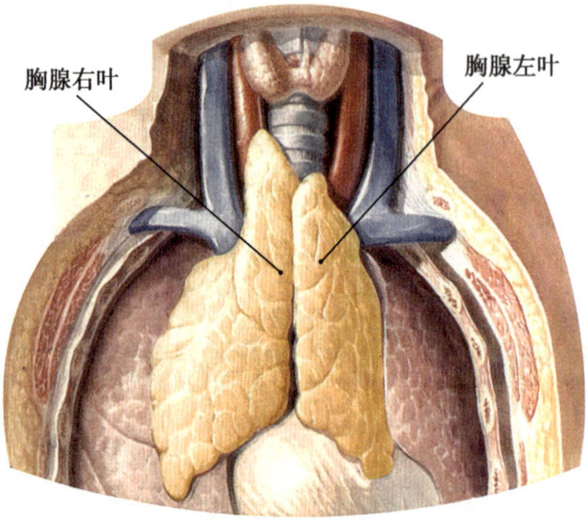

图 12-10　胸腺

(成海龙)

感 觉 器

13 第十三章 概 述

感觉器(sensory organs)是感受器及其附属结构的总称，是机体感受特定刺激的装置。**感受器**(receptor)是机体感受内、外环境各种刺激而产生兴奋的结构，广泛分布于人体各部，其结构和功能各异。有的结构十分简单，仅由感觉神经的游离末梢形成，如接受痛觉刺激的痛觉感受器；有的结构相对复杂，由一些组织结构形成被囊包裹神经末梢构成，例如感受触觉、压觉等刺激的触觉小体、环层小体等；有的结构则极为复杂，不仅感受装置更为完善，而且具有各种对感受器起保护作用和使感受器的功能充分发挥作用的复杂的附属装置，例如，视器(眼)、前庭蜗器(耳)等，这些特殊的感受器即为感觉器。

感受器的功能是感受不同类型的刺激并将之转变为神经冲动，该神经冲动经过感觉神经和中枢神经系统的传导通路，传至大脑皮质，产生相应的感觉。在正常情况下，感受器只对某一种适宜的刺激特别敏感，例如，视网膜的适宜刺激是一定波长的光，耳蜗的适宜刺激是一定频率的声波等。

感受器的分类方法较多，通常按其所在部位和接受刺激的来源，将感受器分为3类：

1. **内感受器**(interoceptor) 分布于内脏和心血管等处，接受来自内环境的物理或化学刺激，如压力、温度、渗透压、离子和化合物浓度的变化等。嗅觉和味觉感受器虽接受的刺激来自外界，但与内脏活动有关，仍属于内感受器。

2. **外感受器**(exteroceptor) 分布于皮肤、黏膜、视器和听器等处，接受来自外界环境的机械性或化学性刺激。

3. **本体感受器**(proprioceptor) 分布于关节、肌、肌腱和内耳的前庭和壶腹等处，接受机体运动和平衡时产生的刺激。

还可以根据感受器特化的程度将感受器分为两类：

1. **一般感受器** 分布于全身各部，如存在于皮肤内的痛觉、温度觉、触觉、压力觉感受器，肌、腱、关节处的运动觉和位置觉感受器，以及存在于内脏和心血管等处的化学感受器和压力感受器等。

2. **特殊感受器** 结构较为复杂，只分布在头部，如眼、耳、鼻、舌内的视觉、听觉、平衡觉、嗅觉及味觉等感受器。

14 第十四章 视　　器

视器(visual organ)又称**眼**(eye),由眼球和眼副器共同组成。眼球具有感受光波的刺激,并将其转变为神经冲动的功能。

第一节 眼　　球

眼球(eyeball)为视器的主要部分,位于眶的前部,其前面有眼睑保护,后端借视神经连于间脑的视交叉。眼球近似球形,其前面角膜正中点称**前极**,后面巩膜正中点称**后极**。前、后极的连线称为**眼轴**。经瞳孔中央延至视网膜黄斑中央凹的连线,称为**视轴**。

眼球由眼球壁及眼球内容物组成(图 14-1)。

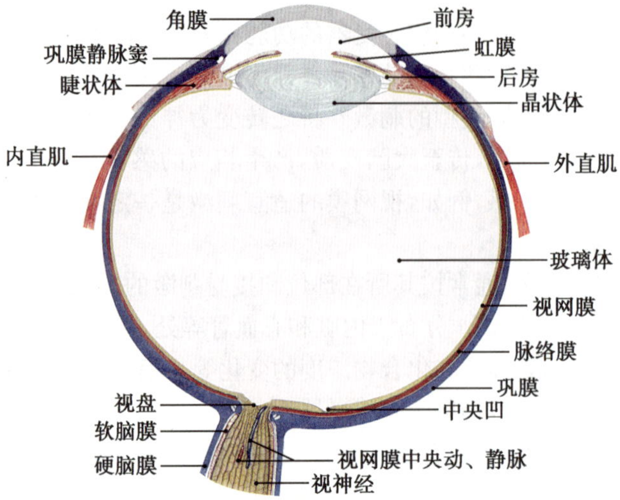

图 14-1　右眼球水平切面

一、眼球壁

眼球壁(wall of eyeball)有 3 层,由外向内依次为纤维膜、血管膜和视网膜。

(一) 纤维膜

纤维膜(fibrous tunic)又称外膜,位于眼球壁的最外层,由坚韧的结缔组织构成,具有维持眼球形状、保护眼球内容物的作用。可分为角膜和巩膜两部分。

1. **角膜**(cornea)　占纤维膜的前 1/6,无色透明,略向前凸,具有屈光作用。角膜无血管，但感觉神经末梢丰富，因而感觉极灵敏。

2. **巩膜**（sclera） 占纤维膜的后5/6，呈乳白色，不透明，厚而质地坚韧，有保护眼球内容物的作用。巩膜和角膜交界处的深部有一细小的环形小管，称**巩膜静脉窦**，是房水回流的通道。巩膜后方与视神经鞘相延续。

（二）血管膜

血管膜（vascular tunic）又称中膜或色素膜，位于纤维膜内面，富有血管和色素细胞，呈棕黑色。自前向后依次分为虹膜、睫状体和脉络膜3部分。

1. **虹膜**（iris） 为血管膜的最前部，位于角膜的后方，呈圆盘状，中央有一圆孔，称**瞳孔**。虹膜把角膜和玻璃体之间的腔隙分成较大的眼前房和较小的眼后房，两者借瞳孔相通。在前房内，虹膜和角膜交界处构成**虹膜角膜角**，又称**前房角**（图14-2）。

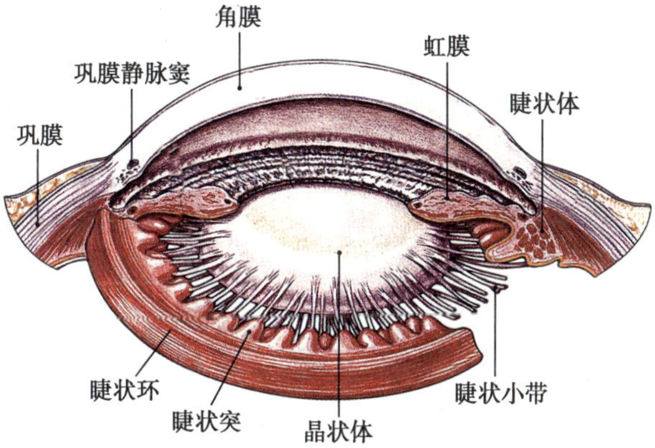

图14-2 睫状体及虹膜

虹膜内有两种不同方向排列的平滑肌：一部分环绕瞳孔周围排列，称**瞳孔括约肌**；另一部分由瞳孔向周围呈放射状排列，称**瞳孔开大肌**。它们收缩时分别使瞳孔缩小和开大，从而调节进入眼内光线的多少。在弱光下或看远方时，瞳孔开大，反之，瞳孔缩小。在活体，透过角膜可看见虹膜和瞳孔，虹膜的颜色因人种而不同。

2. **睫状体**（ciliary body） 位于巩膜与角膜移行部的内面，虹膜的后方，是血管膜环形增厚的部分，在眼球的矢状面上呈三角形。睫状体前部有许多向内的突起，称**睫状突**。由睫状突发出细丝状的**睫状小带**与晶状体相连（图14-2，图14-3）。睫状体内有平滑肌，称睫状肌，该肌收缩，睫状突向晶状体靠近，使睫状小带松弛，从而调节晶状体的曲度。

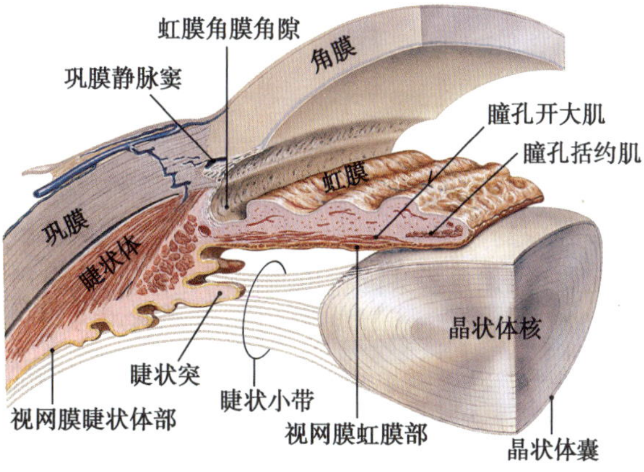

图14-3 睫状体

3. **脉络膜**（choroid） 占血管膜的后2/3，富含血管和色素细胞，具有营养眼球和吸收眼内分散的光线以免扰乱视觉的作用。

（三）视网膜

视网膜(retina)又称内膜，衬在眼球血管膜的内面，自前向后可分为3部分，即**虹膜部**、**睫状体部**和**视部**。虹膜部和睫状体部的视网膜无感光作用，故又称**视网膜盲部**；视网膜视部衬于脉络膜内面，具有感光功能。视网膜后部偏鼻侧有一白色圆盘状隆起，称**视神经盘**(以前也称**视神经乳头**)，为视神经纤维汇集处，并有视网膜中央动静脉和视神经通过，无感光功能，称生理盲点。视神经盘的颞侧约3.5mm处有一黄色圆形小区，称**黄斑**。黄斑的中央略凹陷，称**中央凹**，是感光、辨色最敏锐的部位(图14-1，图14-4)。

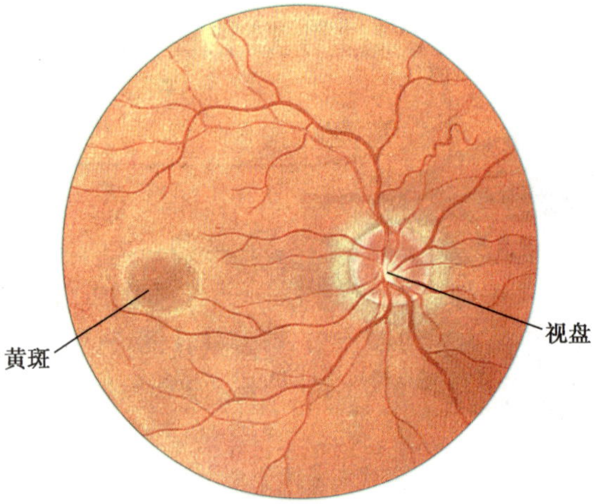

图14-4　眼底(右侧)

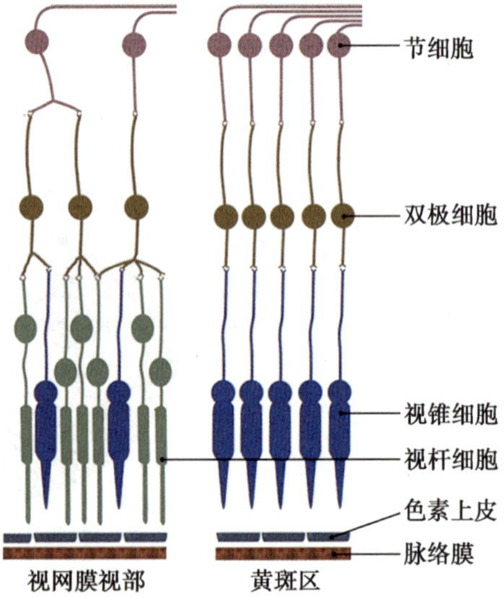

图14-5　视网膜的神经细胞示意图

视网膜视部组织结构复杂，可分为内、外两层。外层为色素上皮层，具有保护感光细胞的作用。内层为神经细胞层，自外向内排列有3层神经细胞(图14-5)：①外层为感光细胞(**视锥细胞**和**视杆细胞**)，视锥细胞主要分布在视网膜的中央部，能感受强光和分辨颜色；视杆细胞主要分布在视网膜的周边部，能感受弱光。②中层为**双极细胞**，能将感光细胞的神经冲动传导至内层的节细胞。③内层为**节细胞**，其轴突在视网膜后部的视神经盘处汇集，穿过脉络膜和巩膜形成视神经。视网膜内、外两层间连接疏松，在病理情况下两层分离，便形成视网膜脱离。

二、眼球的内容物

眼球的内容物包括房水、晶状体和玻璃体(图14-1)。这些结构均无色透明，具有屈光作用，它们和角膜共同构成眼的屈光系统。

（一）房水

房水(aqueous humor)为无色透明的液体，充满于眼房内。眼房是角膜与晶状体及睫状体之间的腔隙，以瞳孔为界分为较大的前房和较小的后房。前房和后房借瞳孔相通。

房水自睫状体产生后，先进入后房，然后经瞳孔流入前房，再经虹膜角膜角渗入巩膜静脉窦，最后注入眼静脉。房水有屈光、营养角膜和晶状体以及维持眼内压力的作用。如房水循环障碍可致眼压升高，视力下降，临床上称为青光眼。

（二）晶状体

晶状体(lens)位于虹膜的后方，呈双凸透镜状，前面较平坦，后面较隆凸，周缘借睫状小带连于睫状突(图 14-2)。晶状体不含血管和神经，无色透明，富有弹性。晶状体外包具有高度弹性的薄膜，称**晶状体囊**。晶状体周围部较软，称**晶状体皮质**；中央部较硬，称**晶状体核**。

晶状体具有屈光功能，是眼球调节视力的主要结构。当看近物时，睫状肌收缩，睫状小带放松，晶状体靠自身的弹性变凸，其折光力增强；看远物时，则与其相反。老年人的晶状体弹性下降，睫状肌逐渐萎缩，调节功能减退，故看近物时视力模糊，看远物时清楚，称老视。晶状体若因创伤或疾病而变混浊，则形成白内障。

（三）玻璃体

玻璃体(vitreous body)是无色透明的胶体物质，填充于晶状体与视网膜之间。除有折光外，还有支持视网膜的作用。若玻璃体出现混浊，会造成不同程度的视力障碍。若支撑作用减弱，则可导致视网膜脱离。

第二节　眼　副　器

眼副器(accessory organs of eye)包括眼睑、结膜、泪器和眼球外肌等，有保护、支持、运动眼球的功能。

一、眼睑

眼睑(eyelids)位于眼球的前方，对眼球起保护作用。可分为**上睑**和**下睑**，上、下睑之间的裂隙，称**睑裂**(图 14-6，图 14-7)。睑裂的内、外侧端分别称**内眦**和**外眦**。睑的游离缘为**睑缘**，长有 2～3 行弯曲向前的**睫毛**。

上、下眼睑的前面为皮肤，后面为**睑结膜**，其间有皮下组织、肌层和睑板。眼睑的皮肤细薄，皮下组织疏松，故可因出血或积水而肿胀。肌层主要为眼轮匝肌，该肌收缩时睑裂关闭。**睑板**由致密结缔组织构成，呈半月形(图 14-7)。睑板内有**睑板腺**，开口于睑缘。睑板腺分泌油样液体，有润滑睑缘、防止泪液外溢的作用。

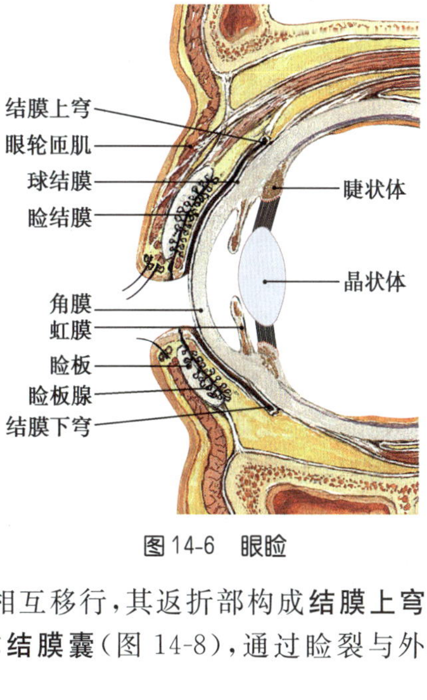

图 14-6　眼睑

二、结膜

结膜(conjunctiva)是一层薄而透明的黏膜，富含血管。结膜衬于眼睑的后面和眼球巩膜的前面，分别叫**睑结膜**和**球结膜**。睑结膜与球结膜相互移行，其返折部构成**结膜上穹**和**结膜下穹**。睑裂闭合时，结膜围成的囊状腔隙称**结膜囊**(图 14-8)，通过睑裂与外界相通。

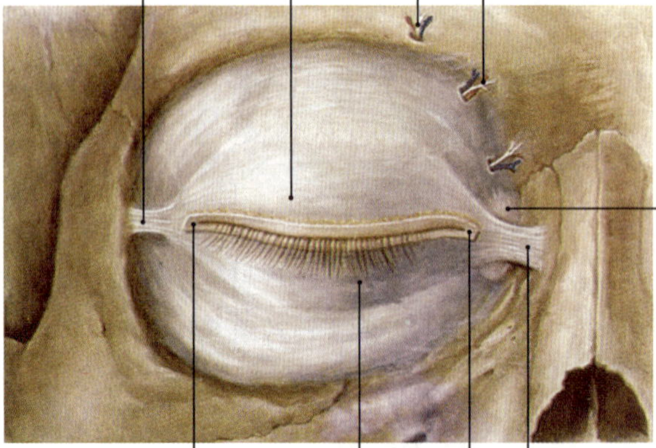

图 14-7　睑板

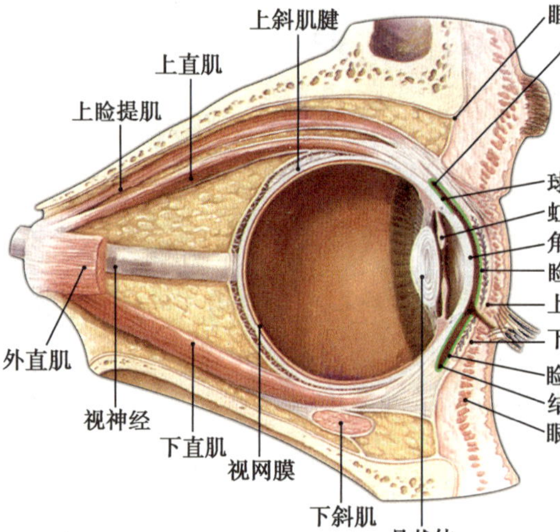

图 14-8　眶腔矢状切面

三、泪器

泪器由泪腺和泪道组成(图 14-9)。泪道包括泪点、泪小管、泪囊和鼻泪管。

(一) 泪腺

泪腺位于眶上壁前外侧的泪腺窝内,有 10～20 条排泄管开口于结膜上穹的外侧部,它分泌泪液,借瞬目活动涂抹于眼球的表面,湿润和清洁角膜,多余的泪液流向内眦,经泪点进入泪小管。

(二) 泪道

泪道包括泪点、泪小管、泪囊和鼻泪管。

1. **泪点**　位于上、下睑缘近内眦处,为一针尖样小孔,是泪小管的起始处。

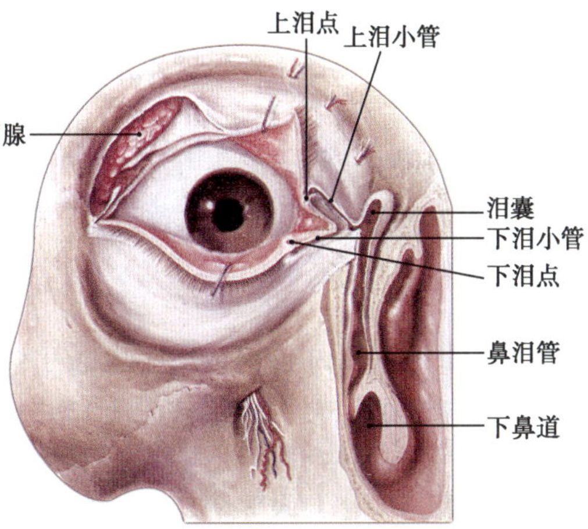

图 14-9　泪器

2. **泪小管**　起自泪点，分上、下泪小管，分别位于上、下睑内侧部的皮下，起自泪点，以后最初分别向上、下垂直行走，然后呈水平方向进入泪囊上部。

3. **泪囊**　位于眶内侧壁前部的泪囊窝内，为一膜性囊。上端为盲端，下端与鼻泪管相连。

4. **鼻泪管**　是衬于骨性鼻泪管内的膜性管道，上部包埋于骨性鼻泪管中，与泪囊相接，下端开口于下鼻道外侧壁的前部。

四、眼球外肌

眼球外肌(extraocular muscles)为视器的运动装置，包括 6 条运动眼球的肌和 1 条提上睑的肌(图 14-10)。

运动眼球的肌包括 4 条直肌和 2 条斜肌。**上直肌**位于上睑提肌下方，眼球的上方，收缩可使眼球转向内上方；**下直肌**位于眼球的下侧，收缩可使眼球转向内下方；**内直肌**位于眼球的内侧，收缩可使眼球转向内侧；**外直肌**位于眼球的外侧，收缩可使眼球转向外侧；**上斜肌**起

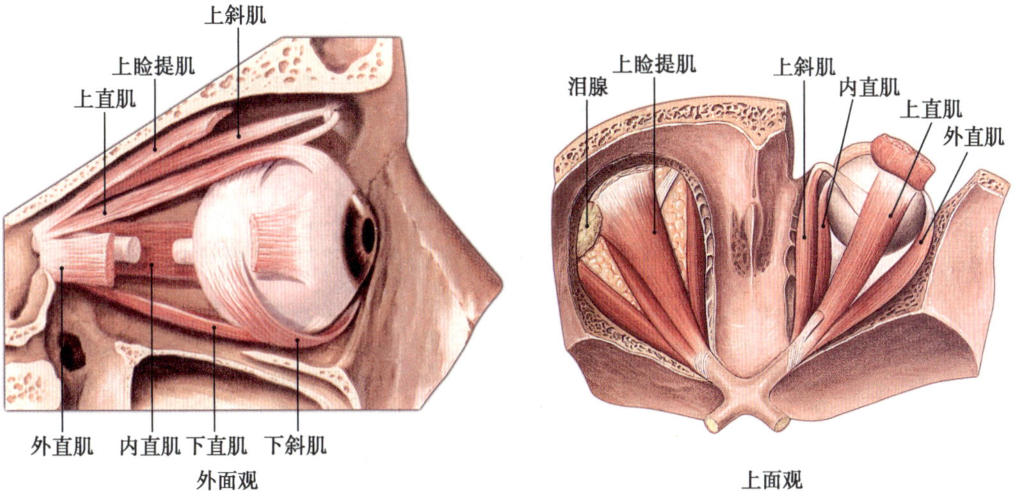

图 14-10　眼外肌

自视神经管的总腱环，位于上直肌和内直肌之间，以细腱通过附于眶内侧壁前上方的纤维滑车，然后转向后外，在上直肌的下方止于眼球中纬线后外方，收缩可使眼球转向外下方；**下斜肌**起自眶下壁的内侧近前缘处，斜向后外行于眶下壁与下直肌之间，止于眼球下面中纬线之后，收缩可使眼球转向外上方。眼球的正常运动，多由上述6肌协同完成。

上睑提肌起自视神经管的上方，向前止于上睑，上睑提肌的功能为上提上睑。

五、眶脂体与眶筋膜

眶脂体（adipose body of orbit）是充填于眶内各结构之间的脂肪组织团块，其功能是固定眶内各种软组织，对眼球及眶内的血管神经等起支持保护作用（图14-8）。眶筋膜又称**眼球鞘**，为致密结缔组织纤维膜，位于眶脂体与眼球之间，前方起自角膜缘稍后处的巩膜，向后续于视神经周围的视神经鞘。在眼球周围与眼球鞘之间存留的间隙称**巩膜外隙**，眼球在此空隙内可灵活转动。

第三节　眼的血管和神经

一、眼的动脉

眼的血液供应主要来自眼动脉。**眼动脉**是颈内动脉在颅内的分支，与视神经一起经视神经管入眶，分支分布于眼球、泪器和眼球外肌等。眼动脉最重要分支是**视网膜中央动脉**（central artery of retina），它在眼球后方穿入视神经，行于视神经中央并从视神经盘穿出，然后分为**视网膜鼻侧上小动脉**、**视网膜鼻侧下小动脉**和**视网膜颞侧上小动脉**、**视网膜颞侧下小动脉**（图14-4），营养视网膜内层。临床上常用眼底镜观察此动脉，以帮助诊断某些疾病。

二、眼的静脉

眼的静脉主要有视网膜中央静脉和涡静脉（图14-11）。**视网膜中央静脉**与同名动脉伴

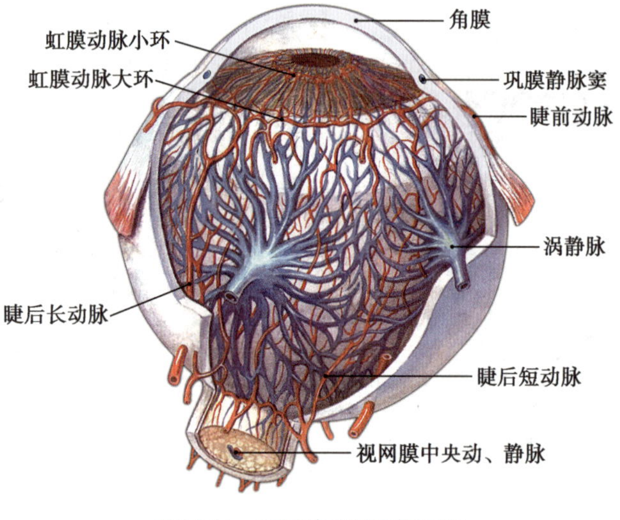

图14-11　虹膜的动脉和涡静脉

行，收集视网膜的静脉血；**涡静脉**位于眼球壁血管膜的外层，有 4～6 条，收集虹膜、睫状体和全部脉络膜回流的静脉血。视网膜中央静脉和涡静脉均注入眼上静脉、眼下静脉。眼上静脉和眼下静脉向前与面静脉的内眦静脉吻合，向后注入海绵窦。由于眼部静脉无静脉瓣，因此面部感染可经此途径侵入海绵窦而导致颅内感染。

三、眼的神经

眼的神经支配来源较多，除视神经外，其感觉神经来自三叉神经。眼球外肌由动眼神经、滑车神经、展神经支配，瞳孔括约肌和睫状肌受副交感神经支配，瞳孔开大肌受交感神经支配。

15 第十五章 前庭蜗器

前庭蜗器(vestibulocochlear organ)又称**位听器**,也称为**耳**(ear),由感受头部运动及位置变化的**前庭器**和感受声波刺激的**听器**两部分组成。两部分虽然功能不同,但在结构上关系密切。前庭蜗器按部位又可分为外耳、中耳和内耳3部分(图15-1)。外耳和中耳是收集、传导声波的装置,内耳有感受声波刺激和位觉刺激的感受器。

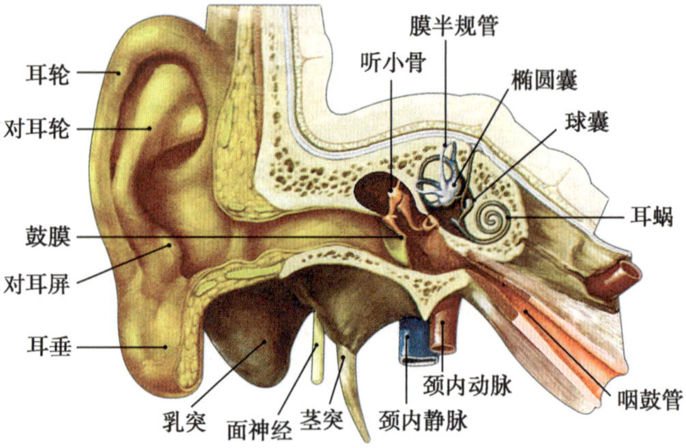

图15-1 前庭蜗器全貌

第一节 外 耳

外耳(external ear)包括耳廓、外耳道和鼓膜。

一、耳廓

耳廓(auricle)位于头部两侧,呈漏斗形,凸面向后,凹面朝向前外。耳廓的上方大部分以弹性软骨作为支架,表面覆以皮肤和少量皮下组织。耳廓的下1/3部称**耳垂**,内无软骨,仅含结缔组织和脂肪,是临床上常用的采血部位。

二、外耳道

外耳道(external acoustic meatus)为外耳门与鼓膜间的一条弯曲管道,全长2.0～2.5cm。其外1/3为耳廓软骨的延续,称**软骨部**;内2/3位于颞骨内,为**骨部**。外耳道的走行方向由外而内先向前,再稍向后上,最后向前下,呈S形弯曲。行外耳道和鼓膜检查时,向后上方牵拉耳廓,可使外耳道变直,以便于观察外耳道及鼓膜的全貌。婴幼儿因外耳道发育不完全，其外耳道短而狭窄，鼓膜位置较水平，故检查鼓膜时，须向后下方牵拉耳廓。

外耳道皮下组织薄，皮肤与深部软骨膜及骨膜结合紧密，因而在炎性肿胀时疼痛剧烈。外耳道的皮肤除含有毛囊和皮脂腺外，还有能分泌耵聍的**耵聍腺**，耵聍干燥后成块状，若阻塞外耳道，可妨碍听力。

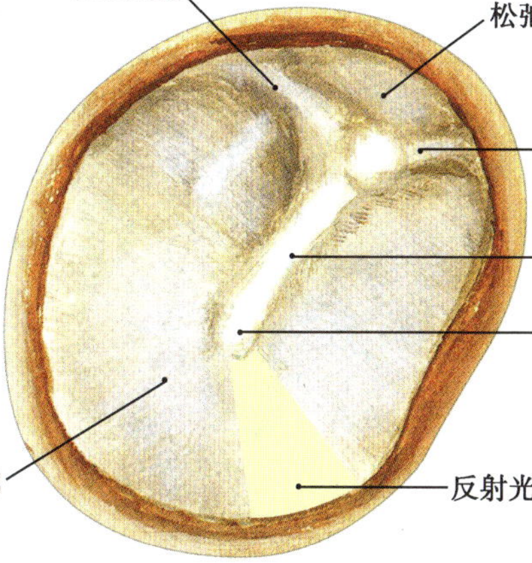

图 15-2　鼓膜

三、鼓膜

鼓膜(tympanic membrane)为椭圆形半透明的薄膜，呈浅漏斗状，位于外耳道与中耳鼓室之间。鼓膜的外侧面朝前外下方倾斜，与外耳道底呈 45°～50°角。婴儿的鼓膜倾斜度更大，几乎呈水平位。鼓膜中心向内侧凹陷，称**鼓膜脐**，内面有锤骨柄末端附着。鼓膜的上 1/4 为**松弛部**，薄而松弛，呈粉红色；下 3/4 为**紧张部**，坚实紧张，呈灰白色，前下方有一锥形反光区，称**光锥**(图 15-2)。如光锥变形或消失，则提示鼓膜内陷。

第二节　中　　耳

中耳(middle ear)包括鼓室、咽鼓管、乳突窦和乳突小房。

一、鼓室

鼓室(tympanic cavity)是颞骨岩部内一个不规则的含气小腔，介于鼓膜与内耳之间。内有听小骨、韧带、肌、血管和神经。鼓室腔面及上述结构表面都被覆黏膜。

(一) 鼓室壁

鼓室有上、下、前、后、内侧及外侧 6 个壁(图 15-3)。

1. 上壁　又称**鼓室盖**，是分隔鼓室与颅中窝的薄骨板。
2. 下壁　又称**颈静脉壁**，为分隔鼓室与颈静脉窝的薄骨板。
3. 前壁　又称**颈动脉壁**，即颈动脉管的后壁，上方有咽鼓管开口。
4. 后壁　又称**乳突壁**，上部有乳突窦的开口，由此向后经乳突窦连通乳突小房。窦口的稍下方有一**锥隆起**，内藏镫骨肌。
5. 外侧壁　又称**鼓膜壁**，大部分由鼓膜构成，鼓膜上方是颞骨鳞部骨质围成的鼓膜上隐窝。
6. 内侧壁　又称**迷路壁**，也是内耳的外壁。此壁中部隆起，称**岬**。岬的后上方有呈卵圆形的**前庭窗**，为镫骨底封闭，前庭窗后上有一弓形隆起，称面神经管凸，内有面神经管。岬的后下部有呈圆形的**蜗窗**，在活体有薄膜封闭，称第二鼓膜。

(二) 听小骨

鼓室内有 3 块**听小骨**(auditory ossicles)，由外侧向内侧依次为**锤骨**、**砧骨**和**镫骨**，它们

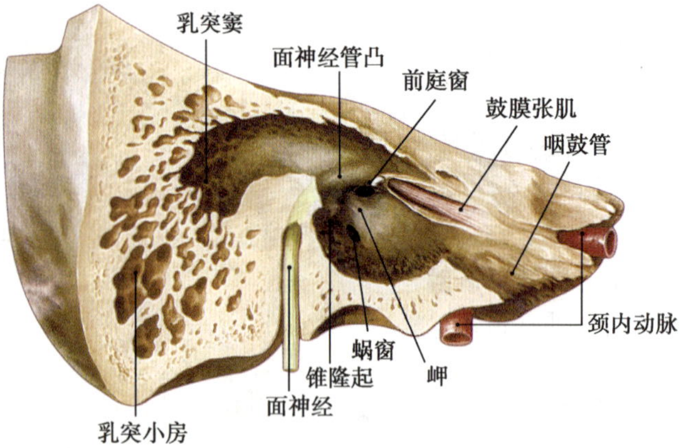

图 15-3　鼓室内侧壁

以关节相连，构成听骨链（图 15-4）。听骨链的外侧端借锤骨柄附于鼓膜脐，内侧端由镫骨底封闭前庭窗，3 块听小骨似一曲折的杠杆系统，可将声波振动由鼓膜传入内耳。

1. **锤骨**（malleus）　形如鼓槌，有一个头和一个柄。锤骨柄细长，末端附着于鼓膜脐处；锤骨头与砧骨体形成关节。

2. **砧骨**（incus）　分砧骨体和长、短两脚。体与锤骨头形成关节，长脚与镫骨头形成关节。

3. **镫骨**（stapes）　主要由头、前后两脚和底 4 部分构成。头与砧骨长脚相连，镫骨底借韧带附着于前庭窗。

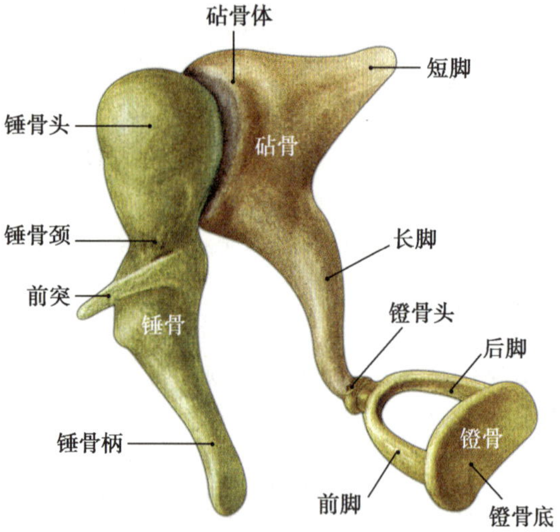

图 15-4　听小骨

二、咽鼓管

咽鼓管（auditory tube）是鼻咽部与鼓室间的通道（图 15-1），可使鼓室内外的气压保持平衡，有利于鼓膜的振动。若咽鼓管阻塞，空气不能进入鼓室，鼓室内原有空气被吸收呈负压，使鼓膜内陷，此时患者有耳内堵塞感及耳聋、耳鸣等症状。咽鼓管分骨部和软骨部，近鼓室的 1/3 为**骨部**，位于颞骨岩部内；近咽的 2/3 为**软骨部**，其内侧端开口于鼻咽部的侧壁，称**咽鼓管咽口**。咽鼓管咽口平时处于闭合状态，当吞咽或张口时咽口张开，空气进入鼓室。幼儿的咽鼓管较成人短而平，腔径也较大，故咽部感染易沿咽鼓管侵入鼓室引起中耳炎。

三、乳突窦和乳突小房

乳突窦（mastoid antrum）和**乳突小房**（mastoid cells）是颞骨乳突内许多互相连通的含气小腔。乳突窦介于乳突小房与鼓室之间，比乳突小房各腔稍大（图 15-3）。乳突小房和乳突窦内均衬有黏膜，并与鼓室黏膜相延续，故中耳炎可向后蔓延，引起乳突炎。

第三节　内　　耳

内耳(internal ear)又称迷路(labyrinth),位于颞骨岩部内,介于鼓室与内耳道之间,其形状不规则,构造复杂,分为骨迷路和膜迷路,膜迷路套在骨迷路内。膜迷路内充满无色透明的液体,称为**内淋巴**;膜迷路与骨迷路之间的淋巴则称为**外淋巴**,内、外淋巴互不相通。

一、骨迷路

骨迷路(bony labyrinth)是由密质骨围成的曲折隧道,位于颞骨岩部骨质中。从前向后沿颞骨岩部的长轴,依次分为耳蜗、前庭和骨半规管 3 部分(图 15-5)。

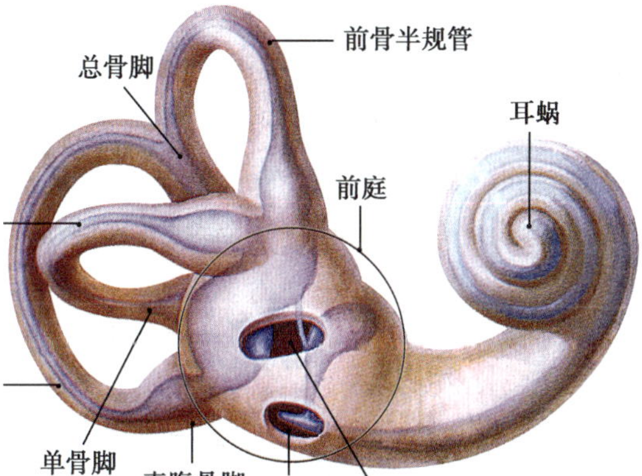

图 15-5　骨迷路

(一) 前庭

前庭(vestibule)是位于骨迷路中部的一个不规则小腔,其外侧壁即鼓室的内侧壁,内侧壁是内耳道底,后壁有 5 个小孔通 3 个骨半规管,前壁有一大孔通向耳蜗。

(二) 骨半规管

骨半规管(bony semicircular canals)为 3 个互相垂直的半环形小管。按其位置可分为前骨半规管、后骨半规管和外骨半规管。每个半规管有两个骨脚,其中一个骨脚细小,称单骨脚;而另一个骨脚膨大成壶腹骨脚,壶腹骨脚的膨大部称**骨壶腹**。前、后骨半规管的单骨脚合成一个总骨脚,因此,3 个骨半规管在前庭只有 5 个开口。

(三) 耳蜗

耳蜗(cochlea)位于前庭的前方,形似蜗牛壳。蜗顶朝向前外,蜗底朝向后内(即内耳道底)。耳蜗的中央是骨松质组成的蜗轴,呈水平位圆锥形。耳蜗的骨性管道称**蜗螺旋管**,起于前庭,环绕蜗轴约两周半后以盲端终于蜗顶。在蜗轴上,有向蜗螺旋管内伸入的螺旋形骨板,称骨螺旋板。其游离缘连于膜迷路的蜗管,骨螺旋板与蜗管共同将蜗螺旋管分成位于上方的**前庭阶**和下方的**鼓阶**,故耳蜗内共有 3 条管道。前庭阶起自前庭,与前庭窗相接;鼓阶终止于第二鼓膜,与蜗窗相接,两阶在蜗顶处借蜗孔彼此相通(图 15-6)。

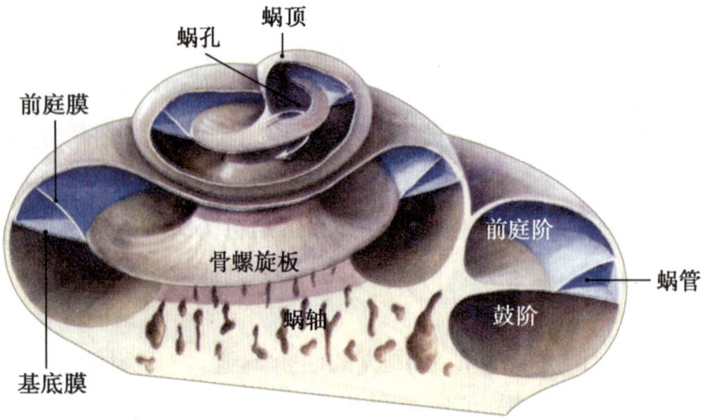

图 15-6 耳蜗轴切面

二、膜迷路

膜迷路(membranous labyrinth)是套在骨迷路内的密闭的膜性小管或小囊，管径较骨迷路小，借纤维束固定于骨迷路(图 15-7)。可分为 3 部分：

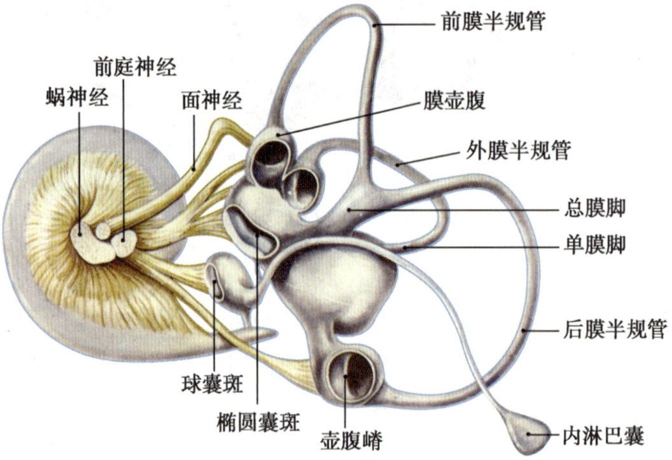

图 15-7 膜迷路

(一) 椭圆囊和球囊

椭圆囊(utricle)和**球囊**(saccule)位于前庭内，椭圆囊位于后上部，球囊在前下部，两者借细管相连。椭圆囊的后壁有 5 个开口，与 5 个膜半规管相连通。在椭圆囊底部有**椭圆囊斑**。球囊较椭圆囊小，下端借连合管连于蜗管，其前壁有**球囊斑**。椭圆囊斑和球囊斑都是位觉感受器，能感受直线加速或减速运动的刺激。

(二) 膜半规管

膜半规管(membranous semicircular ducts)位于骨半规管内，其形态与骨半规管相似，也有相应的膨大部分，称**膜壶腹**，其内面有与半规管长轴垂直的嵴状隆起，称**壶腹嵴**，是位觉感受器，能感受旋转变速运动的刺激。

（三）蜗管

蜗管(cochlear duct)为耳蜗内的膜性小管，起自前庭，借前连合管与球囊相连，以盲端终止蜗顶。蜗管的横切面呈三角形，其上壁为前庭膜，将前庭阶和蜗管隔开；外侧壁较厚，与螺旋管内面的骨膜结合；下壁为基底膜，膜上有**螺旋器**，即 **Corti 器**，为听觉感受器(图 15-8)。

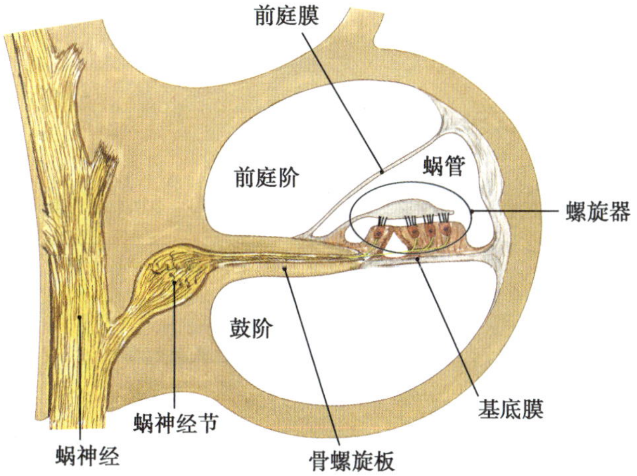

图 15-8 螺旋器

声波的传导 声波传入内耳有空气传导和骨传导两条途径，正常情况下以空气传导为主。

1. **空气传导** 耳廓收集的声波经外耳道传至鼓膜，鼓膜振动引起听骨链运动，经镫骨底传至前庭窗，引起前庭阶的外淋巴波动，外淋巴的波动又经前庭膜传到蜗管的内淋巴，从而引起内淋巴波动和基底膜振动，刺激螺旋器产生神经冲动，经蜗神经传入脑，产生听觉(图 15-9)。

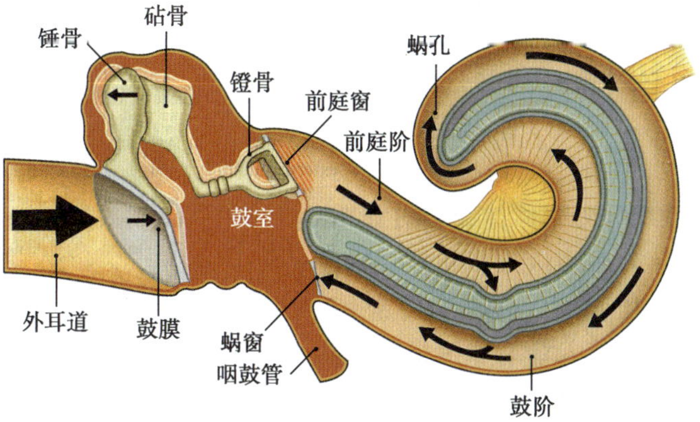

图 15-9 声波的传导途径

2. **骨传导** 声波引起的振动经颅骨传入迷路，引起内耳的内、外淋巴波动，刺激螺旋器产生神经冲动，经蜗神经传入中枢。

（刘志勇）

神 经 系 统

16 第十六章 总　　论

神经系统(nervous system)由位于颅腔的脑与椎管内的脊髓以及附于脑和脊髓的周围神经组成,在人体器官系统中占有十分重要的地位。神经系统借助于感受器可接受体内和体外的刺激,引起各种反应,调节和控制其他系统的活动,使人体成为一个完整的有机整体。

第一节　神经系统的区分

神经系统(图 16-1)按其所在位置分为**中枢神经系统**(central nervous system,CNS)和**周围神经系统**(peripheral nervous system,PNS)。中枢神经系统包括脑和脊髓,分别位于颅腔和椎管内;周围神经系统根据连接部位不同分为脑神经和脊神经。**脑神经**(cranial nerves)与脑相连,共 12 对;**脊神经**(spinal nerves)与脊髓相连,共 31 对。根据分布对象不同,把周围神经系统分为躯体神经和内脏神经。**躯体神经**分布于体表、骨、关节和骨骼肌;**内脏神经**则分布于内脏、心血管和腺体。躯体神经和内脏神经均含有**传入纤维**和**传出纤维**。传入纤维又称**感觉纤维**,将神经冲动从感受器传向中枢;传出纤维又称**运动纤维**,将神经冲动从中枢传向效应器。内脏神经中的传出部分支配心肌、平滑肌和腺体的活动,因其不受机体的主观意志控制,故又称**自主神经系统**。依其功能不同,内脏运动神经又分为**交感神经**(sympathetic nerve)和**副交感神经**(parasympathetic nerve)两部分。

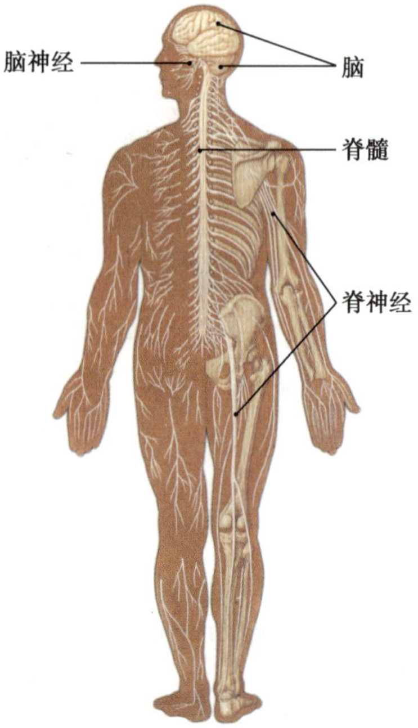

图 16-1　神经系统的区分

第二节 神经系统的活动方式

神经系统的基本活动方式是反射。神经系统在调节机体活动时，对内、外环境的刺激做出适宜的反应，称**反射**。执行反射活动的形态学基础是**反射弧**。反射弧包括感受器→传入(感觉)神经→中枢→传出(运动)神经→效应器(图 16-2)。如果反射弧任何一部分损伤，反射即出现障碍。因此，临床上常用检查反射的方法来诊断神经系统的疾病。

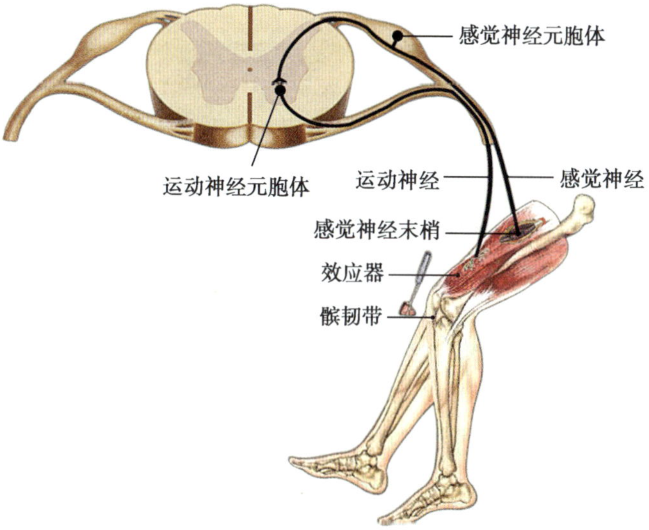

图 16-2 反射弧示意图

第三节 常 用 术 语

在神经系统中，不同部位的神经元胞体和突起有不同的集聚方式，因而命名为不同的术语。在中枢神经系统内，神经元胞体和树突集聚处，在新鲜标本上呈灰色，称**灰质**(gray matter)；在大、小脑表面的灰质成层配布，称**皮质**(cortex)。在中枢神经系统内，神经纤维集聚处，因神经纤维包有髓鞘，色泽白亮而得名，称**白质**(white matter)；位于皮质深部的白质称**髓质**(medulla)。在中枢神经系统内，形态和功能相似的神经元胞体集聚成一团，称**神经核**(nucleus)；在白质中，起止、行程与功能基本相同的神经纤维聚集成束，称**纤维束**(fasciculus)。在周围神经系统内，神经元胞体集聚处称**神经节**(ganglion)；神经纤维集聚在一起，称**神经**(nerve)。

(高洪泉)

17 第十七章 中枢神经系统

中枢神经系统包括位于颅腔内的脑和位于椎管内的脊髓。两者在枕骨大孔处相连。

第一节 脊　髓

一、位置和外形

脊髓(spinal cord)位于椎管内,上端平枕骨大孔处与延髓相接,下端在成人约平第 1 腰椎体下缘(新生儿可达第 3 腰椎下缘平面)。全长 42～45cm,占据椎管全长的 2/3。

脊髓呈前后略扁的圆柱状。全长粗细不等,有两处膨大。**颈膨大**位于第 5 颈节至第 1 胸节,有分布到上肢的神经附着;**腰骶膨大**位于第 2 腰节至第 3 骶节之间,有分布到下肢的神经附着。腰骶膨大以下逐渐变细,呈圆锥状,称**脊髓圆锥**。脊髓圆锥向下延伸出一条无神经组织的细丝,称**终丝**,止于尾骨背面(图 17-1)。

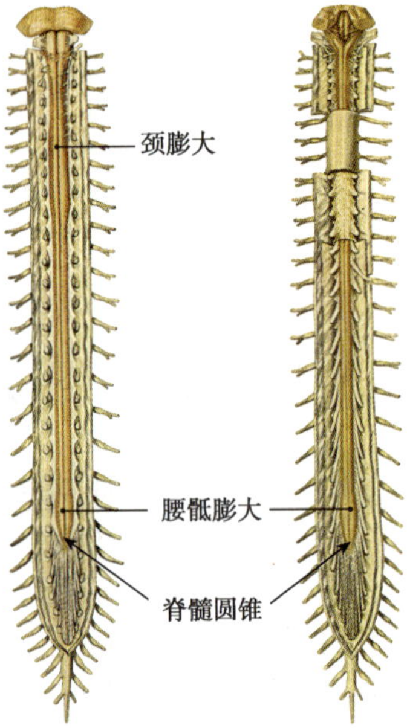

图 17-1　脊髓的外形

脊髓表面有 6 条纵行的沟或裂。前面正中的深沟,称**前正中裂**;后面正中的浅沟,称**后正中沟**。前正中裂两侧有 2 条浅沟,称**前外侧沟**,后正中沟两侧有 2 条**后外侧沟**。脊髓的前外侧沟依次有 31 对脊神经前根附着,后外侧沟依次有 31 对脊神经后根附着。每条脊神经后根上都有一膨大,称**脊神经节**,内含假单极神经元。每一脊髓节段的前、后根在椎间孔处合并成 1 条脊神经,从相应的椎间孔穿出(图 17-2)。因椎管长于脊髓,各脊神经根与各自的椎间孔距离自上而下逐渐增大,使脊神经根在椎管内自上而下渐进倾斜,至腰骶部时神经根近乎垂直下行。在脊髓圆锥下方,腰骶尾神经根围绕终丝形成**马尾**。成人由于第 1 腰椎体以下已无脊髓而只有马尾。因此,临床上常选择第 3、4 或第 4、5 腰椎之间进行穿刺(图 17-3),可避免损伤脊髓。

通常把每一对脊神经前、后根根丝附着的一段脊髓称为一个**脊髓节段**。共分 31 个节段,包括颈髓 8 节、胸髓 12 节、腰髓 5 节、骶髓 5 节和 1 个尾节(图 17-4)。

从胚胎第 4 个月开始,人体脊柱的生长速度快于脊髓,致使成人脊髓与脊柱的长度不相等,脊髓节段逐渐高于相应的椎骨。了解脊髓节段与椎骨的对应关系,对确定脊髓病变的部

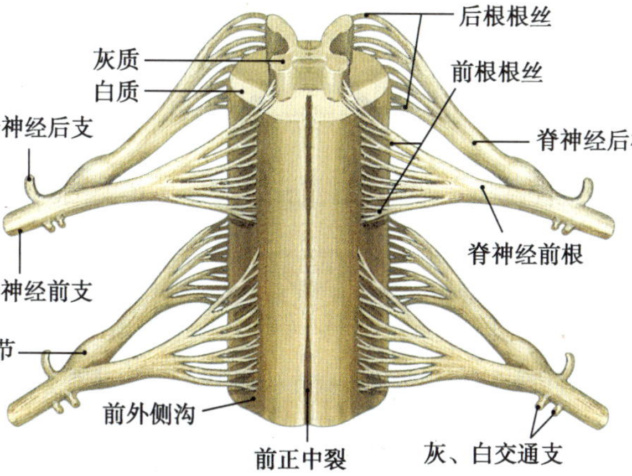

图 17-2　脊髓结构示意图

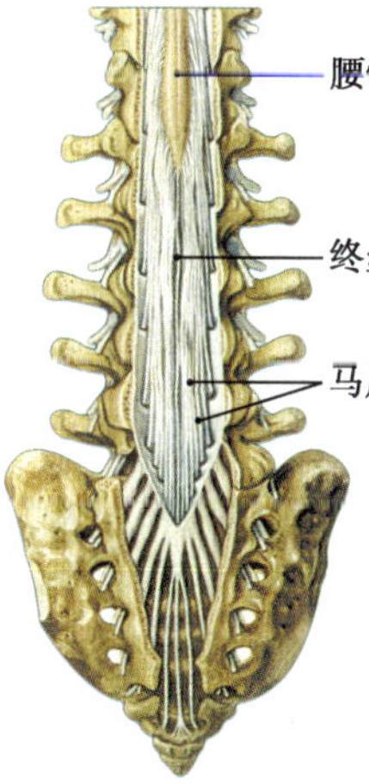

图 17-3　脊髓圆锥与马尾

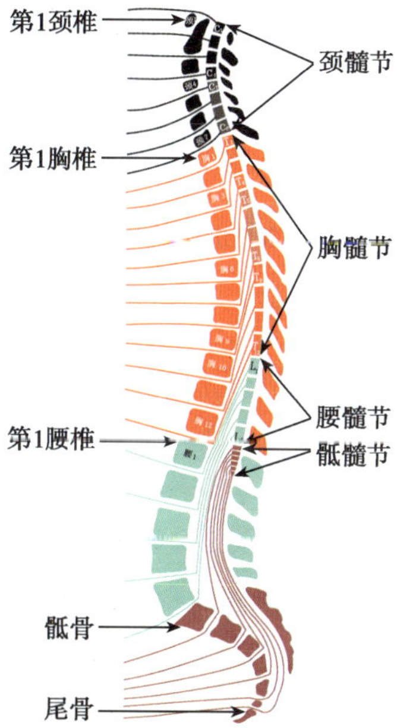

图 17-4　脊髓节段与椎骨序数的对应关系

位和临床治疗有重要的实用价值。成人这种对应关系的大致推算方法见表 17-1。

表 17-1　脊髓节段与椎骨的对应关系

脊髓节段	对应椎骨	推算举例
上颈髓 $C_{1\sim4}$	与同序数椎骨同高	如第 3 颈髓节对第 3 颈椎体
下颈髓 $C_{5\sim8}$	较同序数椎骨高 1 个椎体	如第 5 颈髓节对第 4 颈椎体
上胸髓 $T_{1\sim4}$	较同序数椎骨高 1 个椎体	如第 3 胸髓节对第 2 胸椎体
中胸髓 $T_{5\sim8}$	较同序数椎骨高 2 个椎体	如第 6 胸髓节对第 4 胸椎体
下胸髓 $T_{9\sim12}$	较同序数椎骨高 3 个椎体	如第 11 胸髓节对第 8 胸椎体
腰髓 $L_{1\sim5}$	平对第 10～12 胸椎体	
骶 $S_{1\sim5}$、尾髓、Co	平对第 12 胸椎和第 1 腰椎体	

二、内部结构

脊髓由灰质和白质两部分构成。

(一) 灰质

灰质在脊髓内部连续成柱状。在脊髓横切面上,可见中央有一细小的**中央管**,灰质围绕中央管呈 H 形,白质包绕于其周围(图 17-5,图 17-6)。每侧灰质分别向前、后方伸出**前角**和**后角**;在胸髓和上 3 个腰髓的前、后角间有向外侧突出的**侧角**。两侧灰质相连的部分称**灰质连合**。

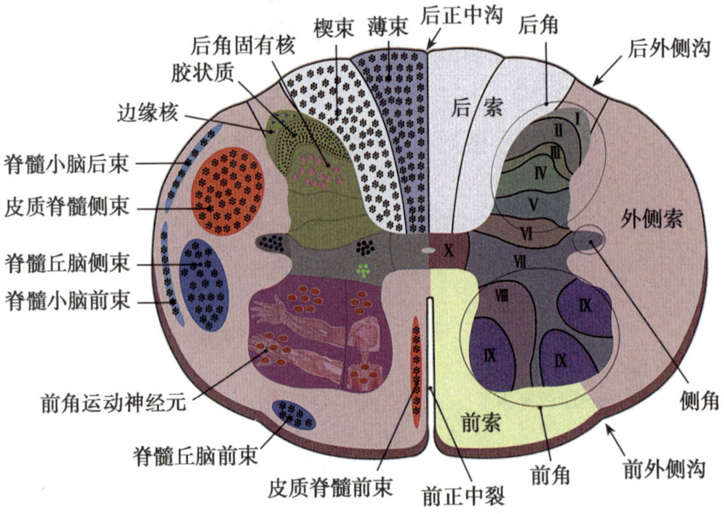

图 17-5 脊髓横切面模式图

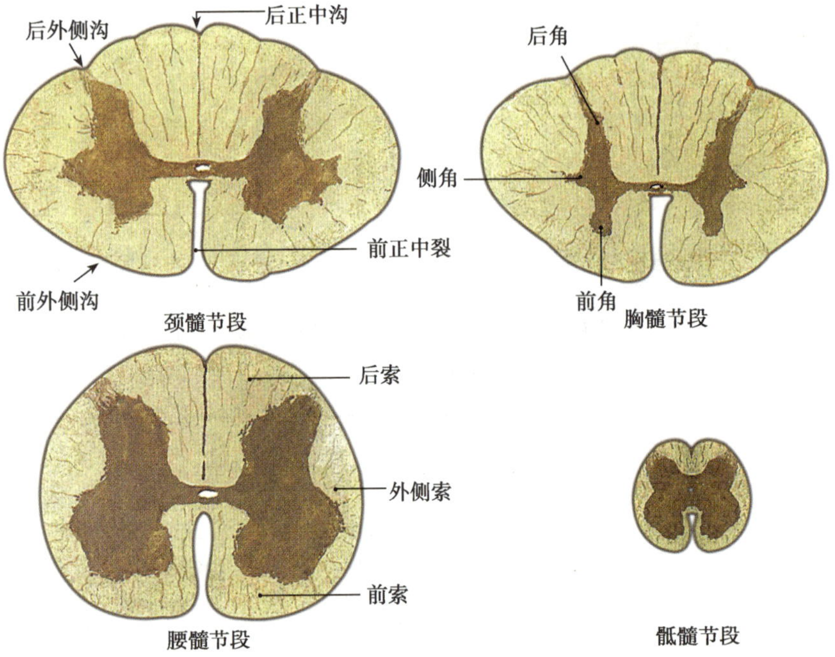

图 17-6 各部脊髓横切面

1. **前角**(anterior horn)　也称前柱，由运动神经元组成。一般将前角运动神经元分为内、外侧两群；内侧群又称前角内侧核，支配躯干肌；外侧群又称前角外侧核，支配四肢肌。此外，根据形态和功能，把前角运动神经元分为大、小两型；大型细胞为 α 运动神经元，支配骨骼肌(梭外肌)的运动；小型细胞为 γ 运动神经元，支配梭内肌，其作用与调节肌张力有关。

2. **后角**(posterior horn)　也称后柱，神经元主要分 4 群核团：①缘层：是后角尖的边缘区；②胶状质：在缘层前方，贯穿脊髓全长，主要完成脊髓节段间的联系；③后角固有核：位于胶状质前方，发出的纤维上行到背侧丘脑；④胸核：又称背核，位于后角基部内侧，仅见于颈$_8$至腰$_2$ 节段，发出的纤维组成同侧的脊髓小脑后束。

3. **侧角**(lateral horn)　又称侧柱，仅见于胸$_1$ 至腰$_3$ 脊髓节段，为交感神经的低级中枢。在脊髓骶$_{2\sim4}$节段，相当于侧角位置，是副交感神经的低级中枢。

根据脊髓细胞构筑结构特点，将脊髓灰质分为 10 个板层(图 17-5)。

(二) 白质

白质位于脊髓灰质周围，主要由上、下传导的纵行神经纤维组成。以前外侧沟和后外侧沟为界，白质分 3 个索：前正中裂和前外侧沟间的白质称**前索**(anterior funiculus)；前、后外侧沟间的白质称**外侧索**(lateral funiculus)；后外侧沟与后正中沟间的白质称**后索**(posterior funiculus)。在灰质后角基部外侧与外侧索白质之间，灰、白质混合交织，称**网状结构**。

在白质中向上传递神经冲动的传导束称**上行(感觉)纤维束**；向下传递神经冲动的传导束称**下行(运动)纤维束**。联系脊髓各节段的短距离纤维束称**固有束**；它们紧靠灰质边缘，完成节段内和节段间的反射活动。

1. 上行纤维(传导)束　主要由薄束、楔束、脊髓小脑前、后束以及脊髓丘脑束等组成。

(1) **薄束**和**楔束**：位于后索。薄束是起自第 5 胸节以下脊神经节内的部分假单极神经元中枢突，经脊神经后根内侧部进入同侧脊髓后索内侧部形成的一束纤维，上行止于延髓的薄束核。楔束是起自第 4 胸节以上脊神经节内的部分假单极神经元中枢突，经脊神经后根内侧部进入同侧脊髓后索外侧部形成的一束纤维，上行止于延髓的楔束核。此两束神经元周围突随脊神经分布于躯干、四肢的意识性本体感觉(来自肌、腱和关节等处的位置觉，运动觉和震动觉)感受器和精细触觉(如辨别两点之间距离和物体的纹理粗细等)感受器，因此，其功能是传导躯干、四肢的意识性本体感觉和精细触觉，即薄束传导 T_5 以下(躯干下半和下肢)的意识性本体感觉和精细触觉；楔束传导 T_4 以上(躯干上半和上肢)的意识性本体感觉和精细触觉。

(2) 脊髓小脑前、后束：位于外侧索周边的前部和后部，分别经小脑上、下脚入小脑。向小脑传导来自躯干下部和下肢的非意识性本体感觉冲动。

(3) **脊髓丘脑束**：分脊髓丘脑侧束和脊髓丘脑前束，分别位于外侧索的前半部和前索中。脊神经节内的部分假单极神经元周围突分布于躯干、四肢皮肤上的痛、温、触、压觉感受器，中枢突由脊神经后根外侧部(痛、温)和内侧部(触、压)入同侧脊髓后角边缘层和固有核交换神经元，由此核发出的纤维经白质前连合交叉到对侧外侧索内上行，称脊髓丘脑侧束，其功能是传导痛、温觉；在前索内上行，称脊髓丘脑前束(含少部分不交叉的纤维)，其功能是传导触、压觉；两束经脑干，终止于背侧丘脑腹后外侧核。

2. 下行纤维(传导)束　起于脑的不同部位，直接或间接止于脊髓前角或侧角，管理骨骼肌和内脏运动。下行传导束主要有皮质脊髓束、红核脊髓束和前庭脊髓束等。

（1）**皮质脊髓束**：位于外侧索和前索内。其纤维起自大脑皮质躯体运动中枢，下行经内囊和脑干，在延髓的锥体交叉处，大部分纤维交叉到对侧后继续下行于脊髓外侧索后部，成为**皮质脊髓侧束**，其纤维止于同侧脊髓前角运动神经元，其功能主要支配上、下肢肌的随意运动。皮质脊髓束的小部分纤维，在锥体交叉处不交叉，下行于同侧前索的前正中裂两侧，称为**皮质脊髓前束**，此束一般不超过胸段，其纤维大部分逐节经白质前连合交叉后止于对侧的脊髓前角运动细胞，也有一些纤维不交叉，止于同侧的前角运动细胞，其功能主要是支配躯干肌的随意运动。皮质脊髓束的功能是控制骨骼肌的随意运动，特别是肢体远端的灵巧运动。

（2）**红核脊髓束**：位于皮质脊髓侧束的腹侧。此束的纤维起自中脑红核，纤维自核发出后立即交叉到对侧，下行于脊髓外侧索内，其纤维经脊髓后角神经元中继后止于前角运动细胞。其主要功能与兴奋屈肌的运动神经元和抑制伸肌的运动神经元有关。

（3）**前庭脊髓束**：位于前索内，其纤维起自前庭神经核，在同侧下行，止于前角运动细胞。其功能与兴奋同侧伸肌运动神经元和抑制屈肌的运动神经元有关。

三、功能

（一）传导功能

脊髓白质是上、下行传导径路的中继站，它使身体周围部分与脑的各部联系起来。如通过上行纤维束将感觉信息传至脑，同时又通过下行纤维束接受高级中枢的调控。因此脊髓成为脑与脊髓低级中枢和周围神经联系的重要通道。

（二）反射功能

脊髓作为一个低级中枢，有许多反射中枢位于脊髓灰质内。通过固有束和脊神经的前、后根完成一个反射活动。脊髓反射可分为躯体反射和内脏反射，如腱反射、排尿和排便反射等。在正常情况下，脊髓的反射活动始终在脑的控制下进行。

第二节 脑

脑（brain）位于颅腔内，由端脑、间脑、中脑、脑桥、延髓及小脑 6 部分组成。通常将延髓、脑桥和中脑 3 部分合称脑干（图 17-7，图 17-8）。

一、脑干

脑干（brain stem）自下而上依次为延髓、脑桥和中脑。延髓在枕骨大孔处下接脊髓，中脑向上与间脑衔接，脑干的背面与小脑相连。

（一）外形

1. 腹侧面　**延髓**（medulla oblongata）呈倒置的锥体形（图 17-9）。上方借**延髓脑桥沟**与脑桥分界，下连脊髓。其腹侧面上有与脊髓相连续的前正中裂和前外侧沟。在前正中裂的两侧，各有一纵行的隆起，称**锥体**，主要由大脑发出皮质脊髓束纤维构成。锥体下方有**锥体交叉**。锥体外侧有一卵圆形隆起，称**橄榄**，内含下橄榄核。锥体与橄榄间的前外侧沟内有舌下神经根附着。在橄榄的后方，自上而下依次有舌咽神经根、迷走神经根和副神经根附着。

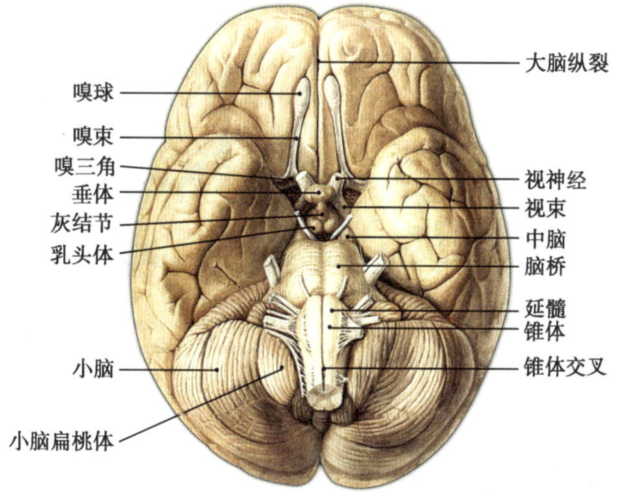

图 17-7　脑的底面

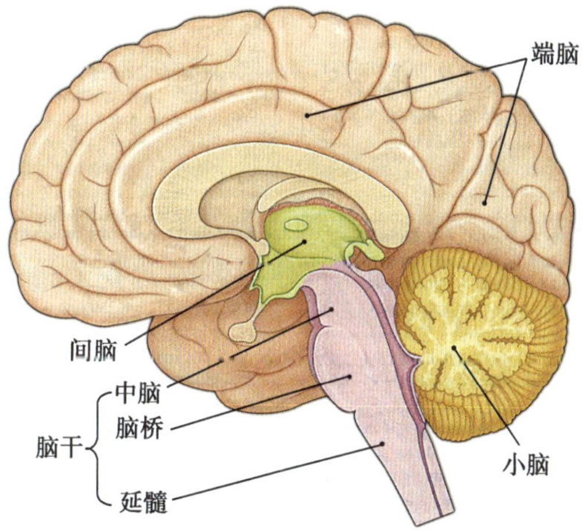

图 17-8　脑的正中矢状切面

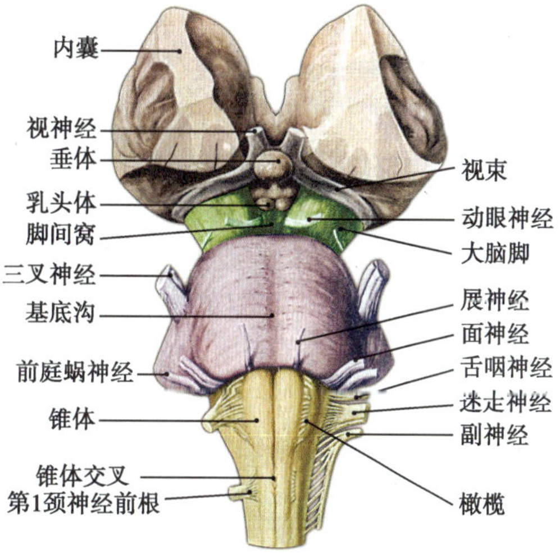

图 17-9　脑干外形（腹侧面）

脑桥（pons）位于脑干中部，其腹侧面膨隆，称脑桥基底部。基底部正中的纵行浅沟称**基底沟**，容纳基底动脉。基底部向两侧逐渐缩细的部分称**小脑中脚**，又称**脑桥臂**，在移行处有粗大的三叉神经根附着。在延髓脑桥沟中，自内侧向外侧依次有展神经根、面神经根和前庭蜗神经根附着。延髓、脑桥与小脑交界处称**脑桥小脑三角**，该部位的肿瘤常侵及面神经和前庭蜗神经而出现相应的症状。

中脑（midbrain）上界为间脑的视束，下界为脑桥上缘。两侧有粗大的柱状结构，称大脑脚，其浅部主要由来自大脑皮质的下行纤维束组成。两脚之间为深陷的脚间窝，动眼神经由此穿出。

2. 背侧面　延髓背侧面的上半部构成菱形窝的下半，下部形似脊髓（图 17-10）。在后正中沟两侧各有 1 对隆起，分别称**薄束结节**和**楔束结节**，其深面含有薄束核和楔束核。楔束结节外上方的隆起为**小脑下脚**。

脑桥背侧面形成菱形窝的上半部，两侧是**小脑上脚**和**小脑中脚**。两侧小脑上脚间的薄层白质称上（前）髓帆。

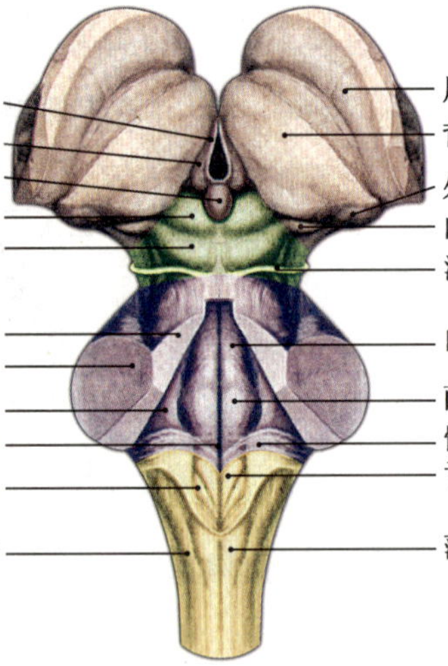

图 17-10　脑干外形（背侧面）

菱形窝又称第四脑室底，呈菱形，由脑桥和延髓上半部背面形成，窝中部有横行的髓纹，为脑桥和延髓背面的分界。窝的正中有纵行的正中沟，正中沟两侧的纵行隆起称**内侧隆起**。其外侧有纵行的界沟。界沟外侧为三角形的前庭区，其深面有前庭神经核。前庭区的外侧角有一对小隆起，称**听结节**，内含蜗神经核。紧靠髓纹上方，内侧隆起上有一圆形隆起，称**面神经丘**，其深面含有展神经核。在髓纹以下内侧隆起上有 2 个三角区：迷走神经三角位于外侧，内含迷走神经背核；舌下神经三角位于内侧，内含舌下神经核。

中脑背侧面有 2 对圆形隆起，上方的一对为**上丘**，是视觉反射中枢；下方的一对为**下丘**，是听觉反射中枢（图 17-10）。在下丘的下方有滑车神经根附着。在中脑内部有一贯穿中脑全长的纵行管道，称**中脑水管**。

3. **第四脑室**　是位于延髓、脑桥和小脑间的室腔。前部由小脑上脚及上（前）髓帆组成，后部由下（后）髓帆和第四脑室脉络组织构成，下髓帆与上髓帆都伸入小脑，以锐角相会合。第四脑室脉络膜组织内的血管反复分支，夹杂着软脑膜和室管膜上皮突入室腔，构成第四脑室脉络丛，为产生脑脊液的结构。第四脑室向上经中脑水管通第三脑室，向下经延髓中央管通脊髓中央管，借第四脑室正中孔和外侧孔与蛛网膜下隙相通（图 17-11）。

（二）内部结构

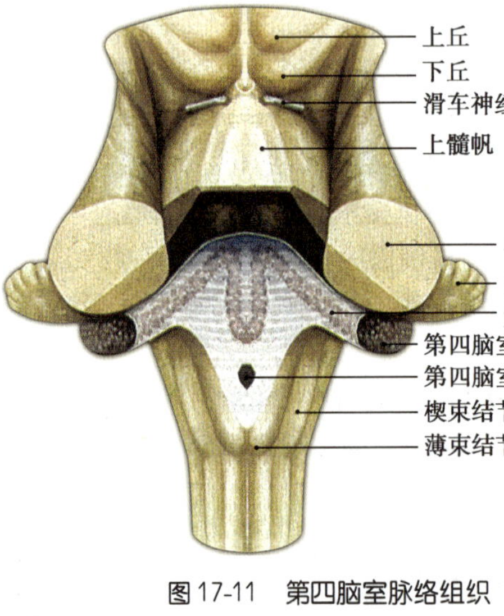

图 17-11　第四脑室脉络组织

脑干的内部结构比脊髓复杂。脑干内部除和脊髓一样含有灰质和白质外，还有由灰、白质相混杂在一起交错排列成的网状结构。

脑干的灰质一方面由于延髓中央管在背侧敞开，使灰质由腹背方向排列改变成内、外侧方向排列；另一方面由于神经纤维的左、右交叉并相互交织穿插，又使灰质柱断裂变成了一些细胞团块。脑干内的神经核分为 3 种：第一种是直接与第 3～12 对脑神经相连的，称**脑神经核**；第二种是不与脑神经相连，但参与组成各种神经传导通路或反射通路的，称**非脑神经核**；第三种是位于网状结构内或在脑干中缝附近的，称**网状核**和**中缝核**。

脑干内的白质包括脑干本身各核团间的联系纤维，大脑、小脑和脊髓间相互联系的纤维，以及脑干各神经核团与脑干以外各结构间的联系纤维等。它们所形成的各种纤维束，其位置也不像脊髓那样集中于前、后和外侧索中，而是走行于脑干的各特定部位。

延髓、脑桥和中脑的分部：延髓，中央管周围的灰质称延髓中央灰质；借此，分为延髓腹侧部和延髓背侧部。脑桥，以内部的斜方体为界，将其分为腹侧部分的称脑桥基底部；背侧部分的称脑桥被盖部。中脑，中脑水管周围的灰质称中脑中央灰质；借此，分为其背侧部分为中脑顶盖，腹侧部分为中脑大脑脚。中脑大脑脚又以其内部的黑质，分其背侧部分为中脑被盖部；腹侧部分为大脑脚底。

1. 灰质　主要由脑神经核与非脑神经核组成。

(1) 脑神经核：除嗅神经、视神经外，脑干连有 10 对脑神经。功能相同的脑神经核排列成断续的纵行细胞柱(图 17-12)。

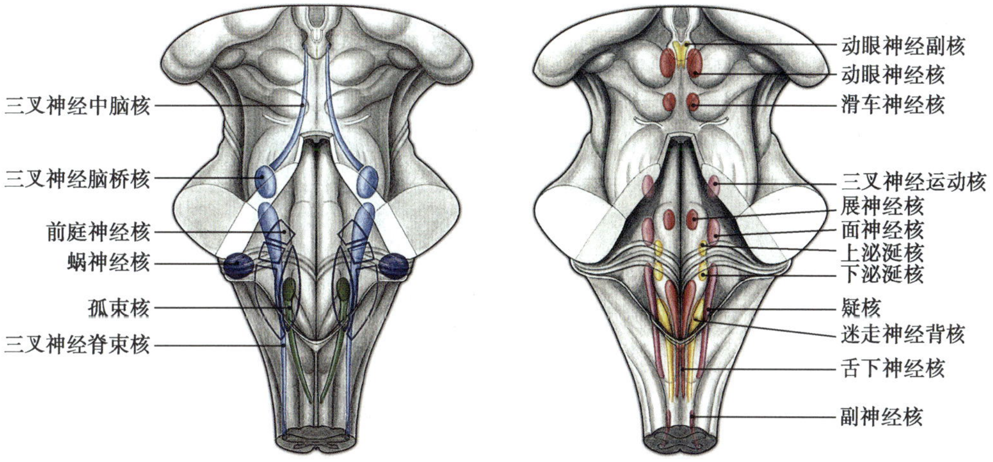

图 17-12　脑神经核在脑干背侧面的投影示意图

1) 躯体运动柱：由 8 对核团组成。①**动眼神经核**：位于中脑上丘平面，发出的纤维加入动眼神经，支配除外直肌和上斜肌以外的眼球外肌。②**滑车神经核**：位于中脑下丘平面，发出纤维组成滑车神经，支配眼球上斜肌。③**展神经核**：位于脑桥中下部，面神经丘的深方。发出纤维组成展神经，支配眼球外直肌。④**舌下神经核**：位于延髓上部，舌下神经三角的深方，发出纤维组成舌下神经，支配舌肌。⑤**三叉神经运动核**：位于脑桥中部，发出纤维组成三叉神经运动根，支配咀嚼肌。⑥**面神经核**：位于脑桥中下部，发出纤维加入面神经，主要支配面肌。⑦**疑核**：位于延髓上部的网状结构中，发出的纤维分别加入舌咽神经、迷走神经、副神经，支配咽、喉、软腭各肌的运动。⑧**副神经核**：位于上颈髓，发出纤维组成副神经脊髓根，支配胸锁乳突肌和斜方肌。

2) 内脏运动柱：位于躯体运动柱的外侧，由 4 对核团组成。①**动眼神经副核**：位于动眼神经核上端的背内侧。发出纤维加入动眼神经，经睫状神经节交换神经元后，节后纤维支配瞳孔括约肌和睫状肌。②**上泌涎核**：位于脑桥下部的网状结构中。发出的纤维进入面神经，经副交感神经节交换神经元后，节后纤维支配舌下腺、下颌下腺和泪腺的分泌。③**下泌涎核**：位于延髓上部的网状结构。发出纤维加入舌咽神经，经副交感神经节交换神经元后，节后纤维支配腮腺的分泌。④**迷走神经背核**：位于迷走神经三角深面，舌下神经核的外侧，发出纤维加入迷走神经，控制颈部、胸腔和腹腔大部分器官的活动。

3）躯体感觉柱：位于内脏感觉柱的外侧，由5对核团组成。①**三叉神经中脑核**：位于中脑，传导咀嚼肌、面肌和眼球外肌的本体感觉。②**三叉神经脑桥核**：在脑桥中部，传导头面部触觉。③**三叉神经脊束核**：此核细长，位于延髓和脑桥下部，传导头面部痛觉和温度觉。④**蜗神经核**：位于听结节深面，传导听觉。⑤**前庭神经核**：位于前庭区深面，传导平衡觉。

4）内脏感觉柱：仅1对，即**孤束核**，位于界沟外侧，接受味觉及一般内脏感觉。

（2）非脑神经核：参与构成各种神经传导通路或反射通路。

1）**薄束核**和**楔束核**：分别位于延髓薄束结节和楔束结节的深面，是薄束和楔束的终止核，传导躯干、四肢的本体感觉和精细触觉（图17-13）。

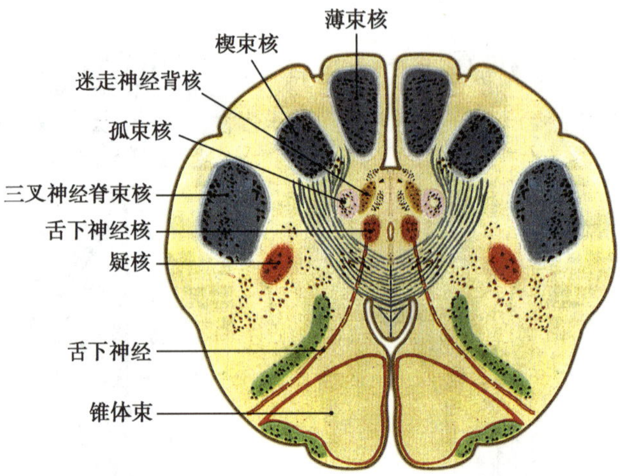

图17-13　平延髓内侧丘系交叉横切面

2）**下橄榄核**：位于延髓橄榄的深面，发出的纤维主要组成橄榄小脑束，经小脑下脚止于小脑皮质，将上肢的运动信息传入小脑。

3）**脑桥核**：位于脑桥基底部，是大脑皮质与小脑皮质间的中继核团。

4）**红核**：位于中脑上丘平面的被盖部，呈圆柱状。发出红核脊髓束，管理对侧半脊髓前角运动神经元（图17-14）。

5）**黑质**：位于中脑被盖和大脑脚底间的板状灰质，含黑色素和多巴胺等递质（图17-14）。临床上因黑质病变，多巴胺减少，可引起震颤麻痹。

2. 白质　主要由上、下行纤维束组成。

（1）上行（感觉）传导束：主要有内侧丘系、脊髓丘系、三叉丘系和外侧丘系。

1）**内侧丘系**：由薄束核及楔束核发出的纤维，呈弓状绕过中央管腹侧，左、右交叉，称**内侧丘系交叉**；交叉后，在中线两侧转折上行，组成内侧丘系，终止于背侧丘脑的腹后外侧核。传导对侧躯干及四肢意识性本体感觉和精细触觉。

2）**脊髓丘系**：脊髓丘脑前束和脊髓丘脑侧束进入脑干后，组成脊髓丘系，上行于内侧丘

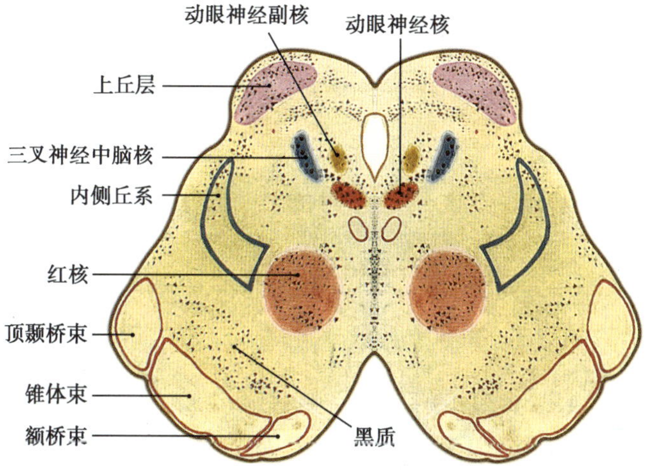

图 17-14 平中脑上丘横切面

系的背外侧，终止于背侧丘脑的腹后外侧核。传导对侧躯干及四肢的温、痛、粗触觉。

3）**三叉丘系**：由三叉神经脑桥核和三叉神经脊束核发出的纤维交叉至对侧，组成三叉丘系，行于内侧丘系的背外侧，终止于背侧丘脑的腹后内侧核，传导对侧头面部的触觉、痛觉和温度觉。

4）**外侧丘系**：由蜗神经核发出的纤维，大部分在脑桥被盖部腹侧附近，横行穿过内侧丘系，相互交叉后至对侧，形成**斜方体**；然后折向上行，与来自同侧的小部分未交叉纤维共同构成外侧丘系，主要止于内侧膝状体，传导双耳听觉。

（2）下行（运动）传导束：主要有锥体束和皮质脑桥束。

1）**锥体束**：由大脑皮质运动区发出控制骨骼肌随意运动的下行纤维束构成，途经中脑的大脑脚底中 3/5 部，进入脑桥基底部后继续下行入延髓锥体。锥体束分为皮质核束和皮质脊髓束：**皮质核束**在下行过程中陆续止于各脑神经运动核；**皮质脊髓束**在延髓形成锥体，其中大部分纤维在锥体下端互相交叉，形成锥体交叉，交叉后在脊髓外侧索内下行，称**皮质脊髓侧束**；小部分纤维不交叉，在脊髓前索内下行，称**皮质脊髓前束**。

2）皮质脑桥束：由大脑皮质额、顶、枕及颞叶发出的下行纤维，组成额桥束和顶枕颞桥束，止于脑桥核。

3. 脑干网状结构　在脑干中，除了明显的脑神经核、中继核和长的纤维外，尚有部分神经纤维交织成网状，其间散在有大小不等的细胞团块，这种结构称**脑干网状结构**。网状结构是中枢神经系统的整合中心，对维持大脑皮质的清醒和警觉、调节躯体运动、内脏活动及参与睡眠发生和抑制等有重要作用。

二、小脑

小脑（cerebellum）位于颅后窝，在延髓和脑桥的后方，借小脑下脚、中脚和上脚与脑干相连，小脑与脑干间的腔隙即为第四脑室。

（一）外形

小脑两侧膨隆的部分称**小脑半球**；中间狭窄的部分称**小脑蚓**（图 17-15，图 17-16）。小脑上面平坦，借小脑幕与大脑枕叶相邻，半球上面前 1/3 与后 2/3 交界处有一深沟，称**原裂**。小脑半球下面膨隆，其近枕骨大孔处的膨出部分称**小脑扁桃体**。当颅内压增高时，小脑扁桃体可嵌入枕骨大孔，从而压迫延髓，形成枕骨大孔疝或称小脑扁桃体疝，导致呼吸、循环障碍，甚至危及生命。

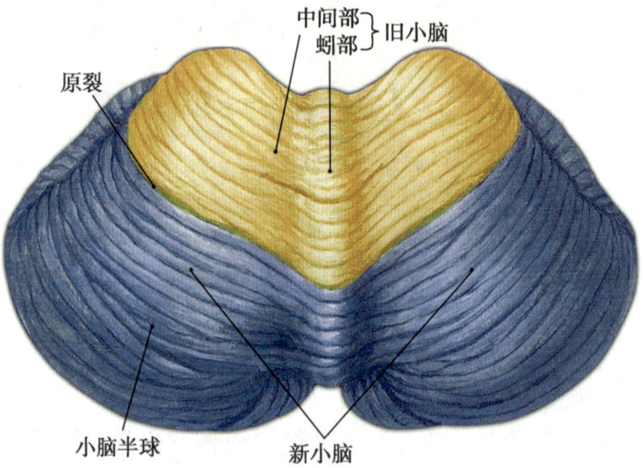

图 17-15　**小脑外形**（上面）

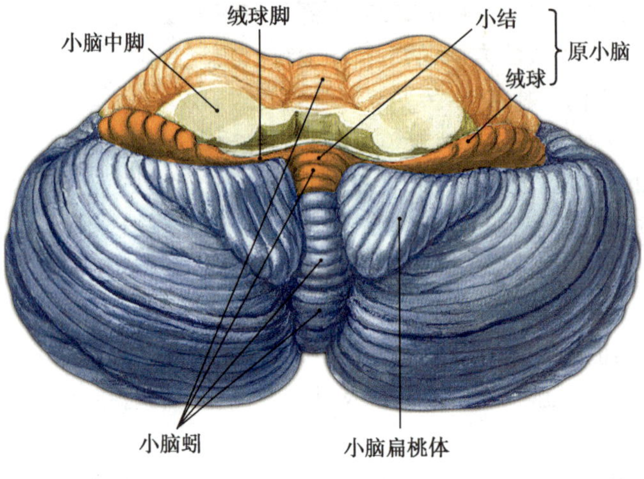

图 17-16　**小脑外形**（前面）

（二）小脑的分叶

根据小脑的发生、功能和纤维联系，可把小脑分为 3 叶（图 17-17）。

1. **绒球小结叶**　位于小脑下面的最前部，包括半球上的绒球和小脑蚓前端的小结，两者之间以绒球脚相连。在种系发生上，此叶出现最早，又称**原（古）小脑**。

2. **前叶**　为小脑上面原裂以前的部分。

3. **后叶**　为原裂以后的部分，占小脑的大部分。

前叶和后叶合称小脑体，由内侧向外侧可分为 3 个纵区，即蚓部、中间部和外侧部。蚓部和中间部在种系发生上晚于绒球小结叶，称**旧小脑**。小脑体的外侧部在进化过程中出现

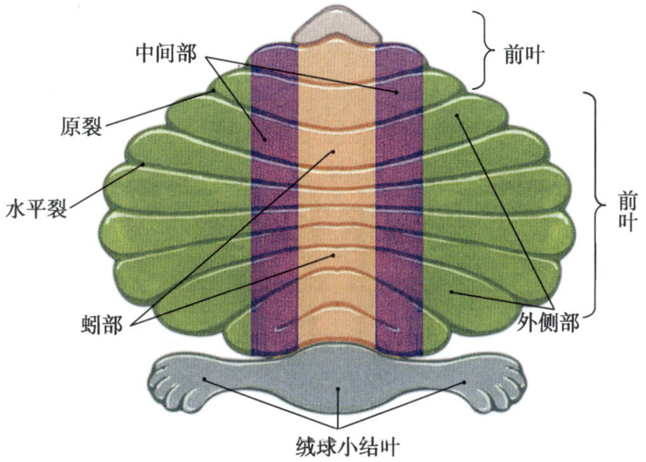

图 17-17　小脑分叶示意图

最晚，称**新小脑**(图 17-17)。

（三）内部结构

小脑表面的灰质称小脑皮质；深面的白质称**小脑髓质**。小脑髓质中埋有灰质核团，称小脑核。

1. **小脑皮质**　位于小脑皮质表面，可见许多大致平行的横沟，两沟之间的部分称**小脑叶片**。

2. **小脑核**　有 4 对，包括**齿状核**、**顶核**、**栓状核**与**球状核**，其中最重要的是顶核和齿状核。顶核位于第四脑室顶上方，主要接受来自原小脑皮质的纤维，发出的纤维经小脑下脚止于前庭神经核和延髓网状结构。齿状核位于小脑半球的髓质内，接受来自新小脑皮质的纤维，发出的纤维经小脑上脚，在中脑交叉后止于对侧红核以及背侧丘脑的腹前核和腹中间核(图 17-18)。

3. 小脑的纤维联系　前庭小脑纤维经小脑下脚止于古小脑；脊髓小脑前束经小脑上脚，脊髓小脑后束经小脑下脚，都止于旧小脑；脑桥小脑纤维组成小脑中脚，止于新小脑；橄榄小脑纤维主要构成小脑下脚，终于新、旧小脑皮质。

（四）小脑的功能

原小脑功能与维持身体平衡和协调眼球运动有关。原小脑损伤时，患者平衡失调，出现站立不稳、眼球震颤。旧小脑与肌张力调节有关。新小脑功能是协调骨骼肌的随意运动。新小脑损伤时常伴有旧小脑损伤，患者表现为：①肌张力降低；②共济失调，不能准确用手指鼻，手的轮替运动障碍；③意向性震颤，肢体运动时，产生不随意的有节奏的摆动，越接近目标

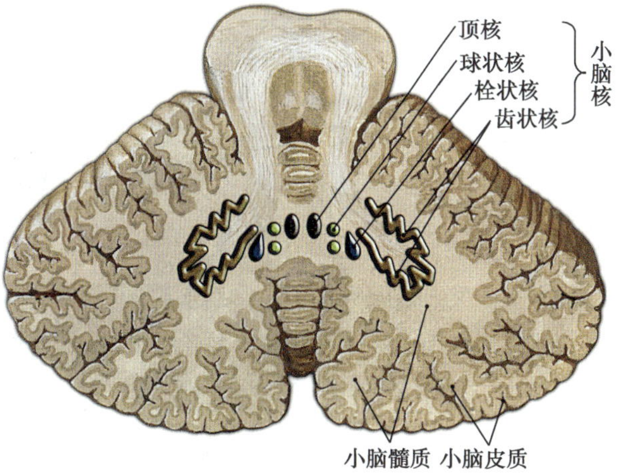

图 17-18　小脑核

时震颤越加剧。

三、间脑

间脑(diencephalon)位于两侧大脑半球与中脑之间。背面和两侧被大脑半球掩盖，腹侧部的视交叉、视束、灰结节、漏斗、垂体和乳头体外露于脑底。间脑分为背侧丘脑、后丘脑、上丘脑、下丘脑和底丘脑 5 部分。间脑内呈正中矢状面的窄隙称**第三脑室**(图 17-19)。

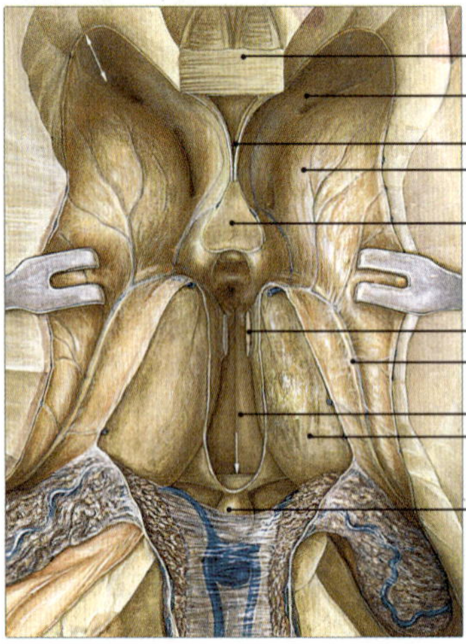

图 17-19　间脑的背面

(一) 背侧丘脑

1. 外形　**背侧丘脑**又称**丘脑**，由 1 对卵圆形的灰质团块借丘脑间黏合相连而成(图 17-20)，其背面游离，外侧面紧邻内囊，内侧面参与构成第三脑室的侧壁。丘脑前端隆凸，称**前结节**；后端膨大，称**丘脑枕**。

2. 内部结构　在丘脑水平面上，可见呈"Y"形由白质构成的**内髓板**，此板将丘脑内部的灰质分隔成 3 个核群，即前核群、内侧核群和外侧核群。内髓板内有若干散在的细胞群，称板内核群。

(1) **前核群**：位于内髓板分叉部的前上方，是边缘系统的一个重要中继站，其功能与内脏活动有关。

(2) **内侧核群**：位于内髓板的内侧，其功能可能是联合躯体和内脏感觉冲动的整合中枢。

(3) **外侧核群**：位于内髓板外侧，分为背侧群、腹侧群。腹侧群是丘脑的主要部分，由前向后可分为**腹前核**、**腹外侧核**(又称腹中间核)和**腹后核**。腹前核、腹外侧核主要接受小脑齿状核、苍白球与黑质的传入纤维，发出的纤维投射至躯体运动中枢，调节躯体运动。腹后核

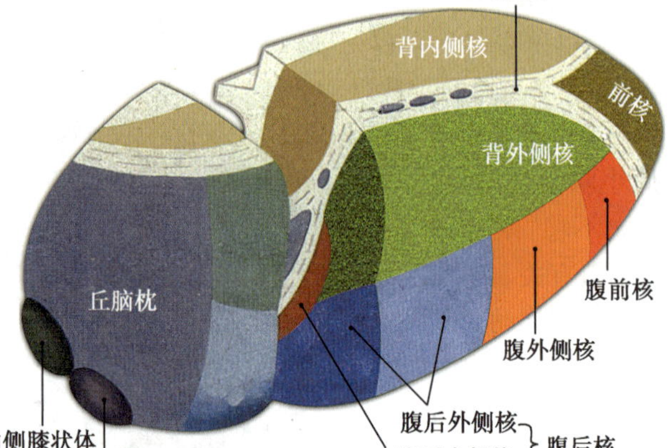

图 17-20　背侧丘脑核团模式图

又分为**腹后内侧核**和**腹后外侧核**。腹后外侧核接受内侧丘系和脊髓丘系的纤维，腹后内侧核接受三叉丘系及味觉的纤维。

（二）后丘脑

后丘脑位于丘脑枕的下外方，由内侧膝状体和外侧膝状体组成（图17-21）。**内侧膝状体**借下丘臂连接下丘，接受听觉纤维，发出的纤维称**听辐射**，经内囊后肢终于大脑皮质的听区。**外侧膝状体**位于内侧膝状体外侧，借上丘臂连接上丘，接受视束的视觉纤维，发出的纤维称**视辐射**，经内囊后肢终于大脑皮质的视区。

（三）上丘脑

上丘脑位于第三脑室顶部周围，主要包括**丘脑髓纹**、**缰三角**、**缰连合**和**松果体**。

（四）下丘脑

下丘脑位于背侧丘脑的下方，上方借下丘脑沟与背侧丘脑分界。此部构成第三脑室底壁和侧壁的下半。此部前方为**视交叉**，视交叉向后延续为视束。视交叉后方为**灰结节**，灰结节向下形成**漏斗**与**垂体**相连。灰结节的后方有一对圆形隆起，称**乳头体**。

1. 下丘脑的主要核团　①**视上核**：在视交叉外端的背外侧；②**室旁核**：在第三脑室上部的两侧；③**漏斗核**：位于漏斗深面；④**乳头体核**：在乳头体内（图17-21）。

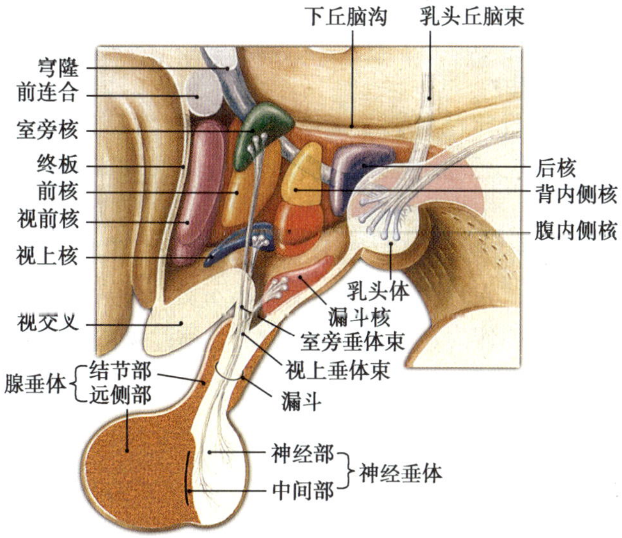

图17-21　下丘脑的主要核团

2. 下丘脑的纤维联系　纤维联系主要有4方面：①与边缘系统的联系：借终纹与杏仁体相联系；借穹隆与海马结构相联系；借前脑内侧束与隔区相联系。②与脑干和脊髓的联系：主要是与自主神经核群相联系。③与背侧丘脑的联系：主要是通过乳头丘脑束与丘脑前核群相联系。④与垂体的联系：下丘脑的视上核和室旁核产生的加压素和缩宫素，通过其发出视上垂体束和室旁垂体束至神经垂体，再通过神经垂体的血管到达靶器官。

3. 下丘脑的功能　①神经内分泌中心：通过下丘脑与垂体间的联系，将神经调节与体液调节融为一体。②内脏神经调节：下丘脑是调节交感神经和副交感神经的主要皮质下结构。③食物摄入调节：通过下丘脑饱食中枢和摄食中枢调节摄食行为。④体温调节：下丘脑前区对体温升高敏感，后区对体温降低灵敏。体温升高时启动散热机制，体温降低时启动产热机制。⑤昼夜节律调节。

（五）底丘脑

底丘脑位于背侧丘脑和中脑被盖间的过渡区，内含底丘脑核，与黑质、红核和苍白球间有纤维联系，属锥体外系的结构。

（六）第三脑室

第三脑室是位于两侧背侧丘脑和下丘脑间的狭窄腔隙。前方借左、右室间孔与侧脑室相通，后方借中脑水管与第四脑室相通，顶部为第三脑室脉络组织，底部为乳头体、灰结节和视交叉。

四、端脑

端脑（telencephalon）是脑的最发达部分，被**大脑纵裂**分为左、右两个大脑半球，借**胼胝体**（corpus callosum）相连。大脑半球与小脑间为**大脑横裂**。大脑半球内的空腔称**侧脑室**。大脑半球表面灰质为**大脑皮质**，深部白质为**大脑髓质**，位于髓质内的灰质核团称**基底核**。

（一）外形和分叶

大脑半球表面凹凸不平，布满深浅不一的沟，称**大脑沟**。沟与沟间的隆起称**大脑回**。每侧大脑半球分为上外侧面、内侧面和下面，借 3 条大脑沟将其分为 5 个叶，即额叶、顶叶、颞叶、枕叶和岛叶（图 17-22，图 17-23）。

外侧沟起自半球下面，行向后上方，至上外侧面。**中央沟**起自半球上缘中点稍后方，在上外侧面斜向前下。**顶枕沟**位于半球内侧面后部，起自距状沟，自前下向后上并稍转向上外侧面，为顶叶和枕叶的分界。中央沟前方、外侧沟上方部分称**额叶**；中央沟后方、外侧沟上方的部分称**顶叶**（图 17-25）；外侧沟下方的部分称**颞叶**。**枕叶**、顶叶、颞叶间定界不明显。一般将自顶枕沟至枕前切迹（成人自枕叶后极向前约 4cm 处）的连线作为枕叶的前界；将从此线中点到外侧沟后端的连线，作为顶叶与颞叶的分界。**岛叶**藏在外侧沟的深部，被额、顶、颞叶所覆盖（图 17-24）。

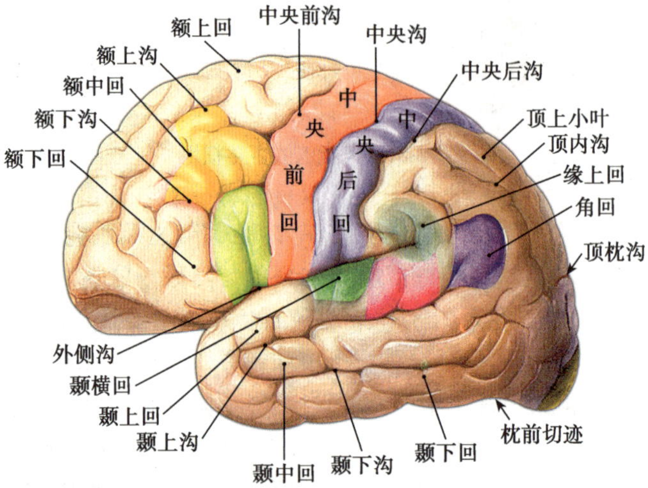

图 17-22 大脑半球上外侧面

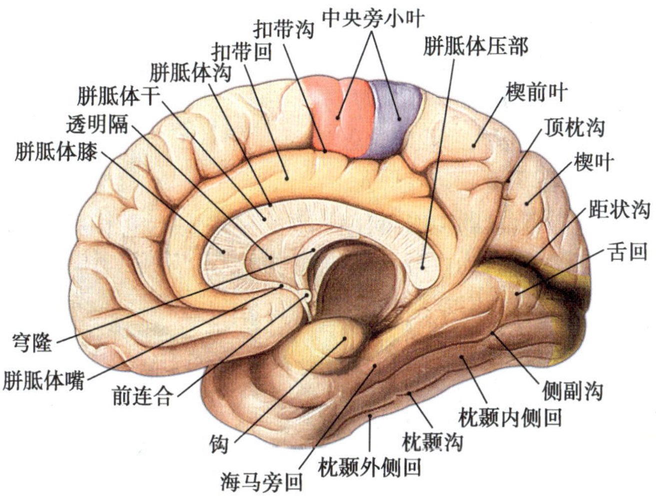

图 17-23　大脑半球内侧面

1. 上外侧面　主要有额叶、顶叶、颞叶、枕叶和岛叶等(图 17-24)。

(1) 额叶：在中央沟的前方有与之平行的中央前沟，两沟间的脑回为**中央前回**。在中央前沟的前方有 2 条近水平方向的沟，分别为**额上沟**和**额下沟**。额上沟以上部分为**额上回**，额上、下沟间为**额中回**，额下沟以下为**额下回**。

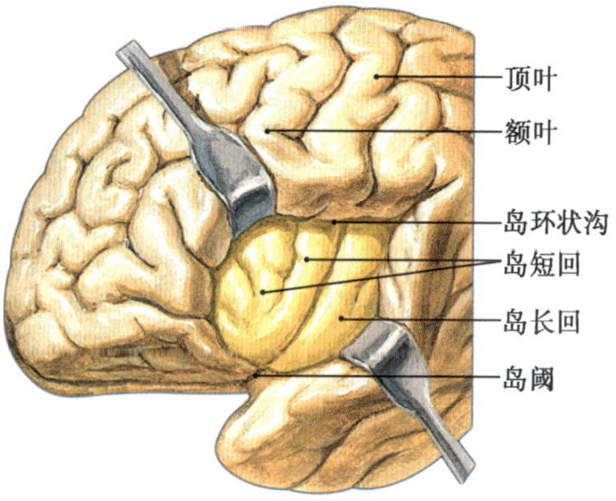

图 17-24　岛叶

(2) 顶叶：在中央沟的后方有与之平行的中央后沟，两沟间的脑回为**中央后回**，后方有水平方向的顶内沟，将中央后沟后方的顶叶分为**顶上小叶**和**顶下小叶**。顶下小叶又分为包绕外侧沟末端的**缘上回**和围绕在颞上沟末端的**角回**。

(3) 颞叶：在外侧沟下方有与之平行的颞上沟和颞下沟，颞上沟上方为**颞上回**。由颞上回翻入外侧沟内的大脑皮质有 2～3 个短而横行的脑回，称**颞横回**。颞上、下沟间为**颞中回**，颞下沟以下为**颞下回**。

(4) 枕叶：在外侧面上有许多不恒定的沟和回。

(5) 岛叶：周围以环状沟与额、顶、颞叶等脑叶分界，此 3 叶覆盖岛叶表面的部分，总称岛盖。岛叶表面有几个长短不等的大脑回。

2. 内侧面　大脑内侧面中部有前后方向略呈弓形的纤维束断面，称**胼胝体**(图 17-23)，围绕在胼胝体背面的环行沟称胼胝体沟，其上方有与之平行的扣带沟，两沟间的脑回称**扣带回**。大脑内侧面扣带沟以上的部分，以中央沟的延线为界，分属额、顶两叶。中央前、后回自上外侧面延续进入内侧面的部分称**中央旁小叶**。胼胝体沟绕过胼胝体的后端，再向前下方移行于海马沟。在顶枕沟的下端，有弓形走向枕极的距状沟，顶枕沟与距状沟间的三角区称**楔叶**，距状沟以下为**舌回**，它们都属于枕叶(图 17-23)。

3. 下面　大脑半球下面的前部，即额叶的下面，有许多短小多变的眶沟和眶沟间的眶回。在眶回内侧有纵行的**嗅束**，其前端膨大为**嗅球**，与嗅神经相连；嗅束向后扩大为**嗅三角**。嗅三角与视束间为前穿质(图 17-7)。颞叶下面有与大脑半球下缘平行的枕颞沟，此沟内侧有与之平行的侧副沟，两沟间的部分为枕颞内侧回，枕颞沟的外侧为枕颞外侧回，侧副沟的内侧为**海马旁回**，其前端弯曲，称**钩**(图 17-23)。海马旁回的上内侧为海马沟，海马沟上方有呈锯齿状的窄条皮质，称**齿状回**。在齿状回外侧、侧脑室下角底壁上有一弓状隆起，称**海马**。海马和齿状回构成**海马结构**(图 17-25)。

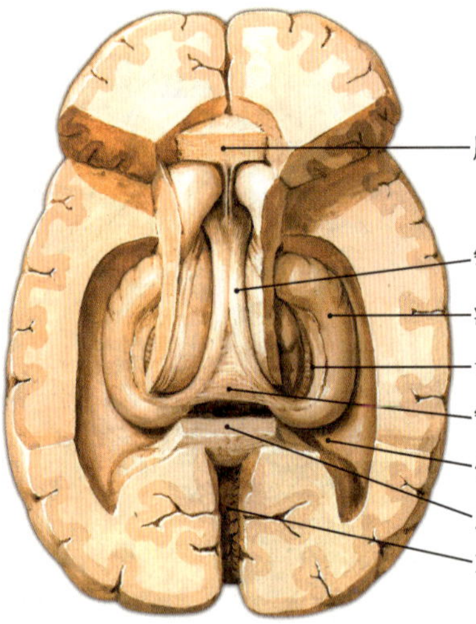

图 17-25　海马结构

（二）边缘系统

在大脑半球内侧面，位于胼胝体周围和侧脑室下角底壁的一圆弧形结构：包括隔区(胼胝体下回和终板旁回)、扣带回、海马旁回、海马和齿状回等共同组成**边缘叶**。边缘叶与皮质下结构(杏仁体、隔核、上丘脑、背侧丘脑前核群和中脑被盖)，统称**边缘系统**(图 17-26)。

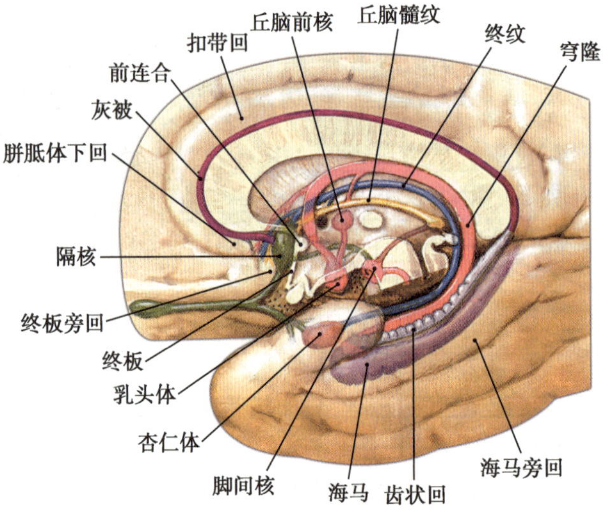

图 17-26　边缘系统

在种系发生上边缘系统属于脑的古老系统，不仅与嗅觉及其联合反射有关，还与躯体运动、内脏活动、情绪、行为、生殖和记忆密切相关。

（三）大脑皮质功能定位

大脑皮质是中枢神经系统发育最复杂、最完善的部位，是运动、感觉的最高中枢，是语言、意识和思维的物质基础。大脑皮质分为**原皮质**(海马和齿状回)、**旧皮质**(嗅脑)和**新皮质**(其余大部分)。

传向大脑皮质的各种感觉信息经皮质整合后，或产生特定的意识性感觉，或储存记忆，或产生运动冲动。不同的皮质区有不同的功能，且不同的功能相对集中在某些特定的脑区(图 17-27)。

1. **躯体运动区**　位于中央前回和中央旁小叶的前部(图 17-27)。该区对全身骨骼肌运动的管理有一定的局部定位关系，其特点为：①身体各部代表区的投影宛如倒置人形，即头在下，脚在上，但头部正立；中央前回最上部和中央旁小叶前部与下肢、会阴部运动有关，中部与躯干、上肢的运动有关，下部与面、舌、咽、喉的运动有关。②左、右交叉支配，即一侧运动区支配对侧肢体的运动，但一些与联合运动有关的肌则受两侧运动区支配，如面上部肌、眼球外肌、咽喉肌、咀嚼肌、呼吸肌与会阴肌等。③身体各部分代表区的大小与各部形体大小无关，而取决于功能的重要性和复杂程度。如拇指的代表区大于躯干或大腿区(图 17-28)。

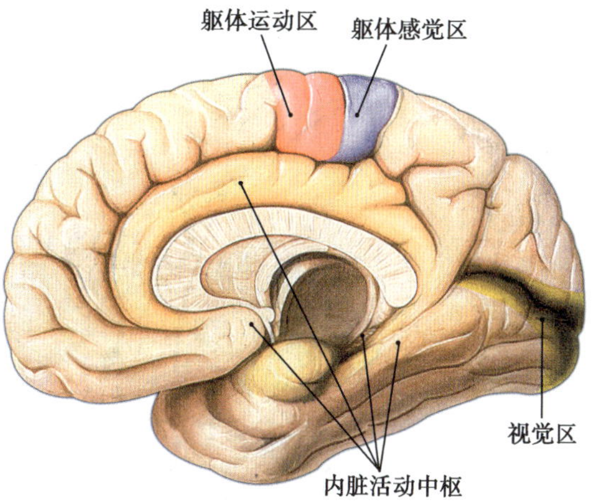

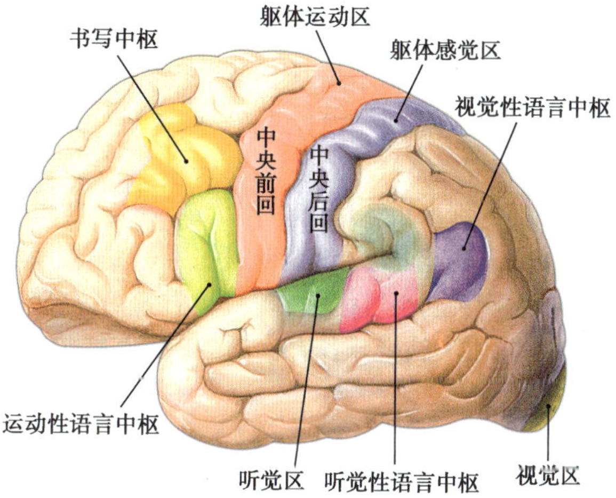

图 17-27　大脑皮质的主要中枢

2. **躯体感觉区**　位于中央后回和中央旁小叶后部。接受丘脑腹后核传来的对侧半身的痛、温、触、压觉以及位置觉和运动觉。身体各部投影和躯体运动区相似，其特点为：①上下颠倒，但头部正立；②左、右交叉；③身体各部代表区的投影与体形大小无关而取决于该部感觉敏感程度，如手指、唇、舌、脚的投射区较大(图 17-29)。

3. **视觉区**　位于距状沟上、下方的枕叶皮质，包括楔叶和舌回。接受来自外侧膝状体的投射纤维(视辐射)。定位排列为：右侧视区代表双眼左侧视野，左侧视区代表双眼右侧半视野。一侧视区受损时，会出现双眼对侧半视野的同向性偏盲。

4. **听觉区**　位于颞横回，接受来自内侧膝状体的纤维(听辐射)。因每侧听区接受来自两耳的冲动，当一侧听区受损，不致引起全聋。

5. **语言中枢**　包括书写、说话、听话、阅读 4 个区。①**书写中枢**：位于额中回后部，如果此区受损，虽然手的运动功能仍然保存，但写字、绘图等精细动作不能完成，称失写症。②**运动性语言中枢**(说话中枢)：位于额下回后部，如此区受损，患者能发音，却不能说出有意义的语言，称运动性失语症。③**听觉性语言中枢**(听话中枢)：位于颞上回后部，如果此区受损，患

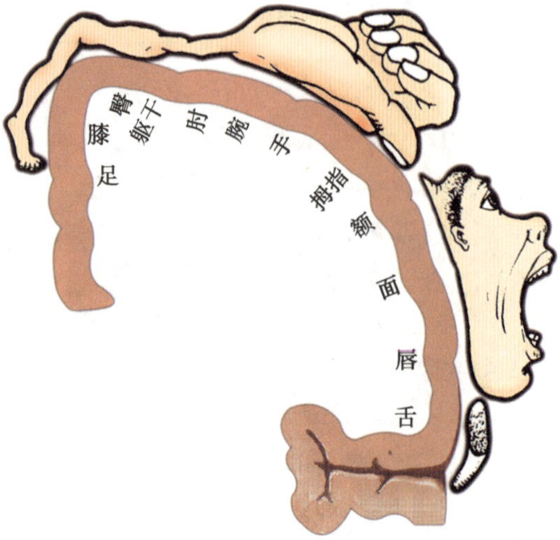

图 17-28 人体各部在第Ⅰ躯体运动区的定位

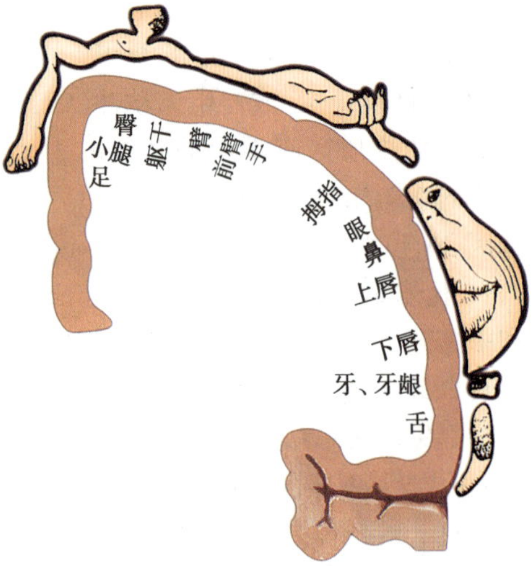

图 17-29 人体各部在第Ⅰ躯体感觉区的定位

者能听到别人讲话，但不能理解讲话人的意思，自己讲的话也同样不能理解，故往往答非所问，称感觉性失语症。④**视觉性语言中枢**(阅读中枢)：位于角回，如果此区受损，虽无视觉障碍，但不能理解文字符号的意义，称失读症。

在长期的进化和发育过程中，大脑皮质的结构和功能得到了高度分化。两侧大脑半球在解剖结构和功能上都有不对称性。左侧大脑半球与语言、意识、数学、逻辑分析等密切相关，因此，左侧大脑半球称优势半球。右侧大脑半球则主要接受非语言信息、音乐、图形与时空概念。左、右大脑半球各有优势，互相补充、相互制约、相互代偿，以完成各种高级神经活动。

(四) 基底核

基底核是埋藏在大脑白质中的灰质团块，位置靠近脑底，包括尾状核、豆状核、屏状核和杏仁体(图 17-30)。

1. **尾状核** 为由前向后弯曲的圆柱体，围绕豆状核及背侧丘脑，全长与侧脑室相邻，分为头、体、尾 3 部，尾部末端连接杏仁体。

2. **豆状核** 位于岛叶深面，借内囊与尾状核和背侧丘脑分开。此核在水平切面上呈三角形，底向外侧，尖向内侧。豆状核被两个白质板分成 3 部，内侧的两部合称**苍白球**；外侧部最大，称**壳**。

尾状核与豆状核合称**纹状体**。在种系发生上，苍白球较古老，称**旧纹状体**；尾状核和壳发生较晚，称**新纹状体**。纹状体是锥体外系的重要组成部分，在调节躯体运动中起重要

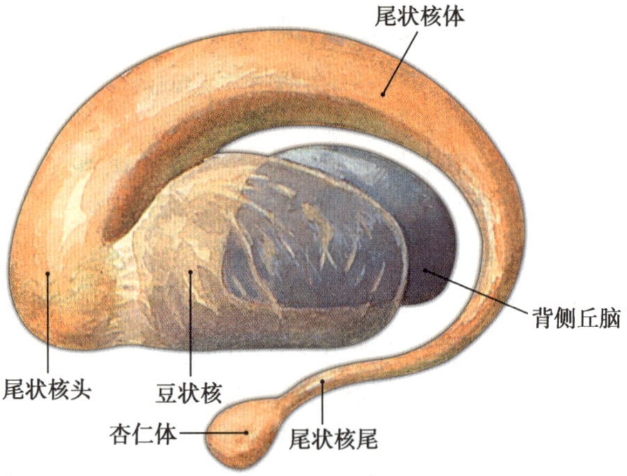

图 17-30 基底核

作用。

3. **屏状核** 是位于岛叶与豆状核间的灰质，其功能不明。

4. **杏仁体** 位于侧脑室下角前端的上方、海马旁回钩的深面，属于边缘系统的一部分，其功能与内脏活动和情绪的产生有关。

（五）大脑的髓质

大脑半球内部的神经纤维可分为3种：联络纤维、连合纤维和投射纤维（图17-31，图17-32）。

1. **联络纤维** 联系同侧半球各部分皮质的纤维，包括短纤维和长纤维。短纤维连接相邻的脑回，称弓状纤维。长纤维主要有：①**扣带**：连接边缘叶的各部分；②**上纵束**：连接额、顶、枕及颞4个叶；③**下纵束**：连接枕、颞2个叶；④**钩束**：连接额、颞2个叶（图17-32）。

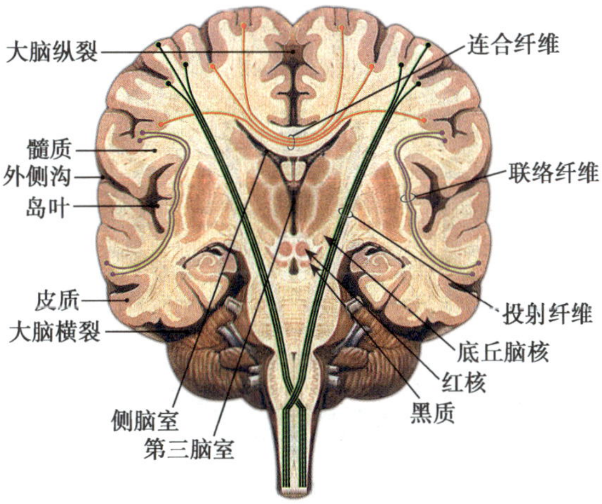

图17-31 大脑半球的髓质

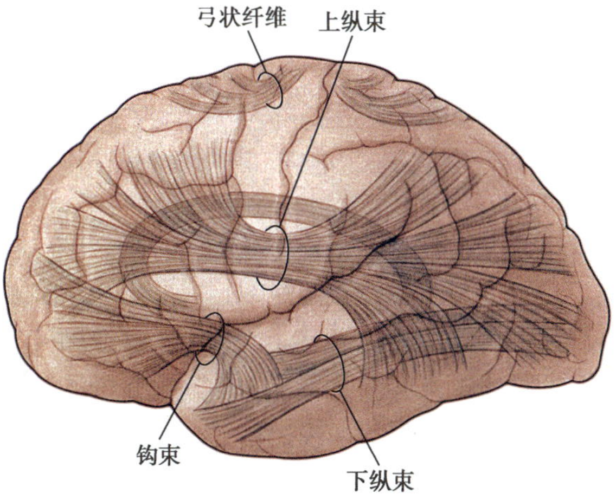

图17-32 大脑半球的联络纤维

2. **连合纤维** 为连接两侧大脑半球皮质的纤维，包括胼胝体、前连合和穹隆连合（图17-31）。

（1）**胼胝体**：是最大的连合纤维，连接两半球新皮质的广大区域。在正中矢状面上，胼胝体呈弓形，由前向后可分为4部分。前部尖细，称胼胝体嘴；弯曲部称胼胝体膝；中间的大部分称胼胝体干；后部钝圆，称胼胝体压部。

（2）**前连合**：连接两侧嗅球和两侧颞叶。

（3）**穹隆连合**：穹隆是由海马至下丘脑乳头体的弓形纤维束，穹隆连合连接两侧的海马。

3. **投射纤维**　由连接大脑皮质和皮质下中枢的上行和下行纤维组成，它们大部分经过内囊。

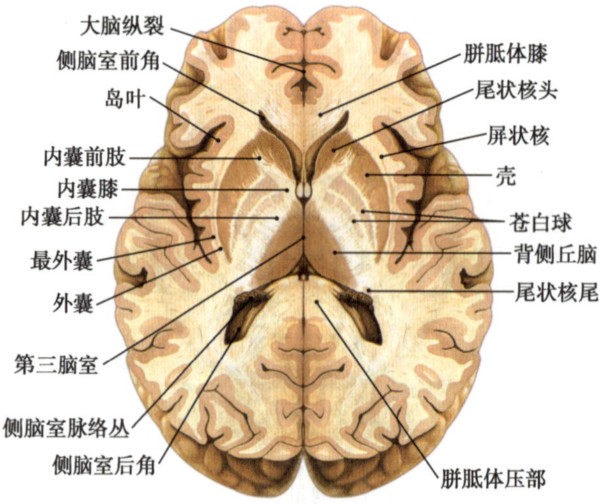

图17-33　**大脑半球水平切面**（示内囊）

内囊（internal capsule）是位于背侧丘脑、尾状核和豆状核间的宽厚白质板。在大脑水平切面上，左、右略呈“＞＜”状（图17-33，图17-34），其中位于尾状核与豆状核间的部分称**内囊前肢**，位于背侧丘脑与豆状核间的部分称**内囊后肢**，前、后肢间的结合部称**内囊膝**。

（1）内囊前肢的投射纤维：①额桥束；②丘脑前辐射。

（2）内囊膝部的投射纤维：皮质核束，从中央前回下部至脑干躯体运动核的纤维束。

（3）内囊后肢的投射纤维：①皮质脊髓束，从中央前回中、上部和中央旁小叶前部发出至脊髓前角运动核的纤维束；②皮质红核束；③顶枕颞桥束；④丘脑中央辐射，从丘脑腹后核至中央后回的纤维束；⑤视辐射和听辐射，前者是从外侧膝状体至视区的纤维束，后者是从内侧膝状体至听区的纤维束。

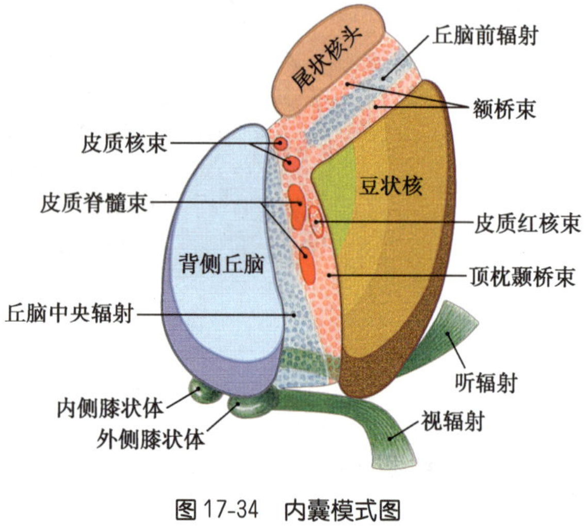

图17-34　**内囊模式图**

内囊是投射纤维高度集中的区域，所以此处的病灶即使不大，亦可导致严重的后果。如营养一侧内囊的小动脉破裂（通称脑出血）或栓塞时，内囊膝和后肢受损，导致对侧半身深、浅感觉障碍（丘脑中央辐射受损）；对侧半身随意运动障碍，即偏瘫（皮质脊髓束和皮质核束受损）；双眼对侧半边视野同向性偏盲（视辐射受损），即临床所谓的“三偏”综合征。

（六）侧脑室

侧脑室是位于大脑半球内的腔隙，左、右对称，可以分为 4 部分：①中央部，位于顶叶内，是一个狭窄的水平裂隙；②前角，伸向额叶；③后角，伸向枕叶；④下角，最长，伸向颞叶内。左、右侧脑室经左、右室间孔与第三脑室相通。侧脑室内有脉络丛，是产生脑脊液的主要部位（图 17-35）。

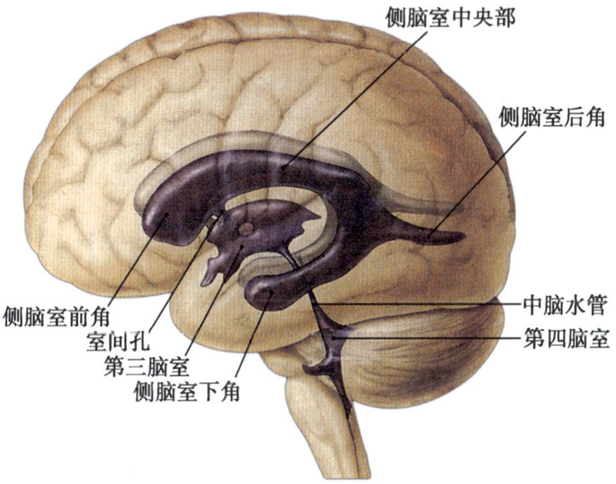

图 17-35　脑室侧面投影图

（高洪泉）

18 第十八章 周围神经系统

周围神经(peripheral nerves)是神经系统的周围部,包括脑神经、脊神经和内脏神经。周围神经的传入神经纤维把来自感受器感受到的体内、外环境变化形成的刺激冲动传至中枢,以供中枢神经进行综合分析;然后再通过其传出神经纤维,把中枢发出的冲动传递到效应器,反射性地调节人体各部器官的活动,以维持人体活动统一。因此,周围神经是连接中枢神经与人体各部器官的重要桥梁。

第一节 脊 神 经

脊神经(spinal nerves)共 31 对,左、右对称,包括 8 对**颈神经**(cervical nerves),12 对**胸神经**(thoracic nerves),5 对**腰神经**(lumbar nerves),5 对**骶神经**(sacral nerves),1 对**尾神经**(coccygeal nerve)。在 31 对脊神经中,第 1 对颈神经干在寰椎与枕骨间出椎管;第 2～7 对颈神经干分别通过同序数颈椎上方的椎间孔穿出椎管;第 8 对颈神经干经第 7 颈椎下方的椎间孔穿出;以下各对脊神经干分别经同序数椎骨下方的椎间孔穿出。

脊神经借**前根**(anterior root)和**后根**(posterior root)与脊髓相连,后根在椎间孔附近有一椭圆形膨大,称**脊神经节**(spinal ganglion)。前、后根均由许多根丝构成,前根属运动性,后根属感觉性,两者在椎间孔处合成一条脊神经干,其纤维成分可分为如下四类:

- 感觉神经纤维
  - 躯体感觉纤维——分布于皮肤、骨骼肌、腱和关节,将皮肤的浅部感觉(痛、温觉等)和肌、腱、关节的深部感觉冲动传入中枢
  - 内脏感觉纤维——分布于内脏、心血管和腺体,传导来自这些结构的感觉冲动
- 运动神经纤维
  - 躯体运动纤维——分布于骨骼肌,支配其运动
  - 内脏运动纤维——分布于内脏、心血管和腺体,支配平滑肌和心肌的运动,控制腺体的分泌

脊神经干很短,出椎间孔后立即分为前支、后支、脊膜支和交通支:①**脊膜支**细小,经椎间孔返回椎管,分布于脊髓的被膜和脊柱的韧带等;②**交通支**为连于脊神经与交感干之间的细支;③**后支**(posterior branch)较细,属混合性,经相邻椎骨横突间向后行走(骶部的出骶后孔),分布于人体正中线附近的项、背、腰、臀部皮肤和肌肉,其分布有明显的节段性;④**前支**(anterior branch)粗大,为混合性的,分布于躯干前外侧和四肢的皮肤和肌肉(图 18-1)。人类除胸神经前支保持明显的节段性外,其余的前支分别交织成颈丛、臂丛、腰丛和骶丛,再由丛分支分布于相应的区域。

一、颈丛

（一）组成和位置

颈丛（cervical plexus）由第 1～4 颈神经前支组成，位于胸锁乳突肌上部的深面。

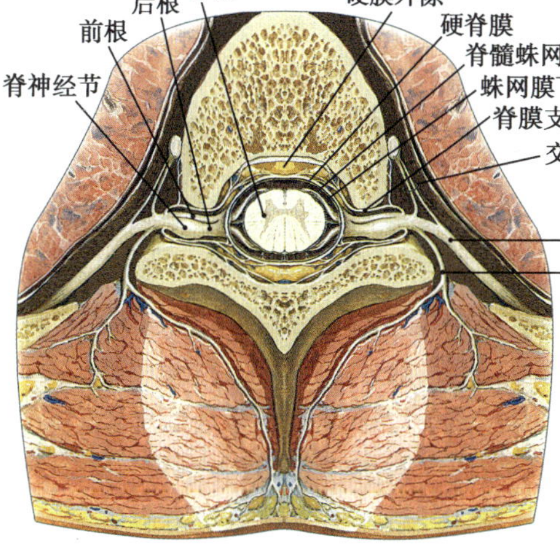

图 18-1 脊神经的组成和分布模式图

（二）主要分支

有**皮支**和**肌支**。皮支由胸锁乳突肌后缘中点附近穿出至浅筋膜，呈放射状分布于耳后、枕部、颈部和肩部的皮肤，其浅出位置是颈部皮肤浸润麻醉的一个阻滞点(图 18-2)。

(1) 枕小神经：钩绕副神经，沿胸锁乳突肌后缘上行，分布于枕部皮肤。

(2) 耳大神经：为颈丛中最大的分支，沿胸锁乳突肌表面上行，分布于耳根附近皮肤。

(3) 颈横神经：横过胸锁乳突肌表面内行，经颈外静脉的深面分布于颈前部皮肤。

(4) 锁骨上神经：分为内、中、外 3 支越过锁骨浅面，分布到颈前外侧部、胸前部及肩峰处的皮肤。

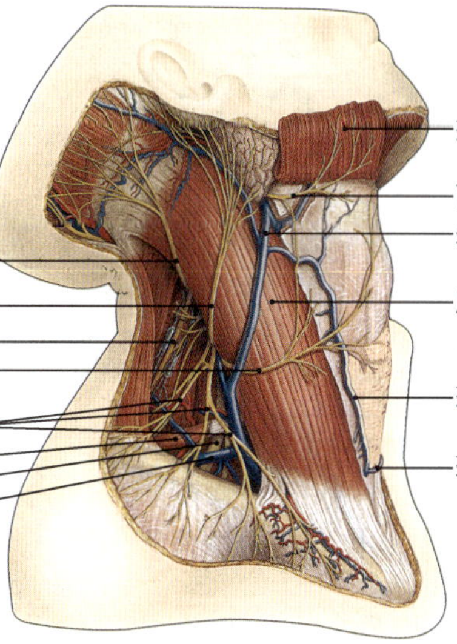

图 18-2 颈丛皮支分部

重要的肌支是**膈神经**（phrenic nerve），为混合性神经(图 18-3)。发出后沿前斜角肌表面下行，经锁骨下动、静脉间入胸腔，经肺根前方，在纵隔胸膜与心包间下行达膈。膈神经运动纤维支配膈的运动；感觉纤维分布于心包、胸膜和膈下的部分腹膜。右膈神经的感觉纤维还分布到肝、胆囊和肝外胆道等。因此，肝和胆囊的疾病时，常引起右肩部牵涉性痛。

膈神经受损后表现为同侧半膈瘫痪，造成呼吸困难甚至有窒息感。膈神经受刺激时可产生呃逆。

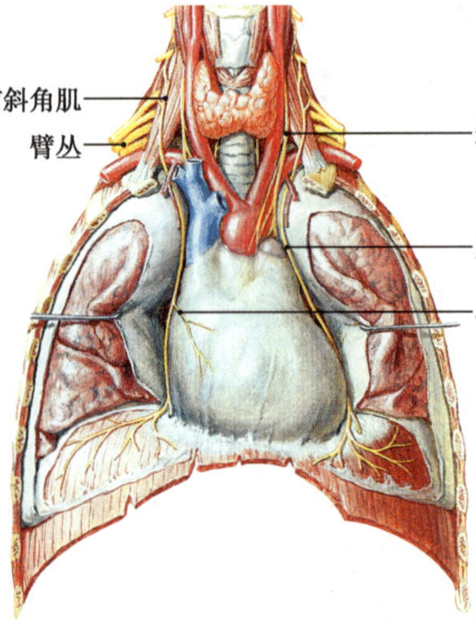

图 18-3　膈神经

二、臂丛

（一）组成和位置

臂丛(brach ial plexus)由第 5～8 颈神经前支及第 1 胸神经前支的大部分组成，经斜角肌间隙入腋腔(图 18-4)。行程中臂丛的 5 个神经根反复分支、组合，最后围绕腋动脉中段形成内侧束、外侧束和后束，由束再发出分支。臂丛在锁骨中点后方较集中，位置浅表，常作为臂丛阻滞麻醉的部位。

（二）主要分支

臂丛分支较多，分布于胸上肢肌、背部浅层肌和上肢的肌肉、关节和皮肤。

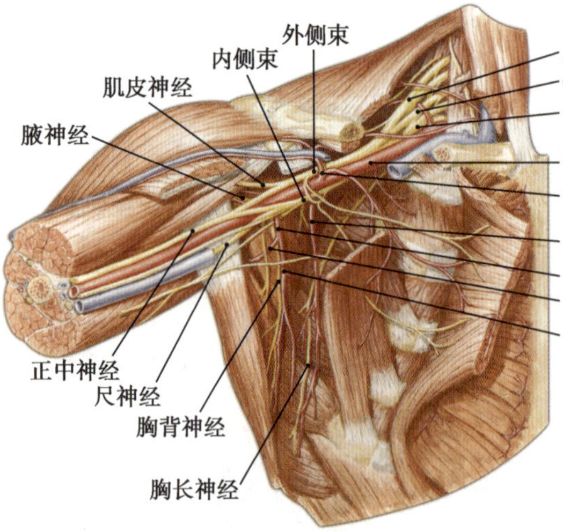

图 18-4　臂丛组成模式图

1. **腋神经**(axillary nerve)　发自后束，伴旋肱后血管向后外，行至三角肌深面，肌支分布于三角肌和小圆肌，皮支分布于肩部和臂外侧区上部的皮肤。肱骨外科颈骨折、肩关节脱位或腋杖的压迫，均可损伤腋神经而导致三角肌瘫痪，可出现“方形肩”(图 18-4，图 18-9)。

2. **肌皮神经**(musculocutaneous nerve)　发自外侧束，斜穿喙肱肌后，分支支配臂肌前群。终支延续为前臂外侧皮神经，分布于前臂外侧皮肤(图 18-5)。

3. **正中神经**(median nerve)　由来自内、外侧束的两根合成，伴肱动脉沿肱二头肌内侧沟下行至肘窝，继而沿前臂正中下行，经腕管至手掌。正中神经在臂部无分支；在肘部和前臂发出许多肌支，支配除肱桡肌、尺侧腕屈肌和指深屈肌尺侧半以外所有前臂前群肌；在手掌正中神经发出肌支，主要支配手肌外侧群（拇收肌除外）及中间群的小部分肌。皮支布于手掌桡侧半，桡侧3个半指掌面及背面中、远节皮肤。正中神经损伤可导致前臂不能旋前、屈腕力减弱、皮支分布区感觉障碍等，如鱼际肌萎缩可出现“猿手”（图18-6，图18-8）。

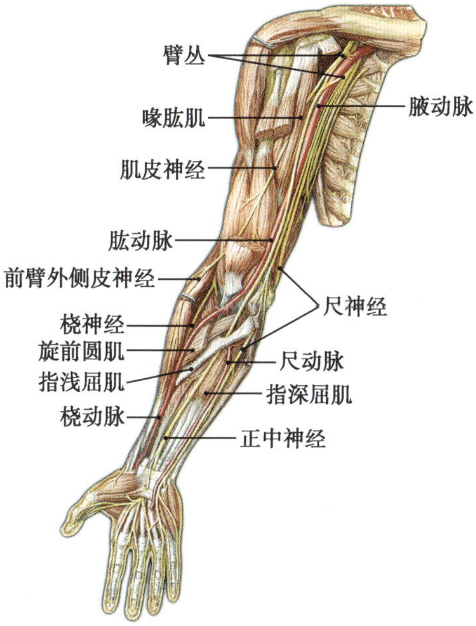

图18-5　上肢前面的神经

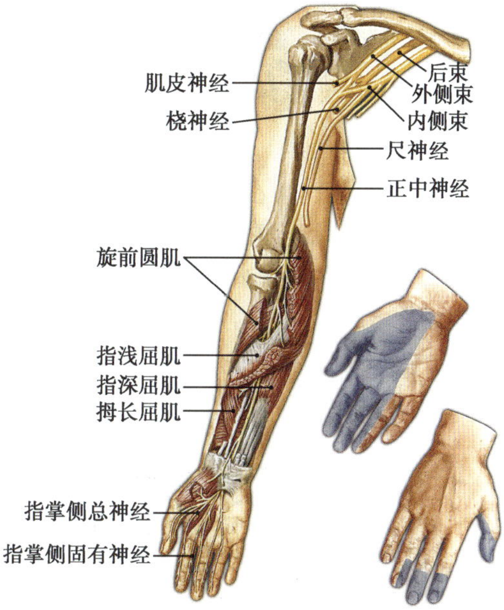

图18-6　正中神经

4. **尺神经**（ulnar nerve）　发自内侧束，沿肱二头肌内侧沟下行，经尺神经沟转至前臂前内侧，与尺动脉伴行至手部。尺神经在臂部无分支；在前臂发出肌支，支配尺侧腕屈肌和指深屈肌尺侧半；在手部，尺神经支配小鱼际肌、拇收肌、全部骨间肌等，其皮支分布于小鱼际、小指和环指尺侧半掌面皮肤以及手背尺侧半和小指、环指及中指尺侧半背面皮肤（图18-7）。尺神经损伤后可导致屈腕力减弱、拇指不能内收等，肌萎缩时呈“爪形手”（图18-8）。

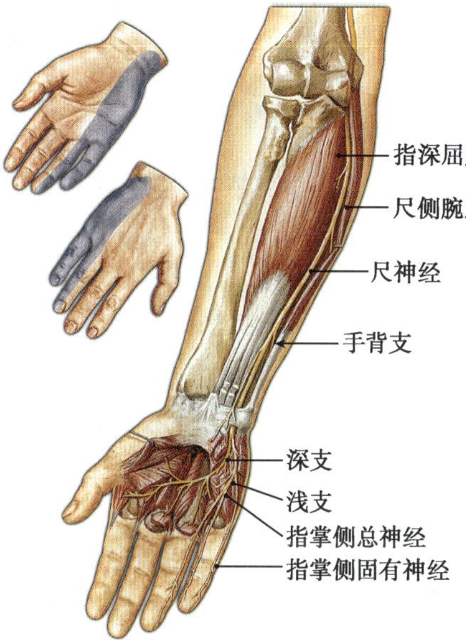

图18-7　尺神经

5. **桡神经**（radial nerve）　发自后束，先在腋动脉后方，继而伴肱深动脉沿桡神经沟旋向下外，至肱骨外上髁前方分为浅支和深支。桡神经浅支为皮支，下行至手背，分布于手背桡侧半和桡侧2个半指节背面的皮肤；深支主要为肌支，穿旋后肌至前臂背侧，支配前臂肌后群。桡神经在臂部发出皮支分布于臂后部和前臂后部的皮肤，发出肌支分布于肱三头肌、肱桡肌等（图18-9）。肱骨干骨折容易合并桡神经损伤，表现为不能

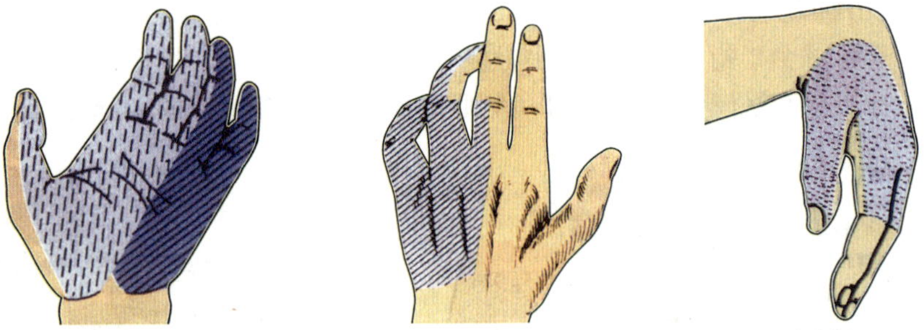

图 18-8　正中神经、尺神经和桡神经损伤手形

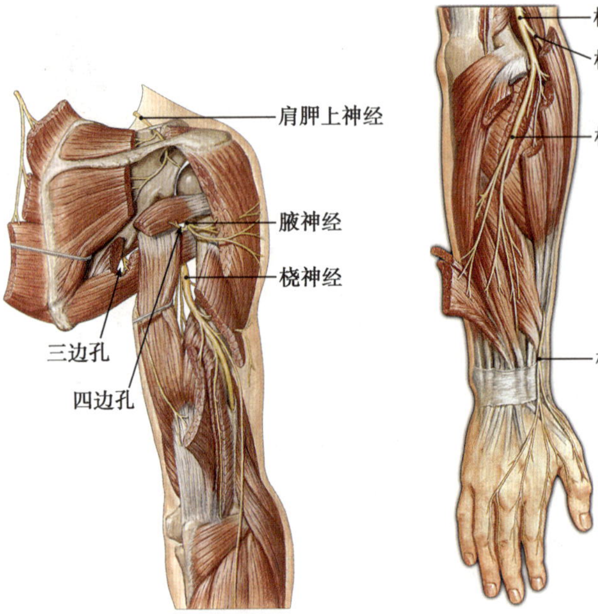

图 18-9　上肢后面的神经

伸腕和伸指、"虎口"区皮肤感觉丧失以及垂腕征(图 18-8)。

三、胸神经前支

胸神经前支共 12 对。第 1～11 对位于相应的肋间隙中,称**肋间神经**(intercostal nerve);第 12 对位于第 12 肋下方,称**肋下神经**(subcostal nerve)。肋间神经和肋下神经的肌支支配肋间肌和腹前外侧肌群,皮支分布于胸、腹壁的皮肤以及胸、腹膜壁层(图 18-10)。

因此,胸神经前支主要分布于胸腹壁的皮肤、肌肉、胸膜及腹膜。其分布具有一定特点:①具有明显的节段性。例如第 4 胸神经前支分布到乳头平面;第 6 胸神经前支分布到剑突平面;第 8 胸神经前支分布到肋弓平面;第 10 对肋间神经布于脐部平面;肋下神经布于腹股沟上方平面。临床上可根据胸神经的节段性分布,来确定某一胸神经或胸髓节段的病变;进行椎管麻醉时测定麻醉平面的高低。②相对的重叠性,即相邻节段的胸神经前支分布的相邻边缘彼此重叠分布,故一条胸神经前支的损伤,可通过相邻节段的胸神经前支分布管理其损伤区域。③分布的广泛性。下部胸神经前支既分布到下胸部，同时又延续到上腹部，故下胸部的病变，可表现在上腹部疼痛。

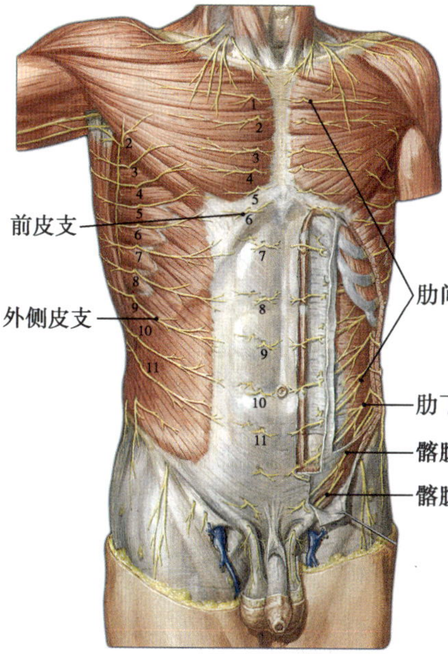

图 18-10　躯干的神经(前面)

四、腰丛

(一) 组成和位置

腰丛(lumbar plexus)由第 12 胸神经前支的一部分、第 1～3 腰神经前支和第 4 腰神经前支的一部分组成，位于腹后壁腰大肌深面。

(二) 主要分支

腰丛除就近发出分支支配腰方肌和髂腰肌外，还发出下列分支布于股前部和内侧部以及腹股沟区。

1. 髂腹下神经和髂腹股沟神经　髂腹下神经主要布于腹股沟区的肌肉和皮肤。髂腹股沟神经平行于髂腹下神经下方，除布于腹股沟区的肌肉和皮肤外，还布于阴囊(或大阴唇)皮肤(图 18-11)。

2. **股神经**(femoral nerve)　经腹股沟韧带深面，于股动脉外侧进入股三角(图 18-11，图 18-12)，其肌支支配股前群肌；皮支除布于股前部皮肤外，还有一长分支，伴大隐静脉下行至足内侧缘，布于小腿内侧面及足内侧缘皮肤。股神经损伤可致大腿前群肌功能障碍、行走时抬腿困难，坐位时不能伸膝关节、膝跳反射消失，股前及小腿内侧皮肤感觉障碍。

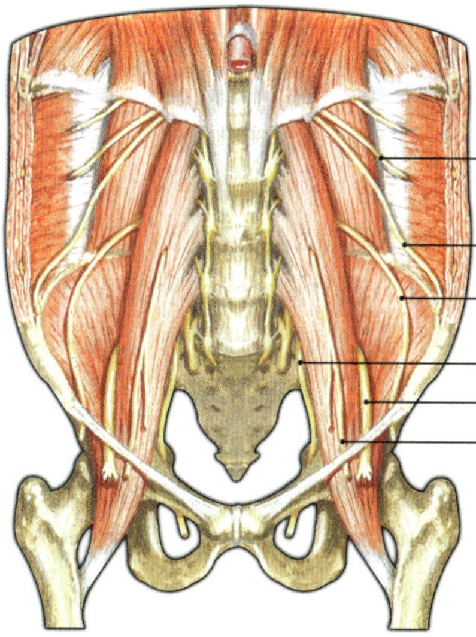

图 18-11　腰丛的分支(前面观)

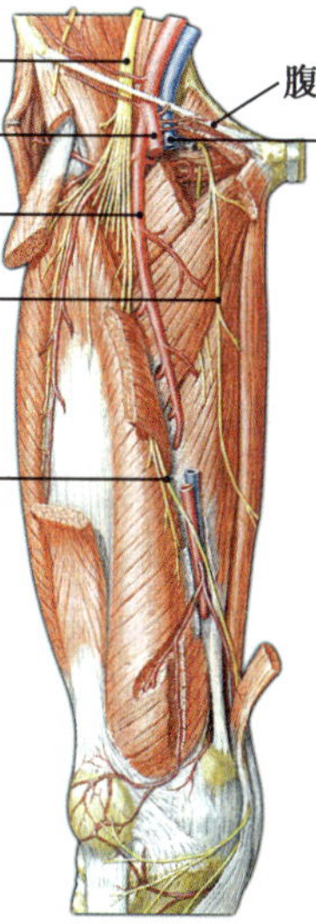

图 18-12　大腿前内侧神经分布

3. **闭孔神经**(obturator nerve) 自腰大肌内侧缘穿出，伴闭孔动脉，沿骨盆侧壁下行，穿闭孔达股内侧部，分布于髋关节、大腿内侧群肌和大腿内侧面皮肤(图 18-12)。闭孔神经损伤可致大腿内收力减弱，仰卧时患肢不能置于健侧大腿之上，股内侧皮肤感觉障碍。

五、骶丛

(一) 组成及位置

骶丛(sacral plexus)是全身最大的脊神经丛，由第 4 腰神经前支余部和第 5 腰神经前支合成的**腰骶干**(lumbosacral trunk)、全部骶神经前支和尾神经前支组成。骶丛位于盆腔内，骶骨及梨状肌的前面，其分支分布于盆壁、会阴、臀部、大腿后部、小腿及足。

(二) 主要分支

1. **臀上神经**(gluteus superior) 经梨状肌上孔出盆腔，支配臀中、小肌和阔筋膜张肌(图 18-13)。

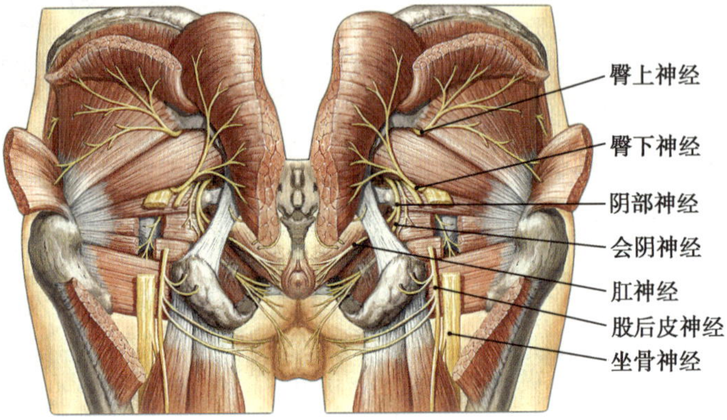

图 18-13 **臀部神经**(后面观)

2. **臀下神经**(gluteus inferior) 经梨状肌下孔出盆腔，支配臀大肌(图 18-13)。

3. **阴部神经**(pudendal nerve) 伴阴部内动脉出梨状肌下孔，绕坐骨棘经坐骨小孔入坐骨直肠窝。向前分支分布于会阴部、外生殖器及肛门周围的肌肉和皮肤(图 18-13)。

4. **坐骨神经**(sciatic nerve) 是全身最粗大的神经(图 18-14)。经梨状肌下孔出盆腔，在臀大肌深面。经坐骨结节与股骨大转子之间至大腿后，在股二头肌深面下降。一般在腘窝上方分为胫神经和腓总神经。在大腿后部发肌支支配大腿后群肌。

(1) **胫神经**(tibial nerve)：为坐骨神经本干的直接延续(图 18-15)，在腘窝内与腘动脉伴行，在小腿经比目鱼肌深面伴胫后动脉下降，过内踝后方入足底。肌支支配小腿肌后群肌和足底肌。皮支支配小腿后部、足底和足背外侧缘的皮肤。胫神经损伤时可导致足不能跖屈、屈趾和足内翻、小腿后面及足底感觉迟钝或丧失，并呈现“仰趾足”(图 18-16)。

(2) **腓总神经**(common peroneal nerve)：自坐骨神经发出后沿股二头肌内侧走向外下，绕腓骨颈外侧向前，穿腓骨长肌分为腓浅神经和腓深神经(图 18-17)。**腓浅神经**(superficial peroneal nerve)在腓骨长、短肌与趾长伸肌之间下行，肌支支配腓骨长、短肌，皮支分布于小腿外侧、足背及第 2～5 趾背侧皮肤；**腓深神经**(deep peroneal nerve)与胫前动脉相伴而行，先在小腿前群肌之间下行至足背，分布于小腿前群肌、足背肌及第 1、2 趾背相对缘的皮肤。腓总神经损伤表现为足不能背屈、足下垂，行走时呈“跨阈步态”以及分布区皮肤感觉迟钝或消失，并呈马蹄内翻足(图 18-16)。

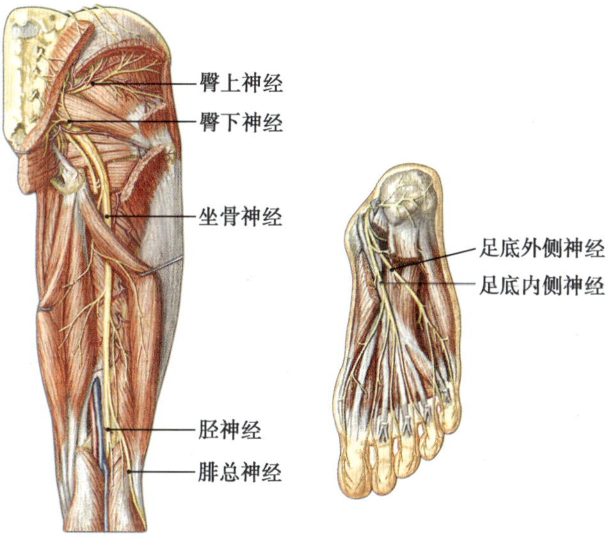

图 18-14 股后部及足底神经

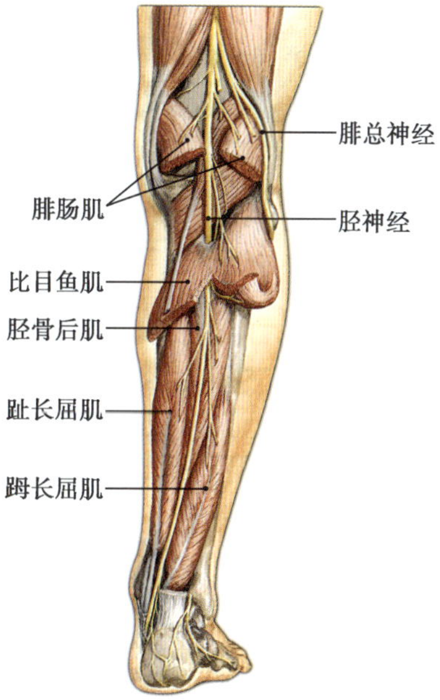

图 18-15 胫神经

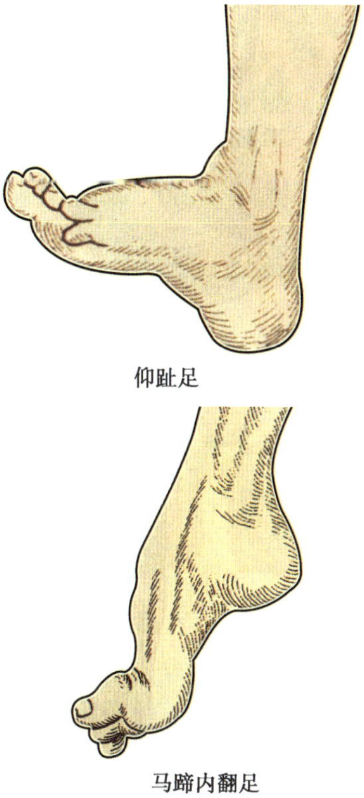

图 18-16 胫神经及腓总神经损伤后足的畸形

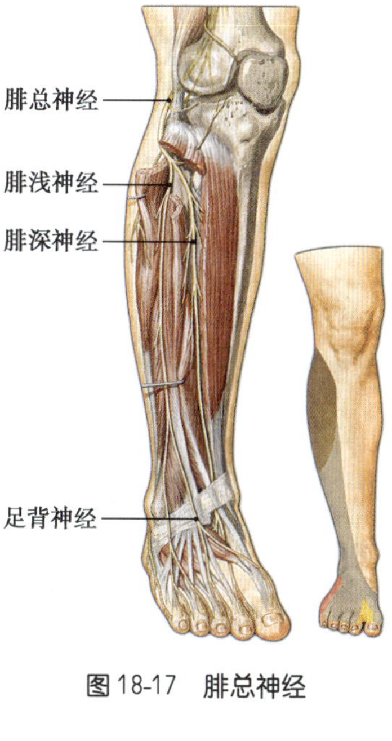

图 18-17 腓总神经

第二节 脑 神 经

脑神经(cranial nerves)共 12 对(图 18-18),将脑与头、颈、胸、腹部器官的感受器和效应器联系起来。通常按其与脑相连的顺序编码,用罗马数字表示(表 18-1)。

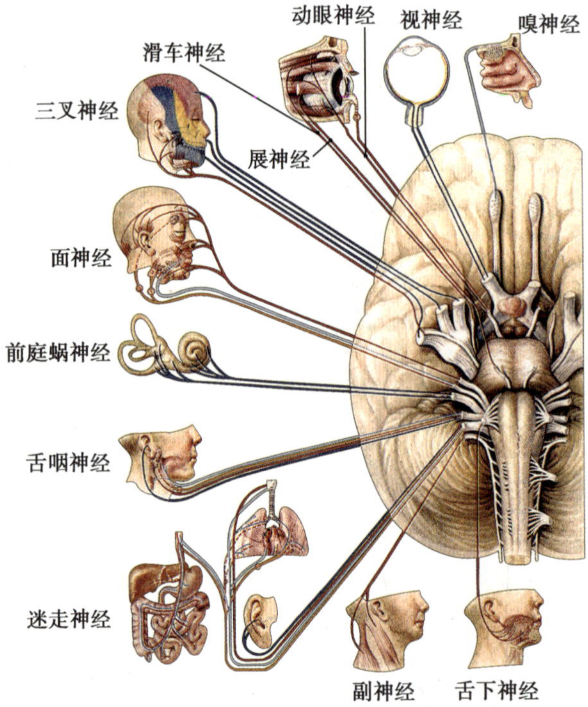

图 18-18 脑神经概况

表 18-1 脑神经的名称、性质、连脑部位和出入颅腔部位

顺序及名称	性质	连脑部位	出入颅腔部位
Ⅰ 嗅神经	感觉性	端脑	筛孔
Ⅱ 视神经	感觉性	间脑	视神经管
Ⅲ 动眼神经	运动性	中脑	眶上裂
Ⅳ 滑车神经	运动性	中脑	眶上裂
Ⅴ 三叉神经	混合性	脑桥	眼神经:眶上裂 上颌神经:圆孔 下颌神经:卵圆孔
Ⅵ 展神经	运动性	脑桥	眶上裂
Ⅶ 面神经	混合性	脑桥	内耳门→茎乳孔
Ⅷ 前庭蜗神经	感觉性	脑桥	内耳门
Ⅸ 舌咽神经	混合性	延髓	颈静脉孔
Ⅹ 迷走神经	混合性	延髓	颈静脉孔
Ⅺ 副神经	运动性	延髓	颈静脉孔
Ⅻ 舌下神经	运动性	延髓	舌下神经管

脑神经的纤维成分较脊神经复杂，每对脊神经均含有4种纤维成分，而每对脑神经所含纤维成分不尽相同。可简单归类为4种纤维成分：①**躯体感觉纤维**：来自皮肤、肌、腱、大部分口腔、鼻腔黏膜以及视器和前庭蜗器；②**内脏感觉纤维**：来自头、颈、胸、腹部的器官以及味蕾和嗅黏膜；③**躯体运动纤维**：分布于头颈部骨骼肌，如眼球外肌、舌肌、咀嚼肌、面肌和咽喉肌等；④**内脏运动纤维**：分布于心肌、平滑肌和腺体。

脑神经中的躯体感觉和内脏感觉纤维的胞体绝大多数属于假单极神经元，它们在脑外聚集成三叉神经节、膝神经节、上神经节和下神经节；由双极神经元胞体聚集成神经节的有前庭神经节和蜗神经节，传导平衡觉和听觉。内脏运动纤维均属于副交感成分，仅存在于第Ⅲ、Ⅶ、Ⅸ、Ⅹ对脑神经中。内脏运动纤维自中枢发出后至相应的副交感神经节内换神经元，再发纤维分布于心肌、平滑肌和腺体。这些副交感神经节多位于所支配的器官旁，称**器官旁节**；仅与第Ⅹ对脑神经中内脏运动纤维相连属的副交感神经节多位于器官壁内，称**器官内节**。

依据脑神经所含纤维成分的不同，将12对脑神经分为三类：

1. 感觉性神经（Ⅰ、Ⅱ、Ⅷ）。
2. 运动性神经（Ⅲ、Ⅳ、Ⅵ、Ⅺ、Ⅻ）。
3. 混合性神经（Ⅴ、Ⅶ、Ⅸ、Ⅹ）。

一、嗅神经

嗅神经（olfactory nerve）由内脏感觉纤维组成。鼻腔嗅区黏膜的嗅细胞的周围突分布于嗅区黏膜上皮，中枢突聚集成20多条嗅丝，合称嗅神经，分别穿筛孔入颅前窝，终止于嗅球，传导嗅觉。颅前窝骨折累及筛板时，可损伤嗅丝和脑膜，造成嗅觉障碍和脑脊液鼻漏。

二、视神经

视神经（optic nerve）由躯体感觉纤维组成。视网膜节细胞的轴突在视盘处汇集，穿经该处的脉络膜和巩膜构成视神经。视神经在眶内行向后内方，经视神经管入颅中窝，连于视交叉，后者延续为视束，终止于间脑，传导视觉。视神经外面包裹有视神经鞘，为脑的3层被膜延续而来，故脑蛛网膜下隙也随之延续到视神经周围，直至视盘处。因此，颅内压升高时，可导致视盘水肿。

三、动眼神经

动眼神经（oculomotor nerve）含有2种纤维成分，即来自动眼神经核的躯体运动纤维和来自动眼神经副核的内脏运动纤维。动眼神经自中脑的脚间窝出脑，经海绵窦外侧壁向前，穿眶上裂进入眶内，即分为上、下2支。上支细小，支配上直肌和上睑提肌；下支粗大，支配内直肌、下直肌和下斜肌。下斜肌支分出一小支，称睫状神经节短根（又称副交感根），至睫状神经节内换神经元，节后纤维分布于睫状肌和瞳孔括约肌，参与调节反射和瞳孔对光反射（图18-19）。**睫状神经节**属副交感神经节，位于眶后部、视神经与外直肌之间，为长方形、梭形或椭圆形的扁平小体。

一侧动眼神经完全损伤，可致所支配的眼肌瘫痪，出现患侧上睑下垂、瞳孔固定性外斜视（斜向外下方）、瞳孔散大及对光反射消失等。

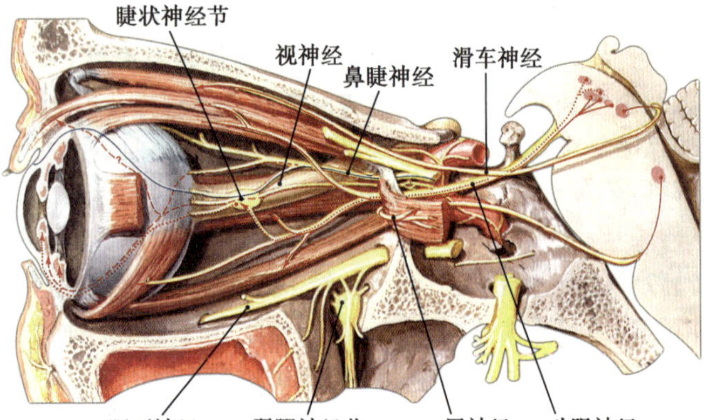

图 18-19　眶内的神经（左侧、外面）

四、滑车神经

滑车神经（trochlear nerve）起自中脑下丘平面对侧的滑车神经核，由下丘下方出脑，绕过大脑脚外侧向前，穿经海绵窦外侧壁，自眶上裂进入眶内，支配上斜肌（图 18-19）。滑车神经损伤后可致上斜肌瘫痪，患侧眼球不能转向外下方，俯视时出现轻度内斜视和复视。

五、三叉神经

三叉神经（trigeminal nerve）含躯体感觉和躯体运动 2 种纤维。①躯体感觉纤维：胞体位于三叉神经节内。**三叉神经节**（又称**半月神经节**）位于颞骨岩部的三叉神经压迹处。其周围突组成三叉神经的 3 大分支，由上内侧向下外侧依次为眼神经、上颌神经和下颌神经，分布于面部皮肤、眼球、口腔、鼻腔、鼻旁窦的黏膜、牙和脑膜等，传导痛、温、触、压等感觉；中枢突汇集成粗大的三叉神经感觉根，由脑桥基底部和小脑中脚交界处入脑，止于三叉神经感觉核。②躯体运动纤维：起自三叉神经运动核，纤维组成细小的三叉神经运动根，行于感觉根的前内侧，加入下颌神经，支配咀嚼肌等。

（一）眼神经

眼神经（ophthalmic nerve）为感觉性神经，向前穿入海绵窦外侧壁，行于动眼神经和滑车神经下方，经眶上裂入眶内，向前分为 3 支分布于硬脑膜、眶、眼球、泪腺、结膜、部分鼻黏膜以及睑裂以上的皮肤（图 18-20）。

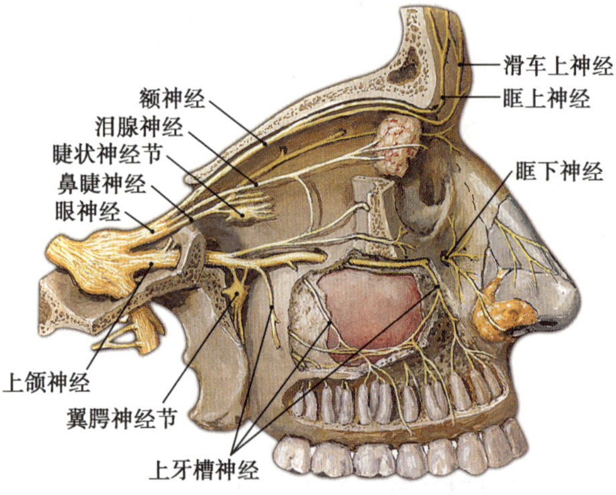

图 18-20　眼神经和上颌神经

1. **额神经**　在眶顶骨膜与上睑提肌之间前行，分 2～3 支，其中**眶上神经**伴同名血管经眶上切迹（孔）穿出，分布于额部皮肤。

2. **泪腺神经**　细小，沿眶外侧壁走行于外直肌上方，分布于泪腺和上睑等。

3. **鼻睫神经**　在上直肌和视神经之间前行至眶内侧壁，分支分布于鼻腔黏膜（嗅黏膜除外）、泪囊、眼球、鼻背皮肤和眼睑等。

（二）上颌神经

上颌神经（maxillary nerve）为感觉性神经，自三叉神经节发出后，水平向前，穿海绵窦外侧壁，经圆孔出颅，进入翼腭窝，再经眶下裂入眶，续为眶下神经（图 18-20）。上颌神经分布于硬脑膜、睑裂与口裂之间的皮肤、上颌牙与牙龈、上颌窦、鼻腔、口腔腭部和鼻咽部的黏膜等。其主要分支有：

1. **眶下神经**　为上颌神经主干的终支，向前经眶下裂入眶，再经眶下沟、眶下管出眶下孔分为数支，分布于下睑、鼻翼和上唇的皮肤等，在行程中还发出上牙槽前、中支。

2. **上牙槽后神经**　在翼腭窝内发自上颌神经主干，在上颌骨体后方穿入骨质，与上牙槽前、中支相互吻合构成**上牙槽神经丛**，再分支分布于上颌牙与牙龈。

3. **颧神经**　细小，在翼腭窝处分出，经眶下裂入眶，分 2 支穿经眶外侧壁，分布于颧、颞区皮肤。颧神经与泪腺神经之间有交通支，面神经的副交感纤维经此控制泪腺分泌。

（三）下颌神经

下颌神经（mandibular nerve）为混合性神经，是三叉神经 3 大分支中最粗大的一支。下颌神经自卵圆孔出颅至颞下窝（图 18-21），运动纤维支配咀嚼肌、鼓膜张肌等；感觉纤维分布于硬脑膜、下颌牙与牙龈、舌前 2/3 和口腔底的黏膜、耳颞区及口裂以下的皮肤等。其主要分支有：

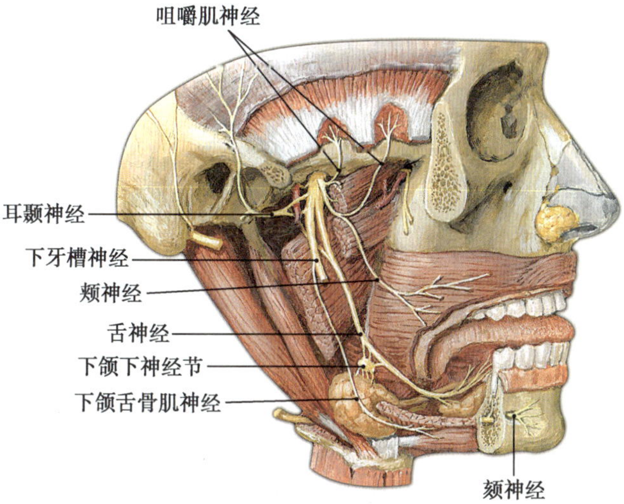

图 18-21　下颌神经

1. **耳颞神经**　以两根夹持脑膜中动脉，向后合成一干，经下颌颈内侧转折向上，伴颞浅血管穿腮腺上行，分支分布于耳屏、外耳道及颞区的皮肤，并有分支至腮腺。

2. **颊神经**　沿颊肌外侧面前行，继而贯穿此肌，分布于颊部皮肤和黏膜。

3. **舌神经**　在下颌支内侧下行，继而弓形转向前内侧，越过下颌下腺上方，达口底黏膜深面，分支分布于舌前 2/3 和口腔底的黏膜，传导一般感觉。

4. **下牙槽神经**　为混合性神经，向下经下颌孔入下颌管，在管内分支构成**下牙槽神经丛**，分支分布于下颌牙和牙龈；其终支自颏孔穿出，称**颏神经**，分布于颏部及下唇的皮肤和黏膜。下牙槽神经的运动纤维支配下颌舌骨肌和二腹肌前腹。

5. **咀嚼肌神经**　为运动性神经，分支有咬肌神经、颞深神经、翼内肌神经和翼外肌神经，支配全部咀嚼肌。

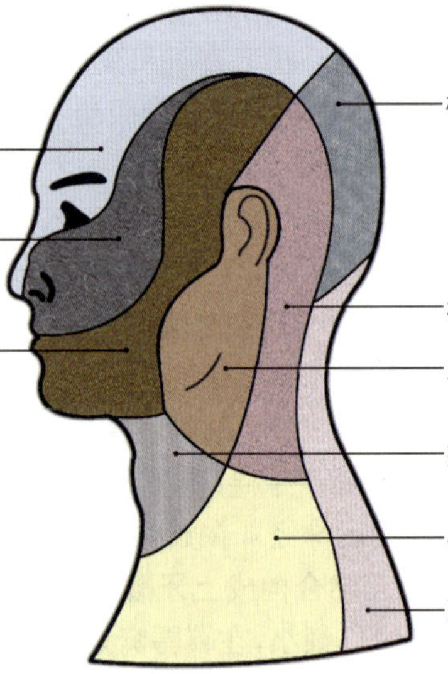

图 18-22　头面部皮神经分布区示意图

三叉神经在头部皮肤的分布范围大致以睑裂和口裂为界（图 18-22）。眼神经分布于鼻背中部、睑裂以上至矢状缝中点外侧区域的皮肤，上颌神经分布于鼻背外侧、睑裂与口裂之间、向后上至翼点处的狭长区域的皮肤，下颌神经分布于口裂与下颌底之间、向后上至耳前上方一带的皮肤。

六、展神经

展神经（abducent nerve）起自脑桥的展神经核，自延髓脑桥沟中点的两侧出脑，前行至颞骨岩部尖端，穿经海绵窦，自眶上裂进入眶内，支配外直肌（图 18-19）。展神经损伤后可致外直肌瘫痪，患侧眼球不能转向外侧，产生内斜视。

七、面神经

面神经（facial nerve）含有 4 种纤维成分：①躯体运动纤维，起自脑桥的面神经核，主要支配面肌；②内脏运动（副交感）纤维，起自脑桥的上泌涎核，终于相应副交感神经节，节后纤维控制泪腺、下颌下腺、舌下腺等分泌；③内脏感觉（味觉）纤维，分布于舌前 2/3 味蕾，传导味觉至孤束核上部；④躯体感觉纤维，传导耳部皮肤的躯体感觉和面肌的本体感觉（图 18-23）。

面神经由较大的运动根和较小的中间神经 2 个根组成，自延髓脑桥沟外侧部出脑，入内耳门合干后穿过内耳道底进入面神经管，由茎乳孔出颅后，主干前行进入腮腺实质，在腮腺内分为数支并交织成丛，再由丛发出**颞支**、**颧支**、**颊支**、**下颌缘支**和**颈支** 5 组分支，分别于腮腺的上缘、前缘和下端穿出，呈扇形分布，支配面肌和颈阔肌等。面神经在面神经管内的分支主要有：

1. **鼓索**　在面神经出茎乳孔前约 6 mm 处发出，呈弓形穿越鼓室至颞下窝，以锐角从后方加入舌神经，并随其走行分布。鼓索含有 2 种纤维：味觉纤维分布于舌前 2/3 的味蕾，传导味觉；副交感纤维在下颌下神经节内换神经元，其节后纤维支配下颌下腺和舌下腺的分泌。**下颌下神经节**为副交感神经节，位于下颌下腺与舌神经之间。

2. **岩大神经**　含副交感纤维，在面神经管起始部由面神经分出，自颞骨岩部尖端穿出，

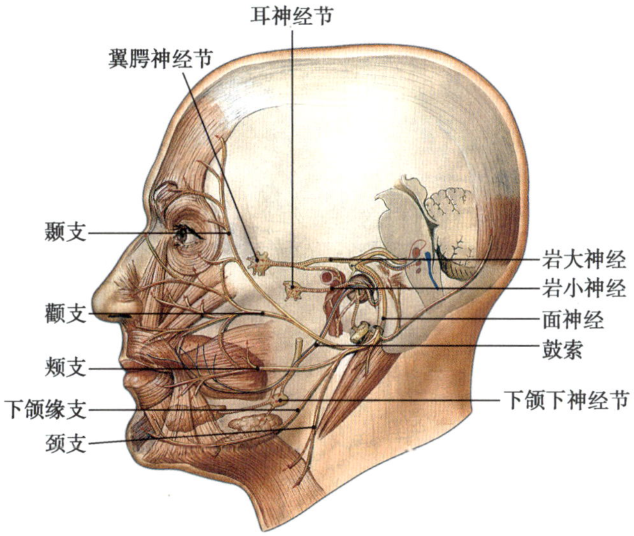

图 18-23　面神经

经破裂孔出颅，与来自颈内动脉丛的岩深神经合成**翼管神经**，穿翼管向前至翼腭窝，在翼腭神经节内换神经元，节后纤维控制泪腺和鼻、腭部黏膜腺体的分泌。**翼腭神经节**又称**蝶腭神经节**，为副交感神经节，位于翼腭窝内、连于上颌神经下方。

3. **镫骨肌神经**　支配镫骨肌。

由于面神经行程中，发出的分支有先后差异，故损伤部位不同，可出现不同的临床表现：①面神经管外损伤，主要是患侧面肌瘫痪，表现为患侧额纹消失、不能闭眼皱眉、鼻唇沟变浅、口角歪向健侧、不能鼓腮、说话时唾液自口角流出和角膜反射消失；②面神经管内损伤，除上述表现外，还伴有患侧舌前 2/3 味觉障碍，泪腺、舌下腺分泌障碍，并出现结膜及口腔黏膜干燥等现象。

八、前庭蜗神经

前庭蜗神经（vestibulocochlear nerve）又称**位听神经**，含躯体感觉纤维，由前庭神经和蜗神经组成（图 18-24）。

（一）前庭神经

前庭神经（vestibular nerve）起自内耳道底的**前庭神经节**，此节的双极神经元周围突穿过内耳道底，分布于椭圆囊斑、球囊斑和壶腹嵴的毛细胞；中枢突组成前庭神经，与蜗神经伴行，经内耳道、内耳门、延髓脑桥沟外侧端入脑，传导平衡觉。

（二）蜗神经

蜗神经（cochlear nerve）起自蜗轴内的**蜗神经节（螺旋神经节）**，此节

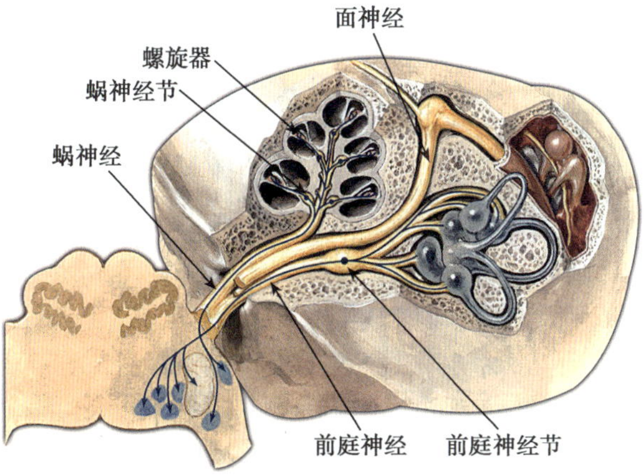

图 18-24　前庭蜗神经

的双极神经元周围突分布于内耳螺旋器的毛细胞；中枢突组成蜗神经，穿内耳道底至内耳道，伴前庭神经入脑，传导听觉。

前庭蜗神经损伤后表现为伤侧耳聋和平衡功能障碍。

九、舌咽神经

舌咽神经（glossopharyngeal nerve）含有4种纤维成分：①躯体运动纤维，起自疑核，支配茎突咽肌；②内脏运动（副交感）纤维，发自下泌涎核，在卵圆孔下方的**耳神经节**内换神经元，节后纤维控制腮腺分泌；③内脏感觉纤维，胞体位于下神经节，其周围突分布于舌后1/3的味蕾和黏膜以及咽、咽鼓管、鼓室等处的黏膜，还有颈动脉窦和颈动脉小球等，中枢突至孤束核下部；④躯体感觉纤维，胞体位于上神经节，其周围突分布于耳后皮肤，中枢突至三叉神经脊束核（图18-25）。

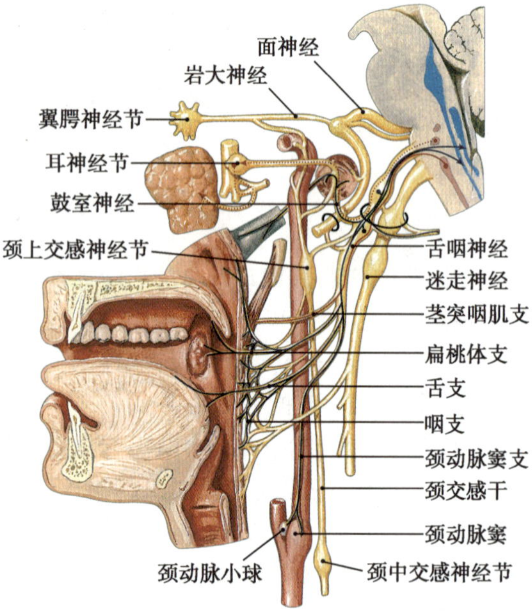

图18-25 舌咽神经

舌咽神经的根丝连于延髓侧面，与迷走神经和副神经三者共同穿颈静脉孔出颅，在孔内神经干上有膨大的**上神经节**（superior ganglion），出孔时又形成稍大的**下神经节**（inferior ganglion）。舌咽神经出颅后先在颈内动、静脉之间下行，然后呈弓形向前经舌骨舌肌内侧达舌根。其主要分支如下：

1. **舌支** 为舌咽神经终支，向前下经舌骨舌肌深面分布于舌后1/3的黏膜与味蕾，传导一般感觉和味觉。

2. **鼓室神经** 发自下神经节，入鼓室与交感神经纤维共同形成**鼓室丛**，由丛分支分布于鼓室、乳突小房和咽鼓管的黏膜，传导感觉。其终支为**岩小神经**，在耳神经节内换神经元，节后纤维随耳颞神经分布于腮腺，司腮腺分泌。

3. **颈动脉窦支** 1～2支，在颈静脉孔下方发出，沿颈内动脉下降，分布于颈动脉窦和颈动脉小球，传导动脉压力变化和血液中CO_2浓度变化的刺激，反射性地调节血压和呼吸。

一侧舌咽神经损害，可出现患侧舌后1/3味觉丧失、舌根与咽峡区痛觉障碍以及患侧咽肌肌力减弱。

十、迷走神经

迷走神经（vagus nerve）为行程最长、分布最广的脑神经（图18-26），含有4种纤维成分：①内脏运动（副交感）纤维，起自迷走神经背核，至器官旁或壁内的副交感神经节换神经元，节后纤维分布于颈、胸、腹部的器官，控制心肌、平滑肌和腺体的活动；②内脏感觉纤维，胞体位于下神经节，其周围突伴随内脏运动纤维分布，中枢突终止于孤束核；③躯体运动纤维，发自疑核，支配咽喉肌；④躯体感觉纤维，胞体位于上神经节，其周围突分布于硬脑膜、耳郭和外耳道的皮肤，中枢突终止于三叉神经脊束核。

迷走神经根丝连于延髓侧面、舌咽神经的下方，经颈静脉孔出颅后，走行于颈动脉鞘内，在颈内静脉与颈内动脉或颈总动脉之间的后方下行至颈根部，经胸廓上口入胸腔。在胸腔内，左迷走神经在左颈总动脉与左锁骨下动脉间下行，越过主动脉弓前方，经左肺根后方下行至食管前面，与交感神经分支吻合、交织构成**左肺丛**和**食管前丛**，继续下行并逐渐集中延续为**迷走神经前干**；右迷走神经经右锁骨下动、静脉之间，沿气管右侧下降，经右肺根后方转至食管后面，与交感神经分支吻合、交织构成**右肺丛**和**食管后丛**，继续下行并逐渐集中延续为**迷走神经后干**。迷走神经前、后干再向下随食管一起穿膈的食管裂孔进入腹腔。迷走神经的主要分支有：

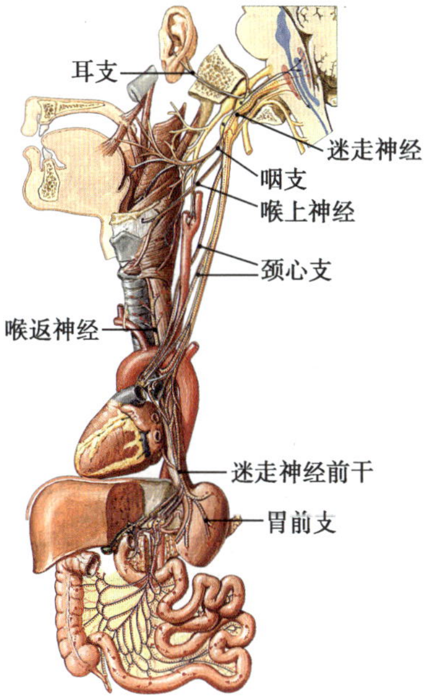

图 18-26 迷走神经

1. **喉上神经** 在颈静脉孔下方发自主干，沿颈内动脉内侧下行，于舌骨大角处分为内支和外支。内支伴喉上动脉穿过甲状舌骨膜入喉，分布于声门裂以上的喉黏膜以及会厌和舌根等处；外支支配环甲肌。

2. **颈心支** 有上、下两支，分别在喉上神经起点下方和第 1 肋上方分出。在喉与气管两侧下行入胸腔，至主动脉弓下方和气管杈前面与交感神经共同构成**心丛**，分支分布于心传导系、心肌和冠状动脉等。其中，颈上心支有一分支称**主动脉神经**或**减压神经**，分布至主动脉弓壁内，感受血压变化和化学刺激。

3. **喉返神经** 左喉返神经发自左迷走神经越过主动脉弓前方处，钩绕主动脉弓返回颈部；右喉返神经发自右迷走神经跨过右锁骨下动脉前方处，钩绕右锁骨下动脉返回颈部。在颈部，喉返神经沿气管食管旁沟上行，至甲状腺侧叶深面、环甲关节后方进入喉内，终支称**喉下神经**。喉返神经的感觉纤维分布于声门裂以下的喉黏膜，运动纤维支配除环甲肌以外的全部喉肌。喉返神经在行程中还发出心支、气管支和食管支，分别参加同名内脏神经丛。

喉返神经是喉肌的重要运动神经，在其入喉前与甲状腺下动脉及其分支互相交错，故在甲状腺手术钳夹或结扎甲状腺下动脉时，应避免损伤此神经导致声音嘶哑；若两侧同时损伤，可引起呼吸困难，甚至窒息。

4. **胃前支**和**肝支** 在贲门附近发自迷走神经前干。胃前支沿胃小弯向右分布于胃前壁，其终支以“鸦爪”形分支分布于幽门部前壁；肝支向右行于小网膜内，参与构成**肝丛**，随肝固有动脉分布于肝、胆囊等处。

5. **胃后支**和**腹腔支** 在贲门附近发自迷走神经后干。胃后支沿胃小弯后面走行，沿途分支分布于胃后壁，其终支也以“鸦爪”形分支分布于幽门部后壁；腹腔支向右行与交感神经分支围绕腹腔干的根部及其周围共同构成**腹腔丛**，此丛随腹腔干、肠系膜上动脉和肾动脉的分支分布于肝、胆、胰、脾、肾及结肠左曲以上的消化管。

一侧迷走神经损伤时，可因患侧喉肌全部瘫痪、咽喉黏膜感觉障碍，而出现声音嘶哑、语言障碍、吞咽障碍或吞咽呛咳等。双侧迷走神经损伤时，可因心、肺、支气管感受器以及主动脉的压力和化学感受器的感觉信息传入障碍及其所分布器官的运动功能障碍，而影响心跳、呼吸、吞咽、咳嗽等内脏反射活动以及咽喉肌瘫痪等。

十一、副神经

副神经（accessory nerve）由脑根和脊髓根2根汇合而成。脑根起自延髓的疑核，在迷走神经根丝下方出脑；脊髓根起自颈髓节段的副神经核，向上经枕骨大孔进入颅腔。两根合成副神经主干后经颈静脉孔出颅，其中来自脑根的纤维加入迷走神经，支配咽喉肌；来自脊髓根的纤维由胸锁乳突肌上部进入该肌，再经该肌后缘上、中1/3交点附近斜向后外下方，在斜方肌前缘中、下1/3交点处进入斜方肌深面，分支支配此两肌（图18-27）。一侧副神经损伤可导致同侧胸锁乳突肌和斜方肌瘫痪，出现头不能向患侧屈、面不能转向健侧及患侧不能耸肩等症状。

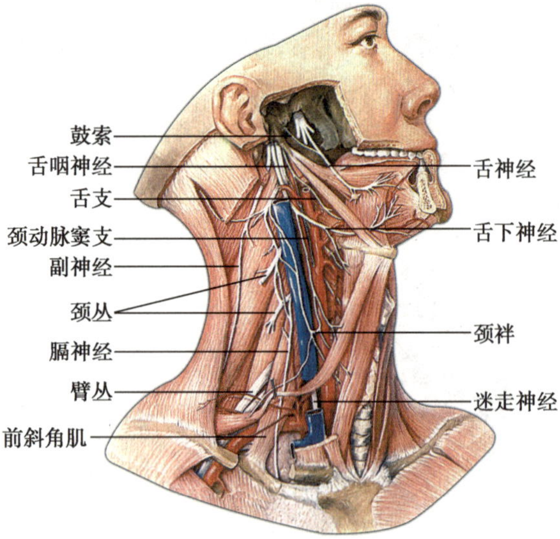

图18-27　副神经和舌下神经

十二、舌下神经

舌下神经（hypoglossal nerve）起自延髓的舌下神经核，自延髓前外侧沟出脑，经舌下神经管出颅后，在颈内动、静脉之间下行至舌骨上方，呈弓形弯向前内侧，分支支配全部舌内肌和大部分舌外肌（图18-27）。一侧舌下神经损伤时，患侧舌肌瘫痪、萎缩，伸舌时，舌尖偏向患侧。

第三节　内脏神经

内脏神经是主要分布于内脏、心、血管和腺体的神经。

内脏神经由中枢部和周围部构成。其中枢部分别位于脑和脊髓内；周围部由内脏神经节和神经纤维组成。神经纤维分为内脏传出纤维和内脏传入纤维，分别将两种纤维称为内脏运动神经和内脏感觉神经。而内脏运动神经又分为交感神经和副交感神经。

内脏运动神经支配平滑肌、心肌的运动和腺体的分泌活动，以调节人体的新陈代谢和内脏的活动。但由于内脏神经不受意识支配，因此，又将其称为**自主神经**（autonomic nerve）。内脏感觉神经将来自内脏、心血管等的感受器的神经冲动传入中枢，通过内脏反射调节内脏器官的活动。

一、内脏运动神经

（一）内脏运动神经和躯体运动神经的差异

内脏运动神经（visceral motor nerve）和躯体运动神经在结构和功能上存在较大差异，

主要表现在：

1. 支配的器官不同　躯体运动神经支配骨骼肌，内脏运动神经支配平滑肌、心肌和腺体。

2. 纤维成分不同　躯体运动神经只有一种纤维，内脏运动神经则有交感和副交感两种纤维，多数内脏器官同时接受双重支配。

3. 神经元数目不同　内脏运动神经由低级中枢到效应器需要经过 2 级神经元。第 1 级神经元称**节前神经元**（preganglionic neuron），胞体位于脑干和脊髓内，其轴突称**节前纤维**；第 2 级神经元称**节后神经元**（postganglionic neuron），胞体位于内脏运动神经节内，其轴突称**节后纤维**。一个节前神经元可与多个节后神经元构成突触。

4. 意识支配不同　躯体运动神经受意识直接支配；而内脏运动神经不受意识的直接支配。

5. 节后纤维分布形式不同　躯体运动神经以神经干的形式分布；而内脏运动神经节后纤维常攀附脏器或血管形成神经丛，由丛再分支至效应器。

（二）内脏神经的分类

根据形态、功能和药理作用的不同特点，内脏运动神经可分为交感神经和副交感神经 2 部分。

1. **交感神经**（sympathetic nerve）　分为中枢部及周围部。中枢部的低级中枢，位于脊髓 T_1～L_3 节段的灰质侧柱内。周围部由交感干、交感神经节及由节发出的分支和交感神经丛等组成（图 18-28～图 18-30）。

（1）**交感神经节**（sympathetic ganglia）：根据所处位置不同，分为椎旁神经节和椎前神经节。

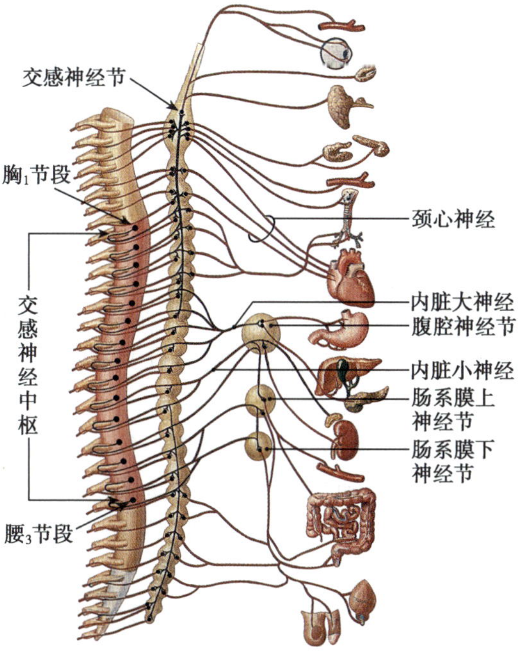

图 18-28　交感神经模式图

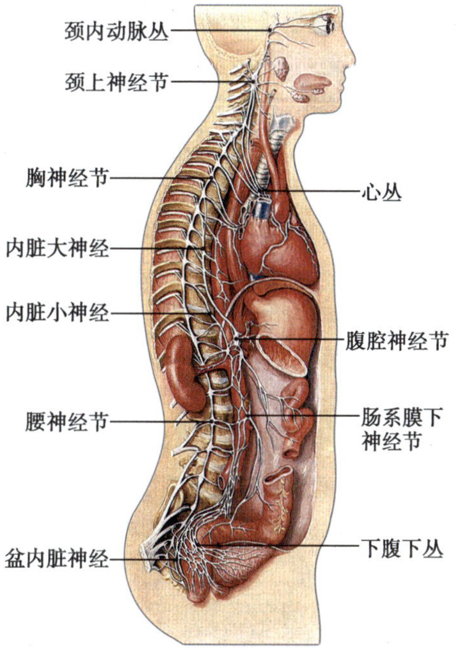

图 18-29　右交感干和纤维分布

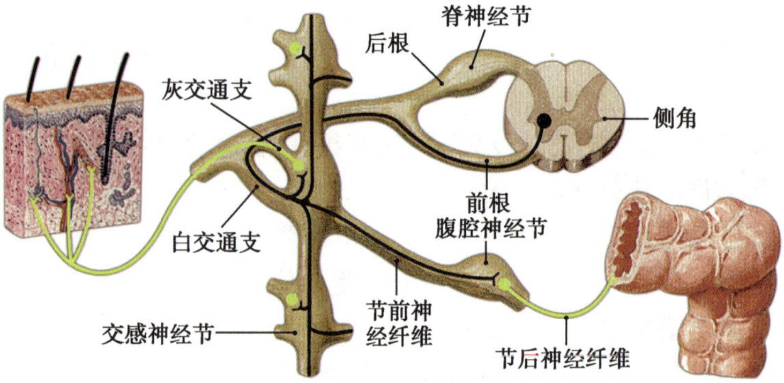

图 18-30 白交通支和灰交通支模式图

椎旁神经节(paravertebral ganglia)即**交感干神经节**(ganglia of sympathetic trunk),位于脊柱两旁,每侧总数 18～19 个,大小不等,形态不规则。

椎前神经节(prevertebral ganglia)位于脊柱前方、腹主动脉脏支的根部(图 18-29),包括**腹腔神经节**、**主动脉肾神经节**、**肠系膜上神经节**和**肠系膜下神经节**。

(2) **交感干**(sympathetic trunk):由椎旁神经节和节间支组成,呈串珠状,左、右各一。交感干上至颅底,下至尾骨,两干在尾骨前方借单一的**奇神经节**相连。

(3) 交通支:椎旁神经节借交通支与相应的脊神经相连,交通支分白交通支和灰交通支(图 18-30)。

1) 白交通支:主要由有髓节前纤维组成,呈白色。白交通支只存在于 T_1～L_3 各脊神经前支与相应的椎旁神经节之间。白交通支内的节前纤维,进入交感干后有 3 种去向:①终于相应的**椎旁神经节**;②在交感干内上行或下降,终止于上方或下方的椎旁神经节;③穿经椎旁神经节终于**椎前神经节**。

2) 灰交通支:连于交感干与 31 对脊神经前支之间,由椎旁神经节细胞发出的节后纤维组成,多无髓鞘,色灰暗。灰交通支存在于全部椎旁神经节和 31 对脊神经之间。椎旁节发出的节后纤维也有 3 种去向:①经灰交通支返回脊神经,并随脊神经分布于头颈部、躯干和四肢的血管、汗腺和竖毛肌等;②攀附动脉走行,在动脉外膜形成相应的神经丛,并随动脉分布到所支配的器官;③由交感神经节直接到达所支配的脏器。

(4) 交感神经的分布:交感神经主要分布于颈部、胸部、腰部和盆部。

1) 颈部:颈交感干位于颈动脉鞘的后方、颈椎横突前方,一般每侧有 3 个神经节,即**颈上神经节**、**颈中神经节**和**颈下神经节**,其中颈下神经节常与第 1 胸神经节合并成**颈胸神经节**,也称**星状神经节**。

颈交感干神经节发出的节后纤维分布如下:①经灰交通支连于 8 对颈神经,分布至头颈及上肢的血管、汗腺和竖毛肌等;②攀附于邻近动脉表面,随动脉分支而分布于头颈部的腺体、瞳孔开大肌、竖毛肌和血管等;③发出心上、中、下神经和咽支至相应器官,参与构成心丛和咽丛。

2) 胸部:胸交感干位于肋头的前方,每侧 10～12 个胸交感神经节。胸交感干发出以下分支:①经灰交通支连于 12 对胸神经,并随其分布于胸腹壁血管、汗腺和竖毛肌等;②由上 5 对胸交感干神经节发出许多小支,参加心丛和肺丛等;③**内脏大神经**由穿过第 5 或 6～9

胸交感干神经节的节前纤维组成，终于腹腔神经节（图 18-28）；④**内脏小神经**，分布于肝、脾、肾等实质性器官和结肠左曲以上的消化管。

3）腰部：腰交感干位于腰椎体前外侧与腰大肌内侧缘之间，每侧有 4 个腰交感神经节。其分支有：①经灰交通支和 5 对腰神经相连，并随腰神经分布；②**腰内脏神经**：由穿经腰交感神经节的节前纤维组成，终于腹主动脉丛和肠系膜下丛等，换神经元后，节后纤维分布于结肠左曲以下的消化管及盆腔器官，并有纤维伴随血管分布至下肢。

4）盆部：盆交感干位于骶骨前面、骶前孔内侧，有 2～3 个骶交感神经节和 1 个奇神经节。其分支有：①经灰交通支连于骶、尾神经，分布于下肢及会阴部的血管、汗腺及竖毛肌；②一些小分支加入盆丛，分布于盆腔器官。

2. **副交感神经**（parasympathetic nerve）分为中枢部和周围部。

（1）中枢部：低级中枢位于脑干的副交感神经核和脊髓骶部第 2～4 节段的骶副交感核。

（2）周围部：由**副交感神经节**和进出此节的节前、节后纤维等组成。副交感神经节多位于器官附近或器官壁内，故称**器官旁节**或**器官内节**。颅部副交感神经节较大，有睫状神经节、翼腭神经节、下颌下神经节及耳神经节等。位于其他部位的副交感神经节很小。

（3）副交感神经的分布：主要有颅部副交感神经和骶部副交感神经。

1）颅部副交感神经（图 18-31，图 18-32）：①由中脑的**动眼神经副核**发出的节后纤维支配瞳孔括约肌和睫状肌；②由脑桥的**上泌涎核**发出节后纤维分布于泪腺，另一部分分布于下颌下腺和舌下腺；③由延髓的下泌涎核发出的节后纤维分布于腮腺；④由延髓的**迷走神经背核**发出的节后纤维分布于胸、腹腔器官（降结肠、乙状结肠和盆腔脏器除外）。

2）骶部副交感神经：由脊髓骶部第 2～4 节段的骶副交感核发出的节前纤维加入骶神

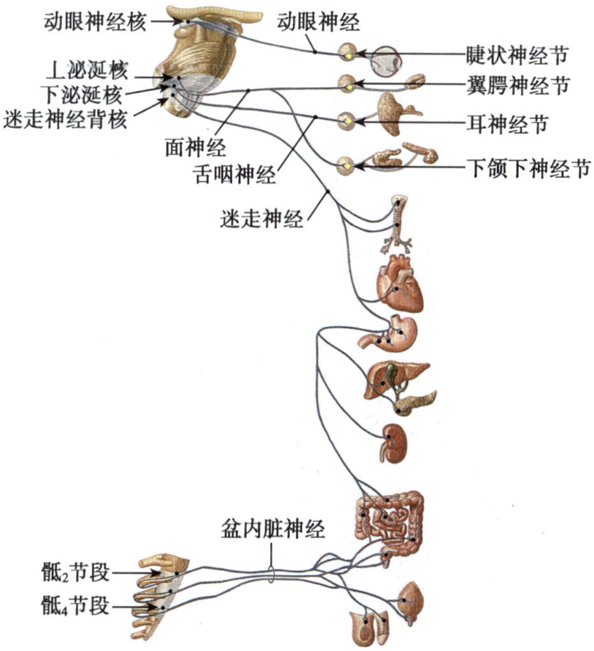

图 18-31　副交感神经分布模式图

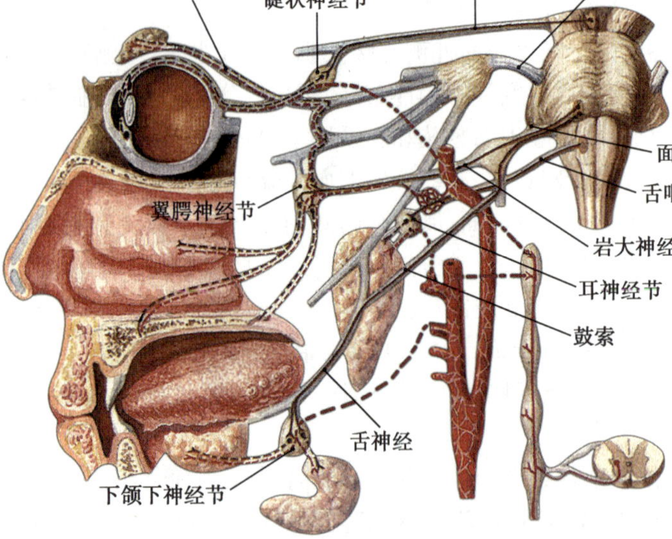

图 18-32 头部的内脏神经分部模式图

经，出骶前孔后离开骶神经，组成**盆内脏神经**加入盆丛，其节后纤维支配结肠左曲以下的消化管和盆腔器官。

3. **内脏神经丛** 交感神经、副交感神经和内脏感觉神经在分布到器官的过程中，往往互相交织在一起，共同形成内脏神经丛（自主神经丛或植物神经丛），由丛发出分支分布于胸、腹及盆腔的器官（图 18-33）。

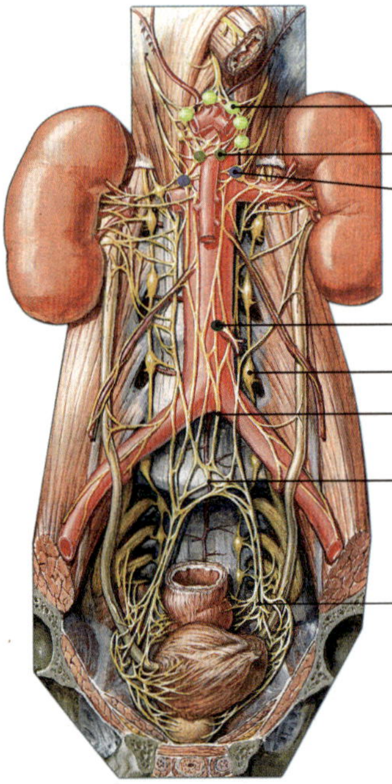

图 18-33 腹腔与盆部的内脏神经丛

4. **交感神经与副交感神经的比较**　交感神经和副交感神经差异比较见表 18-2。

表 18-2　交感神经与副交感神经比较

	交感神经	副交感神经
低级中枢位置	脊髓 $T_1 \sim L_2$ 或 L_3 节段侧柱	脑干副交感核，脊髓 $S_2 \sim S_4$ 节段的骶副交感核
周围神经节的位置	椎旁神经节和椎前神经节	器官旁节和器官内节
节前、节后纤维	节前纤维短，节后纤维长	节前纤维长，节后纤维短
神经元的联系	一个节前神经元可与许多节后神经元形成突触	一个节前神经元只与少数节后神经元形成突触
分布范围	广泛（全身的血管、内脏、平滑肌、心肌、腺体、瞳孔开大肌和竖毛肌）	局限（大部分血管、肾上腺髓质、汗腺、竖毛肌等处无分布）

二、内脏感觉神经

内脏感觉神经是指分布于内脏器官的感觉神经。感受器通过传入神经，将内脏感觉传入中枢。一般认为，内脏传入神经元位于脊神经节或脑神经节内，其神经纤维（周围突）随交感神经和副交感神经分布于各脏器，中枢突则组成神经根入脊髓或脑干。

（一）内脏感觉的特点

内脏感觉与躯体感觉相比较，有以下特点：

1. 正常内脏活动一般不引起感觉，但强烈的内脏活动，可引起感觉。如在饥饿时，胃收缩可引起饥饿感；膀胱尿液充盈和直肠大便引起膨胀感觉（产生便意等）。

2. 内脏对刺激的定位性差，故内脏的定位感是不准确的。例如：患者不能明确述说具体器官的疼痛。

3. 内脏对牵拉、膨胀和冷热刺激敏感，而对切、割等刺激不敏感。

内脏感觉以上特点与其传入的方式有关。一般认为内脏感觉的传入途径分散，即一个脏器的感觉，可经几个脊髓节段的脊神经传入中枢，而一条脊神经又可包含几个脏器的感觉纤维。

（二）牵涉痛

1. **牵涉痛**　也称反射性痛。体内某一内脏发生病变时，常在体表一定区域发生痛觉过敏或产生疼痛感觉，此种现象叫牵涉痛。牵涉痛可发生在内脏附近皮肤，也可发生在距患病器官较远的皮肤。如心绞痛可发生在心前区，也可发生左臂内侧皮肤痛；肝、胆疾病可表现为右肩部皮肤的酸痛。

2. **产生牵涉痛的机制**　牵涉痛的机制目前仍不十分清楚，但一般认为与脊髓节段反射有联系。即内脏的传入纤维和皮肤牵涉区的传入纤维传入同一脊髓段的内脏感觉接受区和皮肤感觉接受区。内脏感觉接受区接受内脏的冲动后，影响了躯体感觉接受区。因此，当内脏发生病变时，除有内脏症状外，同时也发生相应区域皮肤的牵涉痛。

故了解各器官病变时牵涉痛的发生部位，在临床上有一定的诊断价值。

（刘华平）

19 第十九章

神经系统的传导通路

神经系统内存在着两大类传导通路：**感觉(上行)传导通路**和**运动(下行)传导通路**。

第一节 感觉传导通路

感觉传导通路一般由三级神经元构成，第一级神经元一般位于神经节，第二级神经元一般位于脊髓或脑干，第三级神经元一般位于间脑。

一、本体(深)感觉和精细触觉传导通路

所谓本体感觉是指肌、腱、关节等运动器官本身在不同状态(运动或静止)时产生的感觉，又称深感觉，包括位置觉、运动觉和震动觉。

躯干和四肢的本体感觉传导通路有两条，一条是传至大脑皮质，产生意识性感觉，称**意识性本体感觉传导通路**，这条传导通路中还传导浅部感觉中的**精细触觉**，两者传导通路相同。另一条是传至小脑，不产生意识性感觉，称非意识性本体感觉传导通路。这里仅介绍**躯干和四肢意识性本体(深)感觉和精细触觉传导通路**。

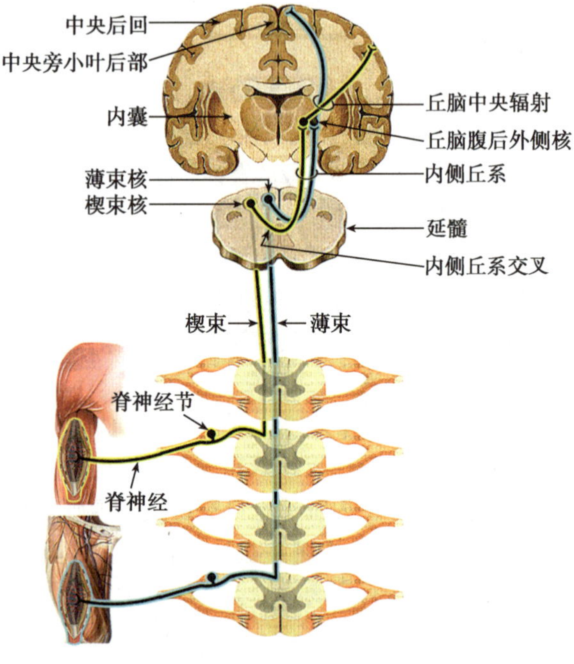

图 19-1 躯干和四肢意识性本体感觉传导通路

该通路由 3 级神经元组成(图 19-1)。第 1 级神经元为脊神经节内的假单极神经元，其周围突随脊神经分布于躯干和四肢肌、腱、关节等处的本体感觉感受器和皮肤的精细触觉感受器，中枢突经脊神经后根的内侧部进入脊髓后索，分为长的升支和短的降支。其中，来自第 5 胸节以下的升支行于后索的内侧部，形成薄束；来自第 4 胸节以上的升支行于后索的外侧部，形成楔束。两束上行，分别止于延髓的薄束核和楔束核。第 2 级神经元的胞体位于薄束核和楔束核内，由此二核发出的纤维向前绕过延髓中央灰质的腹侧，并在中线上左右交叉，称内侧丘系交叉，交叉后的纤维转折向上，形成内侧丘系，止于丘脑腹后外侧

核。第 3 级神经元是丘脑腹后外侧核，其轴突组成的丘脑中央辐射经内囊后肢，大部分纤维投射到大脑皮质中央后回的中、上部和中央旁小叶后部，小部分纤维投射到中央前回。

此通路若损伤时，患者在闭眼时不能确定损伤对侧(交叉以上损伤时)或同侧(交叉以下损伤时)相应部位各关节的位置和运动方向以及两点间的距离。

二、痛觉、温度觉和粗触觉传导通路

传导躯体皮肤、黏膜的痛觉、温度觉和粗触觉传导通路又称**浅感觉传导通路**，由三级神经元组成。

(一) 躯干、四肢的浅感觉传导通路

第 1 级神经元为脊神经节内的假单极神经元，其周围突分布于躯干、四肢皮肤内的感受器，中枢突经后根进入脊髓。第 2 级神经元胞体主要位于后角固有核，它们发出的纤维上升 1～2 个节段后，经白质前连合交叉至对侧外侧索和前索中上行形成脊髓丘脑侧束(传导痛、温觉)和脊髓丘脑前束(传导粗触觉和压觉，有少量纤维不交叉)。两束进入脑干后合并，称为脊髓丘系。该束向上经延髓、脑桥和中脑，终止于丘脑腹后外侧核。第 3 级神经元胞体在丘脑腹后外侧核，其发出的纤维组成丘脑中央辐射，经内囊后肢，投射至大脑皮质中央后回中、上部和中央旁小叶后部(图 19-2)。

脊髓丘脑束及以上通路损伤，痛、温觉缺失出现在对侧。

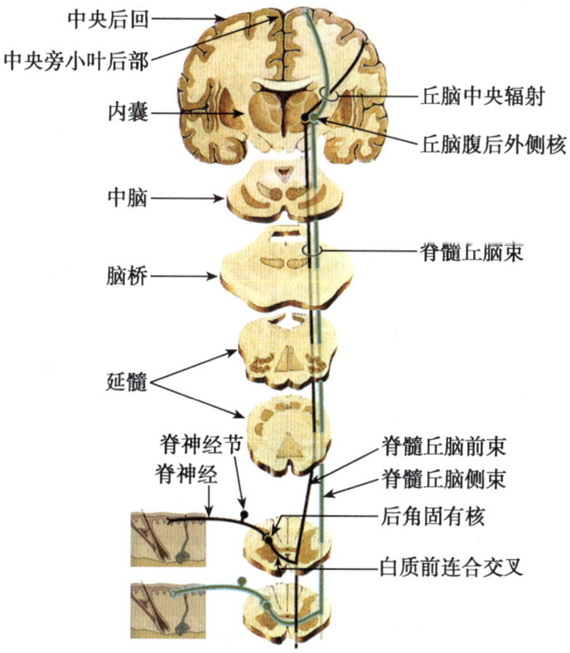

图 19-2　躯干和四肢浅感觉传导通路

(二) 头面部浅感觉传导通路

第 1 级神经元为位于是三叉神经节内的假单极神经元，其周围突经眼神经、上颌神经和下颌神经分布于头面部的皮肤和眼结膜及口鼻黏膜的感受器(外耳道和耳甲的皮肤除外)，中枢突组成三叉神经感觉根入脑桥，传导痛、温觉的纤维下降形成三叉神经脊束，止于三叉

神经脊束核，传导触、压觉的纤维止于三叉神经脑桥核。第 2 级神经元位于三叉神经脊束核和三叉神经脑桥核内，其发出的纤维交叉到对侧上行组成三叉丘系，终止于丘脑腹后内侧核。第 3 级神经元胞体在丘脑腹后内侧核，其发出的纤维参与组成丘脑中央辐射，经内囊后肢，投射到大脑皮质中央后回下部（图 19-3）。

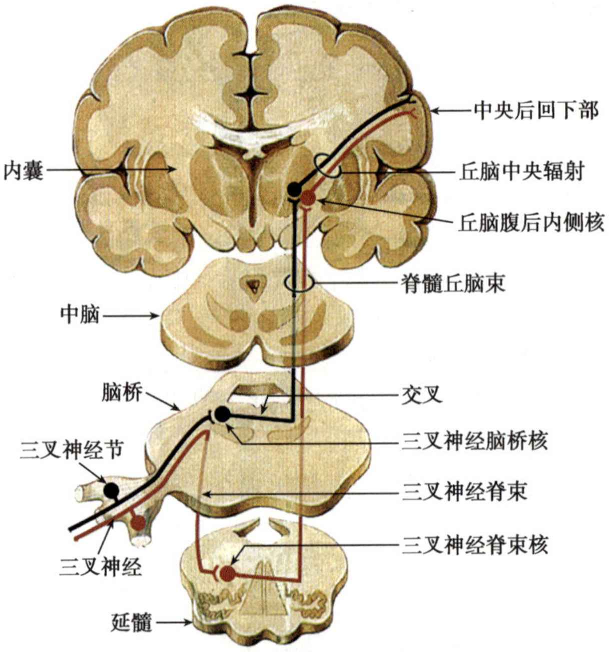

图 19-3 头面部浅感觉传导通路

三叉丘系以上的传导通路受损，导致对侧头面部痛、温觉和触觉障碍；若三叉丘系以下受损，则导致同侧头面部痛、温觉和触觉发生障碍。

三、视觉传导通路和瞳孔对光反射通路

（一）视觉传导通路

视觉传导通路由三级神经元组成（图 19-4），第 1 级神经元为视网膜内双极细胞，其周围突与光感受器视锥细胞和视杆细胞形成突触，中枢突与节细胞形成突触。第 2 级神经元是节细胞，其轴突在视神经盘（乳头）处集合成视神经。视神经经视神经管入颅腔，形成视交叉并延为视束。在视交叉中，来自两眼鼻侧视网膜的纤维交叉，而来自两眼颞侧视网膜的纤维不交叉。因此，一侧视束内就含有来自同侧眼球颞侧视网膜的纤维和对侧眼球鼻侧视网膜的纤维。视束向后绕大脑脚终于外侧膝状体。第 3 级神经元的胞体在外侧膝状体内，由外侧膝状体核发出的纤维组成视辐射，经内囊后肢投射到大脑皮质距状沟两侧皮质（视区）。

视野是指眼球向前平视时能看到的空间范围。当视觉传导通路在不同部位受伤时，可引起不同的视野缺损，如左侧视束及其以后部位（视辐射、视觉中枢）损伤，可引起双眼右侧半视野缺损，称同向性偏盲。

（二）瞳孔对光反射通路

光照一侧瞳孔，引起两眼瞳孔缩小的反射称瞳孔对光反射。其中受照侧的瞳孔缩小，称

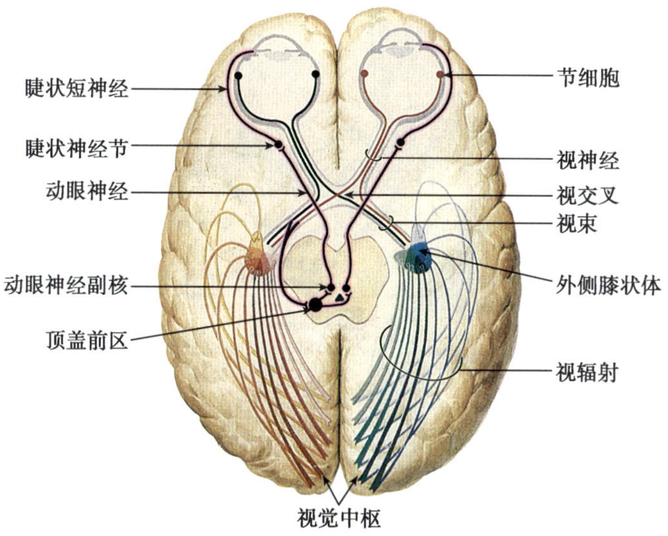

图 19-4　视觉传导通路及瞳孔对光反射通路

直接对光反射；受照对侧的瞳孔缩小，称间接对光反射。瞳孔对光反射通路为：视网膜（光感受器视锥细胞和视杆细胞→双极细胞→节细胞）→视神经→视交叉→视束→视束的部分纤维→上丘臂→顶盖前区（光反射中枢）→两侧动眼神经副核→动眼神经→睫状神经节→节后纤维→瞳孔括约肌，瞳孔缩小（图 19-4）。

视神经或动眼神经损伤会引起对光反射消失。在临床上，瞳孔对光反射也是脑干反射的主要检查项目之一。

四、听觉传导通路

听觉传导通路由三级神经元组成，第 1 级神经元为蜗神经节内的双极细胞，其周围突分布于内耳的螺旋器，中枢支组成蜗神经，与前庭神经一起组成前庭蜗神经入脑，止于蜗神经腹侧、背侧核。第 2 级神经元的胞体在蜗神经腹侧、背侧核。其发出纤维，大部分在脑桥内经交叉形成斜方体，然后折向上行形成外侧丘系；小部分不交叉的纤维加入同侧外侧丘系上行。外侧丘系多数纤维止于下丘，少部分直接终于内侧膝状体。第 3 级神经元的胞体在内侧膝状体，其发出的纤维组成听辐射，经内囊后肢，投射到大脑皮质颞横回的听区（图 19-5）。

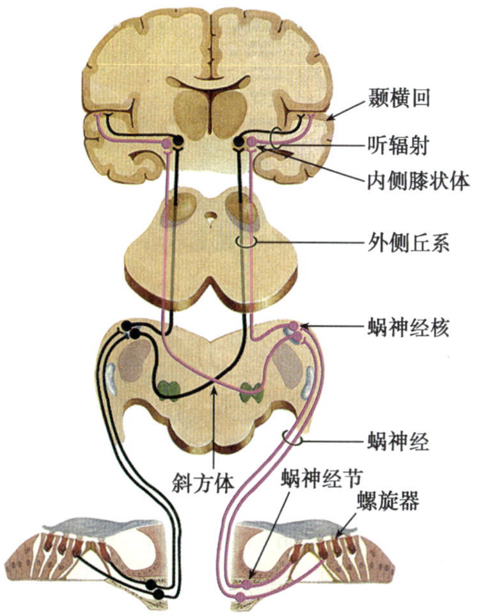

图 19-5　听觉传导通路

由于，外侧丘系含有来自两侧的听觉纤维，所以一侧外侧丘系以上损伤时，不致产生明显的听觉障碍，但若损伤了蜗神经或内耳，则产生听觉障碍。

五、平衡觉传导通路

平衡觉传导通路由三级神经元组成。第1级神经元的胞体位于前庭神经节内，其周围突分布于壶腹嵴和椭圆囊斑和球囊斑，中枢组成前庭神经和蜗神经，经内耳门进入颅腔，在脑桥与小脑脚交界处入脑，止于前庭蜗神经核。第2级神经元的胞体位于脑干的前庭神经核群，其发出的纤维止于双侧丘脑腹后核。第3级神经元的胞体位于丘脑腹后核，其发出的纤维投射至中央后回下部和颞上回。

眼球不由自主和有规律地来回摆动称为眼球震颤，是平衡觉传导通路受到损害的特征性症状。

六、内脏感觉传导通路

内脏感觉传导通路路径复杂，有些通路还不完全清楚，这里主要介绍嗅觉和味觉传导通路。

（一）嗅觉传导通路

由两级神经元组成。第1级神经元为位于鼻腔上部嗅黏膜的嗅细胞，其周围突分布于嗅黏膜，中枢突组成嗅神经穿过筛板，止于嗅球。第2级神经元为嗅球内细胞，其发出的纤维形成嗅束，经外侧嗅纹投射至海马旁回钩及其邻近皮质。由于两侧间有较多的纤维联系，中枢病变极少出现嗅觉丧失。

（二）味觉传导通路

由三级神经元组成。第1级神经元为位于膝神经节和岩神经节内的节细胞，其周围突分布于舌和会厌的味蕾，中枢突组成孤束，止于孤束核。第2级神经元位于脑干的孤束核，其发出的纤维通过中央被盖束投射到同侧的丘脑腹后内侧核。第3级神经元为丘脑腹后内侧核，其发出的纤维投射到额叶的岛盖和岛叶。

第二节 运动传导通路

运动传导通路通常指的是躯体运动传导通路。按形态和功能的不同，运动传导通路可分为锥体系和锥体外系两部分。

一、锥体系

锥体系（pyramidal system）主要是控制骨骼肌的随意运动，由2级神经元组成，即上运动神经元和下运动神经元。**上运动神经元**主要指位于中央前回和中央旁小叶前部锥体细胞及其轴突组成锥体束（皮质脊髓束和皮质核束）。**下运动神经元**是指脑神经躯体运动神经元、脊髓前角运动神经元及其发出的运动纤维，支配骨骼肌的运动。

（一）皮质脊髓束

皮质脊髓束（corticospinal tract）由中央前回中、上部和中央旁小叶前部等处锥体细胞的轴突集合组成。该束经内囊后肢前部、中脑的大脑脚底中3/5的外侧部、脑桥基底部至延髓锥体。在锥体下端，绝大部分纤维左右相互交叉至对侧，形成锥体交叉。交叉后的纤维继续于对侧脊髓外侧索内下行，形成皮质脊髓侧束。此纤维束在下行过程中，逐节止于同侧前角运动神经元，支配四肢肌。在延髓锥体有小部分未交叉的纤维在同侧脊髓前索内下行，形成皮质脊髓前束。该束在脊髓前索下行，大部分纤维经白质前连合逐节交叉至对侧，止于对侧前角运动神经元；小部分纤维始终不交叉而止于同侧前角运动神经元，支配躯干肌。所以，躯干肌是受两侧大脑皮质的支配，一侧皮质脊髓束在锥体交叉前受损，主要引起对侧肢体瘫痪，而躯干肌的运动没有受到明显影响(图 19-6)。

（二）皮质核束

中央前回下部等处皮质中锥体细胞的轴突集合而成**皮质核束**(corticonuclear tract)，经内囊膝部、中脑的大脑脚底中 3/5 内侧部，陆续分出纤维，大部分终止于双侧脑神经运动核，小部分纤维则终止于对侧的面神经核下部(支配眼裂以下的面肌)和舌下神经核。因此，除支配眼裂以下面肌的面神经核下部和舌下神经核只接受对侧的支配外，其他脑神经运动核均接受双侧皮质核束的纤维(图 19-7)。故一侧皮质核束损伤时，只会使对侧眼裂以下表情肌和对侧舌肌出现瘫痪，临床上常将上运动神经元损伤引起的瘫痪称之为核上瘫；而将下运动神经元损伤引起的瘫痪称之为核下瘫(图 19-8)。

（三）上运动神经元和下运动神经元损伤

锥体系的任何部位损伤都可引起其支配肌的随意运动障碍(瘫痪)。锥体系损伤按部位和表现可分两类：

1. **上运动神经元损伤**　表现为：①痉挛性瘫痪(随意运动障碍伴随肌张力增高，又称硬瘫)，②短期无肌萎缩，因肌肉尚有脊髓前角运动神经元发出的神经支配，所以无神经营养障碍；③腱反射亢进；④浅反射减弱或消失(如腹壁反射、提睾反射等)；⑤出现病理反射(如 Babinski 征)。这些症状均是因失去上运动神经元控制所表现。

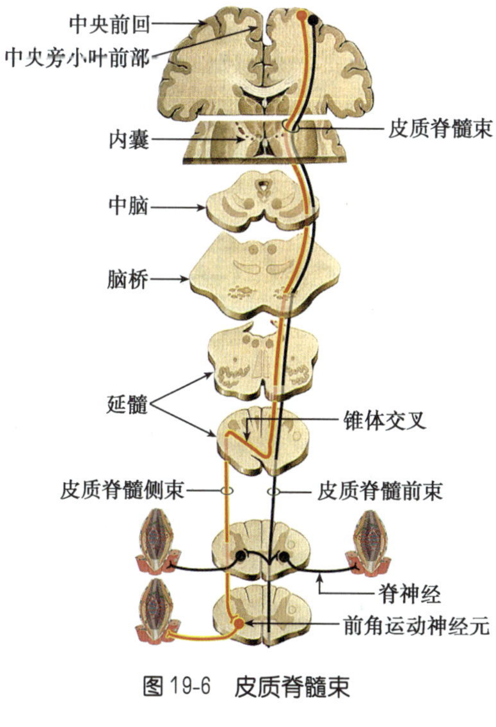

图 19-6　皮质脊髓束

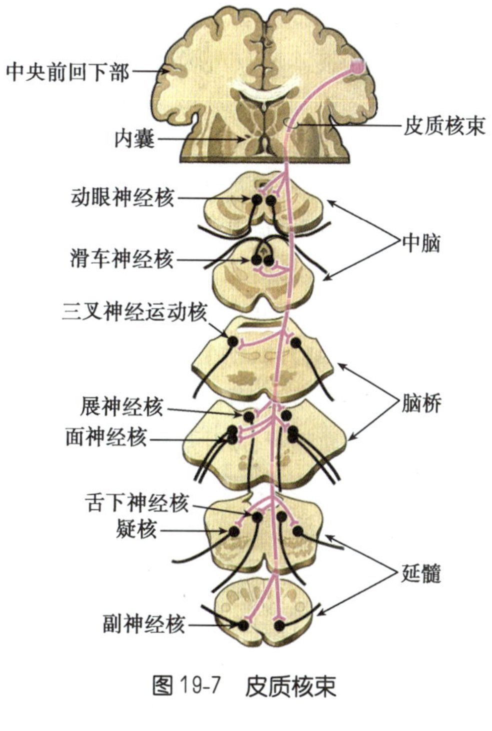

图 19-7　皮质核束

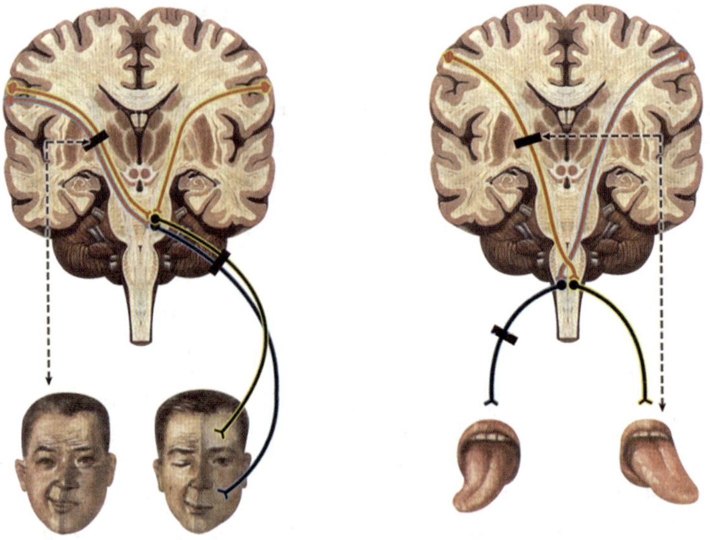

图 19-8　面肌瘫痪和舌肌瘫痪

2. **下运动神经元损伤**　表现为：①弛缓性瘫痪（随意运动障碍伴随肌张力降低，又称软瘫）；②短期肌萎明显（由于神经营养障碍）；③深浅反射均消失；④无病理反射（因所有反射弧中断）。

二、锥体外系

锥体外系（extracorticospinal tract）是锥体系以外影响和控制躯体运动的传导路径，其主要功能是调节肌张力，协调肌肉活动、维持和调整体态姿势和进行习惯性和节律性动作等。锥体系和锥体外系在运动功能上是互相依赖、不可分割的一个整体，只有在锥体外系保持肌张力稳定协调的前提下，锥体系才能完成一切精确的随意运动，如写字、刺绣等；而锥体外系对锥体系也有一定的依赖性，锥体系是运动的发起者，有些习惯性动作开始是由锥体系发起的，然后才处于锥体外系的管理之下，如骑车、游泳等。锥体外系损伤后，不出现瘫痪，而出现肌张力、肌协调和姿势障碍。

在结构上，锥体外系是一个复杂的涉及脑内许多结构的功能系统，包括大脑皮质、背侧丘脑、苍白球、壳、尾状核、黑质、红核、脑桥核等，这些结构共同组成复杂的多级神经元链。下面简单介绍与纹状体和小脑密切相关的锥体外系通路。

（一）皮质-新纹状体-背侧丘脑-皮质环路

从大脑皮质额叶、顶叶等皮质发出的纤维止于新纹状体，在此换神经元后止于旧纹状体。由旧纹状体发出的纤维穿过内囊，止于丘脑的腹前核和腹外侧核。这两个核发出的纤维再投射到大脑皮质运动区。这是一条对锥体束的皮质运动区的活动有重要的反馈调节作用环路。

（二）新纹状体-黑质环路

黑质和纹状体之间有往返的纤维联系形成环路。黑质致密部合成多巴胺递质，向新纹状体输送，参与调节纹状体、后脑和大脑运动皮质之间的平衡关系。黑质病变使多巴胺含量降低，与震颤麻痹（Parkinson 病）的发生有关系。

（三）皮质-脑桥-小脑-皮质环路

由大脑皮质发出的额桥束和顶枕颞桥束止于同侧的脑桥核，由脑桥核发出的纤维，交叉组成对侧的小脑中脚，止于新小脑皮质。由新小脑皮质发出纤维终于齿状核。齿状核发出的纤维组成小脑上脚，在中脑左右交叉后止于对侧的红核和背侧丘脑的腹前核和腹外侧核。由腹前核和腹外侧核发出的纤维至大脑皮质运动区，形成皮质-脑桥-小脑-皮质环路。此环路将小脑与大脑往返联系起来，对肌肉的共济运动起着重要的作用。

（杨伯宁）

20 第二十章　脑和脊髓的被膜、血管及脑脊液循环

脑和脊髓的表面都有3层被膜，从外向内依次为硬膜、蛛网膜和软膜。硬膜由厚而坚韧的结缔组织构成。蛛网膜为紧贴硬膜内面的半透明薄膜，与软膜之间有结缔组织小梁相连。软膜薄而富有血管，紧贴脊髓和脑的表面，并深入其沟裂中。它们有保护、支持、营养脑和脊髓的作用。

第一节　脑和脊髓的被膜

一、脊髓的被膜

（一）硬脊膜

硬脊膜(spinal dura mater)由厚而坚韧的结缔组织构成(图20-1)，包裹着脊髓与脊神经根丝。上端附于枕骨大孔边缘，与硬脑膜相延续。下端于第2骶椎平面逐渐变细，包裹终丝，附于尾骨，全长包绕脊髓和马尾，两侧在椎间孔处与脊神经被膜相连续。硬脊膜与椎管内面的骨膜及黄韧带之间有狭窄腔隙，为硬膜外隙，内含疏松结缔组织、脂肪组织、淋巴管、椎内静脉丛等，此间隙略呈负压，有脊神经根通过(图20-1)。临床上进行硬膜外麻醉即将药物注入此隙，以阻滞脊神经根的神经传导。在硬脊膜与脊髓蛛网膜之间有潜在的间隙，称为硬膜下隙。

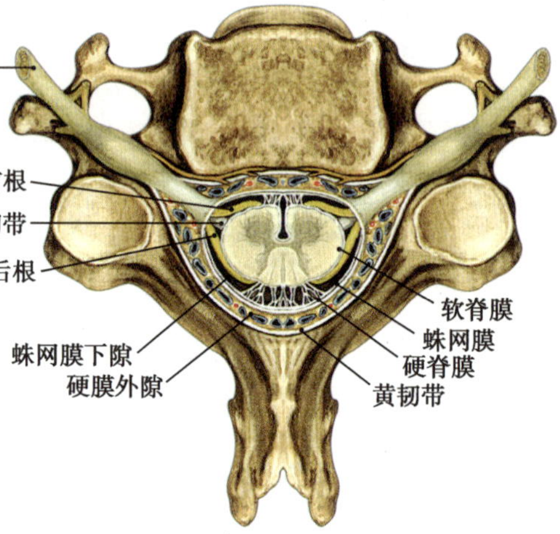

图20-1　脊髓的被膜

（二）脊髓蛛网膜

脊髓蛛网膜(spinal arachnoid mater)为半透明、无血管薄膜，紧贴硬脊膜内面，两侧与脊神经根外膜融合，向上与脑蛛网膜相续，下端至第2骶椎平面。蛛网膜和软脊膜之间的间隙称**蛛网膜下隙**(subarachnoid space)，内充满着脑脊液。蛛网膜向内发出许多结缔组织小梁与软脊膜相连，蛛网膜因此而得名。蛛网膜下隙向上与脑蛛网膜下隙相通，其下部自脊髓下端至第2骶椎平面扩大，称为**终池**(terminal cistern)。故临床上常在第3、4或第4、5腰椎间隙进行腰椎穿刺，抽取脑脊液或注入药物而不会损伤脊髓。

（三）软脊膜

软脊膜(spinal pia mater)为薄而透明、富有血管的结缔组织膜，紧贴脊髓的表面，并深入其沟裂中，在脊髓末端延续为终丝，附着于尾骨。在脊髓两侧，脊神经前、后根之间，软脊膜形成锯齿状的齿状韧带，齿尖向外经蛛网膜附于硬脊膜，可作为椎管内手术的标志。齿状韧带、终丝和脊神经都有固定脊髓的作用。

二、脑的被膜

（一）硬脑膜

硬脑膜(cerebral dura mater)为厚而坚韧的两层膜(图 20-2)，两层之间有丰富的神经和血管。外层兼有颅骨内膜的作用，与颅盖骨结合较疏松，易分离，因而颅顶外伤硬脑膜血管破裂时，易在颅骨与硬脑膜间形成硬膜外血肿；而硬脑膜与颅底骨结合紧密，当颅底骨骨折时，易将硬脑膜和蛛网膜同时撕裂，使脑脊液外漏。内层较外层坚厚，在枕骨大孔处与硬脊膜相续。

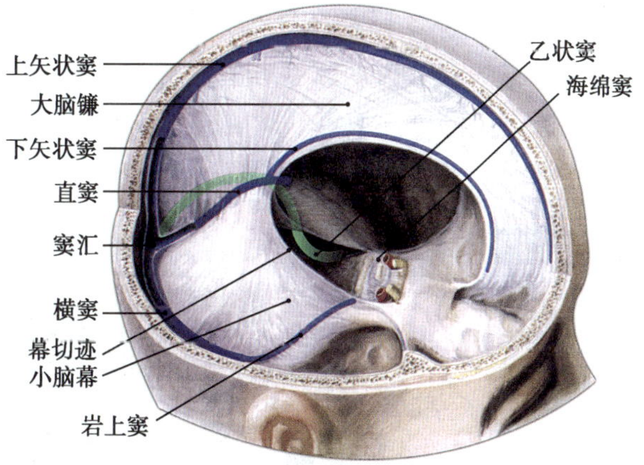

图 20-2　硬脑膜和硬脑膜窦

硬脑膜内层向内折叠形成几个板状结构，伸入各脑部之间对脑有固定和承托的作用。主要有：

1. **大脑镰**　呈镰刀状，前附于鸡冠，后连小脑幕，呈矢状垂直插入大脑纵裂内，胼胝体之上。

2. **小脑幕**　位于大脑与小脑之间，呈新月形，后缘附于横窦沟，前外侧缘附于颞骨岩部上缘，前缘游离，称小脑幕切迹，切迹前有中脑通过。当幕上占位性病变，颅内压增高时，两侧大脑海马旁回和钩可被挤入小脑幕切迹下方，压迫中脑的大脑脚和动眼神经，形成小脑幕切迹疝。

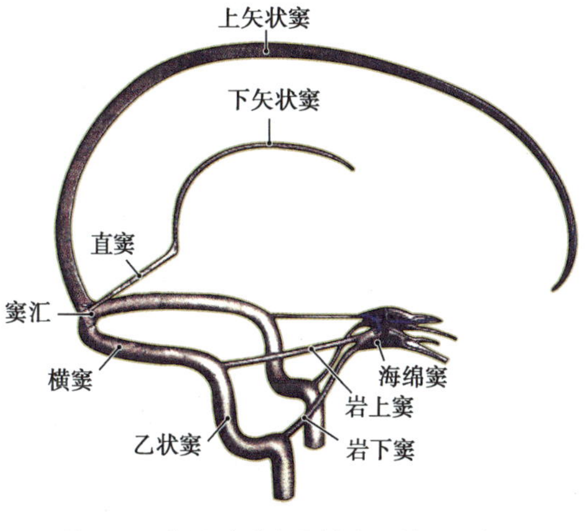

图 20-3　各硬脑膜窦及其连通关系示意图

3. 小脑镰　自小脑幕下面正中伸入两小脑半球之间。

4. 鞍膈　位于蝶鞍上方张于前床突、鞍结节和鞍背上缘之间，形成垂体窝的顶，中央有一小孔容垂体柄通过。

硬脑膜两层在某些部位分开，内衬以内皮细胞，构成特殊的颅内静脉管道，称硬脑膜窦(图 20-3)。窦内无瓣膜，窦壁无平滑肌，不能收缩，故硬脑膜静脉窦损伤，出血较多，主要硬脑膜静脉窦有：

1. 矢状窦　位于大脑镰上缘内，前

方起于盲孔，自前向后注入窦汇。

2. 下矢状窦 位于大脑镰下缘内，较小。自前向后汇入直窦。

3. 直窦 位于大脑镰和小脑幕结合处，由大脑大静脉和下矢状窦会合而成，向后在枕内隆凸处与上矢状窦会合成窦汇。

4. 横窦 左、右各一，位于小脑幕后外侧缘枕骨横窦沟处，起自窦汇，沿横窦沟走行，至颞骨岩部后端向下续为乙状窦。

5. 乙状窦 位于乙状窦沟内，为横窦的延续，沿乙状窦沟向前下行至颈静脉孔，出孔即移行为颈内静脉。

6. **海绵窦**（cavernous sinus） 位于蝶鞍两侧，前至眶上裂，后达颞骨岩部尖，为硬脑膜两层间不规则腔隙，腔内有许多纤维小梁相互交织，形似海绵状，故名。前有眼静脉汇入，后借岩上窦汇入乙状窦，借岩下窦汇入颈内静脉，两侧海绵窦借横支相连。窦内侧壁内有颈内动脉和展神经通过。外侧壁内，自上而下有动眼神经、滑车神经、眼神经和上颌神经通过（图 20-4）。海面窦交通广泛，面部感染可波及窦内结构，产生复杂症状。

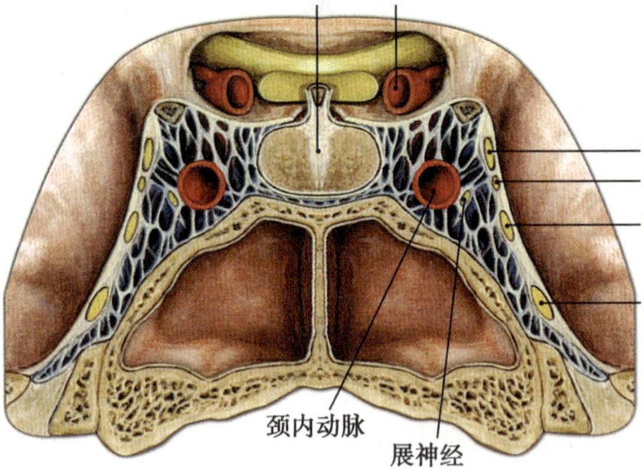

图 20-4 **海绵窦**（冠状切面）

（二）脑蛛网膜

脑蛛网膜（cerebral arachnoid mater）薄而透明，无血管和神经，包绕整个脑，但不深入脑沟内。该膜与硬脑膜间为潜在的间隙，易分离；与软脑膜之间有许多结缔组织小梁相连，其间为蛛网膜下隙，内含脑脊液和较大的血管，并与脊髓蛛网膜下隙相通。脑蛛网膜下隙在某些部位较宽大，称蛛网膜下池，如小脑与延髓间的小脑延髓池等。

蛛网膜在上矢状窦两侧呈颗粒状突入窦内，称蛛网膜粒，脑脊液通过这些颗粒渗入硬膜膜窦内，回流入静脉（图 20-5）。

（三）软脑膜

软脑膜（cerebral pia mater）薄而富含血管和神经，紧贴脑的表面，并随血管伸入脑的沟裂中，对脑有营养作用。在脑室的某些部位，软脑膜、毛细血管和室管膜上皮共同形成脉络组织，有些部位脉络组织中的血管反复分支形成丛。由软脑膜、血管丛和室管膜上皮共同突入脑室内构成脉络丛，是产生脑脊液的主要结构。

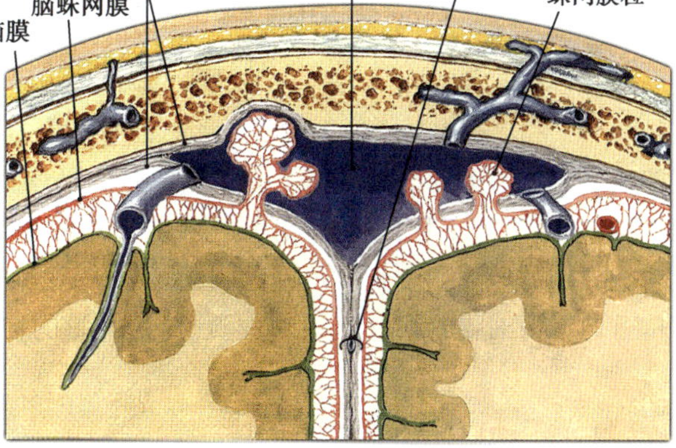

图 20-5　蛛网膜粒和硬脑膜窦

第二节　脑脊液及其循环

脑脊液(cerebral spinal fluid)是充满脑室中、蛛网膜下隙和中央管内的无色透明液体，比重 1.003～1.008，pH 为 7.4，成人总量约 150ml。它处于不断产生、循环和回流的相对平衡状态。

脑脊液主要由各脑室脉络丛产生。其循环途径是：侧脑室脉络丛产生的脑脊液，经室间孔入第三脑室；汇合第三脑室脉络丛产生的脑脊液，经中脑水管入第四脑室；再汇合第四脑室脉络丛产生的脑脊液，自第四脑室正中孔和外侧孔流入蛛网膜下隙，经蛛网膜粒渗入上矢状窦汇入静脉(图 20-6)。脑脊液循环发生障碍时，可引起脑积水或颅内压增高。

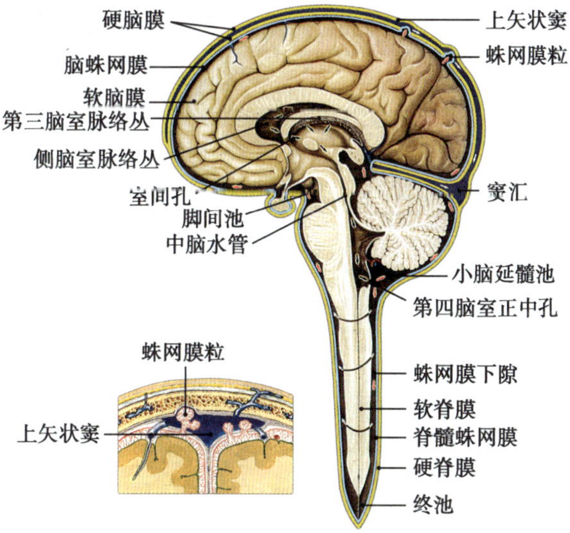

图 20-6　脑脊液循环示意图

脑脊液的功能主要是在脑和脊髓周围形成水垫，起着缓冲和保护作用，同时，又相当于外周组织的淋巴的作用，对脑和脊髓有运送营养物质、带走代谢产物和维持正常颅内压的作用。正常脑脊液有恒定的化学成分和细胞数，脑的某些疾病可引起脑脊液成分的改变，因此临床上检验脑脊液，以协助诊断。

第三节　脑和脊髓的血管

一、脑的血管

脑是体内代谢最旺盛的部位，因而血液供应十分丰富。脑的平均重量仅占体重的2%，而脑的耗氧量却占全身耗氧量的20%。因此脑细胞对缺血、缺氧非常敏感。脑血流阻断5秒即可引起意识丧失，阻断5分钟可导致脑细胞不可逆的损害。当供应脑的血管发生病变致使脑血流量减少或中断时，可导致脑细胞的缺氧、水肿或坏死，造成严重的神经精神障碍甚至死亡。

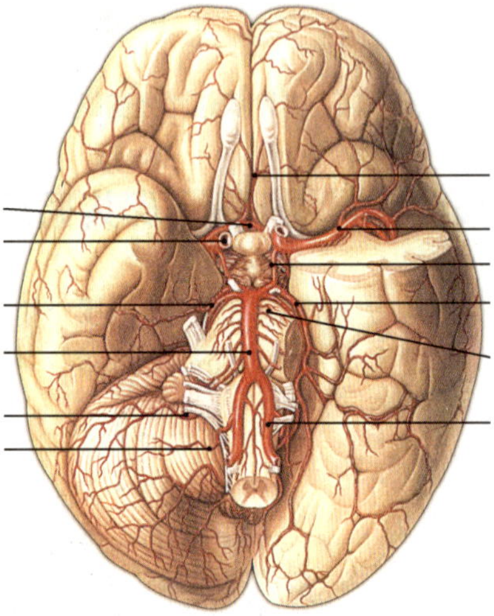

图20-7　脑底的动脉

（一）脑的动脉

脑的动脉主要来自颈内动脉和椎动脉（图20-7，图20-8）。以顶枕沟为界，前者供应大脑半球前2/3和部分间脑。后者供应大脑半球后1/3及间脑后部、小脑和脑干。两者都发出皮质支和中央支。皮质支供应端脑和小脑皮质及浅层髓质；中央支供应间脑、基底核及内囊等。

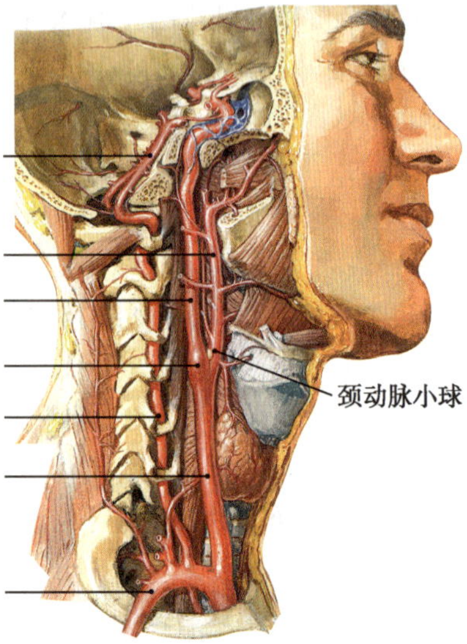

图20-8　颈内动脉和椎动脉的行程

1. 颈内动脉　起自颈总动脉，经颈内动脉管入颅后，向前穿过海绵窦，在前床突内侧弯行向上，穿出硬脑膜并转向后行，依次发出眼动脉、后交通动脉和脉络膜前动脉，最后至视交叉外侧，分为大脑前动脉和大脑中动脉两终支（图20-

8）。

颈内动脉主要有如下分支：

（1）眼动脉：在颈内动脉行至前床突内侧，进入蛛网膜下隙时发出，沿视神经外侧经视神经管入眶，分布到眶内结构。

（2）大脑前动脉：斜经视交叉上方，进入大脑纵裂内，沿胼胝体上方向后行。皮质支分布于顶枕沟以前的半球内侧面和半球背外侧面上缘部分。左、右大脑前动脉进入大脑纵裂前有横支相连，称前交通动脉。在大脑前动脉起始处发出一些细小的中央支穿入脑实质，供应豆状核、尾状核前部和内囊前肢（图 20-9）。

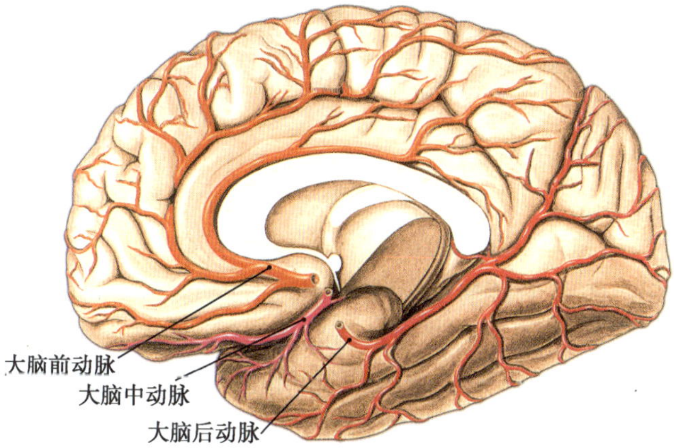

图 20-9　**大脑半球的动脉**（内侧面）

（3）大脑中动脉：是颈内动脉的直接延续，进入大脑外侧沟向后行，沿途发出数条皮质支，布于大脑半球上外侧面大部分（顶枕沟前）和岛叶，其中包括躯体运动中枢、躯体感觉中枢和语言中枢（图 20-10）。若该动脉发生阻塞，将出现严重的功能障碍。其起始处发出一些细小的中央支，又称**豆纹动脉**，垂直向上穿入大脑实质，分布于内囊膝、后肢、纹状体和背侧丘脑。动脉硬化和高血压患者，豆纹动脉容易破裂，可导致严重的脑出血，因此有**出血动脉**之称（图 20-11）。

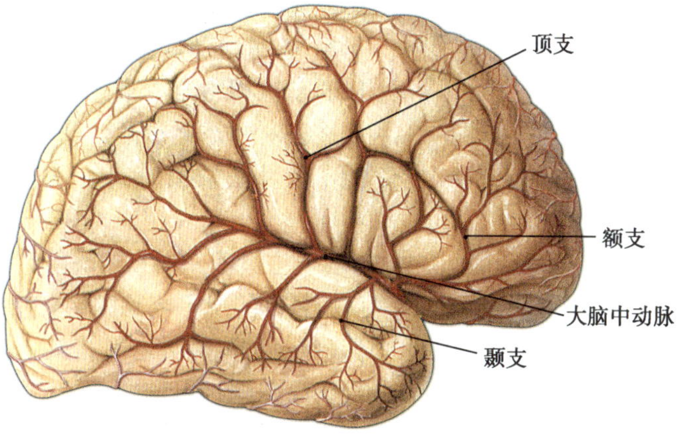

图 20-10　**大脑半球的动脉**（外侧面）

(4) 脉络丛前动脉：细长，沿视束腹侧向后进入侧脑室下角，参与侧脑室脉络丛的形成，沿途发出分支供应纹状体和内囊，因此动脉细长易发生栓塞。

(5) 后交通动脉：自颈内动脉发出，向后与大脑后动脉吻合，将颈内动脉系与椎-基底动脉吻合在一起。

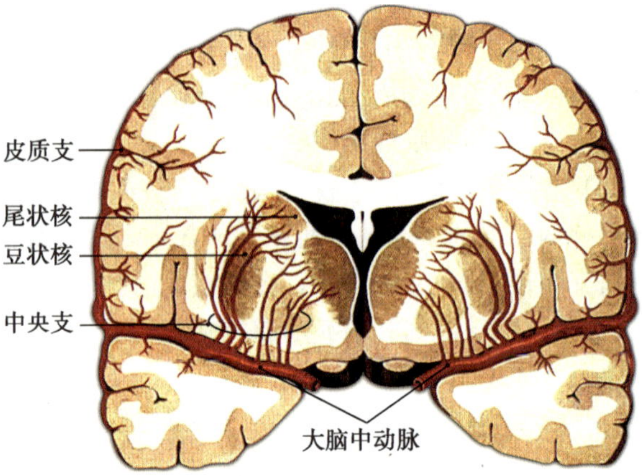

图 20-11　大脑中动脉的皮质支和中央支

2. 椎动脉　起自锁骨下动脉，向上依次穿过第 6 至第 1 颈椎横突孔，经枕骨大孔入颅腔，入颅后，左、右椎动脉逐渐靠拢，在脑桥基底部下缘左、右椎动脉合成一条**基底动脉**，通常将这两段动脉合称为**椎-基底动脉**。基底动脉沿脑桥基底沟上行，至脑桥上缘分为左、右大脑后动脉两终支(图 20-7)。

椎动脉的主要分支有：①脊髓前、后动脉(见脊髓的动脉)；②小脑下后动脉是椎动脉的最大分支，分支分布于小脑下面的后部和延髓后外侧部(图 20-7)。该动脉行程弯曲，易发生栓塞而出现同侧面部浅感觉障碍(交叉性麻痹)和小脑性共济失调等。

基底动脉的主要分支有：小脑下前动脉、迷路动脉、脑桥动脉、小脑上动脉和大脑后动脉。

大脑后动脉是基底动脉的终支，绕大脑脚向后，行于颞叶下面、枕叶内侧面。其皮质支分布于颞叶底面、内侧面及枕叶。视中枢位于此动脉供应范围之内。大脑后动脉起始处发出一组细小的中央支，供应丘脑枕，内、外侧膝状体和下丘脑等处（图 20-7）。

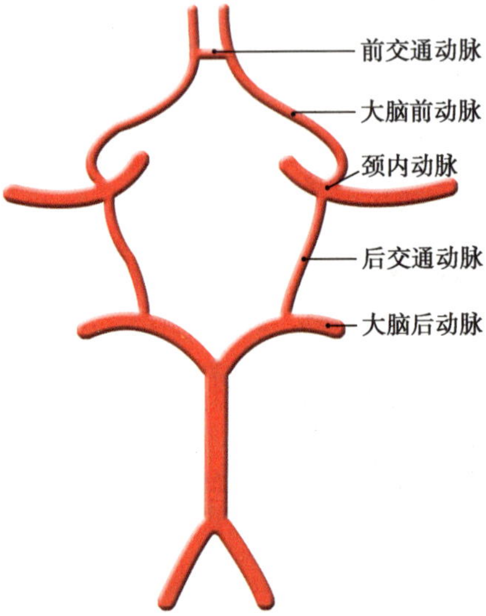

图 20-12　大脑动脉环模式图

大脑动脉环（Willis 环）由两侧大脑前动脉起始段、两侧颈内动脉末段、前交通动脉和后交通动脉吻合而成（图 20-12）。该环围绕在视交叉、灰结节和乳头体周围，将颈内动脉与椎-基底动脉联系在一起，也使左右大脑半球的动脉相联合，当此环的某一动脉血流减少或被阻断时，通过此动脉环调节，血流重新分配，以补偿缺血部分，维持脑的营养和功能活动。

（二）脑的静脉

脑的静脉不与动脉伴行，无静脉瓣，可分浅、深静脉两组，两组之间相互吻合，但最终都注入硬脑膜窦(图 20-13)。

1. 浅组　位于大脑半球表面，收集皮质和皮下髓质的静脉血。主要有大脑上静脉(外侧沟

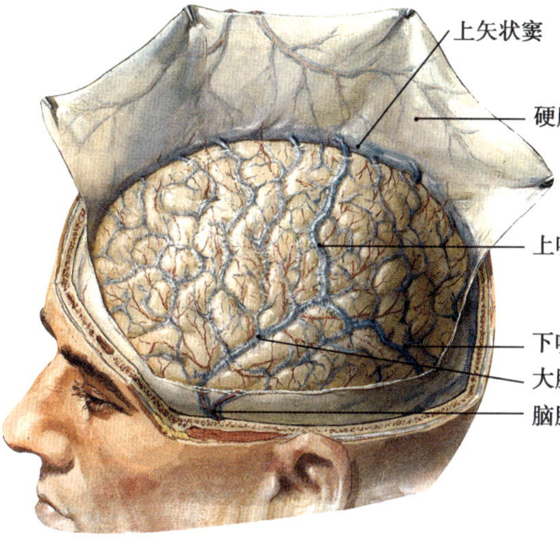

图 20-13　**脑的静脉**（浅组）

以上），收集大脑半球上外侧面和内侧面上部的静脉血注入上矢状窦；大脑中浅静脉（外侧沟附近），汇入海绵窦；大脑下静脉，收集大脑半球外侧面下部和下面的静脉血，注入横窦。

2. 深组　收集大脑髓质、基底核、间脑和脑室脉络丛的静脉血，注入大脑大静脉（Galen 静脉），再注入直窦。

二、脊髓的血管

（一）脊髓的动脉

脊髓的动脉有两个来源（图 20-14）：一是椎动脉发出的脊髓前动脉和脊髓后动脉。脊髓前动脉由起始处的两条合成一条，沿前正中裂下行。左、右脊髓后动脉分别沿后外侧沟下降，在脊髓颈段中部合成一条下行。二是节段性动脉，为由颈升动脉、肋间后动脉和腰动脉发出的脊髓支，伴脊神经进入椎管与脊髓前、后动脉吻合，使脊髓前、后动脉不断得到增补加强，以保障脊髓的血液供应。

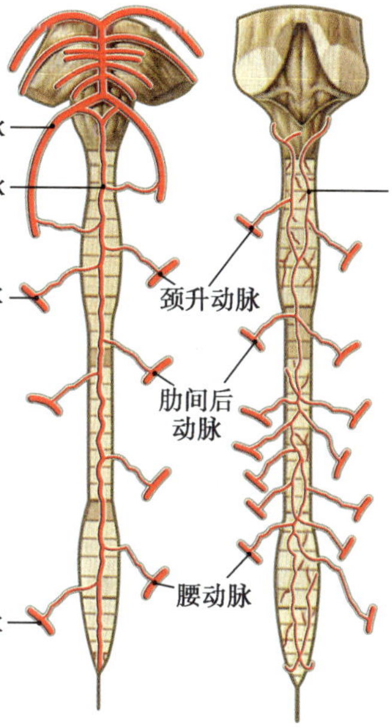

图 20-14　**脊髓的动脉**

脊髓前、后动脉之间借环绕脊髓表面的吻合支互相交通，形成动脉冠。由动脉冠再发出分支进入脊髓内部。脊髓前动脉分支分布于脊髓前角、侧角、灰质连合、后角基底部、前索和外侧索。脊髓后动脉分支分布于脊髓前角其余部分和后索。

脊髓的某些节段，因两个来源动

脉的移行处动脉吻合较薄弱，使该区容易受到缺血的损害，称危险区。如在脊髓的胸$_{1\sim4}$节、腰$_{1}$节处，是两个动脉吻合的过渡带，供血较差。若脊髓支供血阻断，可发生脊髓横段性缺血坏死。

（二）脊髓的静脉

脊髓的静脉分布大致和动脉相同。回收静脉血注入椎内静脉丛，再注入椎外静脉丛返回心。

（杨伯宁）

21 第二十一章 内分泌系统

内分泌系统(endocrine system)是神经系统以外的另一重要调节系统，由内分泌腺和位于其他器官内的内分泌组织组成。内分泌系统与神经系统相辅相成，对机体的新陈代谢、生长发育、生殖活动等起着重要的调节作用，是机体内神经体液调节的重要组成部分。

内分泌腺或内分泌组织所分泌的生物活性物质称**激素**(hormone)。激素的作用有特异性，一般一种激素只能作用于某种特定的器官或细胞。因此，把能对某种激素产生特定效应的器官或细胞称为该激素的**靶器官**(target organ)或**靶细胞**(target cell)。

内分泌腺(endocrine gland)无导管，又称无管腺，所分泌的激素直接进入血液，经血液循环运往全身，作用于特定的靶器官。**内分泌组织**是存在于其他器官内的内分泌细胞团块，如胰岛、睾丸间质细胞及卵巢内的卵泡和黄体等。散在的内分泌细胞数量最多，多以单个分散的形式存在于其他组织和器官内，如消化、呼吸、泌尿、生殖管道黏膜内的内分泌细胞。

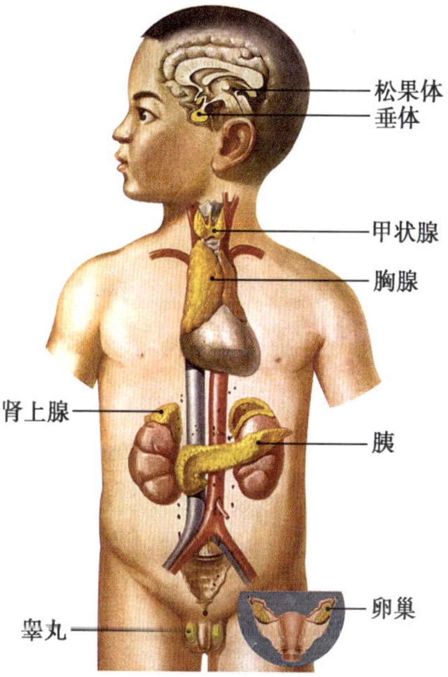

图 21-1 内分泌系统概观

内分泌腺有丰富的血液供应和内脏神经分布，其结构和功能活动有显著的年龄变化。人体的内分泌腺或内分泌组织主要有甲状腺、甲状旁腺、肾上腺、垂体、松果体、胸腺、胰岛和性腺等(图 21-1)。

一、垂体

垂体(hypophysis)又称脑垂体，位于颅中窝中央蝶骨体上面的垂体窝内，前下方为蝶窦，两侧为海绵窦，上面大部分被鞍膈所覆盖，借垂体柄穿过鞍膈中央孔与下丘脑相连。垂体呈椭圆形，重约 0.4～0.9g，前后径约 1.0cm，横径约 1.0～1.5cm，女性略大于男性。

垂体由于发生、构造和功能上的不同，可分为腺垂体和神经垂体两部分。**腺垂体**来自胚胎口凹顶的上皮囊，由许多腺细胞组成，包括远侧部、中间部和结节部；**神经垂体**由下丘脑延伸发育而来，由神经部和漏斗组成(图 21-2)。远侧部和结节部构成**垂体前叶**，中间部和神经部组成**垂体后叶**。

垂体前叶能合成和释放生长激素、催乳激素、促甲状腺激素、促肾上腺皮质激素和促性腺激素，促进机体的生长发育和影响其他内分泌腺（如甲状腺、肾上腺和性腺等）的活动。其中生长激素能促进体内多种代谢过程，能刺激骺软骨生长。在幼年时期，生长激素分泌不足可致侏儒症；分泌过盛，可引起巨人症。成人生长激素分泌过盛则发生肢端肥大症。

垂体后叶无分泌功能，因神经垂体与下丘脑直接相连，两者是结构和功能的统一体。垂体后叶贮存和释放由下丘脑视上核和室旁核产生的抗利尿激素和缩宫素。抗利尿素的主要作用是促进肾对水的重吸收，使尿量减少；抗利尿素分泌若超过生理剂量，可导致小动脉平滑肌收缩，血压升高，故又称加压素。缩宫素的主要作用是促进子宫收缩和乳腺分泌。

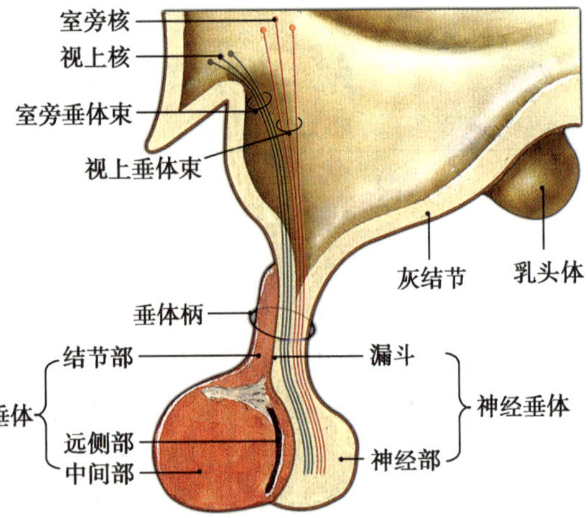

图 21-2 **垂体**（矢状切面）

二、甲状腺

甲状腺（thyroid gland）位于颈前部，舌骨下肌群的深面，呈“H”形，由左右两个侧叶和中间的甲状腺峡组成。其侧叶贴于喉下部和气管上部的两侧，上端达甲状软骨中部，下抵第 6 气管软骨环；峡部位于第 2～4 气管软骨环的前方。约有半数以上的人从峡部向上伸出长短不一的锥状叶，长者可达舌骨（图 21-3）。甲状腺是人体最大的内分泌腺，成年男性平均重约 26.71g，女性平均重约 25.34g。由于该腺体血液供应丰富，为棕红色。

甲状腺表面包有两层被膜，内层为薄层结缔组织形成的**纤维囊（临床上称为真被膜）**。外层为气管前筋膜形成的甲状腺鞘（假被膜）包绕。甲状腺借筋膜形成的韧带固定于甲状软骨、环状软骨和第 1、2 气管软骨环上，故吞咽时甲状腺可随喉上下移动。

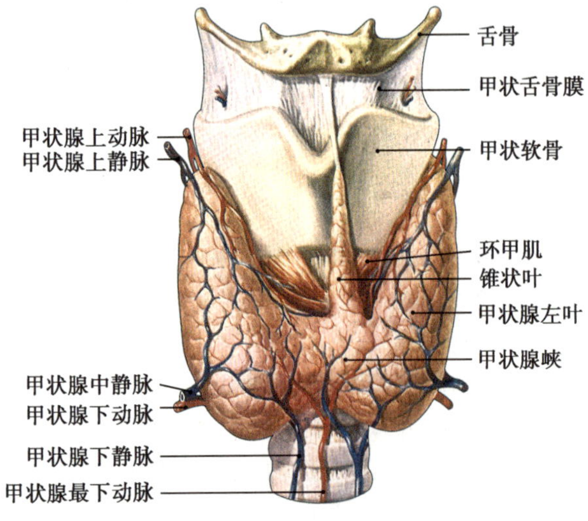

图 21-3 **甲状腺**（前面观）

甲状腺分泌甲状腺素，可调节机体的基础代谢，并影响机体正常生长发育，尤其是对骨骼和神经系统的发育较为重要。如甲状腺功能亢进，基础代谢会增高，心率增快，失眠烦躁，体重降低，眼球突出。甲状腺功能不全，可出现黏液性水肿。先天性甲状腺发育不全，可导致呆小症；缺碘会引起单纯性甲状腺肿。

三、甲状旁腺

甲状旁腺(parathyroid gland)为扁椭圆形小体,似黄豆大小,呈棕黄色,一般有上、下两对。上甲状旁腺多位于甲状腺侧叶后面的上、中 1/3 交界处,下甲状旁腺常位于甲状腺下动脉附近(图 21-4)。甲状旁腺多附于甲状腺侧叶后面的纤维囊上,有时也可埋于甲状腺组织内。

甲状旁腺分泌甲状旁腺素,能调节体内钙和磷的代谢,使血钙升高。如甲状旁腺素分泌不足时,可引起骨和牙齿过度骨化、神经兴奋性增高、血钙浓度下降,出现手足抽搐,甚至死亡。因此,甲状腺手术时应注意保留甲状旁腺。反之,如甲状旁腺素分泌亢进,可引起骨质吸收,易发生骨折。

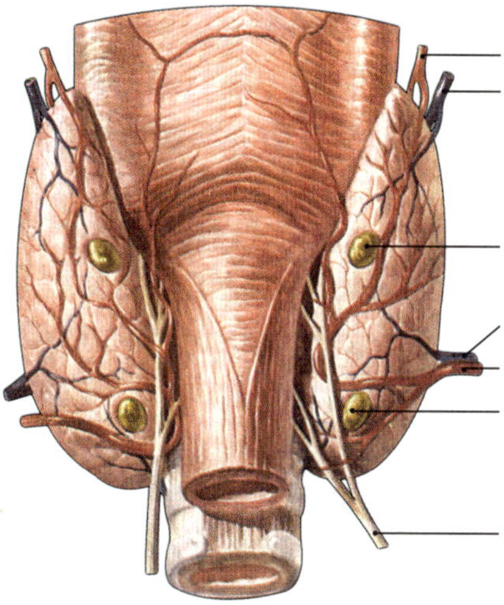

图 21-4 甲状腺和甲状旁腺(后面观)

四、肾上腺

肾上腺(suprarenal gland)为成对器官,位于肾上极的内上方,活体呈黄褐色,左、右各一,与肾共同包在肾筋膜内,但肾上腺有独立的纤维囊。所以,肾下垂时肾上腺不随之下降。左侧肾上腺近似半月形,右侧者呈三角形(图 21-5)。肾上腺的前面有不明显的肾上腺门,为血管、神经和淋巴管的进出部位。

肾上腺实质可分为外层的皮质和内层的髓质。皮质分泌盐皮质激素,如醛固酮,它能调节体内水盐代谢,维持血容量;糖皮质激素,调节糖类代谢;性激素,影响性行为和人体第二

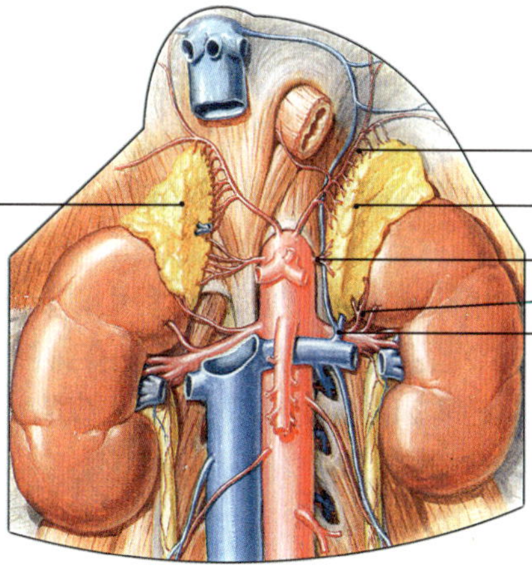

图 21-5 肾上腺

性征。

髓质分泌肾上腺素和去甲肾上腺素。肾上腺素能使心率加快、心脏和骨骼肌的血管扩张;去甲肾上腺素使血压增高,心脏、脑和骨骼肌内的血流加速。

五、松果体

松果体(pineal body)为灰红色的椭圆形小体,位于上丘脑缰连合的后上方,以细柄连于第三脑室顶的后部(图 17-10)。儿童时期较发达,一般 7 岁以后开始退化,成年后不断有钙盐沉着,形成脑砂,常可在 X 线片上见到。临床上可将松果体作为颅片定位的一个标志。

松果体分泌的激素与调节代谢和其他一些内分泌腺的作用有关。松果体分泌的褪黑激素,可限制性激素的释放,进而抑制性腺的发育。在儿童时期,松果体分泌功能低下,可出现性早熟或生殖器官过渡发育;若分泌功能过盛,则会导致青春期延迟。此外,松果体分泌的褪黑激素和其他多种活性物质,与昼夜节律的改变有关。

六、胰岛

胰岛(islets of pancreas) 是胰的内分泌部分,由分散在胰腺内的大小不等、形状不定的细胞团组成,其中,以胰尾部最多。胰岛分泌胰岛素和胰高血糖素,其主要功能是调节糖代谢,维持正常血糖水平。如胰岛素分泌不足可引起糖尿病。

七、胸腺

胸腺(thymus)位于胸骨柄后方,上纵隔前部。有的人胸腺可向上突入颈根部。

胸腺一般分为大小不对称的左、右两叶,借结缔组织相连,每叶多呈扁条状、质软。胸腺有明显的年龄变化:新生儿和幼儿的胸腺相对较大,性成熟后最大,重达 25～40g,以后逐渐萎缩退化。成人胸腺常被结缔组织所代替。

胸腺是淋巴器官,兼有内分泌功能,可分泌胸腺素和促胸腺生成素等激素,可将骨髓产生的淋巴干细胞转化为具有免疫能力的 T 淋巴细胞,再经血液迁入淋巴结和脾,参与机体的免疫反应。

八、生殖腺

生殖腺又称性腺,有男、女之别。

男性的生殖腺为睾丸,其内的睾丸间质细胞能分泌雄激素,该激素有激发男性第二性征出现并维持正常性功能的作用。

女性的生殖腺为卵巢,可产生卵泡,在卵泡成熟过程中以及排卵后形成的黄体均能分泌雌激素和孕激素。雌激素维持子宫、阴道和乳腺的生长发育,并维持女性第二性征。孕激素能使子宫内膜增厚,准备受精卵的着床,同时还使乳腺逐渐发育,为授乳做准备。

(杨伯宁)

第二篇　人体美学解剖

22 第二十二章 头颈部的美学解剖

第一节　概　　述

头颈部以脊柱颈段做支架，位于人体最上端，是人体暴露部位，是人体审美的“焦点”。因此，学习和掌握头颈部的层次结构特点至关重要。

一、头颈部的境界与分区

1. **境界**　头部与颈部之间以下颌骨下缘、下颌角、乳突、上项线至枕外隆凸的连线为界，上方为头部，下方为颈部；颈部与下方的胸部和上肢则以颈静脉切迹、胸锁关节、锁骨上缘、肩峰至第 7 颈椎棘突的连线为界。

2. **分区**　头部以眶上缘、颧弓上缘与外耳道的连线分为前下方的面部和后上方的颅脑部。面部根据其解剖学特点和临床应用的需要，又分为眶区、鼻区、唇区、颏区、耳区、颧区、眶下区、颊区、腮腺咬肌区、面侧深区、额区及颞区等(图 22-1)。颅脑部以枕外隆凸、上项线、乳突基部与颞下嵴的连线分为上方的颅顶部和下方的颅底部。

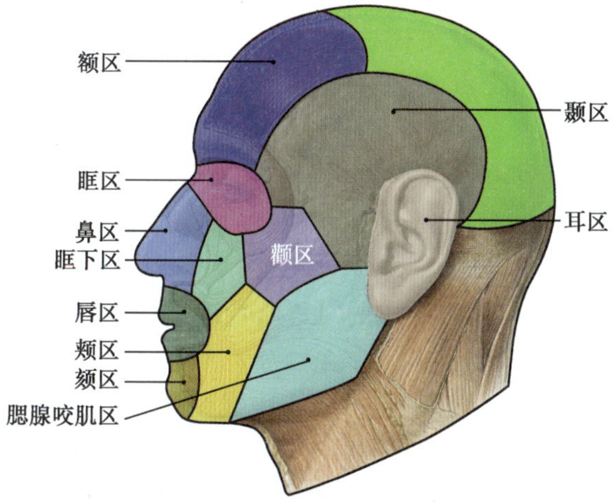

图 22-1　面部的分区

颈部以两侧斜方肌前缘为界，分为前方的固有颈部(通常所指的狭义颈部)和后方的项部。颈部(固有颈部，下同)以胸锁乳突肌前、后缘为界，由前向后分为颈前区、胸锁乳突肌区和颈外侧区 3 部分(图 22-2)。颈前区被舌骨分为由下颌下三角与颏下三角构成的舌骨上区，和由颈动脉三角与肌三角构成的舌骨下区；胸锁乳突肌区为介于胸锁乳突肌前、后缘之间的区域；颈外侧区又称颈后三角，分为后上方的枕三角和前下方的锁骨上三角（又称锁骨上大窝）。

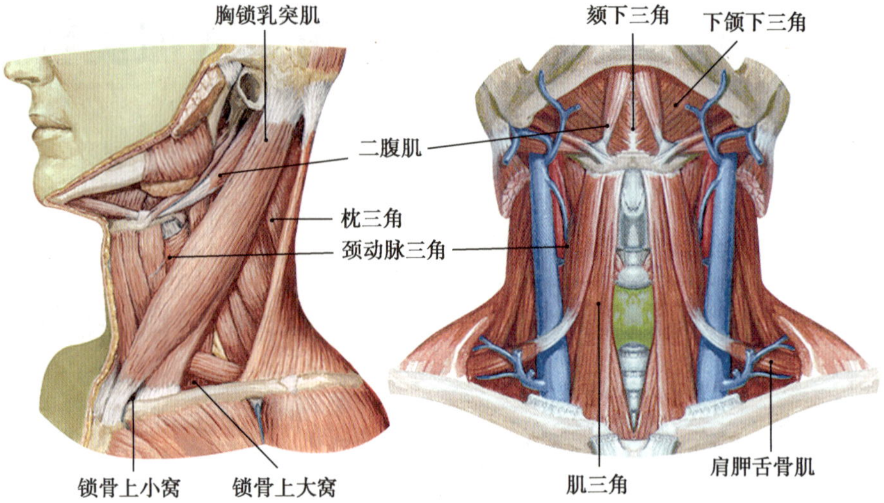

图 22-2　颈部的分区

二、头颈部的体表标志

（一）头部

1. **额结节**　位于眉弓上方约 5cm 的最突出部，其深面正对大脑半球的额中回。

2. **鼻额点**　为鼻根中央的凹陷，是额骨与鼻骨的连接处。

3. **眉间**　位于两眉之间，约在鼻额点上方 2cm 处。

4. **眉弓**　为位于额骨眶上缘上方 1.5cm 处的隆嵴，其深面正对额窦。

5. **冠矢点**　为冠状缝与矢状缝相交的点，位于鼻额点与枕外隆凸连线的前、中 1/3 交界处，为新生儿前囟所在之处。

6. **顶结节**　为顶骨外面的隆凸部，位于耳廓尖上方约 5cm 处。

7. **枕外隆凸**　为枕骨外面中部的隆凸点，与枕骨内面硬脑膜窦的窦汇相对应，枕外隆凸向前至鼻额点的连线称矢状线，与大脑镰和上矢状窦相对应。

8. **顶枕点(人字点)**　为矢状缝与人字缝相交点，位于枕外隆凸上方 6cm 处，是新生儿后囟所在部位。

9. **上项线**　为枕外隆凸向外侧至乳突的骨嵴，与其内面的横窦相对应。

10. **颧弓**　由颞骨向前伸出的突起与颧骨向后伸出的突起相接而成，位于眶下缘与枕外隆凸间的水平连线上。

11. **翼点**　为顶骨、蝶骨大翼、额骨、颞鳞之间所形成的“H”形骨缝，是颅骨最薄弱部位，其深面有脑膜中动脉前支经过。

12. **眶上孔(眶上切迹)**　位于眶上缘内、中 1/3 交界处，距正中线约 2.5cm，有眶上血管、神经通过。

13. **眶下孔**　位于眶下缘中点下方 0.5～0.8cm 处，或由鼻尖至眼外角连线的中点处，有眶下血管、神经通过。

14. **颏孔**　位于下颌骨体上、下缘中点，距正中线 2～3cm 处，有颏血管、神经通过。

15. **乳突**　位于耳垂后方，其根部前缘有茎乳孔，面神经由此孔出颅。

16. **下颌角**　为下颌支后缘与下颌骨体下缘相交处。

（二）颈部

1. **舌骨**　约平第 3 颈椎高度，在喉结上方，口底与颈前皮肤移行处向深部以指尖按压可触及舌骨体，向两侧可触及舌骨大角，舌骨大角是手术时显露舌动脉的标志。

2. **甲状软骨**　约平第 4～5 颈椎高度，其前上部在舌骨体下方前正中线处向前突出形成**喉结**。甲状软骨上缘平对第 4 颈椎上缘，为颈总动脉分为颈内、外动脉的平面及胸锁乳突肌后缘中点平面。

3. **环状软骨**　约平对第 6 颈椎高度，在前正中线上甲状软骨的下方可触及环状软骨弓，是甲状腺触诊和计数气管环的标志。喉与气管、咽与食管在该平面高度相互移行。

4. **胸骨上窝**　位于胸骨颈静脉切迹上方的皮肤凹陷，在此向深部可触及气管颈段下部。

5. **胸锁乳突肌**　为颈部两侧的重要肌性结构，当颈向一侧倾斜，头向对侧仰伸时，其前、后缘清晰可见。在该肌两头起点与胸锁关节的外上方之间的皮肤凹陷称**锁骨上小窝**。

6. **锁骨上大窝**　为位于锁骨中 1/3 上方的皮肤凹陷，于窝底向深部可触及锁骨下动脉、臂丛和第 1 肋。

第二节　头颈部的软组织结构

一、颅顶部

颅顶部的皮肤、浅筋膜、帽状腱膜及颅顶肌三层结合紧密，不易分离，临床上称其为“**头皮**”。根据头皮层次结构的不同，将颅顶部分为额顶枕区和颞区两个部分。

（一）额顶枕区

该区的结构由浅入深为皮肤、浅筋膜、帽状腱膜及颅顶肌、腱膜下疏松组织和颅骨外膜。

1. 皮肤　该区皮肤厚而致密，血管、淋巴管极为丰富，组织再生能力强，是良好的供皮区。断层皮片可在同一部位多次切取，皮片切取后，创面一般在 5～7 天愈合，对头发生长无明显影响，无明显瘢痕。头皮内生有毛发，发根斜行穿过真皮到达浅筋膜附着于毛囊，经头皮手术切口应与毛发的方向一致，以减少对毛囊的破坏。头皮内含有大量的毛根、毛囊、皮脂腺和汗腺，是疖、痈和皮脂腺囊肿的好发部位。

2. 浅筋膜　由致密坚韧的结缔组织构成。结缔组织将皮肤与帽状腱膜紧密连在一起，形成许多纤维隔，隔内有致密的脂肪组织、血管和神经等。颅顶的血管和神经大部分在浅筋膜内走行，其中血管与其周围纤维组织结合紧密，损伤后不能充分收缩，因而易出血，且不易自凝，多须压迫或缝合等方法止血。此层感染时，渗出物不易扩散，以致肿胀局限，张力较大，神经末梢受压后可迅速引起剧痛。在经头皮做手术切口时，应考虑切口的方向，避免损伤血管和神经主干。

3. 帽状腱膜和颅顶肌　帽状腱膜坚韧致密，位于此区中部，前连额肌，后接枕肌，两侧至颞区逐渐变薄，形成颞浅筋膜。头皮裂伤如未伤及帽状腱膜，伤口不裂开；若伤口裂开，说明伤口已深达帽状腱膜，特别是横位裂伤，由于额肌、枕肌的收缩，裂口更大。

4. 腱膜下疏松组织　又称腱膜下间隙，为一薄层疏松结缔组织，与颅骨外膜疏松结合，头皮撕脱即自此层分离。若此层内积血或积液可迅速弥散到整个颅顶。此层感染，脓液可破坏深面的骨膜，甚至引起颅顶骨坏死；也可使穿行其内的导血管发生血栓进入颅内静脉窦，引起颅内感染，故临床上常称此层为**颅顶的“危险区”**。

5. 颅骨外膜　与颅顶骨借疏松结缔组织相连，唯在骨缝处与缝韧带结合紧密，不易分开。在骨膜下积血或积脓时，因受骨缝限制，常局限于一块骨的范围内，根据此特点，可与弥漫性的帽状腱膜下积脓或积血相鉴别。手术时除骨缝处外，其余骨面的颅骨外膜均易于剥离。成人的颅骨外膜对颅骨营养不起主要作用，剥离后不致颅骨坏死；同时颅骨外膜缺乏生骨能力，缺损后不影响颅骨的生长。

（二）颞区

此区与额顶枕区的不同点主要是颞筋膜和颞脂肪垫，这些结构在美容临床中有一定的意义。

1. 皮肤　前部较薄，且可移动，后部与额顶枕区相似。

2. 浅筋膜　皮下脂肪较少，其中主要有颞浅动、静脉及耳颞神经穿行，在做带蒂游离皮瓣时，蒂应在下方，且需将上述动、静脉和神经包括在内，以保证皮瓣的存活及皮肤的感觉功能。

3. 颞浅筋膜　帽状腱膜的延续部分，属于表浅肌肉腱膜系统（SMAS）的一部分，称为**颞浅筋膜 SMAS**。在颞区行眼角鱼尾纹除皱术时，切口一般只达浅筋膜，在浅筋膜内作钝性分离后切除多余皮肤即可。

4. 颞深筋膜　致密坚韧，起于颞上线，向下分为内、外两层附着于颧弓的内、外面，其间夹有脂肪组织与颞中动、静脉，称为**颞筋膜间隙**。

颞深筋膜的外层较薄，越过颧弓时与颧弓骨膜结合紧密，需仔细剥离方可分开，向下续于咬肌筋膜，向前达眶外侧缘续为骨膜，向后至颞窝后界续为骨膜。

颞深筋膜的内层较厚，沿颞浅脂肪垫深面下行达颧弓，并与颧弓上缘和深面的骨膜融合。向前和向后均与浅层相会融于骨膜。颞浅、深脂肪垫可通过这些孔洞相连续。在剥离颞深筋膜深层时，应注意保护穿过其间的颞深动、静脉和神经。

5. 颞脂肪垫　分为颞浅脂肪垫和颞深脂肪垫。颞部脂肪垫对头型和面型有一定的影响。

6. 颞肌　呈扇形，起于颞窝内侧壁整个骨面和颞深筋膜深层上部的内面，全部肌纤维形成粗大的扁束，穿颧弓深面移行为肌腱，止于下颌骨冠突和下颌支前缘的上部，可上提和后退下颌骨。颞深筋膜和颞肌形成坚韧致密的结构，即使手术切除全部颞骨鳞部，其对脑的保护作用亦无大的影响。

7. 颅骨外膜　颅骨外膜菲薄，紧贴颞骨不易剥离。

（三）颅顶部的血管、神经和淋巴引流

颅顶部的血管和神经干多位于浅筋膜内，分为前、后、外侧 3 组（图 22-3）。

1. 颅顶部动脉　颅顶部动脉位于浅筋膜内，其大小及分支的方式多种多样。前组有眶上动脉和滑车上动脉；后组有枕动脉；外侧组有颞浅动脉和耳后动脉。头皮的血液供应十分丰富，血管在浅筋膜内由周围向颅顶汇集，同侧和对侧各分支之间相互吻合形成动脉网。

（1）眶上动脉：发自眼动脉，经眶上孔分布于额顶部皮肤。

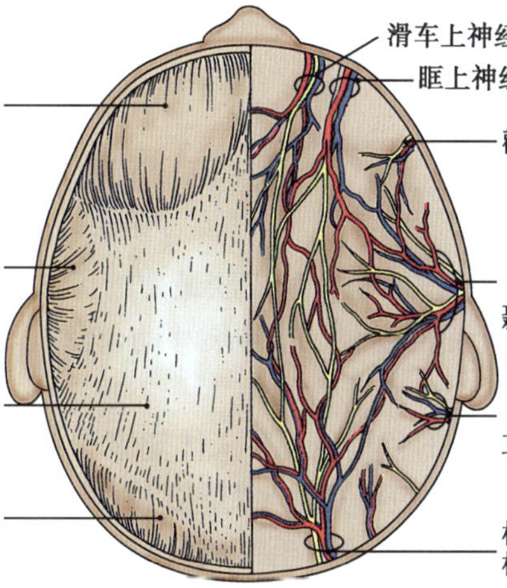

图 22-3　颅顶部的血管和神经

（2）滑车上动脉：为眼动脉的分支，经眶上缘内侧穿出，分布于额内侧部皮肤。

（3）颞浅动脉：为颈外动脉终支之一，在腮腺深面发出，于耳颞神经前方上行，在颧弓下方发出面横动脉，约在颧弓上方 2～3cm 处分为额支与顶支，分布于额、顶部皮肤。颞浅动脉及其分支位置较恒定，管径粗大，临床上常以此动脉为蒂做额、颞部游离皮瓣。

（4）耳后动脉：较细小，于腮腺深面发自颈外动脉，沿二腹肌后腹上缘行向后上方，至耳廓后面分为耳支和枕支，分布于耳廓外侧面及其后上方的皮肤。耳后动脉、颞浅动脉及枕动脉之间有较丰富的吻合，是耳后区带蒂游离皮瓣的轴血管，亦是全额瓣的补充血管。

（5）枕动脉：较粗，发自颈外动脉，沿二腹肌后腹下缘行向后，在乳突内侧，至上项线处，位于枕大神经的外侧，在胸锁乳突肌止点和斜方肌之间穿出皮支，分布于枕部皮肤。

2. 颅顶部静脉　颅顶部静脉与同名动脉伴行，在浅筋膜内形成静脉网，静脉血回流至面静脉、下颌后静脉和颈外静脉。

颅顶部静脉在浅筋膜中吻合成静脉网，借眼静脉和导静脉与颅内硬脑膜静脉窦相交通。导静脉无瓣膜，静脉内血流通常是流向颅外，但也可逆流到颅内静脉，所以颅内、外感染可相互直接蔓延。头皮的微小损伤如处理不当或未及时处理，可导致严重的颅内感染，如脑膜炎和静脉窦血栓等。

3. 颅顶部神经　一般与血管伴行，位于浅筋膜中，主要为感觉神经。

（1）眶上神经和滑车上神经：为三叉神经第 1 支眼神经分出的额神经的两终支。眶上神经经眶上切迹后上行，分布于上睑及额顶区皮肤；滑车上神经在距正中线约 2.5cm 处，由眶上缘内侧上行，分支至上睑及额内侧皮肤。

（2）耳颞神经：为三叉神经第 3 支下颌神经的分支，行于颞浅动脉后方，在腮腺上端穿出，分布于耳廓上部、外耳道、鼓膜前部及颞区的皮肤。

（3）耳大神经：为颈丛的分支，绕胸锁乳突肌后缘行向上方，分布于耳廓后面、耳垂及腮腺表面皮肤。

（4）枕小神经：沿胸锁乳突肌后缘上行，分布于颈上部、耳廓后面及其周围颅顶部皮肤。

（5）枕大神经：为第 2 颈神经后支的皮支，较粗大，在枕外隆凸外侧约 2.5cm 处穿出斜方肌和深筋膜，分布于枕区皮肤。

4. 颅顶部淋巴引流　颞区淋巴回流至耳前淋巴结；顶区淋巴回流至耳后淋巴结；枕区淋巴回流至枕淋巴结；额区淋巴回流至下颌下淋巴结。

二、面部

（一）面部皮肤的特点

1. 面部皮肤薄而柔嫩　面部皮肤是全身皮肤最薄的区域，平均厚度为 0.5mm，其中上眼睑皮肤最薄，近乎透明。因此面部皮肤易于伸展移动，有利于伤口愈合，且瘢痕较小，为美容手术提供了便利条件。

2. 面部皮肤色泽　面部皮肤的色泽是观察人体健康和精神状况的窗口，面色可随健康或情绪的变化而变化。所以面部的色泽是医生“望诊”的对象，也是容貌美的标志之一，尤其是唇红的皮肤，由于表皮缺少角质层可透出毛细血管网的血红色，更是容貌美的重点。

3. 面部皮肤附属器　面部皮肤富含汗腺、皮脂腺和毛囊。皮脂腺正常分泌在皮肤表面形成一层脂类薄膜，使皮肤润滑而饱满；但腺管也容易阻塞，当细菌繁殖时，易发生痤疮或皮脂腺囊肿；面部生有胡须是成年男性的特征，而女性的唇毛有碍美观。

4. 面部皮肤血运丰富　面部血运丰富使得面部组织再生和抗感染能力强，有利于创口愈合且瘢痕较小，这对面部美容手术和治疗极其有利；但是创伤时出血多，需及时止血。

5. 面部皱纹　面部皮肤随着年龄的增长会出现皱纹，而皱纹的方向与表情肌纤维的方向有关。在进行皮肤护理时，按摩方向应与皱纹方向垂直，以利拉展皱纹；如果没有皱纹，则应与表情肌方向垂直。面部手术切口方向应尽可能与皱纹方向一致，使切口瘢痕隐蔽不显，在无皱纹时，切口应与表情肌方向垂直。

（二）面部皮肤的朗格皮肤裂线和皱纹

面部皮肤有先天既有的朗格皮肤裂线（Langer cleavage lines）和后天出现的皱纹，这些皮纹的解剖基础如下：

1. 朗格皮肤裂线　是一种与生俱来、不可见的皮肤内张力线，由真皮内的胶原纤维按抵抗该皮肤区所受最大张力的方向平行排列而成，随年龄增长而加深，各部裂线走向不同（图 22-4）。

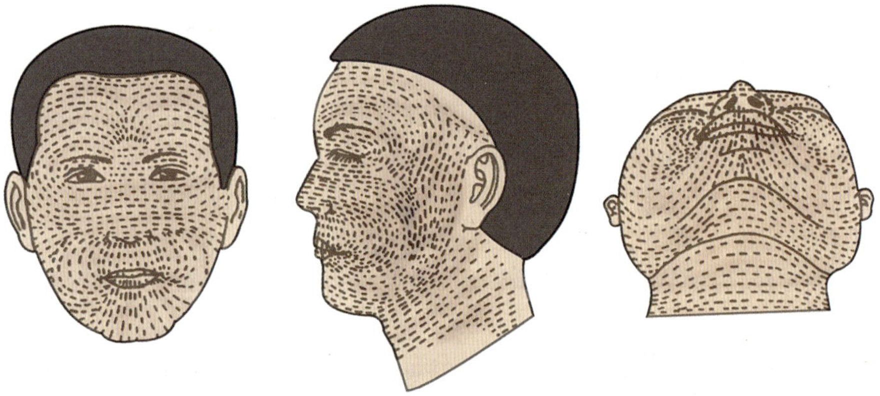

图 22-4　面颈部朗格皮肤裂线

面部朗格皮肤裂线的走行有一定的方向，额结节及其以上区域呈横向达颞区，然后斜向后下达头后部；额结节以下至上睑缘之间为上凸的弧形，越向下弧度越小，至上睑缘时则与睑缘平行；眉间区以上至额结节水平为纵向走行；眉间区和外鼻为横向走行，并与眶下区的皮肤裂线相移行；眶下区主向为横行，在其上部越接近下睑缘就越与睑缘平行，并略斜向外上达颞区，下部略向外下达颊区，越接近鼻唇沟越与此沟平行；口区上唇部为纵行，越邻近鼻唇沟越向上外倾斜，下唇中间部纵行，越向两侧越呈“八”字形散开，并弯向外上与腮腺咬肌区裂线相续，唇两端呈弧形弯向外上与鼻唇沟纹相续；颏部在中线呈垂直走向，两侧则向下外呈扇形分开；耳前区和腮腺咬肌区为稍向前下方，下端前部与颏外侧相续，后部与颈前上部相续；颈前部为横行走向，延续达颈侧部稍转向后上至项部，两侧相交。额、颞、眶交界区和颧、颊、耳前交界区裂线呈三角形走向。

2. 面颈部的皱纹　按照皱纹产生的原因，面颈部皮肤皱纹可以分为 3 类。

（1）体位性皱纹：体位性皱纹产生的主要原因是“运动”和“松弛”，凡是运动幅度较大的部位都有宽松的皮肤，以适应肢体完成各种生理运动，这些充裕的皮肤在处于松弛状态时即自然形成宽窄、长短和深浅不等的皱纹；当皮肤被拉紧时，皱纹随即消失；当体位发生改变时，皱纹出现的部位亦发生改变（图 22-5）。这种随体位的不同而出现的皮肤皱纹称为**体位性皱纹**，主要出现于颈部。正常人一出生其颈部即有 1～3 条横向皱纹，属正常生理现象，而非皮肤老化表现。但当人们进入壮年之后，随着年龄的不断增加和全身生理功能的逐渐降低，皮肤弹性亦逐渐减退，致使原来的体位性皱纹逐渐加深和增多，这是皮肤老化的表现，如出现在面颈部，则有碍于美观。

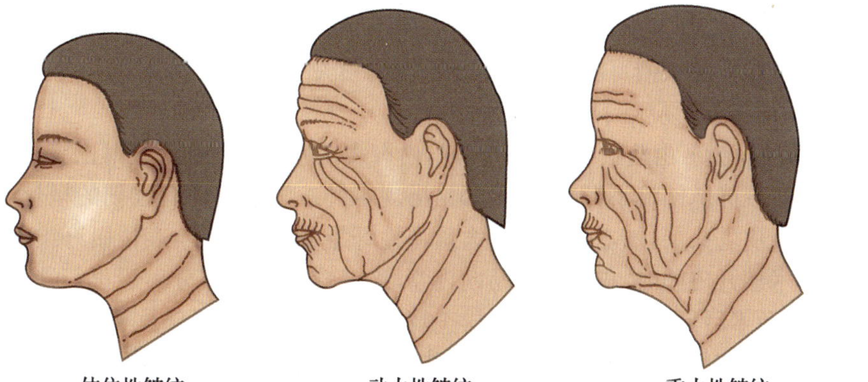

图 22-5　面颈部皮肤皱纹

（2）动力性皱纹：动力性皱纹的产生是面部表情肌收缩牵拉皮肤的结果。表情肌起于骨面或筋膜，止于皮肤，收缩时牵拉皮肤，使皮肤呈现出各种不同形态、大小、深浅的皱纹，同时引起眼、耳、鼻、口等器官在形态、位置上相应的改变，从而显露出丰富多彩的表情（图 22-5）。由于表情是千变万化的，因此表情肌数量多，结构精细，功能灵巧，各肌或肌群之间运动配合完美，从而使动力性皱纹在形态和程度上也表现出多样性。其特点之一是当表情肌收缩时，肌纤维缩短，牵引皮肤形成与肌纤维长轴相垂直的皮肤皱纹；另一特点是此皱纹一旦形成，即使该部表情肌未收缩，皱纹也不会完全消失。因此，动力性皱纹的出现，为老化的征象。动力性皱纹出现时间的早晚和轻重程度因人而异，与体质、情绪、工作环境和性质、职业等有关，瘦者或体弱者出现较早，胖者或体健者出现较晚，女性较男性出现要早，经常夸张性的面部表情可以加速此皱纹的出现或程度加深。

（3）重力性皱纹：出现的时间较晚，多在40岁以后逐渐产生（图22-5）。其产生机制是因骨骼的萎缩、肌肉的松弛和皮肤弹性的减弱，加之皮下脂肪逐渐减少，在重力作用下皮肤松弛下垂所致。随着年龄的不断增长，上述变化越来越明显，重力性皱纹也会越来越多。因此，正常情况下，重力性皱纹的出现亦是老化的征象之一。但在体弱多病和重症营养不良的情况下，也可出现重力性皱纹，呈现“小老头”、“小老太”的征象，这种情况不应视为老化的表现。

重力性皱纹多发生在骨骼较突出处和肌肉较多处，乃因骨骼和肌肉的萎缩减少了对皮肤的支撑作用，加之皮肤弹性下降，皮肤在重力作用下松弛下垂。

在额部，由于颅顶骨（包括额骨）的萎缩，额肌和帽状腱膜松弛，额部皮肤弹性减弱而下垂所致的重力性皱纹已融于动力性皱纹，使额部皱纹加深。当额肌和皱眉肌萎缩松弛时，眉间皮肤下垂可加重鼻根横纹。

在睑部，由于皮肤薄，皮下组织疏松，当眼轮匝肌和额肌松弛时，上睑皮肤即逐渐下垂形成“肿眼泡”，尤以上睑外侧部为甚；在下睑，因眶隔萎缩，眶内脂肪疝出，致皮肤臃肿下垂，形成“眼袋”。“肿眼泡”和“眼袋”为睑部重力性皱纹的典型代表，明显有碍于美观。

在面颊部，因颧骨萎缩和口周辐射状肌松弛，颊脂体缩小，致使颧、颊部皮肤一并下垂。由于口角皮肤较固定，故下垂皮肤在口角外侧明显臃肿，甚至与松弛的下颌皮肤共同形成“重下颏”。

在颈部，皮肤本来就较松弛，随着年龄增长，皮下组织和颈阔肌也逐渐萎缩，加之皮肤弹性下降，皮肤更加松弛下垂。特别在颈前部，常沿颈阔肌内侧缘形成两条纵行的蹼状皮肤皱褶，俗称“火鸡颈”，此皱褶可从下颌下缘下垂至胸锁关节处。

（三）面部浅筋膜及皮下支持韧带

1. 面部浅筋膜　由疏松结缔组织构成，内有表情肌、血管、神经及淋巴管，脂肪组织少，故在某些疾病或静脉回流不畅时，眼睑部易出现水肿。浅筋膜内有强韧的呈丝绒状的皮下支持带连于真皮乳头层，加之真皮内有大量弹性纤维和胶原纤维，表情肌纤维连于皮肤，故当外伤或手术切开皮肤时，皮肤创缘易向内卷，需经皮下做潜行分离后再行缝合，以利创口对合严密，以免术后形成内陷瘢痕而有碍美观。在鼻尖、鼻翼、额部及颏区的浅筋膜较少，皮肤与深层组织紧密相连，不易移动，分离皮肤时必须细心采取锐性分离方法。

2. 皮下支持韧带　位于皮肤与浅筋膜之间，是呈细条带状的致密结缔组织束，起自面颅骨骨面或筋膜，一部分韧带伸向浅面，穿经表浅肌肉腱膜系统（SMAS）和浅筋膜，止于真皮，直接固定和支持皮肤；另一部分韧带伸向浅部止于SMAS，通过浅筋膜间接牵拉和支持皮肤。在行面部除皱术时，视具体情况切断某些韧带，可提高手术质量，取得更理想的效果。面部皮下支持韧带共有6对（图22-6）。

（1）颧弓韧带：位于耳屏间切迹游离缘前方4～4.5cm处，起于颧弓前端下缘骨膜或颧骨颊面，纤维束斜向前下穿SMAS和浅筋膜，呈扇形止于真皮。此韧带长约1cm，宽约1cm，厚约0.3cm。面横动脉和面神经的颧支在SMAS的深面，浅行于该韧带上、下方或穿经该韧带，因此，紧靠皮肤切断该韧带有利于保护血管和神经。

（2）下颌骨韧带：位于下颌体前1/3，距下颌体下缘约0.6cm，下颌角5～5.5cm处，呈

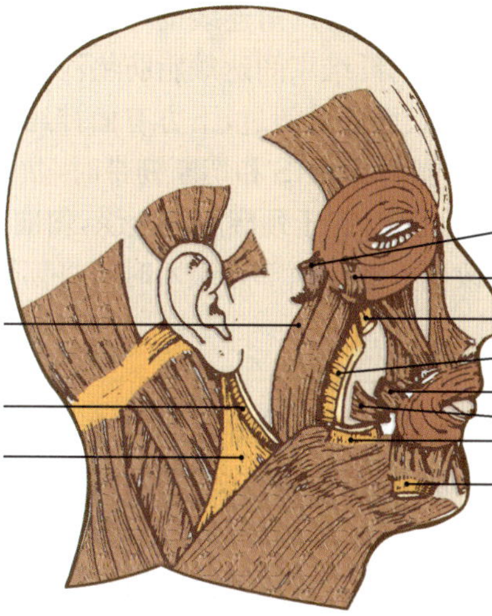

图 22-6　面部皮下支持韧带

与下颌体长轴平行的条带状。起于下颌体外侧面骨膜，由 8～15 条呈双排平行排列的结缔组织小束组成，穿过表情肌肌束和脂肪团止于真皮。此韧带长约 0.7cm，宽约 3cm，厚约 0.5cm。

（3）颈阔肌悬韧带：上段位于腮腺与胸锁乳突肌之间，下段位于下颌角及下颌下腺与胸锁乳突肌之间。该韧带起于茎突下颌韧带、茎突舌骨肌和二腹肌后腹，呈左右短、上下宽的扁带状纤维束，横行向外经腮腺与下颌角和下颌下腺三者之间，再经胸锁乳突肌前方行向浅面，下部纤维止于颈阔肌深面，上部纤维止于与颈阔肌相续的 SMAS 腱膜性区。其起止点之间长约 1.5cm，由耳垂点至下颌下腺后上缘宽约 6.5cm，在下颌角平面厚约 0.3cm。面神经颈支紧贴韧带浅面下行一段距离后分布于颈阔肌；颈外静脉下行于韧带后方与胸锁乳突肌之间；耳大神经在韧带后方行向前上，距耳垂 2～3.5cm 范围内斜穿韧带上段后分支入腮腺。在切断该韧带时应注意其前后方的血管和神经。

（4）颈阔肌耳韧带：是连于颈阔肌后上缘与耳垂后方三角形致密区之间的筋膜性韧带。耳垂后方的皮下组织很少，此处的真皮直接与 SMAS 和腮腺被膜等结构紧密相连，共同形成一尖向下的三角形“致密区”，续于颈阔肌后上缘的 SMAS 行向后上融于致密区皮下组织中，故颈阔肌耳韧带实为颈阔肌后上缘与致密区之间的 SMAS。在行面颈部除皱术时，需切断此韧带，以便将颏颈部皮肤和颈阔肌向后上方提紧固定，再将切断的韧带固定于乳突骨膜上。

（5）SMAS-颧颊部韧带：位于咬肌前缘附近。根据其起点的不同，由上而下可分为 3 组：

1）上组：纤维少，起于咬肌起始部的咬肌筋膜表面，行向浅面止于 SMAS。

2）中间组：为韧带的大部，起于咬肌筋膜前缘和（或）颊咽筋膜，经颊脂肪垫的上后和下方行向浅面止于 SMAS。

3）下组：亦少，为 1～3 束纤维，在咬肌前缘下段的前方起于下颌体近上缘骨膜，行向前上方，止于颈阔肌。

该韧带与血管、神经的关系甚为密切。面神经颧支和面横动、静脉紧贴韧带上方行向前上;腮腺管行于血管下方,相当于鼻翼与口角连线的中点至耳屏间切迹连线的中 1/3 段深面;面神经颊支向前穿行于中间组的纤维束间达颊脂肪垫浅面,然后分布于上唇和鼻周围的表情肌;下组纤维束上方有面动脉、面静脉斜过,下方有面神经下颌缘支横过。上述血管、神经主干均行于 SMAS 的深面,在剥离 SMAS 和切断韧带时,勿伤及这些重要结构。

(6) 颈阔肌-皮肤前韧带:不恒定,起于颈阔肌前上缘,斜向前止于颊部真皮。牵拉此韧带时,可使颊部呈现“酒窝”样改变。在行面部除皱术时需将韧带切断,以免上提颈阔肌时引起“酒窝”。

(四) 面部脂肪

面部脂肪被 SMAS 分为皮下脂肪和深层脂肪,皮下脂肪的多少在面部的分布有较大差异,可分为多脂肪区、少脂肪区和无脂肪区(图 22-7)。

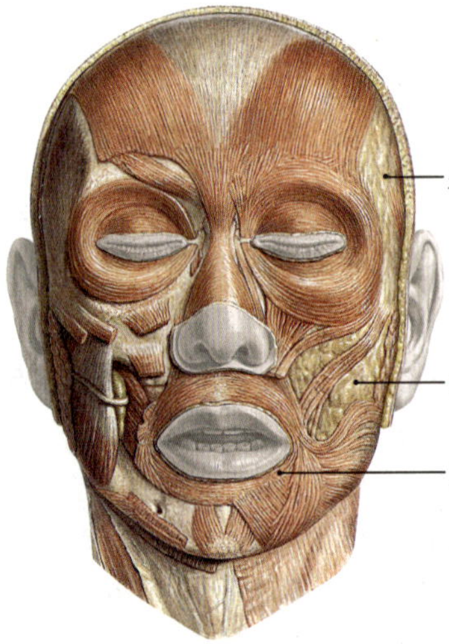

图 22-7 面部皮下脂肪的分区

1. 多脂肪区 鼻唇沟外上平均 2cm 处,是皮下脂肪最厚的部位,均厚 0.8cm。一般在鼻唇沟外上方的皮下脂肪位于由表情肌围成的三角形凹陷内,窝的上界是眼轮匝肌下缘,内侧是上唇的表情肌,外侧是颧大肌。窝底有面动脉、上唇动脉以及面神经颊支等通过。此凹窝的下内方是多脂肪区和无脂肪区的分界线,该界线的表面解剖标志是鼻唇沟。肥胖或消瘦均可形成明显的鼻唇沟,前者是由于“鼻唇隆起”所致,后者是由于皮肤松垂所致。不同原因引起的鼻唇沟畸形,采用不同的方法矫治。如由“鼻唇隆起”所致,可采用局部切除、吸脂、除皱术等方法。如果由于消瘦皮肤松垂所致,则可采用除皱术、局部填充等方法。

2. 少脂肪区 颞区缺乏皮下脂肪。在皮肤和颞浅筋膜之间,仅有少量的薄层脂肪分布。因此,如颞区除皱的手术入路选择颞浅筋膜浅面分离,则应注意如下问题:①在发际内时略偏向深层,以保护浅层的毛囊不受损伤;②达发际外时略偏向浅层,以免损伤面神经颞支。

耳垂下及乳突以下区域是第二个少脂肪区。这里是颈阔肌耳韧带所在部位。术中分离时只能采取锐性方法,因此既要注意不要损伤皮肤,又要避免损伤仅有薄层 SMAS 覆盖的耳大神经、颈外静脉等结构。

3. 无脂肪区 口轮匝肌和眼轮匝肌表面几乎无皮下脂肪分布,真皮和轮匝肌纤维直接连结,因此这两个部位易产生短小细密皱纹。并且在上唇的口轮匝肌和提上唇鼻翼肌的外上缘,一方是真皮和其深面的多量脂肪相对疏松连结,另一方是真皮与肌纤维紧密连结,两者交界线即是前述的鼻唇沟。

4. 颞脂肪垫 是位于颞部皮下深筋膜之间的脂肪,分为颞浅脂肪垫和颞深脂肪垫。颞脂肪垫支撑着颞窝的丰满度,直接影响头和面的形状。颞脂肪垫将颞深筋膜与颞肌隔开,利于颞肌的运动,也为颞区手术剥离提供了便利。

颞浅脂肪垫位于颞深筋膜浅、深层两层之间,上达颧弓以上约 4cm 处;下达颧弓上缘;

前至颞窝前界；后至耳屏前 2.5cm 处。浅垫的前部以脂肪组织为主，前下部较厚，在眼轮匝肌外缘处可厚达 0.4cm；后部以结缔组织为主，后上部较薄。颧弓上缘骨膜形成的筋膜板将浅垫分隔为数块，筋膜板本身又是构成浅垫后下部的组成部分。

颞深脂肪垫位于颞深筋膜深层的深面，其与颞深筋膜深层之间有薄层颞肌。深垫较浅垫薄而小，上界达颧弓上方约 2cm，前界邻近眶外侧缘，后界邻近耳轮脚，向下经颧弓深面的前部与颊脂肪垫相连。在耳前 3～4cm、颧弓上 1cm 范围内较厚，可达 0.4cm。深垫内有较丰富的细小动脉网和较多的小静脉，深垫的深面为颞肌及其肌腱。

5. 颊脂肪垫　位于颊部皮肤与肌肉之间，使面颊部显得丰满。此垫在婴儿时期较为发达，有协助颊肌发挥吸吮动作、协助颊肌挤压颊部食物，阻止其停滞于颊部的作用。颊脂肪垫也可移植一部分填充修复颜面其他处的凹陷畸形。颊脂肪垫的浅面包有一层菲薄的结缔组织筋膜囊，深面为颊咽筋膜的颊部。颊脂肪垫可分为 1 个体部和 4 个突起(图 22-8)。

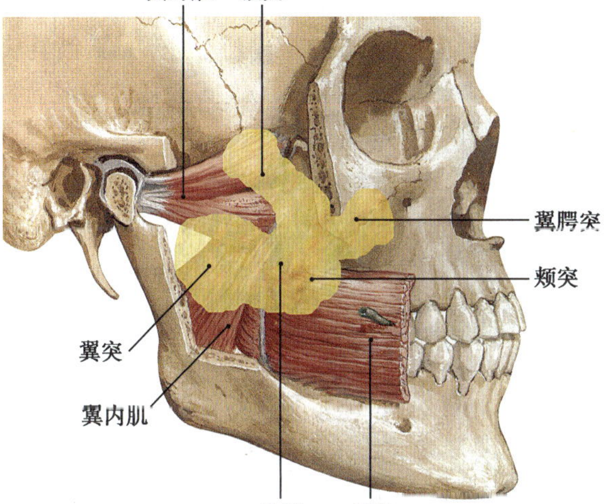

图 22-8　颊脂肪垫

(1) 体部：贴附于颊筋膜的浅面和咬肌的深面，其前内侧和上部贴上颌骨骨膜达翼上颌裂。体部呈扁长的脂肪块。

(2) 颞突：为 4 个突起中最长的，从体的上部向上延伸，经颧弓前部的深面、颞肌的前缘上伸达颧弓上缘平面，从而与颞深脂肪垫相连。

(3) 颊突：是由体部伸向前下方的突起，向前达颧大肌深面，向下达笑肌，并从咬肌前缘、颧大肌后缘和笑肌上缘所围成的三角形间隙向外略突向浅面达浅筋膜。按颊突的形态，可分为单叶型和双叶型两种。

1) 单叶型：多呈椭圆状，占 70%，伸向前下方达颧大肌与笑肌之间，其浅面有腮腺导管和面神经颊支通过。

2) 双叶型：占 30%，多分为上小、下大两叶，上叶为长条状，下叶为卵圆形，腮腺导管和面神经颊支则由两叶之间经过，再穿颊肌。

(4) 翼突：是由体部向后方的突起，覆盖于翼内肌表面与翼外肌下部的外面。

(5) 翼腭突：是由体部向前上伸入到翼腭窝内的部分，填充于窝内的血管和神经之间。

(五) 面部表浅肌肉腱膜系统

在面颈部皮下脂肪层的深面，存在一个明确的连续性的解剖结构，它主要是由肌肉、腱膜组织排列构成，即面部**表浅肌肉腱膜系统**(superficial musculoaponeuroic system, **SMAS**)。学习和掌握 SMAS 的解剖结构，对于提高除皱术的效果具有十分重要的作用。这里将重点介绍。

1. SMAS 的分区和构成　根据 SMAS 所含肌肉或腱膜的多少，可将 SMAS 分为以下 3 个区(图 22-9)：

(1) 肌性区：包括额肌，眼轮匝肌，颧大、小肌和颈阔肌所占据的范围。

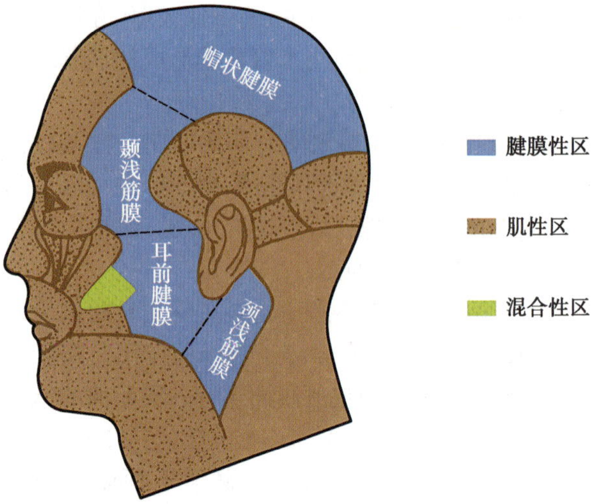

图 22-9　SMAS 的分区

颈阔肌上缘能到达的高度个体差异较大，绝大部分的颈阔肌上缘位于耳下点以下 1.8cm 的水平。耳屏游离缘距颧大肌外缘是 5.0cm。颧肌上段和眼轮匝肌略偏后，颧肌下段略偏前。肌性部分多数较发达，耐牵拉。

（2）腱膜性区：包括胸锁乳突肌区、耳前区和颞区。

1）胸锁乳突肌浅面的颈浅筋膜与颈阔肌连续，颈浅筋膜多由致密的结缔组织构成，薄且内含不连续的肌束，与深、浅面的界线不清。因此，认为胸锁乳突肌浅面的颈浅筋膜符合 SMAS 的结构特征，称为**胸锁乳突肌区 SMAS**，手术操作如需游离，要注意保护位于 SMAS 与胸锁乳突肌之间的耳大神经与颈外静脉。

2）耳前区 SMAS 范围上至颧弓，下至颈阔肌上缘，平均距离为 3.6cm。其前界是颧肌外缘，后界是耳屏的垂线，距离为 5.0cm。耳前区 SMAS 肉眼可见散在横行肌束，薄而致密，与皮下组织和腮腺筋膜无明显分界。术中分离此区的 SMAS 时，其深浅面均需锐性分离。

3）颞区的颞浅筋膜在颧弓水平，再向上移行为帽状腱膜。颞浅筋膜前下部接眼轮匝肌，前上部接额肌，后部接耳后肌及其腱膜，并通过耳后肌、帽状腱膜与枕肌相连。颞浅筋膜由致密结缔组织构成，其中有连续的肌层，符合 SMAS 的结构特征，称为**颞浅筋膜 SMAS**。

上述各腱膜性区的 SMAS 致密坚韧、耐牵拉。

（3）混合性区：40%的人存在混合性区，位于颧肌下半附近的颊脂肪垫浅面，通常包括颧大肌 1/2 外缘在内的带状范围。其结构特点是薄的纤维膜连结着纵行、横行肌束，膜的浅、深面有大量的脂肪。

纵行肌束是颧大、小肌下半薄弱且分散的肌束，与口轮匝肌交织。另一纵行肌束是笑肌，与颧大肌后缘之间有一定距离并以薄膜和脂肪连接。横行肌束为颈阔肌，前缘薄弱且分束，编入口轮匝肌。浅面的脂肪为鼻唇沟外上方的丰富皮下脂肪，即鼻唇隆起的外下部分；深面的脂肪是颊脂肪垫，面神经颊支通过其间。

混合性区因肌束与肌束间易分离，薄弱的纤维膜不耐牵拉，因此，也称此区为**“SMAS 薄弱区”**。这种情况下很容易发生分离平面错误而误入颊脂肪垫，损伤面神经颊支。颊脂肪垫区表面的皮下脂肪明显厚于其他部位。皮下脂肪的深面由后向前分别是 SMAS 和颧肌，SMAS 与颧肌缘相接，两者是在同一平面，颧肌浅面的皮下脂肪未见有 SMAS 或其他筋膜结构。

2. SMAS 的延伸范围和毗邻　SMAS 向上越过颧弓与颞浅筋膜延续，通过颞浅筋膜再向上和帽状腱膜连续；向前上与眼轮匝肌和额肌相续；向后上方与耳上肌、耳后肌和帽状腱膜相续；向下移行为颈阔肌。颧、颊区的 SMAS 向前连接眼轮匝肌和颧肌外缘；耳垂下方颈阔肌后缘以后 SMAS 移行为胸锁乳突肌浅面的颈浅筋膜；耳前 SMAS 向后变薄融入耳-面移行处的皮下、耳廓和外耳道的软骨膜。腮腺表面的 SMAS 与腮腺咬肌筋膜和浅面少量的致密组织紧密结合，形成一纵行致密带，向下后绕耳垂连于耳垂下后方的三角形致密区。

（1）SMAS 在腮腺上方一横指处与颧弓附着甚紧，面神经颞支在其下面经过。在颧弓前 2/3 不宜将 SMAS 掀起，以免损伤面神经颞支。

（2）SMAS 在发际的颞部与颞浅筋膜相连。需要时，可在颞部发际内做切口，通过切口将颧弓上方的 SMAS 掀起，以便将眼轮匝肌和额肌拉向后上方。

（3）SMAS 在咬肌表面开始变薄，在颊脂肪垫表面变得很薄，最后在鼻唇沟的皮下又变厚，形成纤维索条状结构。其有两点意义：①面神经颊支在咬肌表面经过，掀起 SMAS 时，如果超越腮腺前缘，易损伤这些面神经纤维；②SMAS 的范围止于鼻唇沟，因而不能依靠 SMAS 的牵拉作用来消除口轮匝肌所形成的唇部竖纹。

（4）SMAS 在下颌角处较薄，并且没有颈阔肌纤维。因此，在下颌角最好不掀起 SMAS，以免损伤此处的面神经下颌缘支。

（5）SMAS 在耳前，特别是在耳屏的前方借粗厚的纤维附着在耳部。掀起 SMAS 时需先将此处的纤维束离断，然后才能找出分离 SMAS 的正确平面。

（6）SMAS 在耳廓后、乳突表面和胸锁乳突肌表面与相应部位的骨膜和肌膜附着甚紧，分离操作常有困难。手术时需要锐性分离，但进行锐性分离时还要注意不损伤由胸锁乳突肌后缘发出的耳大神经和颈外静脉。

（7）为了消除颈侧部的严重皱纹，可在分离 SMAS 以后，在平第一颈横纹处，从颈阔肌后缘将此肌的纤维横行剪断大部分，然后将上份断端拉向后上方，并缝合固定在胸锁乳突肌在乳突的附着处。

（8）为了消除颈前部垂直的粗大皱纹（火鸡颈畸形），可在分离 SMAS 以后，在颏下约 4cm 处，从颈阔肌的前缘将此肌的纤维横行剪断一大部分，然后将两侧的上份断端在中线交叉缝合。

3. SMAS 与浅、深面组织结构的关系

（1）与浅面组织的关系：SMAS 浅面是皮下脂肪层，其厚度不均。

（2）与深面组织、结构的关系：除颊脂肪垫外，SMAS 深面的脂肪量很少，不能构成一个连续的脂肪层。面部各区 SMAS 深面的情况叙述如下：

1）腮腺区：腮腺筋膜浅面几乎没有脂肪，SMAS 和腮腺筋膜连结紧密，耳屏前的腮腺筋膜与 SMAS 连接更为紧密。腮腺筋膜是纤维性的薄膜，很少能单独被完整剥离，往往与 SMAS 愈着在一起从腮腺实质上分离下来。

2）咬肌区：咬肌筋膜浅面有薄层脂肪，中段脂肪量较少。咬肌区的 SMAS 容易被分离，术中可见隔着半透明的咬肌筋膜深面的面神经颧支和颊支。

3）颊脂肪垫区：颊脂肪垫位于咬肌前方，颊咽筋膜的浅面，掩盖咬肌前缘甚至前 1/3。此区的 SMAS 有两种情况：①耳前腱膜性部分在此区上半浅面与颧肌外缘相接；②此区下半浅面即是 SMAS 的混合性区。

这两点带来的问题首先是相对薄弱不耐牵拉，都易使分离平面误入颊脂肪垫，故损伤面神经分支和面血管分支的机会增加，故应按阶梯状除皱技术在此区后部转向浅层的皮下层中分离。

4）颧弓区：SMAS 与颧弓浅面愈着较疏松，与颧弓骨膜间存在着颞中筋膜及颞深筋膜浅层。

5）颞区：颞浅筋膜 SMAS 深面的组织结构以颞浅动脉额支为界，上方是帽状腱膜下疏松结缔组织，下方是颞中筋膜及其中的面神经颞支。颞浅筋膜 SMAS 容易被钝性分离。颞浅筋膜与颞中筋膜只是结构上的不同，颞浅筋膜是致密结缔组织，颞中筋膜是疏松结缔组织，两者之间无明显的分界。

6）胸锁乳突肌区：胸锁乳突肌区 SMAS 与胸锁乳突肌纤维鞘紧密愈着，需锐性分离。耳大神经行于两者之间。

7）下颌区：颈阔肌 SMAS 深面除各种韧带外，与深面组织结构连接疏松，尤其是下颌缘下方。仅颈阔肌深面和下颌体骨膜之间有一紧密的附着点，位于下颌角点前 4.0cm 处，在 SMAS-颧颊部韧带最下束的下方。面神经下颌缘支及其分支通过该附着点之间走向前方。

4. SMAS 分部及安全剥离范围　SMAS 根据面部不同部位分为：

（1）额枕部：包括额枕区帽状腱膜、额枕肌。

（2）颞部：包括颞浅筋膜及覆盖额肌的筋膜及肌肉组织。

（3）颧弓部和颊部：包括腮腺区浅层筋膜及其颊区移行部及颊部肌肉。

（4）颈部：即颈阔肌层。

额部除皱多在此层下剥离，面部除皱术同时在皮下层和 SMAS 层进行剥离，悬吊 SMAS 层可增加除皱效果，增进颊区、鼻唇沟上提的可靠性与持久性，有助消除“羊腮”。但由于位于颊区的 SMAS 层与面神经关系密切，其悬吊技术需在熟练掌握其解剖关系后方可进行。

SMAS 的安全分离范围依据面神经及耳颞神经的浅出位置而制定。由于面神经仅在腮腺区段深行，出腮腺即甚为表浅，易造成损伤。因此，形成的 SMAS 瓣安全范围即为腮腺范围，过腮腺前缘后的咬肌和颊区为危险区，无腮腺或肌肉覆盖的颧弓区及下颌角区为最危险区。除皱术中下面部形成的 SMAS 瓣与额部形成阶梯状，做平行颧弓下缘 1.0～1.5cm 横切口，向前达腮腺前缘。自耳屏前 1.0～1.5cm 做纵切口，平行耳廓向前下至下颌缘上 2cm。必要时危险区只能钝性分离，颧弓区则应避免分离，额区形成的 SMAS 瓣其前下方以不超过眉梢上 2.0cm 为安全。

5. SMAS 的临床价值

（1）可以较大张力向上、向后牵拉组织瓣而不致发生组织坏死。

（2）提紧 SMAS-颈阔肌层能在颌与颞下形成一个平滑的吊带，矫正重颏及颊部的畸形，减少该部位切除和吸脂的必要性。

（3）继上提平滑的 SMAS-颈阔肌瓣后，再向后推进颊部的皮肤可获得双向提紧，恢复颊、颌、颈区的轮廓。

（4）自然而无牵拉的外貌形象。

（5）效果持久，并发症少。

总之，SMAS-颈阔肌除皱术较皮下分离除皱术的手术疗效好，神经损伤少，而且效果更长久。这一解剖新发现使面部除皱术式产生了质的飞跃，提高了除皱术的效果。

（六）面部表情肌

面部表情肌属于皮肌，一般起于骨骼，止于皮肤。肌纤维附着于皮肤，表面无深筋膜（颊肌除外）覆盖，当其收缩时，拉紧面部皮肤，产生各种表情。表情肌主要集中于面部的额、眼、鼻、口周和耳部。按表情肌的位置，可分为六群：颅顶肌、外耳肌、眼周围肌、鼻肌、口周围肌和颈阔肌（图 22-10）。

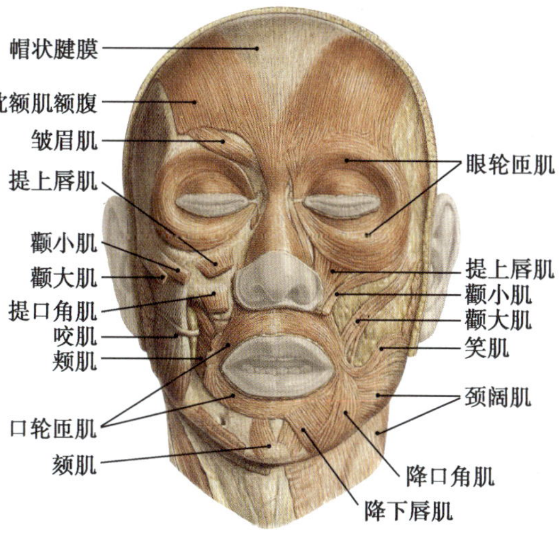

图 22-10　面部的表情肌

1. 颅顶肌　位于颅顶部皮下，与颅部的皮肤和皮下组织共同组成头皮。颅顶肌由左、右枕额肌和颞顶肌构成。在此仅述与表情关系密切的额肌。

额肌左右对称，宽阔而菲薄，无骨性附着。后方与帽状腱膜连续，前方止于眉部皮肤，部分纤维与眼轮匝肌交织，在中线发出一小束纤维至鼻背，其深面的筋膜止于眶缘的上部，故筋膜深面的液体不能蔓延至上眼睑。此肌两侧共同作用时，向前牵拉帽状腱膜，使头皮向前，并使额部皮肤产生横纹；上提眉部及略使眼睑上提，是眼轮匝肌的拮抗肌。额肌受面神经颞支支配。

2. 外耳肌　在人类属于退化肌，位于耳廓周围，包括：

（1）耳上肌：又称耳提肌，最大，呈三角形，肌腹阔而薄，起自帽状腱膜，止于耳廓软骨，作用为上提耳廓。

（2）耳前肌：较其他肌小，常缺如，起自帽状腱膜，止于耳廓软骨的前部，作用为牵引耳廓向前。

（3）耳后肌：位于耳后，起自乳突外面，止于耳部软骨的后面，作用为牵引耳廓向后。

3. 眼周围肌

（1）眼轮匝肌：为围绕眼裂周围的椭圆形扁肌，分眶部、睑部和泪囊部，受面神经颞支和颧支支配。

1）眶部：为三部中最大的部分，为眼轮匝肌最外围的部分。作用为使眶部周围皮肤产生皱纹，使眉下降，上提颧部皮肤，使睑用力闭合。

2）睑部：位于眼睑皮下，肌束很薄。作用为眨眼，并能舒张额部皮肤。

3）泪囊部：位于睑部的深面。作用为使眼睑紧贴于眼球上，防止外来异物侵入，同时使泪囊扩大，囊内产生负压，以促进泪液的流通。

（2）皱眉肌：位于眼轮匝肌眶部及额肌的深面，两侧眉弓之间，起自额骨鼻部，肌纤维斜向上外，终于眉部皮肤。此肌收缩时牵眉向内下，使鼻根部皮肤产生纵沟，出现皱眉的表情。皱眉肌受面神经颞支支配。

（3）降眉肌：又称鼻根肌，为额肌的延续部分。起自鼻骨下部的鼻背筋膜和鼻背板的上部，于中线两侧向上，其肌纤维与额肌内侧部的肌纤维相连续，止于眉间部皮肤，收缩时牵拉眉间皮肤向下，使鼻根部皮肤产生横纹；亦可上提鼻背板，从而缩短外鼻的长度并开大鼻孔。

4. 鼻肌

（1）鼻肌横部：发育较好，位于鼻翼上方，在提上唇肌深面，此肌收缩时，使鼻孔缩小，同时也牵动鼻前庭缩小，故又称鼻孔收缩肌或压鼻孔肌。

（2）鼻肌翼部：又称鼻孔开大肌，较弱小，居横部的下方，起自上颌骨，经鼻翼外侧行向内上，止于大翼软骨的外侧面。此肌收缩时，牵引鼻翼向下外方扇动，尚能使鼻孔扩大。

（3）降鼻翼肌：起于尖牙上方的上颌骨，行向上止于大翼软骨外侧脚边缘，有降鼻翼的作用。

（4）降鼻中隔肌：分深、浅两部，浅部起自口轮匝肌；深部起自上颌骨的中切牙的牙槽骨，止于鼻中隔软骨的下面。作用为牵引鼻中隔下降。此肌在鹰钩鼻者较发达，故在矫正鹰钩鼻时，应将此肌适当部分切除。

5. 口周围肌　在结构上高度分化，形成复杂的肌群。其中口轮匝肌为环形，其余肌皆呈放射状排列。按层次可分为浅、中、深 3 层，3 层肌相互掩盖，相互交错。

（1）浅层

1）口轮匝肌：位于口裂周围的口唇内，为椭圆形的环形扁肌，上至外鼻，下至颏结节的上方。口轮匝肌除了环行肌外，尚有部分肌纤维为颊肌、切牙肌、颧肌及降口角肌的延续，所有至口周围的肌皆交错编织于该肌内。收缩时可使口裂紧闭，并可作努嘴、吹口哨等动作，若与颊肌共同收缩，可作吸吮动作。此肌受面神经颊支和下颌缘支支配。一侧面神经瘫痪时，则可能出现口涎外溢及吸吮、吹口哨等动作受影响等症状。

2）提上唇肌：位于眶下部的皮下，近似长方形的扁肌。起点分两部：内侧部起自上颌骨额突的下部；外侧部较宽，起自眶下缘至眶下孔之间的部分。两部分肌纤维向下集中止于上唇、鼻翼及鼻唇沟附近的皮肤。此肌上提上唇，牵引鼻翼向上，使鼻孔开大，同时加深鼻唇沟。该肌由面神经颊支支配。

3）颧小肌：起自颧骨的颧颌缝，肌纤维行向内下方至上唇。此肌提起上唇以暴露上颌牙齿，还参与提起并加深鼻唇沟。该肌由面神经颧支支配。

4）颧大肌：位于颧小肌的外下侧，起自颧骨接近颧颞缝处，肌束斜向内下方，止于口角的皮肤和颊黏膜，部分肌纤维移行于口轮匝肌。此肌牵拉口角向上外方活动，使面部呈现笑容。该肌由面神经颧支支配。

5）笑肌：由少数横行的肌束构成，部分肌束起自腮腺咬肌筋膜，部分肌束起自鼻唇沟附近的皮肤，还有部分肌束和颈阔肌后部肌束相连。肌束向内集中止于口角皮肤，并和降口角肌结合。此肌牵引口角向外侧活动，显示微笑面容。该肌由面神经颊支支配。

6）降口角肌：位于口角下部的皮下，为三角形的扁肌，起自下颌骨的下缘（自颏结节至第一磨牙之间的部分），肌纤维斜向上内方，遮盖颏孔，逐渐集中于口角，部分肌纤维终于口角皮肤，部分肌纤维至上唇移行于口轮匝肌。此肌收缩时，使口角下垂，产生悲伤、不满及愤怒的表情。该肌受面神经下颌缘支支配。

（2）中层

1）提口角肌：位于提上唇肌及颧大肌的深面，肌纤维斜向下外方，集中于口角，部分肌纤维移行于口轮匝肌。此肌收缩时，上提口角。该肌受面神经颊支支配。

2）降下唇肌：或称下唇方肌，位于下唇下方两侧皮下，为菱形的扁肌，外侧部分被降口角肌遮盖，起自下颌体前面的斜线（即颏孔至颏结节之间的斜线），肌纤维斜向内上方，与口轮匝肌相互交错，止于下唇的皮肤及黏膜。此肌收缩时，使下唇下降，产生惊讶、愤怒的表情。该肌受面神经颊支支配。

（3）深层

1）颏肌：或称颏提肌，位于降下唇肌的深面，该肌收缩时，上提颏部皮肤，使下唇前送。该肌受面神经的下颌缘支支配。

2）颊肌：位于颊部的深部，为一长方形的扁肌，内面为口腔黏膜。起自下颌骨颊肌嵴、上颌骨的牙槽突的后外面及翼突下颌缝（颊咽缝），向前至口角。此肌与口轮匝肌共同作用，能作吹喇叭、吹口哨动作，故该肌又名吹奏肌，参与咀嚼运动。当该肌瘫痪时，食物便堆积于口腔前庭内。在表情动作中可使口裂向两侧张大。该肌受面神经颊支支配。

6. 颈阔肌　主要位于颈部皮下，宽而菲薄。颈阔肌前部纤维向上，逐渐靠近正中线，至颏联合下方，左右相互交错，并止于下颌骨体的下缘，中部纤维越过下颌骨下缘后，经面动脉、面静脉浅面，走向口角，与笑肌、三角肌、下唇方肌相融合；后部纤维则移行于腮腺咬肌筋膜。颈阔肌收缩除使颈部皮肤出现斜行皱纹外，还可牵拉口角和下唇向下，并协助降下颌。此肌受面神经颈支支配。面神经颈支麻痹，可引起下颌缘支假性麻痹，从而影响患者的张口和微笑。

（七）面部皱纹与表情肌的关系

面部动力性皱纹与面部表情肌有着密切的关系，即皱纹的方向和表情肌纤维的方向呈垂直或者切割状。

1. 额纹　表情肌收缩所致，俗称**抬头纹**，位于眉和眉间的上方至邻近前额发际处，呈横向排列，恰与额肌纤维走行方向垂直。沟纹一般为3～6条，可分为正中组和外侧组，前者在眉间上方，后者在眉的上方，正中组与外侧组之间可稍有连续或有分叉，外侧组的产生乃因额肌直接收缩所致，正中组的产生则系两侧额纹共同牵拉正中皮肤的结果。正常时左、右额纹对称。额纹出现较早，少数人可于20多岁即开始展现。随着年龄的增长，皮肤逐渐老化，弹性下降，额纹也随之加深。

2. 眉间纹　于两眉之间，多为2～3条，主要为垂直走向，但下部纹常向两侧略呈八字形展开，亦与眉间肌纤维方向垂直。

3. 鼻根纹　是位于鼻根部的横纹，常为1～2条。位于左、右内眦连线上方，此纹为纵行的降眉肌收缩所致。

4. 眼睑纹　分布于上、下睑皮肤，为眼轮匝肌收缩所致。上睑纹细密明显，中间部呈垂直向，内侧部稍向内上方辐射，外侧部亦逐渐向外上方散开。下睑纹稍粗浅，呈垂直状或稍斜向外下，如有眼袋时皱纹不明显。鱼尾纹呈粗细不等的条纹状，沿外眦部呈放射状排列，闭眼时因眼轮匝肌收缩致纹理更为明显。随着年龄的增长，皮肤弹性降低而松弛，鱼尾纹会逐渐加深并向两侧稍延伸。

5. 鼻唇沟纹　位鼻唇沟外侧缘，即位于颊脂垫与口轮匝肌相交处的皮肤皱襞，多为一条，但有时在主纹的内侧或外侧可有一与主纹相平行的次纹，次纹常较短浅。任何人在微笑时均可出现此纹，但年轻人在不笑时可消失。中年起则逐渐显露，不笑时也可存在，笑时则更明显。鼻唇沟纹若下延至下颌体下缘，则应视为明显老化的现象。鼻唇沟纹是上唇外上侧呈放射状排列的表情肌收缩所致，在年老者，也有与因皮肤松弛所致的重力性皱纹相混。

6. 颊纹 于颊部，鼻唇沟纹的外侧，为一条或数条，并略与鼻唇沟纹平行。较明显的颊纹常上延过颧部，并可与下睑外侧纹和下部鱼尾纹相连续。其产生原理同鼻唇沟纹，但出现较晚。瘦人的颊纹更为明显。

7. 唇纹 上、下唇的皮肤皱纹，在唇中部呈垂直状，两侧的纹理渐向外上（上唇）或外下（下唇）倾斜，在口角处则呈放射状排列，为口轮匝肌所致。唇部因缺乏皮下组织，皮肤与口轮匝肌紧连，口轮匝肌又较宽，故皱纹呈现出密而细的特点，红唇处较明显；拱嘴时皮肤部可有 2～3 条粗纹，上唇纹较明显。

8. 颏纹 于颏部，横行走向，多不明显，为颏肌收缩所致。

9. 耳前纹 于耳轮脚与颧弓根之间及其上方，呈纵行走向，一般为 1～2 条，老年人和瘦者明显。此纹为耳前肌收缩所致。

10. 颈部纹 条形纹，为颈阔肌所致。

（八）面部的血管与淋巴

1. 动脉 供应面部的动脉主要是来自颈外动脉的面动脉、上颌动脉及颞浅动脉。

（1）面动脉：在平舌骨大角稍上方从颈外动脉分出以后，走向内上，在二腹肌后腹与茎突舌骨肌的深面，下颌角的内侧，横过上述两肌的上部而下降，经下颌下腺的上面或被夹在下颌下腺内而前行，在咬肌止端的前方绕过下颌骨下缘，沿咬肌前缘附近迂曲上行接近口角，进而经鼻的外侧缘到达内眦（见图 11-15）。在此行程中，面动脉相继走在颈阔肌、笑肌、颧肌、上唇方肌及眼轮匝肌的深面，颊肌与提口角肌的浅面。面动脉在面部的主要分支：

1）下唇动脉：面动脉行至口角处，分出下唇动脉，迂曲进入口轮匝肌深部，至正中线与对侧同名动脉相吻合。此外，与上颌动脉的下牙槽动脉的分支吻合。下唇动脉有时有两支。

2）上唇动脉：较下唇动脉粗大，且屈曲。它自面动脉分出后，行于口轮匝肌的深层与对侧同名动脉吻合，中途向上唇发出数小支，并向鼻及上唇的肌肉发出分支。其中的鼻中隔支为出血的来源之一。上唇动脉与眶下动脉、面横动脉及颊动脉的分支相吻合。

3）鼻外侧动脉：面动脉经过鼻外侧时分出此支，至鼻翼和鼻背，并分出小支进鼻腔外侧部分，在鼻背外侧处与眼动脉的鼻背动脉吻合。

4）内眦动脉：为面动脉的终末支，该支沿鼻侧缘上行至内眦角，与眼动脉的分支鼻背动脉吻合。

（2）颞浅动脉：是颈外动脉两终末支之一，自腮腺上端深面穿腮筋膜，横过颧弓后部浅面，于浅筋膜内沿耳屏前上升。在颧弓以上 5cm 处分成额、顶两终支。

（3）上颌动脉：主要分支有：

1）颊动脉或颊肌动脉：伴同名神经由深部至颊，供应颊肌、颊脂垫、口腔黏膜、上牙龈及其附近的面肌。

2）眶下动脉：上颌动脉的终末分支之一，伴同名神经从眶下孔穿出，在上唇方肌的深面分支至眶下区域。

3）颏动脉：为上颌动脉的下牙槽动脉终末支，伴同名神经出颏孔，分支至颏部。

（4）面部的其他动脉

鼻背动脉：为眼动脉的一个较大分支，该动脉穿过眶隔至内眦，然后下降到鼻背。

综上可见，面动脉的分支与其他到达面部的动脉皆有吻合，同时两侧的同名支横过中线互相吻合，唇的动脉尤其如此。这些血管的丰富吻合，在同一侧的颈外动脉或颈总动脉结扎时，则可形成重要的侧支循环。

2. 静脉 面部的静脉主要回流入颈内静脉。面部静脉的特点是：

（1）有的静脉与动脉伴行而不同名，或者同名却不伴行，例如与颈内静脉伴行的动脉先是颈总动脉，后才是颈内动脉。颈外静脉没有同名的伴行动脉。

（2）面部的静脉有的成为静脉丛，例如翼静脉丛，位于颞下窝内，上颌动脉的周围，在颞肌与翼内、外肌之间。有交通支与面静脉相通，并与颅内海绵窦相交通。

（3）面部的静脉少或无静脉瓣，且走行于肌肉中，当血管受压时，血液可逆流。当面部特别是在“危险三角”内，发生疖、痈等细菌感染时，有可能逆流至颅内海绵窦，导致颅内海绵窦血栓性静脉炎而危及生命。

3. 淋巴引流 面部的淋巴管及淋巴结较丰富，淋巴管较细小，但分布广泛。淋巴结一般分为4组：

（1）面淋巴结：不太恒定，一般位于面部表情肌的浅面，沿面动、静脉分布，依所在部位不同，可分为以下4组：

1）眶下淋巴结：位于眶下孔附近。

2）颊淋巴结：位于颊肌表面，在面动、静脉之间，在腮腺管开口处下方1.0cm处，多为1～2个，出现率为15.5%。

3）颧淋巴结：极少见，位于眼外眦部的下方。

4）颌上淋巴结：位于咬肌前缘之前，下颌骨下缘处，面动脉附近的皮下组织内。

面淋巴结收集眼睑内侧、眶内侧、鼻、上唇、颊部与颧部内侧的淋巴，此外还收纳口腔黏膜、上下颌牙齿、牙龈等处的淋巴，其输出管主要入下颌下淋巴结。

（2）腮腺淋巴结：约有20个淋巴结。根据淋巴结与腮腺的位置关系，可分为2组：

1）腮腺浅淋巴结：位于腮腺浅面，分为耳前淋巴结和耳下淋巴结。耳前淋巴结位于耳屏前方，腮腺咬肌筋膜浅面或者在此筋膜与腮腺组织间，沿颞浅动脉后方或外侧排列。耳下淋巴结位于腮腺下端表面及胸锁乳突肌前缘处。腮腺浅淋巴结收纳额区、颞区、耳廓、外耳道、上下眼睑外侧部及鼻根部。其输出管入腮腺深淋巴结和颈深上淋巴结。

2）腮腺深淋巴结：位于腮腺组织内，分布在下颌后静脉和面神经的周围，有时可深达腮腺与咽侧壁之间。腮腺深淋巴结约5～10个，收纳腮腺浅淋巴结的淋巴、腮腺及腮腺浅面的皮肤、眼睑外侧部、结膜、外耳道、咽鼓管、鼓室黏膜、颊深部、软腭及鼻腔后部的淋巴。腮腺深淋巴结的输出管沿胸锁乳突肌前、后缘下行分别注入颈深上淋巴结。

（九）面神经颅外分支

面神经为混合性神经，其大部分为运动性的，起始于脑桥，主要支配面部表情肌的活动；小部分是独立的细干，位于面神经的外侧，含有内脏感觉纤维和内脏运动纤维。内脏感觉纤维分布于舌前2/3的味蕾，传导味觉。内脏运动纤维为副交感纤维，有控制泪腺、舌下腺、下颌下腺以及腭部和鼻腔黏膜腺的分泌功能。

面神经可分为颅内、面神经管内和颅外三个部分。其颅外面神经由茎乳孔穿出，向前进入面部的腮腺。在腮腺内互相交织，成为腮腺丛。腮腺丛分出5个分支，即颞支、颧支、颊支、下颌缘支和颈支，呈放射状，穿出腮腺的上、前和下缘，分布至面部的表情肌和颈阔肌（图18-23）。

1. 颞支　自腮腺的上缘穿出，向上经过颧弓的后1/3与中1/3的交界处进入颞区。在颞区它向上分布至耳上肌和耳前肌，向前分布至额肌和眼轮匝肌的大部分。颞支经过颧弓的骨面时，其表面没有肌肉覆盖，直接位于皮下，故手术时容易被损伤。颞支受损伤，则额部皱纹消失，不能抬眉，不能闭眼。

2. 颧支　自腮腺前缘的上部穿出，经过颧弓内侧缘的表面进入外眦部。分布至眼轮匝肌的下部、颧肌和鼻孔内肌。此支经过颧弓的部分，也没有肌肉覆盖，手术时亦较容易被损伤。损伤后下睑外翻、不能闭眼和口角歪向健侧。

3. 颊支　最粗大，自腮腺前缘的中部穿出，有上、下两支，以水平方向走向于腮腺导管的上方和下方，分布于眶下和口周。此支被损伤后，鼻唇沟消失，口唇不能开启，口角歪向健侧，不能“鼓腮”。

4. 下颌缘支　自腮腺前缘下部穿出斜向下前方，经下颌角处的颈阔肌深面，沿下颌骨下缘前行。它在咬肌前缘与下颌骨下缘的交叉处，越过面动脉转向上前方，经笑肌和降口角肌的深面，分布至下唇方肌和颏肌。此支被损伤，表现为口唇外翻、口角歪斜、不能闭口等情况。

5. 颈支　自腮腺的下部穿出，向下至距下颌角一横指处在颈阔肌与深筋膜浅面之间走行，分布至颈阔肌。

三、颈部

颈部美容常于颈部浅层进行，本节主要介绍颈部浅层结构。

（一）皮肤

颈前外侧部的皮肤较薄，活动性较大，色泽接近面部，整形外科常取此处皮瓣以修复面容。颈前外侧部的皮纹呈横行，故颈部多选择横行切口，以利愈合。颈后部的皮肤较厚，活动性较小。

（二）浅筋膜

位于皮肤和深筋膜之间的疏松结缔组织层，较薄而难以形成独立的一层。浅筋膜内有浅静脉、皮神经穿行。

1. 浅静脉　颈部浅静脉无动脉伴行，其组合和位置变异较多。颈部浅静脉穿深筋膜处，其管壁与封套筋膜紧密粘连，当静脉切断或损伤时，由于筋膜的牵张，静脉的管壁不易塌陷闭合，有导致空气栓塞的危险。

（1）颈前静脉：是颈外静脉的属支，在颈前正中线的两侧下行。有时仅有一条，位于前正中线附近。静脉下端行向外侧，经胸锁乳突肌深面，汇入颈外静脉，静脉内无瓣膜。

（2）颈外静脉：在胸锁乳突肌浅面向下后斜行，汇入锁骨下静脉或颈内静脉。颈外静脉末端的瓣膜功能不全，不能阻止血液回流。当上腔静脉回流受阻或右心衰时，颈静脉表面为“怒张”状，作肝-颈静脉回流试验也是通过颈外静脉的高度充盈显示出来的。由于颈外静脉的位置表浅，可作切开或穿刺行上腔静脉插管或测定中心静脉压。

2. 皮神经　颈丛各皮神经都在胸锁乳突肌后缘中点处穿出深筋膜，该处是施行颈部阻滞麻醉的部位。从此处皮神经向各方散开分为：枕小神经、耳大神经、颈横神经、锁骨上神经（详见第十八章）。

（三）颈阔肌

由于颈部皮肤色泽接近面部，临床上采用带蒂转移的颈阔肌皮瓣修复面容缺损。颈阔肌皮瓣的应用解剖如下：

1. 颈阔肌皮瓣的血供 颈阔肌的血供是多源性的，上部血供可来自面动脉、颏下动脉、耳后动脉和枕动脉的小支；中部可来自甲状腺上动脉和直接发自颈外动脉的小分支；下部可来自颈横动脉浅支、甲状颈干和锁骨下动脉的小分支；还有穿过胸锁乳突肌而来的穿支。这些血管均较细小，外径一般不超过1.0mm。在上述众多的血供来源中，选作血管蒂者有二：上部粗大的血供来源是颏下动脉，下部较大的血供来源是颈横动脉浅支。

2. 颈阔肌皮瓣的神经 支配颈阔肌运动的神经为面神经的颈支，它沿下颌骨下方进入肌质。若利用颈阔肌皮瓣修复面部，应在肌皮瓣蒂部保护好面神经颈支，以确保颈阔肌的收缩功能，修复口角和唇部的表情活动。

管理肌皮瓣区皮肤感觉的神经为颈横神经，该神经从胸锁乳突肌后缘中点穿出后向前行，分布于颈阔肌表面的皮肤。若将颈阔肌皮瓣向上转移至面部时，需在胸锁乳突肌后缘处切断颈横神经。当肌皮瓣移植到面部后，再将颈横神经与面部的颏下神经或眶下神经缝接起来，以取得感觉功能。

颈阔肌皮瓣可作180°的旋转移位，若以面动脉的分支或颏下动脉为蒂，可向上修复眶下大部分面容，也可用以修复口底部缺损。若以颈浅动脉为蒂，可用以修复胸上部及颈对侧的缺损。

（四）颈外侧浅淋巴结

也称颈浅淋巴结，在胸锁乳突肌浅面，沿颈外静脉排列，接受枕部和耳后的淋巴管，其输出管注入颈外侧深淋巴结。

（五）颈浅肌

1. 胸锁乳突肌 起自胸骨柄和锁骨的胸骨端，斜向外上方，止于乳突和枕骨上项线的外侧（见图3-6）。一侧收缩使头转向对侧；两侧同时收缩使头后仰，并可屈颈。受副神经和颈$_{2\sim3}$神经的分支支配。该肌功能失调则出现“斜颈”畸形。

2. 舌骨上肌群 位于舌骨与下颌骨之间，包括4对肌肉：二腹肌、茎突舌骨肌、下颌舌骨肌和颏舌骨肌。舌骨上肌群的主要功能是上提舌骨，协助吞咽；舌骨固定时，可拉下颌骨向下致张口。

3. 舌骨下肌群 位于中线两侧，舌骨下方，纵行排列于中线的两侧，盖于喉、气管和甲状腺的前方。每侧4块，分浅、深两层排列；肩胛舌骨肌、胸骨舌骨肌、胸骨甲状肌和甲状舌骨肌。舌骨下肌群主要下拉舌骨，胸骨甲状肌拉喉向下，甲状舌骨肌拉喉向上。

第三节 头型和面型的美学解剖

一、头型的分类与美学观察

（一）头型的分类

头型是指人体头部的长、宽、高等形态特征的类型。头型受枕骨的影响最大，而额骨、顶骨、颞骨对头型的影响次之。软组织与头发对头型也有一定的影响。头型分类主要有观察法和指数法。

1. 观察法　用肉眼对头顶部的观察进行的形态分类，可分为圆形、椭圆形、卵圆形、楔形、五角形、菱形和盾形。此分类方法较为粗糙，易受主观因素的影响。

2. 指数法　根据头的最大长度和最大宽度两种测量值计算**头指数**，将头型分为 6 类（表 22-1）。

表 22-1　头指数法分类

头　型	头　指　数	头　型	头　指　数
特长头型	＜70.9	圆头型	81.0～85.4
长头型	71.0～75.9	特圆头型	85.8～90.9
中头型	76.0～80.9	超圆头型	＞91.0

$$头指数=\frac{头最大宽度}{头最大长度}\times 100$$

头型与遗传有关，也与婴儿时使用枕头的质地有关。我国北方人在婴儿时枕小米、绿豆或书籍，常使枕骨变得扁平；而南方婴儿睡摇篮，圆头居多。在生活美容中，头型是美发师十分注意的条件，对不同的头型和面型要设计与之相配的发型。

（二）头型的美学观察

头型的形成是人类自然发展的结果，人类头型的形成和人的种族、地理环境、生活习惯以及营养状况有关。人类的头型也是不断变化的，随着人类的漫长进化，端脑的体积亦不断增大，面颅特别是咀嚼器官逐步退化、后缩、脑颅的体积会进一步扩大，面颅的体积则会越来越小，这是人类进化的趋势。

人的头部特征是由头型特征、面型特征和五官特征共同组合而成的和谐、对称和比例恰当的统一整体。头型是通过对头的冠状面，矢状面和水平面的三维空间结构，以及其任何两者之间的测量数值所形成的比例去分析、理解头型特征。通常人们对头型的审美主要是通过正面，即头部的冠状面审美，而侧面仅起到辅助表达作用。

有学者通过对处于眼耳平面的活体头部、整颅标本、正面免冠照片、画家所作正面免冠画像的全头高（头顶点至颏下点之间的投影距离）以及头宽进行测量研究。头宽与全头高之比最小为 0.5814，最大为 0.7368，平均为 0.618，标准差为 0.028。其中对画家的标准正面头像所测结果，头宽与全头高之比黄种人为 0.614，黑种人为 0.615，白种人为 0.610，这些都接近黄金分割。这是头型在人体显示美学因子最多的平面美学标准，越接近这一标准就越美。头型还可为面型打下良好的基础。头型美则面型可更接近于美学标准，同时又为五官的合理布局创造了良好的基础。因此，头型在头部的审美中占有极其重要的地位，是头面部审美之关键。

二、面型的分类与美学观察

（一）面型的分类

面型是指面部轮廓的形态，其上 2/3 是由顶骨、额骨、颧骨、颞骨以及上颌骨构成的圆弧形结构，其下 1/3 取决于下颌骨的形态。而上、下颌骨在整个面型中起着重要的作用，它们是决定面型的基础结构。面型的分类主要有：

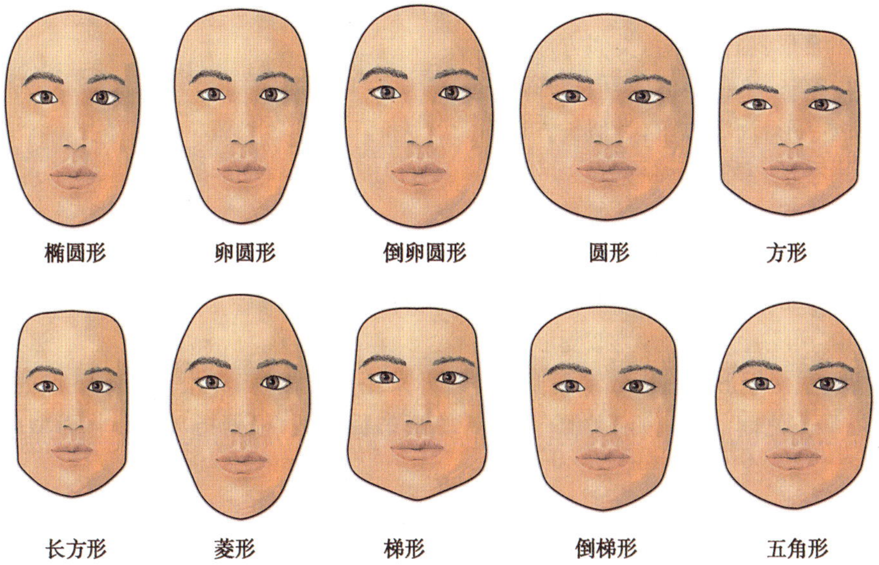

图 22-11　面型的图形法分类

1. 图形法　用几何图形形容面型，将面型分为 10 种(图 22-11)：

(1) 椭圆形：特征是面呈椭圆，额部比颊部略宽，颏部圆润适中，骨骼结构匀称。总体印象是面型轮廓线自然柔和，给人以文静、温柔、秀气的感觉，是东方女性理想面型。此种面型也最受化妆师的青睐。

(2) 卵圆形：特征是额部较宽、圆钝，颏部较窄、带圆，颧颊饱满，面型轮廓不明显，比例较协调。此种面型对女性不失美感。

(3) 倒卵圆形：特征是和卵圆形面相反，额头稍小，下颌圆钝较大。此面型不显秀气灵性，但显文静、老成。

(4) 圆形：特征是上下颌骨较短，面颊圆而饱满，下颌下缘圆钝，五官较集中。总体印象是长宽比例接近 1，轮廓由圆线条组成，给人温顺、柔和的感觉。此种面型年轻人或肥胖者多见。

(5) 方形：特征是面的长度和宽度相近，前额较宽，下颌角方正，面部短阔。总体印象是面型轮廓线较平直，呈四方形，给人以刚强坚毅的感觉。多见于男性。

(6) 长方形：特征是额骨有棱角，上颌骨长，外鼻也长，下颌角方正。总体印象是面的轮廓线长度有余，而宽度不足。多见于身高体壮、膀大腰圆的人。

(7) 菱形：特征是面颊消瘦，额线范围小，颧骨凸出，尖下颏，上下有收拢趋势，呈枣核形。总体印象是面的轮廓线中央宽，上下窄，有立体线条感。多见于身体瘦弱者。

(8) 梯形：特征是额部窄，下颌骨宽，颊角窄，两眼距离较近。总体印象是面型轮廓线下宽上窄。显得安静、呆板。

(9) 倒梯形：特征是额宽，上颌骨窄，颧骨高，尖下颏，双眼距离较远。总体印象是面型轮廓线上宽下尖，显得机敏，但清高、冷淡。

(10) 五角形：特征是轮廓突出，尤其是下颌骨发育良好，下颌角外展，颏部突出，常见于咬肌发达的男性。

2. 字形法　用汉字字形比喻面型，分为8种：

(1) 田字形：扁方而短，类似方形面。

(2) 由字形：上削下方，类似梯形面。

(3) 国字形：面型方正，类似长方形面。

(4) 用字形：额方，下颌宽扁。

(5) 目字形：面部稍狭，类似长方形面。

(6) 甲字形：上方下削，类似倒梯形面。

(7) 风字形：额圆宽，腮及下颌宽大，类似五角形面。

(8) 申字形：上下尖削，类似菱形面。

3. 指数法　用形态面指数将面型分类。即采用形态面高（鼻根点至颏下点的距离）和面宽（左右颧点之间的距离）两种测量值，计算**形态面指数**，根据指数大小将面型分为5种（表22-2）。

表22-2　形态面指数法分类

面型	形态面指数	面型	形态面指数
超阔面型	<78.9	狭面型	88.0～92.9
阔面型	79.0～83.9	超狭面型	>93.0
中面型	84.0～87.9		

$$形态面指数=\frac{形态面高}{面宽}\times 100$$

（二）面型的美学观察

面型的构成主要取决于颅面骨骼的形状和面部肌肉及脂肪的丰满度。构成面型的框架和基础的骨骼是额骨、颧骨、上颌骨、鼻骨和下颌骨。

面型的长短是指面部的高度，即从发缘点至颏下点的距离。面高可分为基本相等的3部分：发缘点-眉间点-鼻下点-颏下点；也可以眼裂、口裂为界，将面部分为上、中、下3部分。面型的宽窄是指面部左右侧之间的距离，也分为上、中、下3部分，上面部的宽度指两侧额骨颞嵴之间的距离；中面部的宽度指左右颧点之间的距离；下面部的宽度指两侧下颌角之间的距离。额骨决定了面部上1/3的基本形态，在面貌描写中的“天庭饱满”、“大奔头”是指额骨形态宽大或饱满前突。颧骨、上颌骨、鼻骨构成面部中1/3的长宽及突度，其中，颧骨的形态决定了面中部的突度，而面中1/3的高度取决于上颌骨的发育。外鼻的形状对面中部侧面的轮廓起着至关重要的作用。下颌骨尤其是下颌角和颏部决定了面部下1/3的形态，下颌骨发育良好，下颌角外展度较大的面型被称为“地阁方圆”，反之被称为“尖脸”。

评价面型不能仅用平面和直线，而应该用几何图形和曲线。构成面型的骨骼围成的4个几何图形有：

A. 前额连接着头顶骨形成方形的体积。

B. 对称的颧骨和部分上颌骨呈偏长方形体积。

C. 上颌骨形成一个竖立的圆锥体。

D. 下颌骨呈蹄铁形。

这 4 个几何形体彼此穿插、衔接，形成面型的立体关系和结构上的均衡，是观察和塑造面型的重要依据。

面部的轮廓特征还可以用 4 个弓形刻画出来（图 22-12）。

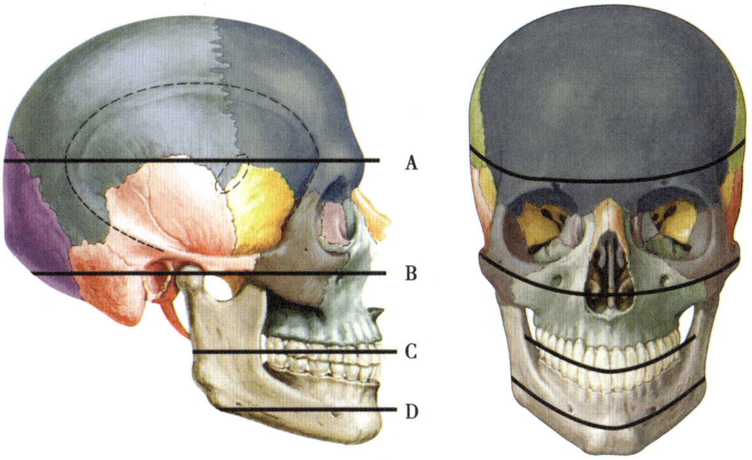

图 22-12　头部骨骼的 4 个弓形

第 1 弓形在眉处环绕着面部，并随着前额突出来，这是眉弓形。

第 2 弓形从一侧外耳孔到另一侧外耳孔环绕着面部，顺着脸侧的颧突移动，滑入脸部正面的颧骨上，这是颧弓形。

第 3 弓形是上颌弓形。

第 4 弓形是下颌弓形。

根据 4 个弓形的半径（即弓弧线段的长短），从美貌人群中找出规律是：颧弓形＞眉弓形＞下颌弓形＞上颌弓形。如果 4 个弓形结构紊乱，则视为不美或畸形。因此，个性的特征和面型是建立在弓形间的相互关系和弓形内部变化基础上的。

面部的形态轮廓与额部、颧部、颊部和颏部的形态密切相关。

1. 额部的形态　根据额部高低和丰满程度，可分为以下 3 种：

（1）长额：特点是额部垂直距离长，眼睛位置显得偏低，儿童大部分显得额部长，而成人具有此种面型，则给人娃娃脸的可爱之感。

（2）扁平额：特点是前额低平，比较具有男性稳重感。

（3）圆润额：特点是额部丰满、圆润，给人以聪颖、灵气的感觉。

额部倾斜度可分为 3 种类型：明显倾斜、中等倾斜、直立或微斜。

另外，发际的高低也影响额部的形态，发际高，显得额部宽大；发际低，则额部显小。眉脊位于额部，根据眉脊的明显程度可分为 3 级：微显，即外凸不明显，仅限于中部；中等，即较明显，且延伸于眶缘大部；甚显，即非常显著，几乎成屋檐状，延伸于眶的上部。

2. 颧部的形态　颧部的形态取决于颧骨。颧骨位于面中部的最外侧，其突度对面型影响很大。根据颧骨发育的丰满度，以是否遮住鼻梁和颊面的界线分为 3 级：

（1）扁平：颧骨扁平，颧骨体突出；侧面观，鼻颊间界线为颧骨所遮。

（2）中等：颧骨体发达适中；侧面观鼻颊间界线大部可见。

（3）微弱：颧骨体不突出，颧骨前面逐渐转为侧面；侧面观鼻颊间界线清晰。

3. 颊部的形态　颊部主要指眶下鼻旁及颧部以下的范围，即颊肌和颊部脂肪所在部位。

（1）从正面观分为 4 型

1）椭圆面颊：为标准颊，颊部位置适中，匀称自然，显得灵巧、秀气。

2）方形面颊：颊部呈方形，显得质朴，但缺乏秀气。

3）高颧面颊：颧骨凸出，使颊部相对显得低凹，面型显得有立体感，但缺乏热情。

4）圆形面颊：颊部鼓满，显得甜蜜、活泼。

（2）从侧面观也分为 4 型

1）匀称面颊：位置突度适中，显得端庄自然。

2）单薄面颊：颊部脂肪少，显得清瘦文雅，但会给人衰老软弱的感觉。

3）前突面颊：颧骨侧面向前突出，颊部饱满，给人华丽、热烈的感觉。

4）敦厚面颊：整个面颊部丰满肥厚，给人敦实厚道的感觉。

4. 颏部的形态　颏部决定面下部的轮廓。与面部的轮廓形态直接有关的软组织是：

（1）颞凹的脂肪：影响面部上 1/3 的宽度和丰满度。

（2）颊部的脂肪：决定面部中 1/3 的丰满度。

（3）咬肌：影响面部下 1/3 的宽度。

（4）下颌及下颏下区的脂肪：影响面下部的形态。

（5）上、下唇的形态及宽度：受上、下颌牙及牙列的影响，对面型影响较大。

三、面型的美学标准

什么样的面型为美？一般认为高宽比例协调，轮廓线条柔和，五官分布对称为美的面型。当然，面型也存在着个性特征。

（一）正面比例

1.“三停五眼”　“三停五眼”源于我国古代画论《写真古诀》。**“三停”**指面型长度，从发缘点到颏下点的距离分为三等份，即从发缘点到眉间点、眉间点到鼻下点、鼻下点到颏下点各为一等份，各称一停，共三停。**“五眼”**指面型的宽度，双耳间正面投影的宽度为 5 个眼裂的宽度。除双眼外，内眦间距为一眼裂宽度，两侧外眦角到耳部各一眼裂宽度，共是 5 个眼裂宽度，称“五眼”（图 22-13）。

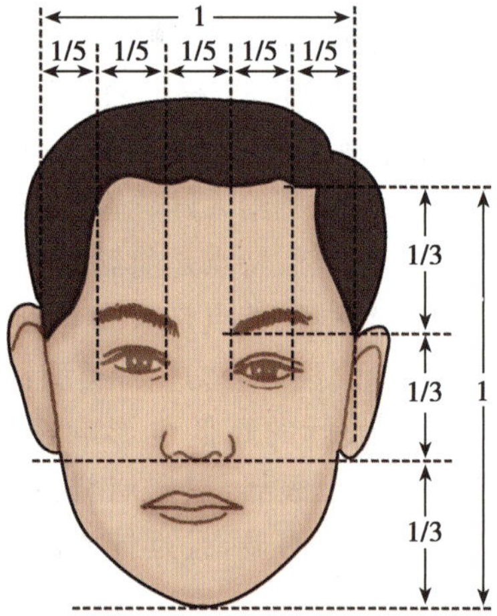

图 22-13　面部正面“三停五眼”

2. 正面四等分　从面部中线向左、右侧各通过虹膜外侧缘和面部外侧界作垂线，纵向分割成 4 个相等的部分。

（二）侧面比例

1. 侧面“三停”（图 22-14）　以耳屏中点为圆心，

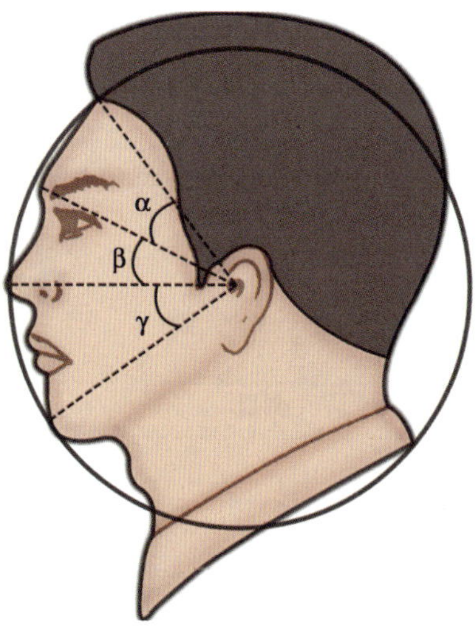

图 22-14 面部侧面"三停"

耳屏中点到鼻尖的距离为半径，向前画圆弧。再以耳屏中点分别向发缘点、眉间点、鼻尖点、颏前点作4条直线，将面部侧面划分为3个扇形的三角，即为侧面"三停"。最理想的夹角为：∠α 男性 27°～32°，女性 25°～30°；∠β 男性 22°～25°，女性 23°～27°；∠γ 男性 32°～35°，女性 31°～35°。一般∠β 偏小，∠γ 偏大，最大角与最小角之差以不超过 10°为美。此法可以一目了然地观察人的侧貌形态，美貌的人，其发缘点、鼻尖点、颏前点均与圆的轨迹吻合。还可以此法观察颏的前伸后退位置(颏最突点恰好落在圆弧上称为美容颏)，较精确地判断鼻背线的高低曲直。

2. Frankfort 平面　是由外耳道最上点(Po)和眶下最低点(Or)构成的平面，于 1884 年在德国召开的人类学国际会议上命名。该平面平分以 Po 点为圆心、Po 点至发缘点至颏前点的圆心角。

第四节　头面部容貌器官的美学解剖

一、眉与眼

(一) 眉与容貌美

眉是位于额和上睑之间的横向呈弓形分布的一束毛发。眉不但能分流由额部流下的汗水和雨水，防止其进入眼内，而且对衬托一个人的容貌美起着十分重要的作用，同时，还参与表情活动。

眉在颜面五官中起着重要的协调作用。眉是眼睛的框架，两者关系好似画框于画面的关系，好的画需要相宜的框架来衬托才会熠熠生辉。同样，粗细适中浓淡相宜、线条优美的双眉对于顾盼生辉的双眸来说，就像绿叶置于牡丹，衬托得双眸更加明媚迷人，使整个面部轮廓显得清晰而和谐，使容貌增添风采。相反，参差不齐的眉毛则使美丽的双眸光辉顿减。因此，双眉的存在对于人的容貌美起着烘托的作用。

(二) 眉的形态结构

1. 眉的形态　眉毛是由硬而较粗的短毛排列而成，其密度为 50～130 根/cm^2，呈自限性生长。自内向外可分为头、体、峰和尾 4 部分。眉头多呈尖向内下方的三角形：尖部眉毛细而疏，多伸向内上方；中部稍浓密，朝向上方；近眉体部的眉毛则较浓密，朝向外上方。眉体的眉毛粗而硬，黑而长，排列较密。可分为上、中、下 3 行，均向外生长但毛梢较集中而呈横嵴状隆起，使眉富于立位美感。眉峰位于眉的中、外 1/3 交界处的黄金分割点，为眉的最高点，眉毛也最浓密、粗黑，为眉的形态增添了美感。眉梢多呈细长状伸向外下方，眉毛细而软，色最淡，至尾端逐渐稀疏，可分上、下部，上部眉毛伸向外下，下部眉毛朝向外或外上。眉毛的形态与年龄、性别、种族、遗传、健康状况和饮食习惯有关。儿童眉毛短稀而色淡，青壮年者密粗而黑长，老年人则又可变为稀软而色淡或变白。男性眉毛较女性粗浓黑长。了解眉毛的形态对于眉毛再造或立体文眉具有重要的指导意义。

2. 眉的分类　眉的分类方法很多。常以眉的形态、位置、疏密等作为分类依据(图 22-15)。

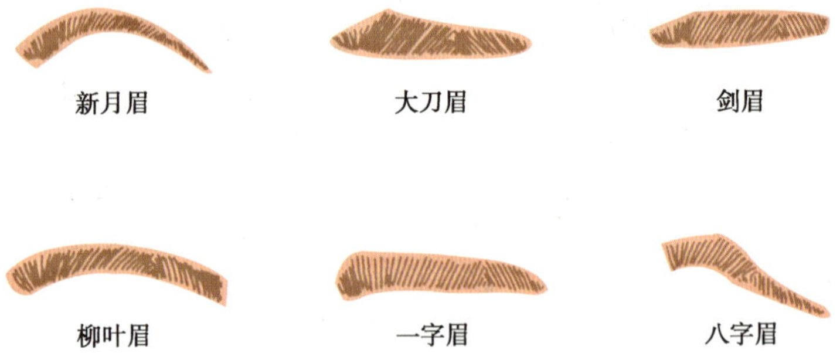

图 22-15　眉的分类

(1) 根据眉的形态分类：常见的有新月眉(呈新月状)、大刀眉(犹如古代战刀)、剑眉(形如宝剑)、柳叶眉(如垂柳之叶)、一字眉(又称水平眉)、八字眉(两侧眉成“八”字形)等。

眉的形态可衬托一个人的气质和性格，如新月眉给人以柔美、秀丽之感，被人称为美人眉；柳叶眉则给人以活泼、开朗、大方之感等等。

(2) 根据眉的位置分类

1) 根据眉头位置分类：

①标准型：眉头位于内眦垂线上，两眉之间为一眼裂长度。

②靠内型：向心状眉，左、右眉头靠近正中线，眉毛常较浓密，给人以严肃、英武之感。

③靠外型：离心状眉，左、右眉头相距较远，眉头在内眦垂线的外侧。这种眉给人以安详、温和、悠然自得之感，但如离得太远，则给人以愚钝之感。

2) 根据眉峰位置分类：

①标准型：眉峰位于外 1/3 处。

②靠内型：眉峰位于中 1/2 处。

③靠外型：眉峰位于外 1/4 处。

3) 根据眉梢位置分类：

①水平型：给人以稳健、文静之感。

②上升型：给人以活泼、生动之感。

③下降型：给人以亲切、慈祥之感。

(3) 根据眉的疏密分类可分为 3 种：

1) 稀少型：眉毛不能完全盖住皮肤。

2) 中等型：眉毛几乎完全盖住皮肤，但眉间无毛。

3) 浓眉型：眉毛完全盖住皮肤，眉间有毛，甚至连成一片。

3. 眉的美学标准　眼睛有“心灵窗户”的美誉，但一双靓丽的眼睛离不开眉毛。从“眉开眼笑”、“眉目传情”等可以看出，两者相互配合、相互协调，体现了动态美。

一副理想的眉应与年龄、性别、面型、体形乃至职业、性格等均相适应，表现为其眉的形态、疏密、粗细、长短应各具特色，应具备下列基本条件：

(1) 眉的位置：眉头位于鼻翼与内眦连线的延长线上；眉峰位于鼻翼与平视时瞳孔外侧缘连线的延长线上(眉的中、外 1/3 交界处)，为眉的最高点；眉梢位于鼻翼与外眦连线的延长线上，并略比眉头高 2～3mm(图 22-16)。

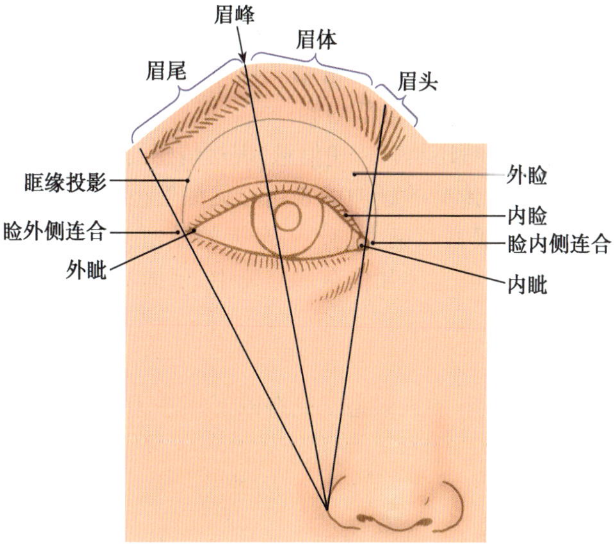

图 22-16　眉的位置

(2) 眉的形态：呈微弧向上的隆起，男性多为剑眉或一字眉，女性多为新月眉或柳叶眉。

(3) 眉的一般状况：男性宜浓密，女性宜稍淡疏，眉色清晰有光泽，完整无缺失，左右对称、协调。

4. 眉区软组织结构　包括皮肤、浅筋膜、帽状腱膜前后鞘、肌层、眉脂肪垫和骨膜。

(1) 皮肤：生有眉毛，较眼睑皮肤为厚，眉体部皮肤更甚。该处皮肤移动性大，以上下移动为主，这对眉参与面部表情很有意义。另外皮肤中含有丰富的皮脂腺。

(2) 浅筋膜：为含有少量脂肪成分的疏松结缔组织，向下与眼睑浅筋膜相延续。

(3) 肌层：起于帽状腱膜的额肌自上而下垂直走行，在眉区与眼轮匝肌眶部肌纤维相互交织，并发现少量额肌纤维止于眉区皮肤。皱眉肌起自额骨鼻部，斜向外上，跨眶上血管和神经浅面止于眉区内侧半皮肤。降眉肌位于皱眉肌始段的内侧，起于鼻根，上行止于眉头部及相邻皱眉间皮肤。

(4) 帽状腱膜前、后鞘：由帽状腱膜形成，包裹额肌及眼睑匝肌。前鞘通过纤维结缔组织小梁与眉区皮肤牢固相连，而与上睑皮肤连结疏松。后鞘以眉脂肪垫与眶骨膜粘连，尤其在内侧粘连牢固。后鞘往下延伸进入眼睑即为眼轮匝肌筋膜。

(5) 眉脂肪垫：因在疏松结缔组织纤维交织成的网眼中嵌有脂肪成分而得名。位于眉区中、外 2/3 的帽状腱膜后鞘的深面。眶上血管束恰好纵行于脂肪垫内侧端的内侧。眉脂肪垫向下与眶隔前脂肪垫相延续。关于眉脂肪垫的存在，有学者认为它有利于紧密相连的眉区皮肤和肌层在额骨上滑动。

(三) 眼与容貌美

眼居五官之首，是人体最重要、最精巧、最完美的感觉器官，主视觉功能，是大脑的延伸部分。通常情况下，人类从外界获得信息约 90%来自双眼。视觉在人类认识客观世界中占有极其重要地位，故眼睛有“脑之天窗”之称。

眼是表情器官，在人类情感思想交流中具有特殊的重要作用，是人内心世界的显示器，能反映出一个人的喜、怒、哀、乐等各种内心活动和情绪，所以又被称为"心灵的窗口"。眼睛还是容貌的中心，是容貌美的重点和主要标志。人们对容貌的审视，首先从眼睛开始。一双清澈明亮、妩媚动人的眼睛，不但能增添容貌美使之更具魅力和风采，而且能遮去或掩饰面部其他器官的不足和缺憾。"画龙点睛"这句成语体现了眼睛在美学中的重要性。眼睛的形态、结构比例如何，对人类容貌美丑具有重要的影响，因此美学家称人的双眼是"美之窗"。

眼睛美有两层含义，一是眼部形态结构之美；二是"眼神"所表达传递的情感信息之美。"眼神美"是一种动态之美。正常眼神者应是眼球转动灵活，眨眼适度，视物清晰，眼球光彩清莹、明亮，眼白部分无支翳，瞳孔黑亮，炯炯有神，可随光线、情绪变化而变化，具有传神之感。只有"形"与"神"和谐统一才能真正表现出眼睛美的全部内涵。

眼是重要的视觉器官，但从审美角度分析，眼睛还具有传递信息、表达情感的重要功能。俗话说"眼能传神"，眼神是无形的通信手段，默默传情的延伸能表达心灵深处极为复杂、丰富、细腻、隐秘的情感，它是真实的、毫无掩饰的，极富感染力的。一个人的爱憎、喜怒哀乐，甚至性格、气质，都会从眼神中表现出来。在情感的表现和信息的交流中，延伸的表达能力是语言和手势所不能替代的。

（四）眼的形态结构

1. 眼型　从眼睛整体形态来看，可谓千姿百态，国人眼型常见有以下几种(图 22-17)：

（1）杏核眼：也称标准眼。眼睛位于标准位置上，睑裂长宽比例适当，较丹凤眼宽，内、外眦角较钝圆。黑眼珠与眼白露出较多。男性多见。

（2）丹凤眼：外眦角大于内眦角，外眦略高于内眦，睑裂细长呈内窄外宽。黑眼珠与眼白露出适中，眼睑皮肤较薄富有东方情调，形态清秀可爱。无论男女均为美形眼标准之一。

（3）眯缝眼：睑裂小狭短，内、外眦角均小，黑眼珠、眼白大部分被遮挡，眼球显小。显得温和，但有畏光之感，眼睛缺乏神采。

（4）八字眼：也称垂眼、下斜眼。外形特征与吊眼相反，外眦角低于内眦角，眼轴线向下倾斜，双侧观看呈"八"字形。显得天真可爱，但给人以阴郁、老态的感觉。

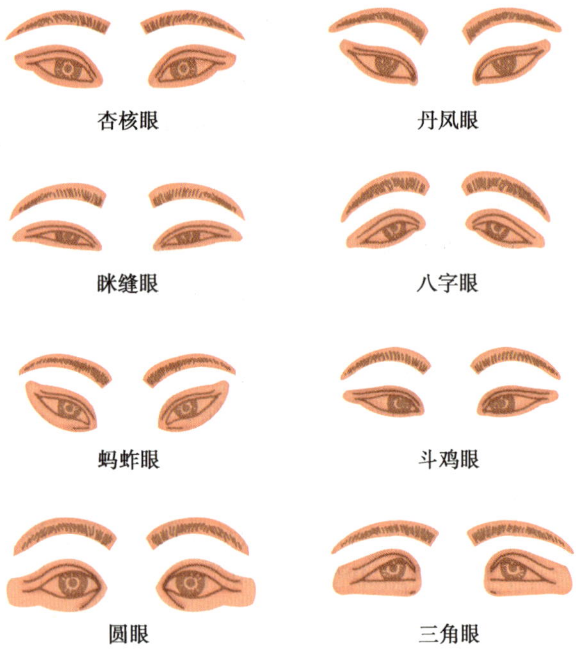

图 22-17　眼的常见分型

（5）蚂蚱眼：也称吊眼、上斜眼。外眦角高于内眦角，眼轴线向外上倾斜度过高，外眦角呈上挑状。双侧观看呈反"八"字形。显得灵敏机智，目光锐利，但给人以冷酷的感觉。

（6）斗鸡眼：也称对眼。瞳孔天生或人为的朝中间靠拢，看起来就像两只鸡斗架一样，所以称为斗鸡眼。

（7）圆眼：也称荔枝眼、大眼。睑裂较宽，睑缘呈圆弧形，黑眼珠、眼白露出较多，使眼睛显得圆而大。给人以目光明亮、机灵之感。

（8）三角眼：主要由于上睑皮肤中外侧松弛下垂，外眦被部分遮盖，使眼裂变成近似三角形，中老年人多见。也有先天性三角眼者，但少见。

（9）细长眼：又称长眼。睑裂细小，睑缘弧度小，黑眼珠和眼白显露少。给人以缺乏眼神感，往往显得没有精神。

（10）欧式眼：上睑凹陷不丰满。眼形显得整洁、舒展，年轻时具有成熟感，中老年则显憔悴。多见于西方人，国人较少见。

（11）肿泡眼：也称金鱼眼。眼睑皮肤显肥厚，皮下脂肪臃肿，使眼的立体感减弱，外形不美观。给人以迟钝、神态不佳的感觉。

（12）远心眼：内眦间距过宽，两眼分开较远，使面部显宽，失去比例美，给人以呆板的感觉。

（13）近心眼：内眦间距过窄，两眼过于靠近，五官呈收拢态，给人以严肃紧张甚或忧郁感。

（14）突眼：睑裂过于宽大，眼球大，向前方突出，黑眼珠全暴露，眼白暴露范围也多，若黑眼珠四周均有眼白暴露则称“四白眼”，通常是一种病态表现。

（15）小圆眼：主要特征是睑裂高度与宽度短小，但本身比例尚适度。睑缘呈小圆弧形，眼角稍钝、黑眼珠和眼白显露少，眼球显小。整个眼型呈小圆形态，影响与整体面型的协调，给人以机灵、执着印象，但缺乏神采和魅力。

理想眼睛的两眼内眦间距应为两眼外眦间距的 1/3 或相当于一只眼的间距。

2. 眼睑的分类　正常情况下，下睑形态变化少，而上睑变化大，且对颜面部的美容影响也大。

（1）上睑形态根据有无皱襞及皱襞特征分为 4 类（图 22-18）

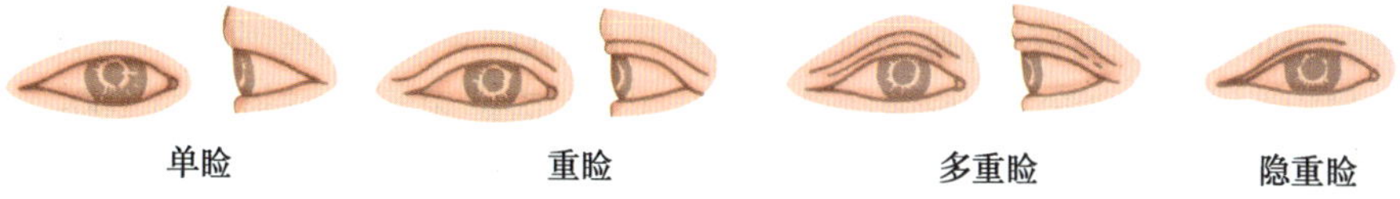

图 22-18　上睑类型（根据有无皱襞）

1）单睑：俗称单眼皮，没有上睑裂，东方人约占 40%～60%。

2）重睑：俗称双眼皮，有一条上睑沟和一条上睑裂。

3）多重睑：有两条或两条以上的上睑襞。

4）隐重睑：上睑沟靠近睑缘并与睑缘平行，重睑不明显。

（2）单睑根据皮肤松弛程度及皮下脂肪多少分为 3 类

1）正力型：眼睑皮肤弹性好，无松弛，皮下脂肪适度，多见于年轻人。

2）超力型：俗称肿眼泡，眼睑皮下脂肪较多，使眼睑皮肤显得饱满，甚至呈肿胀样。

3）无力型：眼睑皮肤松弛甚至下垂，皮下脂肪少或缺如，常见于体瘦的中、老年人。

（3）重睑常根据上睑沟的走向和内睑形态分为 4 类（图 22-19）

1）平行型：上睑沟与睑缘平行，内睑较宽且宽度基本一致。

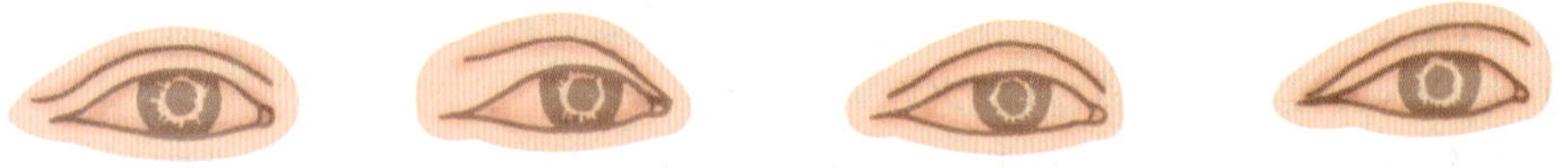

图 22-19 **上睑类型**(根据内睑形态)

2) 广尾型:内睑呈内窄外宽的形状。

3) 新月型:上睑沟两端离睑缘较近,而中间离睑缘较远,内睑呈新月状。

4) 窄尾型:与广尾型相反,内睑呈内宽外窄的形状。

3. 眼睑的形态与结构 眼睑为覆盖在眼球前方的能灵活运动的两片帘状组织。眼睑通过眨眼动作保护眼球,可避免异物、强光、烟尘等对眼球的损害,并有助于泪水的分泌和排泄,使眼球表面能够经常处于湿润状态,保持角膜的透明性。此外,还参与多种表情活动。

眼睑以睑裂为界分为上睑和下睑。上睑较下睑宽大,其上界为眉毛的下缘,与眶上缘大体相当。下睑下界移行于面颊部皮肤,两者间无明显分界线。

上睑因有上睑提肌,所以它的活动范围较下睑大得多。睁眼前视时,上睑上提几乎达角膜的上缘,下睑缘平角膜下缘;闭眼时,仍主要是上睑动作,下睑仅稍稍向上。

(1) 睑缘:为上、下睑的游离缘。睑缘宽约 2mm,其前缘圆钝,后缘呈直角。睑缘被沿其长轴走行的睑缘灰线分为前带和后带,睑缘灰线标志着皮肤与结膜的结合线。在睑缘后带上有睑板腺开口,上睑约为 25 个,下睑约为 20 个,肉眼可见,呈规则点线状。在前带上生有 2~3 行睫毛。上睑睫毛较长,为 8~12mm,数目较多,约 100~150 根,向前上方弯曲;下睫毛较短,为 6~8mm,数目较少,约 50~75 根,向前下方卷曲,所以当闭眼时,上、下睑的睫毛并不互相交织。

睫毛的长度因个体、年龄及种族而异,一般儿童的睫毛最长,最弯曲。青春期睫毛较长。睫毛的生理寿命约为 3~5 个月,睫毛若被人为拔掉,可 1 周后再度长出,约 10 周时间达到原长度。

若自睫毛根部做垂直线,上端为 0°,下端为 180°,这样可用量角器测得睫毛倾斜度。上睑睫毛平视时为 110°~130°,闭眼时为 140°~160°,下睑睫毛平视时男性为 100°~120°,女性比男性平均小 10°。这些数据,对倒睫、睑内翻及睑缘赘皮等的诊断与治疗较为重要。

睫毛不仅能挡尘、避光,对眼起保护作用,而且本身具有重要的美容作用。细长、微翘、亮黑而闪动的睫毛使眼睛充满了神采,增添了容貌美。因此,睫毛已成为女性眼部重要修饰部位之一。

(2) 睑裂:上、下睑缘之间的裂隙称为**睑裂**。上、下睑缘在内外侧端的交角分别称为内眦与外眦。外眦呈锐角,眼睁大时为 60°,平常状态约为 30°~40°,外眦距眶缘约 5~7mm。内眦钝圆,与眼球之间有泪湖相隔。泪湖内侧有小丘状泪阜,外侧有粉红色结膜半月襞。

上睑缘距内眦约 6mm 处和下睑缘距内眦约 6.5mm 处均有一小突起,称泪乳头,泪乳头中央的小孔称泪小点,系泪道的入口。泪点内侧的睑缘既无睫毛,也无睑板腺。睁眼时内、外眦之间的连线称为**睑裂轴**。国人睑裂轴以水平位为最多,占 82.06%,上翘位(向外上方)次之,占 13.23%,下倾位(向外下方)最少,仅占 4.71%。正常情况下,国人同眼内、外眦间的距离,即睑裂长度,男性平均为 28.3mm,女性平均为 27.1mm。睑裂高度(为平视时上、下睑缘中点之间的距离),男性平均为 7.7mm,女性平均为 7.4mm。

睑裂一般分为3型:细窄型、中等型及高宽型,以中等型为美。

(3) 眼睑沟:在上、下睑的表面,为若干条浅沟,这不单是功能上的需要,而且使眼部富有立体美感,令人赏心悦目。

1) 睑眶沟:位于眶上缘下方,呈与眶上缘走行一致的弧形浅沟。其内侧段较外侧段更明显。此沟睁眼时较闭眼时更明显,老年人较年轻人更明显,白种人较黄种人更明显。睑眶沟有分流从额眉流下的汗水或雨水的作用。

2) 上睑沟:亦称重睑沟,相当于睑板上缘位置。此沟的形成是由于上睑提肌牵拉的结果,故睁眼时上睑提肌收缩,使此沟更明显。如果上睑提肌功能消失或减弱(如上睑下垂)时,此沟不明显或缺如。

3) 下睑沟:距下睑缘约3～4mm,微向下凸的弧形浅沟,眼向下注视时更明显。

4) 颧睑沟:相当于眶下缘外侧半皮肤由外眦行向内下的浅沟,是眶区与颧区的分界线,乃因下睑皮下疏松结缔组织与颧区皮下致密结缔组织相交而成。

5) 鼻睑沟:相当于眶下缘内侧半皮肤由内眦行向外下的浅沟,是眶区与鼻区的分界线。随年龄增长,颧睑沟和鼻睑沟均越来越明显,在老年人,两沟常合成一条半环形浅沟。

(4) 眼睑的皱襞

1) 上睑襞:又称重睑襞,是上睑沟上方皮肤下垂、折叠并悬垂于沟前的皮肤皱襞。

2) 内眦襞:又称内眦赘皮,是覆盖于内眦呈新月状的皮肤皱襞。根据其方位和走向可分为3类(图22-20):

①上睑型:其襞缘与上睑缘连续,并遮盖部分下睑缘。

②内眦型:其襞缘呈典型的新月状,长轴呈纵行走向,凹面朝外,同等遮盖部分上、下睑缘和睑裂内眦部。

③下睑型:其襞缘与下睑缘连续,并遮盖部分上睑缘,又称倒向性内眦赘皮。

内眦襞可缩小鼻侧视野范围,且使内眦角失去原有的曲线美,从而影响容貌美。不过,随着年龄增长,部分人的内眦襞可减轻甚至消失,如10岁以后仍未明显减轻可考虑手术矫正。

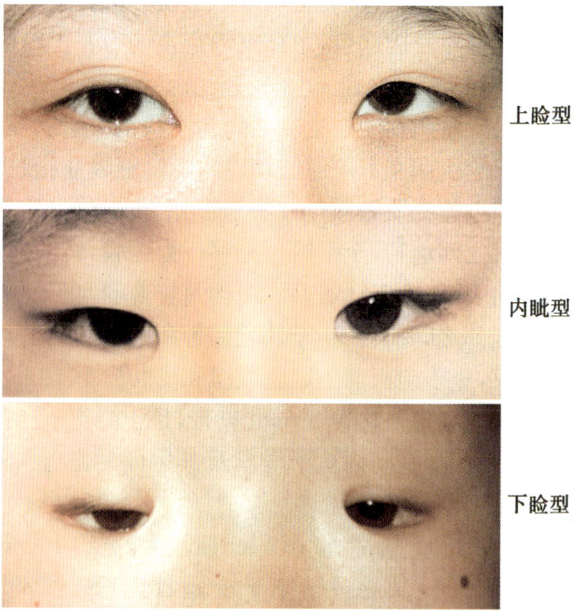

图22-20　内眦襞类型

(5) 眼睑的层次结构:眼睑由浅入深依次为皮肤、浅筋膜、肌层、肌下筋膜系统、睑板和睑结膜等(见图14-6)。肌下筋膜系统包括眼轮匝肌筋膜、眶隔,在上睑还包括上睑提肌腱膜。

1) 皮肤:极薄、富有弹性,易于移动和伸展,表皮有数层角化细胞,真皮乳头低而少,其弹性可随年龄变老而逐渐下降,尤其外眦部还有形成皱纹的倾向。在内、外眦的皮肤分别与内、外眦韧带紧密相连,故移动性小。睑缘部皮肤明显增厚,睑缘灰线后部为皮肤与结膜的过渡区,为复层柱状上皮,有时为复层鳞状上皮,但不角化。

2）浅筋膜：是由疏松结缔组织构成，其内含少量的脂肪组织，因而使皮肤富有延展性和移动性。在局部炎症或静脉回流障碍以及肾炎时，由于渗出液积聚可引起眼睑水肿。

在睑缘部的浅筋膜内有睫毛毛囊、汗腺和皮脂腺等皮肤附器。睫毛毛囊基部常可伸入眼轮匝肌纤维之间，汗腺和皮脂腺导管直接开口于睫毛毛囊内，毛囊周围无立毛肌。其中汗腺管腔较大，导管呈螺旋状，开口于毛囊，称睫毛腺（Moll 腺）；皮脂腺又称 Zeis 腺，通常每根睫毛毛囊周围有 2 个皮脂腺，都开口于毛囊，此腺发炎肿胀即形成睑腺炎（麦粒肿）。

3）肌层：即眼轮匝肌，由围绕眼眶和睑裂的环形肌肉纤维构成，分为眶部、眶隔部和睑板部。眶部起于眶内侧缘和内眦韧带，沿眼睑周边走行，在眉区与额肌纤维相互交织。眶隔部和睑板部较薄，起于内眦韧带和泪后嵴，分别走行于眶隔和睑板前面，止于外眦韧带。

眼轮匝肌受面神经支配，其作用是闭眼，睑部轻度收缩可眨眼，眶部紧张收缩则见于咳嗽和喷嚏时。

4）肌下筋膜系统：

①眼轮匝肌筋膜与眶隔：眼轮匝肌下牢固附着一层致密的结缔组织，即为眼轮匝肌筋膜，它实际上是帽状腱膜后鞘往下的延续。眶隔位于眼轮匝肌筋膜深面，亦是一层致密结缔组织膜，又称睑板阔韧带或眼眶睑板韧带。眶隔起始于眶缘骨膜，上睑眶隔在睑板上缘附近与上睑提肌腱膜融合，下睑眶隔则直接附着于睑板外周缘。上、下睑眶隔的外侧部较内侧部厚而坚韧。

眼轮匝肌筋膜与眶隔之间为网状结缔组织，因嵌有脂肪故称眶隔前脂肪垫，它的存在有利于眼轮匝肌在舒缩时滑动。在上睑眶隔前脂肪垫与眉脂肪垫相延续。

②上睑提肌腱膜与节制韧带：上睑提肌起始于视神经管上方的蝶骨小翼，肌腹在眶壁与上直肌之间前行，至眶缘下方移行为腱膜，转向前下方走行。腱膜上窄下宽，呈扇形，附着于睑板前表面，下 1/3 居多。内侧角较薄弱，止于内眦韧带和额泪缝；外侧角较厚，经泪腺的睑部和眶部之间前行，止于外眦韧带和眶外侧结节。重睑者常同时发现腱膜往前发出许多细纤维束，止于睑板前的眼轮匝肌和皮肤。

节制韧带又称 Whitnall 韧带，是上睑提肌移行为腱膜之前肌表面的筋膜增厚形成的一束横行腱膜，它向内止于滑车及其后面的眶骨，向外止于泪腺，并穿过泪腺止于外侧眶缘。其上方被眶脂体覆盖。

③Müller 肌：上睑 Müller 肌较大，宽约 1.0cm，以腱的形式起于上睑提肌肌腹末端横纹肌纤维之间，又通过腱止于上睑板上缘。与睑结膜粘连紧，愈近睑板上缘愈紧。下睑 Müller 肌小而薄，起于下直肌的鞘膜，行向前上方，止于下睑板下缘。Müller 肌受交感神经支配，协助开睑，在惊恐、愤怒或疼痛时发挥作用，加大睑裂张开程度。

5）睑板：是眼睑的支架，呈半月形，由坚韧的纤维组织构成。上、下睑板长约 29mm，厚 1mm。上睑板较大，中部宽度为 9mm，下睑板薄而狭，中部宽度为 5mm。

在睑板内有睑板腺，又称 Meibom 腺，是一种垂直排列的腺体，上睑大约有 25 条，下睑大约有 20 条。此腺阻塞，可形成睑板腺囊肿。

6）睑结膜：与睑板紧贴难以分离，但穹隆部结膜很松弛。

（6）单睑与重睑的解剖差异：见表 22-3。

表 22-3　单睑与重睑的解剖差异

项目	单睑	重睑
皮肤	较厚	较薄
上睑沟	无	有
内眦赘皮	多见	少见
浅筋膜	较多	甚少
眼轮匝肌	较发达	较不发达
上睑提肌腱膜是否发达	否	是
上睑提肌腱膜是否有纤维分布到睑板前的皮肤	否	是
眶隔前脂肪垫	较厚	较薄
眶隔与上睑提肌腱膜的融合	位置低，融合差	位置高，融合佳
眶脂体	膨隆并垂于睑板前	脂肪较少，不膨隆
睑裂指数	1∶3.9	1∶3，接近黄金分割值

4. 眼睑的血管、神经和淋巴回流

（1）血管：眼睑的血供极丰富，因而眼睑损伤后具有很强的再生和修复能力，伤口愈合快，且无明显的瘢痕，这为眼睑的美容手术提供了极好的条件。

1）动脉：来源于颈内动脉的眼动脉及颈外动脉的分支（图 22-21）。眼动脉的分支有额动脉、眶上动脉、鼻背动脉及泪腺动脉，颈外动脉的分支有面动脉、眶下动脉和颞浅动脉。

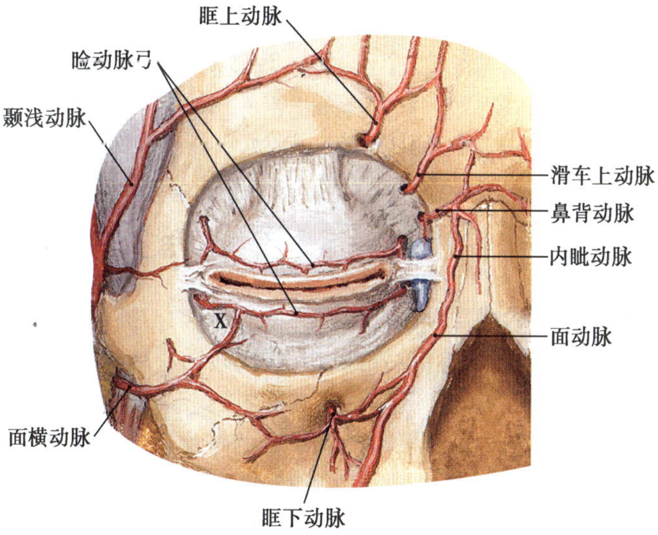

图 22-21　眼睑的动脉

上、下眼睑的浅层组织由上述小动脉分支吻合而成的动脉网供应；深层组织则由上述动脉形成的 4 个动脉弓供应。每个眼睑有 2 条动脉弓，即一条睑缘动脉弓和一条周围动脉弓。它们是由鼻背动脉发出的睑内侧上、下动脉和泪腺动脉发出的睑外侧上、下动脉构成的。

睑缘动脉弓离睑缘约 3mm，位于睑板与眼轮匝肌之间；周围动脉弓较小，沿睑板周缘走行。两动脉弓之间有些小动脉吻合支，形成睑板前、后动脉丛，分别供应睑板腺及结膜等。

2）静脉：位置比较表浅，包括睑板前静脉丛和睑板后静脉丛，分别收集睑板前浅层组织及睑结膜的静脉血（图 22-22）。向内侧回流入内眦静脉和面静脉；向外侧回流入颞浅静脉前支和面横静脉，再汇合注入下颌后静脉。

内眦静脉在内眦动脉外侧，距内眦约 8mm，系由滑车上静脉、眶上静脉和上睑静脉汇合而成，沿鼻两侧行向外下续为面静脉，并于睑内下方收纳下睑静脉。

内眦静脉与眼上静脉相交通而注入海绵窦。头面部静脉没有静脉瓣，血液可逆流，故内眦静脉的血可流入颅内。因此，鼻睑部炎性病灶中的细菌可随静脉血逆流入海绵窦，引起颅内感染。

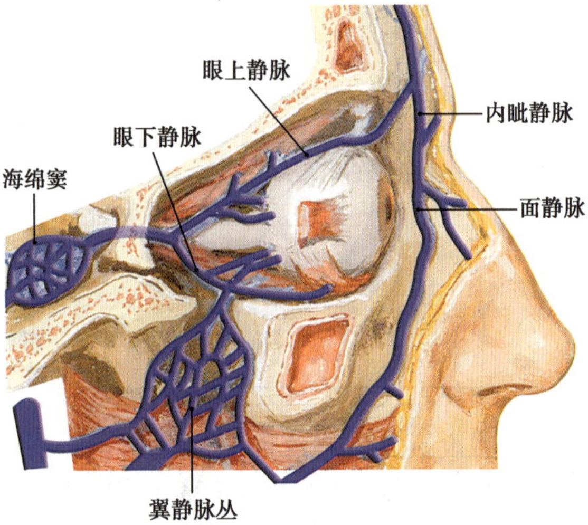

图 22-22　眼睑的静脉

（2）神经：有运动神经和感觉神经。

1）运动神经：面神经的颞支和颧支支配眼轮匝肌、额肌和皱眉肌。动眼神经经眶上裂入眶后，其上支支配上睑提肌。眼轮匝肌麻痹或不全麻痹可引起眼睑闭合障碍。而上睑提肌麻痹则可导致上睑下垂。交感神经纤维来自颈上交感神经节，分布于 Müller 肌和眼睑的血管及腺体。

2）感觉神经：来自三叉神经节的分支，包括眼神经和上颌神经。眼神经由三叉神经节发出，随即分为 3 支，即鼻睫神经、额神经和泪腺神经，均经眶上裂入眶。鼻睫神经分出滑车下神经，分支分布于内眦和上睑内侧皮肤。额神经分出滑车上神经、额支和眶上神经，均有分支分布于上睑皮肤。泪腺神经沿外直肌上缘达泪腺，在此发出分支分布于上睑外侧和外眦部皮肤。

上颌神经自三叉神经节发出后穿圆孔入翼腭窝，分出眶下神经和颧神经。眶下神经经眶下裂入眶，又经眶下孔达面部，分支分布于下睑皮肤。颧神经经眶下裂入眶，前行入颧眶孔并分为 2 支：颧面神经分支分布于下睑外侧，颧颞神经分支分布于外眦部皮肤。

（3）淋巴回流：有浅、深两组，浅部淋巴管汇合形成睑板前淋巴丛，收集眼睑皮肤及眼轮匝肌的淋巴；深部淋巴管汇合形成睑板后淋巴丛，收集睑板及结膜的淋巴。上睑内侧 1/4 和下睑内侧 1/2 的浅淋巴及下睑内侧 2/3 和泪阜的深淋巴注入下颌下淋巴结，全部上睑和下睑外 1/3 的深淋巴及上睑外侧 3/4 和下睑外侧 1/2 的浅淋巴注入耳前淋巴结。因此，当睑脓肿或患眼睑恶性肿瘤时，应注意检查这些淋巴结的状态。

5. 眼睑美容应用解剖

（1）重睑术的应用解剖：单睑的皮肤较厚，皮下组织较多，眼轮匝肌较发达，眶隔前脂肪垫较厚，眶隔与上睑提肌腱膜融合位置低，眶脂体垂于睑板前。此外，上睑提肌腱膜的纤维仅分布至睑板前表面，没有分布到睑板前眼轮匝肌和皮肤。这样上睑提肌在将睑板向上提起时，睑板前的皮肤和眼轮匝肌纤维都不能随睑板一同上提，结果上睑的皮肤不仅没有上睑皱褶出现，而且睑缘处的皮肤下垂更严重。

因此，重睑术的主要操作应该是：将眼轮匝肌的板前部分剪去一些，使板前的皮肤能与睑板前的上睑提肌腱膜黏着；对于过多的眶脂体，可适量剪除，但不能剪除太多，因为眶脂体不仅便于提肌活动，使上睑运动灵活，而且可使眶下凹处略丰满，使受术者显得年轻；对于年龄大，上睑皮肤松弛的患者，术中可去除一小块皮肤，这样重睑效果好，受术者显得年轻，富有朝气。

重睑术的术前设计很重要，可参考前面所讲的重睑分型。究竟选择哪一种类型，必须结合受术者的面型、性格、职业、个人要求等因素综合考虑。

（2）眼袋修复术的应用解剖：眼袋通常是指下眼睑组织臃肿膨隆。多发生于40岁以上的中年人，少数青年人也有发生。

1）青年型（轻型）：18～30岁左右。往往有家族遗传史，主要为眶脂过多，无眶隔、肌肉及皮肤松弛。采取下睑结膜切口进路，切除过多的眶脂。有部分患者眼轮匝肌肥厚，则可行睑下缘皮肤切口入路，剪除多余肥厚的眼轮匝肌。

2）中老年型（中型）：30～55岁左右，临床多见。主要是由于皮肤、眼轮匝肌、眶隔的退行性变，出现萎缩、皱纹、松垂，致眶内脂肪膨出，在眶下缘处臃肿膨隆。选用睑下缘皮肤切口入路，主要包括切除部分眶脂、松弛皮肤与眼轮匝肌、悬吊眼轮匝肌等步骤。

3）老年型（重型）：58～60岁以上，眼袋加重，眶脂脱出和眼轮匝肌下垂均超过眶下缘，呈现新月形膨隆。需切除多余眶脂、下垂的眼轮匝肌与皮肤，并悬吊眼轮匝肌。

根据下睑解剖，下睑眶脂被纤维隔膜分成内、中、外3团。故术中常需依次切除这3部分脂肪球方能取得满意效果。注意眶脂不可切除过多。此外须留意在剥离、切除内侧眶脂时勿伤及下斜肌。

二、鼻

（ ）鼻与容貌美

鼻位于面部中心，在面部起着承上启下、联系左右的作用。由于其解剖位置的突出和醒目，对面部轮廓和容貌美起着举足轻重的作用。鼻在一定程度上代表一个人的气质，对人的性格有一定的表现作用。世界各民族由于人种、地域、风俗、生活环境的不同，其审美标准亦千差万别。

英国的艺术理论家越诺尔兹认为鼻梁直才美，因为直是鼻梁的中心形式。欧美人以高鼻梁为美，从进化论的角度讲，欧美人的高鼻梁、窄鼻道是适应环境的结果，它有使冷空气变暖的功能。黑种人的鼻子则比较宽大。黄种人的鼻子较扁。中国人颜面较纤巧清秀，鼻梁以小巧细窄为美。额骨鼻突至鼻尖，男性近似直线，女性微具凹弧，鼻尖微翘较为柔和好看。

1. 理想的外鼻应具备以下条件

（1）位置标准：从纵向上看，鼻恰位于面部的中1/3；从横向上看，两侧鼻基底宽度与鼻高之比约为0.618；两鼻翼点间宽与内眦间宽度相等；在标准姿势时，两瞳孔与鼻下点围成等边三角或以两瞳孔连线的中点为圆心，圆心至外眦的长度为半径画圆，其圆经过鼻翼及鼻柱点。

（2）形态正常：鼻背挺直（女性略呈弧形）；鼻尖圆阔水平（女性微翘）；鼻翼呈半球形；鼻孔呈斜卵圆形（水滴形）；额鼻角和鼻唇角等角度在正常范围；鼻梁线位于正中，鼻两侧对称。

2. 特殊形态的外鼻　对于外鼻的类型，至今仍无公认的分类方法。对形态不理想的鼻型通常有如下的描述：

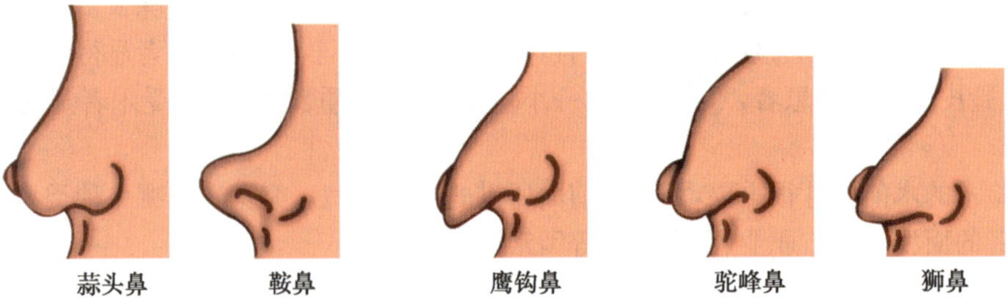

图 22-23 外鼻的特殊类型

(1) 以物品描述(图 22-23)

1) 蒜头鼻:鼻尖和鼻翼部明显圆大,而鼻背又较窄平,全鼻状如一瓣蒜头。

2) 鞍鼻:鼻背明显塌陷并短缩,致使鼻基部和鼻尖明显上翘,鼻唇角大于 110°,全鼻状如马鞍,常伴有面部中 1/3 发育不良而呈现“蝶形脸”畸形。

3) 鹰钩鼻:鼻背较长,鼻背上部常较窄而隆起,鼻基部呈下倾型,鼻尖呈尖小型并弯向前下方,全鼻状如老鹰的嘴。多见于犹太人,故又称犹太鼻。

4) 驼峰鼻:鼻背于上、中部明显隆起,以鼻驼峰处最为明显,犹如驼峰,鼻背过长,故常伴有鼻尖下垂,多因鼻软骨发育过盛所致,可有遗传性。

5) 狮鼻:鼻背凹陷,上部瘦小,下部较粗大,状如雄狮。

(2) 根据外鼻某部特征描述

1) 塌鼻:外鼻低平,鼻孔呈横椭圆形。

2) 朝天鼻:鼻背短,鼻基部上翘且鼻孔平视可见。

3) 长鼻:外鼻过长。

4) 短鼻:外鼻过短,鼻背塌陷。

5) 歪鼻:鼻某部或全部偏离中线位置,常见为鼻背歪曲。

(二) 鼻的形态结构

鼻包括外鼻、鼻腔和鼻旁窦 3 部分,本节主要介绍与容貌美关系密切的外鼻。

1. **外鼻的表面标志**(图 22-24)

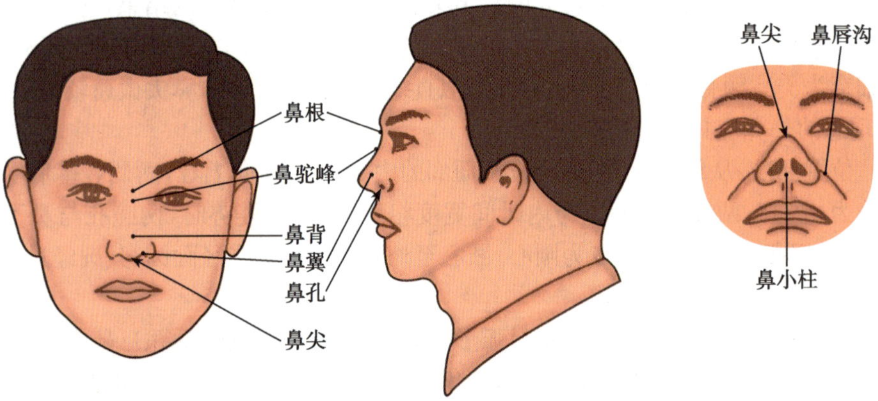

图 22-24 外鼻的表面标志

（1）**鼻根**：即**鼻梁点**，为鼻部正中矢状面的最凹点，位于外鼻与额部相连的部位，即额鼻缝处，是鼻最狭窄的部分。

（2）**鼻尖**：鼻的前下端呈游离状隆起的部位，是面部最突出之处。

（3）**鼻背**：又称鼻梁，是鼻根与鼻尖之间的隆嵴。鼻背上部以骨作为支架，比较硬而固定，下部以软骨作为支架，较软而且具有一定的活动性和弹性。

（4）**鼻驼峰**：在鼻背的上、中 1/3 处略隆起，是鼻骨与鼻软骨衔接之处，约平眶下缘。

（5）**鼻底**：鼻的最下部，与上唇皮肤相连接。

（6）**鼻小柱**：位于鼻中隔的前下缘，借其分隔左、右前鼻孔。

（7）**鼻孔**：鼻小柱两侧的圆形小孔，气体出入的门户，由鼻翼、鼻底和鼻小柱围成。

（8）**鼻翼**：鼻尖两侧呈半球状的隆起部，其下缘游离，参与围成鼻孔。当呼吸困难时，鼻翼可出现显著扇动，小儿呼吸困难时，鼻翼扇动更为明显。

（9）**鼻唇沟**：鼻翼外侧至口角外侧的凹陷部分，两侧呈对称性的“八”字形分布。其上部称鼻面沟，下部称唇面沟，两者合称**鼻唇沟**。

2. 外鼻的分区　根据外鼻解剖结构的差异，可分为 7 个区（美容单位）（图 22-25）。

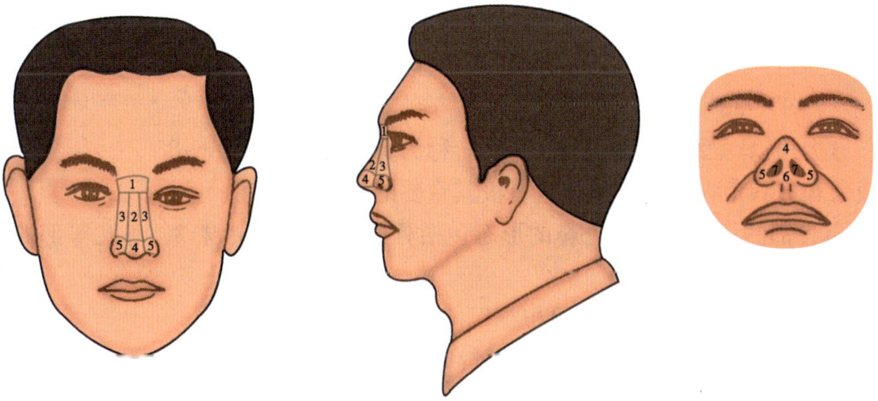

图 22-25　外鼻的分区

1. 鼻根区；2. 鼻梁区；3. 鼻侧区；4. 鼻尖区；5. 鼻翼区；6. 鼻柱区；7. 鼻孔区

（1）鼻根区：自额鼻缝至内眦平面之间的外鼻上段。

（2）鼻梁区：自内眦平面至鼻翼最高点，鼻正中最隆起的长条区。

（3）鼻侧区：鼻梁区两侧的区域。

（4）鼻尖区：上界与鼻翼的上界等高，下界为鼻柱的前端，两侧为鼻翼沟。

（5）鼻翼区：为鼻翼沟与鼻孔前外侧边围成的区域。

（6）鼻柱区：即鼻中隔的下缘，其前后界是左、右鼻孔前、后界之间的连线。

（7）鼻孔区：为鼻翼下缘、鼻柱和鼻基底围成的间隙。

3. 外鼻的角度（图 22-26）

（1）鼻额角：鼻背与额部之间的夹角，即眉间点至鼻梁点连线与鼻梁线（鼻梁点至鼻尖点的直线）的夹角称为**鼻额角**，多为 120°～130°，其位置约平上睑缘最高点平面，此角的大小和位置的高低对容貌美甚为重要。鼻额角过大则显得额鼻扁平，过小显得额鼻前突；该角位置太高，则呈长鼻畸形，位置太低，又呈短鼻畸形。

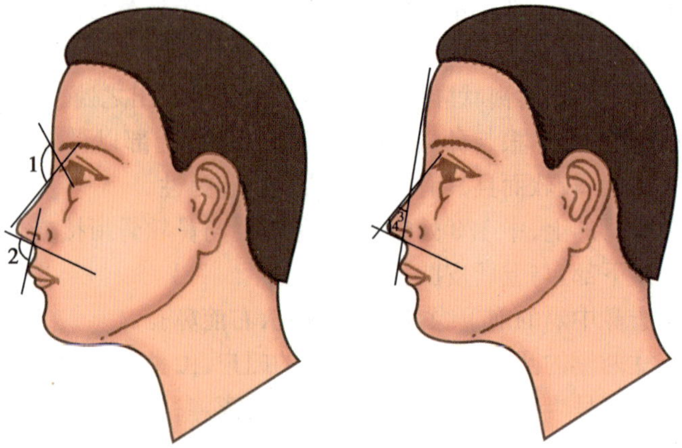

图 22-26 外鼻的角度

1. 鼻额角；2. 鼻唇角；3. 鼻面角；4. 鼻尖角

(2) 鼻唇角：鼻小柱与人中的交角，即鼻小柱前端至鼻底连线(鼻小柱中线)与鼻底至上唇红唇缘间连线的交角为**鼻唇角**，一般为 90°左右。该角度太大，鼻基部明显上翘，显得鼻背短；该角度过小，鼻基部则下倾或上唇突出，均影响美观。

(3) 鼻面角：鼻梁与面部平面之间的交角，即额中点至鼻下点连线与鼻梁线的交角称为**鼻面角**，多为 29°～33°。

(4) 鼻尖角：鼻梁线与鼻柱中线之夹角，称为**鼻尖角**，多为 70°～85°。

鼻额角和鼻唇角在鼻部审美中占有极其重要的位置。

4. 外鼻各部的形态类型　外鼻的形态包括鼻根、鼻背、鼻尖、鼻翼、鼻孔等部的形态，对各部的形态分类如下：

(1) 鼻根的类型：鼻根的形态可根据凹陷度和厚度分类。

1) 鼻根的凹陷度可分为 5 级：①0 级：无凹陷，额、鼻骨之间几乎呈一直线或有微弧；②Ⅰ级：略有凹陷；③Ⅱ级：明显凹陷，额、鼻骨之间有明显转折；④Ⅲ级：额、鼻骨之间有明显转折，额骨显著前凸，鼻根点深陷；⑤Ⅳ级：鼻根点极深，额、鼻二骨之间几乎成直角转折，此型为猿人特有。

2) 鼻根的厚度(鼻根表面至内眦角连线的垂直距离)可分为 3 级：①Ⅰ级：小于 7mm，多见于短头型；②Ⅱ级：为 7～11mm，多见于中头型；③Ⅲ级：大于 11mm，多见于长头型，国人平均男性为 8.5mm，女性为 6.3mm。

(2) 鼻背的类型：分为凹型、直型和凸型 3 种，各型中又可分为不同的形态。

1) 凹型鼻背：骨部和软骨部可组合为凹凹型、直凹型或凹直型，其中以直凹型为常见。凹型鼻背中又可分为 5 种类型：①鼻梁短，鼻根低平，鼻尖向上，鼻基部朝向前上方；②鼻梁短，鼻根高度中等，鼻尖向上，鼻基部略向前上方；③鼻梁短，鼻根高度中等，鼻尖向前，鼻基部呈水平位；④鼻梁中等长，鼻根高度中等，鼻尖向前，鼻基部朝向前上方；⑤鼻梁中等长，鼻根高，鼻尖向前，鼻基部呈水平位。

2) 直型鼻背：骨部和软骨部组合为直直型。直型鼻背也可分为 5 种类型：①鼻梁短，鼻根低平，鼻尖向上，鼻基部朝向前上方；②鼻梁中等长，鼻根高，鼻尖向上，鼻基部朝向前上方；③鼻梁中等长，鼻根高度中等，鼻尖向前，鼻基部略向前上方；④鼻梁长，鼻根甚高，鼻尖向前，鼻基部呈水平位；⑤鼻梁中等长，鼻根高度中等，鼻尖向下，鼻基部朝向前下方。

3）凸型鼻背：骨部和软骨部可组合为凸直型、凸凸型和直凸型，其中以凸直型为常见，直凸型罕见。凸型鼻背也可分为5种类型：①鼻梁短，鼻根低平，鼻尖向上，鼻基部朝向前上方；②鼻梁中等长，鼻根高度中等，鼻尖向前，鼻基部略向前上方；③鼻梁长，鼻根高度中等，鼻尖向下，鼻基部朝向前下方；④鼻梁长，鼻根高度中等，鼻尖向下，鼻基部略向前下方；⑤鼻梁长，鼻根高度中等，鼻尖向前。鼻基部呈水平位、凹陷和鼻尖呈钩状。

（3）鼻尖的类型：可分为尖小型、中间型及钝圆型（图22-27）；根据鼻尖朝向还可分为上翘型、向前型及下垂型。

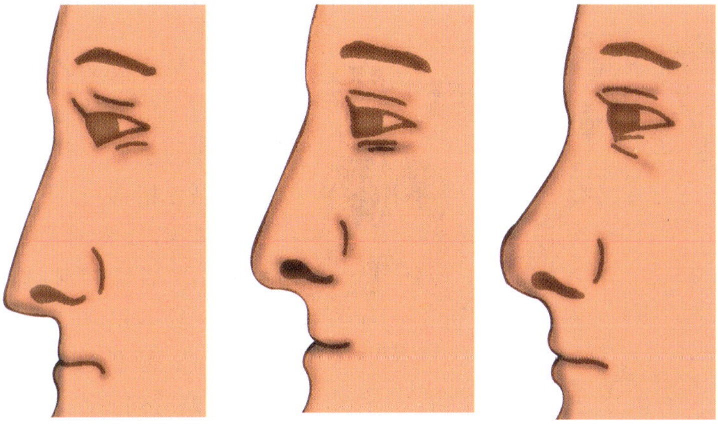

尖小型　　中间型　　钝圆型

图22-27　鼻尖的类型

（4）鼻翼的类型：根据鼻翼向前外突出的程度和形状，可分为3型：

1）扁平型：鼻翼外表不显突出，与鼻外侧面几乎为同一平面，不显鼻翼沟。国人此型少，男性约为3%，女性约为5%。

2）微突型：鼻翼外表微隆起，鼻翼沟宽浅。国人多数为此型，男性约占70%，女性约占80%。

3）半球型：鼻翼外表隆起明显，呈半球形，鼻翼沟清晰，呈半环状，国人男性约占30%，女性约占17%。

（5）鼻孔的类型：可分为纵椭圆型、三角型、斜椭圆型、圆型、斜卵圆型（水滴型）和横椭圆型6类。国人的鼻背较低，鼻孔一般近似圆型。

5. 外鼻的支架　外鼻的支架是决定外鼻形状的基础，由上部不能移动的鼻骨和下部可动的鼻软骨构成。

（1）鼻骨：成对，多数为上窄下宽、上厚下薄的长方形扁骨，少数可呈上端尖细的三角形扁骨。鼻骨上缘呈锯齿状与额骨相接，相接处称**鼻额缝**，此缝用拇指可扪及，是确定鼻根点的标志。鼻骨两侧与上颌骨的额鼻突紧密结合。鼻骨的中、上1/3交界处较细，有隔背软骨的鼻背板附着，以手扪之，有一明显的硬棘，称为**鼻驼峰**。鼻骨下部宽、薄，呈"人"字形的切迹向外下方展开，与鼻软骨相连，鼻骨下1/3易发生骨折，在行鼻的美容手术时应动作轻柔，避免人为造成骨折。左、右鼻骨多不对称，或左右愈合成一块骨；或有一侧或双侧发育不良或完全缺如，则由增大的上颌骨额突代偿。根据鼻骨的大小形态，可将鼻骨分为4种类型：

1）普通型：为最常见的类型。

2）长型：内外侧缘均可超过 29mm，最长可达 36mm 者。

3）窄型：鼻骨全长均较瘦细，最窄之处可仅为 2mm 左右，故易骨折。

4）短宽型：其下部可宽达 12mm，中部最窄之处也可达 6mm 宽，这种骨显得壮实，不易骨折。

（2）鼻软骨：位于外鼻的下部和鼻中隔前下部，具有较大的韧性和活动性。包括隔背软骨、大翼软骨、小翼软骨、鼻副软骨和犁鼻软骨（图 22-28）。

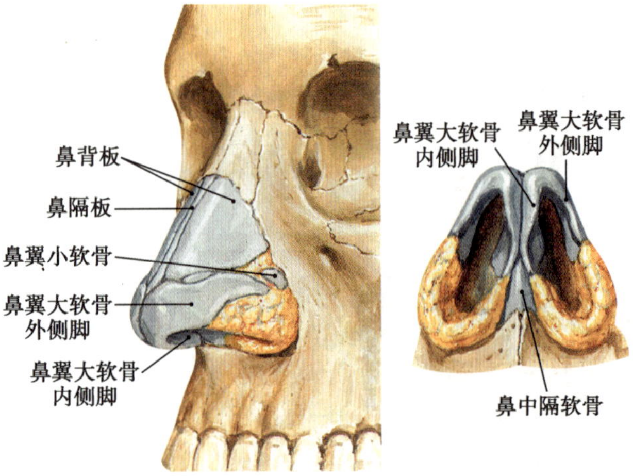

图 22-28　鼻软骨

1）隔背软骨：鼻背板与鼻隔板共同构成“个”字形的隔背软骨，其前缘突出于梨状孔。

鼻背板又名鼻外侧软骨，为成对的三角形软骨，是构成鼻外侧面中部的基础。其前缘较厚，上部与鼻隔板相移行；下部与鼻隔板间有一窄缝，该缝对鼻下部起到活瓣的作用。后缘较薄，伸入鼻骨下端的后方约 1cm，与鼻骨紧相连；再外侧则与上颌骨额突相连。下缘亦较薄，略弯向外侧，被大翼软骨上缘覆盖，并伸入到鼻前庭数毫米，形成鼻阈。两软骨相连处，为经鼻前庭入路的手术切口位置所在。

鼻隔板又名鼻中隔软骨，为略呈四边形的菲薄软骨，但边缘较厚，增加了与周边相嵌的接触面积。前上缘由上而下与鼻骨间缝、鼻背板前缘和大翼软骨相连；前下缘主要接大翼软骨；后上缘较薄，嵌入筛骨垂直板；后下缘与犁骨、犁鼻软骨和上颌骨鼻嵴相连。其后角锐长，向后上嵌入筛骨垂直板与犁骨之间，有的可达蝶骨。

2）大翼软骨：为一对呈开口向后的“U”形薄软骨板，位于鼻背板下方，鼻翼的前内侧。由内、外侧脚和穹隆部构成。外侧脚构成鼻翼大部的基础，内侧脚狭细，构成鼻尖和鼻柱前部的支架，左、右内侧脚在正中线借结缔组织相连，并以相同方式连于鼻背板的前下级。内、外侧脚在鼻尖部以锐角相交形成大翼软骨穹隆部，两侧穹隆部构成鼻尖部的支架。

3）小翼软骨：细小，数目不等，每侧多为 2～4 块，借结缔组织连于大翼软骨与上颌骨额突之间的鼻翼后部。

4）鼻副软骨：亦较细小，其形态位置和数目均不恒定，多为 1～2 块，也可缺如，多位于近正中线的鼻背板与大翼软骨之间，借结缔组织连于其他软骨。

5）犁鼻软骨：为一狭窄而薄的软骨片，位于鼻隔板后下缘下部的两侧，鼻前棘的后上方，镶嵌于鼻隔板、犁骨和上颌骨之间。

6. 外鼻的层次解剖　外鼻由浅入深依次为皮肤、浅筋膜、鼻肌、鼻背筋膜和骨膜。

（1）皮肤和浅筋膜：外鼻的皮肤和浅筋膜在结构上可大致分为不同的 3 个区：

1）骨性区：为鼻驼峰以上的鼻区，皮肤和浅筋膜均较薄，但是真皮内富含胶原纤维和弹性纤维，浅筋膜为含有脂肪组织的疏松结缔组织。因此，皮肤的移动性较大，易于剥离，皮肤缺损在 $1cm^2$ 以内时，可直接拉拢缝合。

2）上部软骨区：鼻尖和鼻翼以外的软骨部，主要为鼻背板和鼻隔板前缘所在区。此区皮肤和皮下组织均较骨性区厚，皮下组织纤维排列较致密，因而皮肤移动性减小，剥离较困难，但中线附近皮肤稍有移动。

3）下部软骨区：包括鼻尖和鼻翼在内，此区皮肤更厚，浅筋膜在鼻部最致密的，将皮肤与深部组织紧密相连而不能移动，剥离时需采取锐性分离。汗腺和皮脂腺丰富，易引起感染。

外鼻皮肤和浅筋膜的特点有利于美容手术，由于真皮内含有大量的胶原纤维和弹性纤维，故弹性大，具有较大的延展性，使得较小的皮肤缺损，可直接拉拢缝合；在行隆鼻术时植入的充填物不会绷得太紧而影响血运；因皮肤具有较大的收缩性，在行大鼻缩小术后，无需切除松弛的皮肤，不致留下瘢痕。

（2）鼻肌：不发达，分为 3 个小肌。

1）横部：位于外鼻下部的两侧皮下，在提上唇肌深面，此肌收缩时，使鼻孔缩小。

2）翼部：居横部肌的内侧，较弱小。肌纤维向上，较短，止于鼻翼软骨的外侧面。此肌收缩时，牵引鼻翼向下外方扇动，尚能使鼻孔扩大。

3）降鼻中隔肌：分深、浅两部，浅部起自口轮匝肌，深部起自上颌骨的中切牙的牙槽骨，止于鼻中隔软骨的下面。作用为牵引鼻中隔下降。鼻肌均由面神经颊支支配。

（3）鼻背筋膜：位于鼻背的肌层与鼻骨骨膜之间，为一层含有大量胶原纤维的疏松结缔组织。因而具有较强的弹性、韧性和延展性，对隆鼻术中假体的植入和固定很有利，这和颅顶部的软组织层次相类似，即鼻背筋膜相当于帽状腱膜下疏松结缔组织，故在分离时较容易。在外鼻的软骨部是否存在这层结构，有人认为此层一直延伸到鼻尖，但此层已变薄并与软骨膜结合紧密。

（4）骨膜与软骨膜：在外鼻的骨性部，鼻背筋膜的深面是鼻骨骨膜，骨膜菲薄并与鼻骨结合紧密而不易分离，在鼻骨间缝和额鼻缝处有起自骨膜的纤维垂直进入“T”形骨缝中。在软骨部的软骨外面贴附一层软骨膜。

7. 外鼻的血管、神经

（1）动脉：外鼻和鼻中隔的动脉主要来自上颌动脉、面动脉和眼动脉的分支：

1）眶下动脉：为上颌动脉的分支，经眶下裂、眶下沟和眶下管出眶下孔达面部，有小分支行向内下，分布于鼻外侧。

2）鼻后中隔动脉：为上颌动脉的分支，在翼腭窝内分出后达鼻中隔后部，分支分布于鼻中隔的大部。

3）上唇动脉：面动脉的分支，可由外而内先后发出鼻翼外侧支、鼻前庭支和鼻中隔支，经皮下达鼻的相应部位。

4）鼻外侧动脉：面动脉在经过鼻外侧时发出，经皮下达外鼻，分布于鼻翼和鼻外侧部。

5）内眦动脉：为面动脉的终支，在上行过程中发出细支，分布于鼻背上部。

6）鼻背动脉：为颈内动脉的分支眼动脉在眶底内侧部分出，于滑车和睑内侧韧带之间穿过眶隔与眼轮匝肌下降达鼻背，与内眦动脉吻合，分布于鼻背。

7）筛前动脉：为眼动脉在眶内的分支，先经筛前孔入颅前窝，沿鸡冠两侧前行，经鸡冠前端两侧的小孔入鼻腔，除分支分布于鼻腔上、后部以外，鼻外支经鼻骨内面下行，至鼻骨与鼻软骨相交处穿出并下行达鼻尖部。

上述动脉在外鼻皮下形成广泛的动脉网，包括鼻尖网、鼻翼网、鼻背网和鼻根网。其中鼻尖网和鼻翼网最稠密，其次是鼻根网，而鼻背网则排列稀疏。由于血管网位于皮肤与肌层之间，故隆鼻术紧贴鼻骨骨面可减轻血管损伤，减少出血。但起自上唇动脉的鼻支常经鼻柱的后端入鼻，故在行皮肤切开时应注意，如有出血应结扎或电凝止血。

（2）静脉：外鼻的静脉与动脉伴行，向上经内眦静脉至眼静脉回流入海绵窦；向外经面深静脉入翼静脉丛回流入海绵窦，向下经面静脉回流入颈内和颈外静脉。在面部"危险三角"区的静脉无瓣膜，故外鼻生疖肿时，如果挤压，感染可经面静脉、眼上静脉至海绵窦引起颅内感染。

（3）神经：外鼻的神经主要为支配鼻肌运动的面神经和支配感觉的三叉神经分支。

1）面神经颊支：面神经进入腮腺后发出上、下颊支，分别经腮腺管的上、下方水平前行，分布于所有鼻肌。

2）三叉神经的分支

①滑车上神经：为眼神经分出的额神经在眶内的分支，穿眶隔和眼轮匝肌，分布于鼻根部皮肤，还分布于额中线两侧和上睑内 1/3 的皮肤。

②滑车下神经：为眼神经的鼻睫神经终支之一，沿上斜肌和内直肌之间前行，经滑车下方出眶，分布于鼻根部皮肤和内眦部皮肤。

③筛前神经：由鼻睫神经分出后向上穿眶颅管入颅前窝，沿鸡冠两侧在筛板与硬脑膜之间前行，伴筛前动脉入鼻腔，除分支分布于鼻腔上部黏膜外，鼻外支穿鼻骨与鼻软骨之间达鼻背，经鼻肌横部下方下降，分布于鼻背下部、鼻尖和鼻翼的皮肤。

④眶下神经：为上颌神经主干的直接延续，经眶下裂入眶后即易名为眶下神经，伴眶下动脉，经眶下沟、眶下管出眶下孔，分布于睑裂与口裂之间的皮肤。其鼻外支行向内侧，分布于鼻外侧区皮肤；鼻内支行向下内，经鼻翼外侧达下缘，再向内钩绕鼻翼外下缘，分布于鼻前庭皮肤。

依据外鼻皮神经的来源，外鼻手术的阻滞麻醉点如下（图 22-29）：A 点位于眉头与内眦之间，为滑车上、下神经的共用麻醉点。进针后向内上、内下注药；也可两点合成一点，即在同一平面的中线上，向四周注药。B 点位于眶下缘中点下方约 1cm 处，为眶下神经麻醉点，进针后回抽无血（以免扎入眶下血管内）即可向内上、内下注药。C 点位于鼻柱前端，可麻醉筛前神经终末支。这种麻醉可行全外鼻手术，例如隆鼻术等。若只行鼻下 1/3 手术，可只取 B 点及 C 点即可；若手术不涉及鼻柱，也可不需 C 点麻醉。

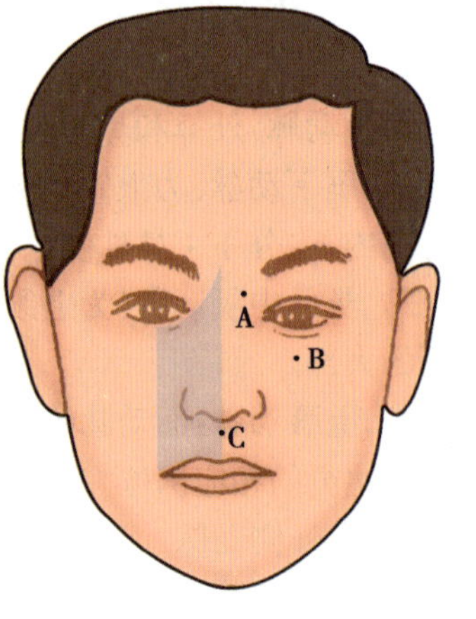

图 22-29　外鼻感觉神经阻滞麻醉点

A. 滑车上、下神经点；B. 眶下神经点；C. 鼻柱点

三、耳

本节主要介绍与容貌美密切相关的外耳耳廓的美容解剖。

（一）耳与容貌美

耳位于头颅两侧，左右各一，虽然缺乏表情和动感，却是头面部不可缺少的器官，对容貌的影响至关重要，其位置和形态的完美可以使面部容貌更趋和谐、完美。

除眼和鼻之外，耳也是人们较多关注的器官。除了具有位置觉、收集声波、听力感知等生理功能外，外耳还有美化容貌的重要功能。大家常说的五官端正，就包括外耳的端正。人们用佩戴耳饰、装饰性眼镜等方法来衬托外耳及容貌美，并用耳廓来衬托各式短款发型。有关耳廓的美学认识，随时间和地区而不断变化。在早期的文化艺术品中，耳廓形态常被歪曲或者风俗化。如佛的画像总是大耳，东方民族认为大耳是幸福和富贵的象征，西方民族却忌讳大耳。耳轮结节为多数中国人具有，却很少有人注意它的存在，西方人则将突出的耳轮结节视为天生罪犯的标志。

（二）耳的形态结构

1. 耳廓的表面标志　耳廓对称地排列于头部的两侧，上缘约与眉等高，下缘（耳垂附着点下界）约与鼻底平齐。耳廓形似贝壳，凸面朝向后内侧，凹面朝前外侧（见图 15-1）。耳廓的主要表面标志如下：

（1）**耳轮**：耳廓上、外侧的游离缘，构成耳廓上缘和外侧缘。耳轮从外后向前呈卷曲状，越向上卷曲越甚。

（2）**耳轮结节**：又称达尔文结节，位于耳轮后上方，微隆起不明显，是动物耳尖的遗迹，也是耳廓分型的重要依据。

（3）**对耳轮**：位于耳轮的前方并与之平行的弧形隆起。对耳轮上部分为对耳轮上脚（后脚）和对耳轮下脚（前脚）。

（4）**耳舟**：对耳轮与耳轮之间狭长的凹陷。

（5）**耳甲**：对耳轮的前方凹陷处，由耳屏、对耳轮下脚、对耳轮和对耳屏所围成，几乎占耳廓大部分。

（6）**对耳屏**：对耳轮下端的结节状隆起。

（7）**耳垂**：位于耳廓的下端，约占耳廓全高的 1/4，柔软、无软骨，是佩戴耳饰的部位。

（8）**耳屏**：外耳门前外侧纵行的软骨隆起。在耳屏前方约 1cm 处可触及颞浅动脉搏动。

（9）**外耳门**：耳廓前部的凹陷处，向内与中耳相通。

（10）**耳轮脚**：耳廓上端经外耳门上方伸入耳甲上部的隆起。

（11）**三角窝**：对耳轮上、下脚之间三角形凹陷。

（12）**上、下耳根**：耳廓上缘与头皮附着处称上耳根，下缘即耳垂与面部附着处称下耳根。

2. 耳廓形态及外展度　耳廓呈“3”字形，耳长通常为 62～65mm。在 55mm 以下为小耳，65mm 以上为大耳。耳宽一般男性为 31～34mm，女性为 29～33mm。耳垂高平均 16mm 左右。耳廓上缘最高点与眉间点、鼻根点连线中点平面一致，下缘最低点与鼻小柱基底平面一致。

耳廓并非紧贴头颅，其最大横轴与头颅颞面间的夹角称**耳廓外展度**。根据耳廓外展度，可将耳廓分为微展型、小展型、适中型、大展型、超大展型 5 型。国人以 60°～79°适中型居多，而且男性外展程度较女性大。

3. 耳廓类型　耳廓由软骨部和耳垂两部分组成。软骨部为主体的较大部分，耳垂为下方较小的下垂部分。软骨部和耳垂的形态均存在着个体差异，分类如下：

（1）软骨部的类型：根据耳廓的形态及其达尔文结节的形态分为 6 类(图 22-30)。

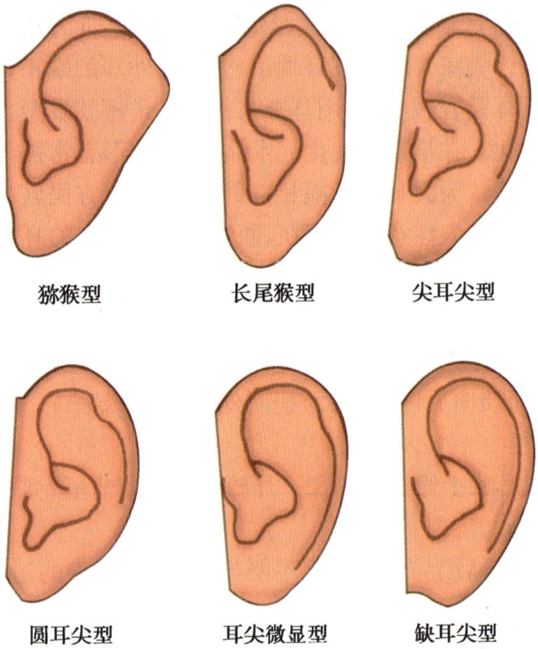

图 22-30　耳廓软骨部的类型

1）猕猴型：耳廓弯曲度较小，前外侧缘的耳轮不显，耳舟亦浅阔；没有达尔文结节，该处耳廓边缘呈锐薄的外展状。

2）长尾猴型：耳轮较猕猴型明显而长，由耳轮脚延伸达耳轮结节处。但耳轮结节不明显，耳廓外侧边缘缺乏耳轮。

3）尖耳尖型：也称达尔文结节型，最显著的特点是耳轮结节明显而尖突，耳轮脚完善。

4）圆耳尖型：耳轮结节大而圆。

5）耳尖微显型：耳轮结节细小，耳轮清晰。

6）缺耳尖型：无耳轮结节，耳轮完善。

国人耳廓基本为圆耳尖型和耳尖微显型，长尾猴型和尖耳尖型极少，而没有猕猴型。

（2）耳垂的类型：耳垂的形态往往因种族、民族及个体差别而异。根据耳垂附着于面部的多少和耳垂边缘下垂的多少等不同形态，通常将耳垂分为圆型、方型和三角型 3 种基本类型。近年来，学者们又从这 3 种基本类型衍生为以下 6 种基本类型(图 22-31)：

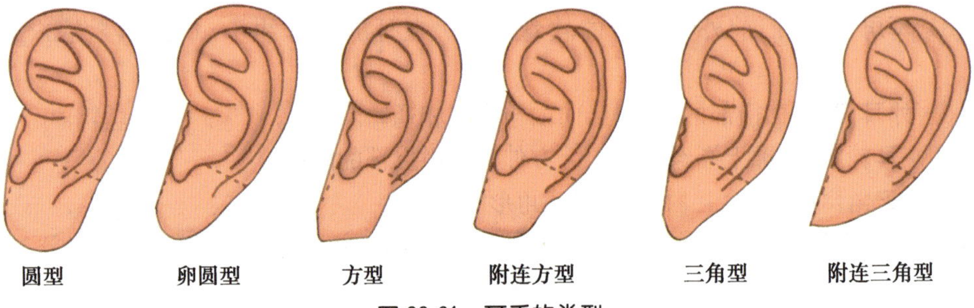

图 22-31　耳垂的类型

1）圆型：耳垂下端呈圆弧下垂状，形似标准圆的一部分，常较肥厚。

2）卵圆型：为圆型耳垂的一种特异，耳垂下端下垂，形如卵圆小头。

3）方型：耳垂下端比较整齐，下缘较水平，下缘与内侧缘和外侧缘的夹角为直角。

4）附连方型：耳垂整体形态为方型，下缘较水平，与外侧缘几乎为直角，但内侧缘完全附连于面部。

5）三角型：耳垂下端锐角存在，整个耳垂呈尖向下的三角形，多较瘦薄。

6）附连三角型：与附连方型相似，其内侧缘与面部完全附连，外侧缘与面部呈明显钝角。但整个耳垂仍呈三角形，与三角型一样，常较瘦弱，较少脂肪组织，甚至只以一个皮肤皱襞存在。

国人耳垂形态主要为前3种基本类型，而以圆型为多。

4. 耳廓的美容解剖　耳廓除耳垂由脂肪与结缔组织构成而无软骨外，其余均由弹性软骨构成支架，外被韧带、肌纤维和皮肤。

（1）耳廓皮肤：较薄，真皮无乳头层，缺乏皮下组织，紧密附着于软骨。因此在耳部炎症时不易扩散而压迫神经末梢致剧痛。尤其在耳廓前外侧，皮下组织菲薄，粘连更为紧密，不易分离，外伤发生血肿后难以吸收，如不及时处理易导致耳廓变形。后内侧的皮肤则稍疏松，皮肤较厚，与软骨间有少量疏松结缔组织，临床常在此处作为耳廓皮肤软骨复合移植组织供区。皮肤上有细毛，在耳部两侧皮下，有皮脂腺，特别在耳甲和三角窝处，发育较好。汗腺数量较少，散在分布。

（2）耳廓软骨：为不规则的单块弹性软骨（图22-32），向内续为外耳道软骨，两者交界处为耳界切迹。其形状大致与耳廓外形相似，由软骨细胞、基质、大量弹性纤维构成；弹性纤维不规则网状存在，软骨细胞散在分布其中。耳廓软骨最大的特点是富有弹性和柔韧性。

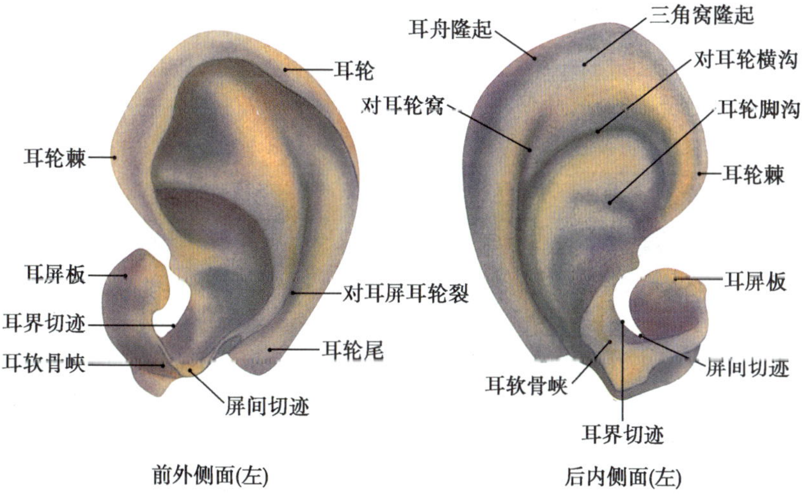

图22-32　耳廓软骨

耳垂无软骨，另在耳轮与耳屏之间有裂隙，由致密结缔组织和耳廓锥状肌封闭。在耳轮脚前上端与耳轮相续处有一向前下的小锥状软骨突，称**耳轮棘**，为耳轮大肌、耳廓锥状肌及耳廓前韧带附着处。耳轮下端发出一向前下的小舌状突起，称耳轮尾，是对耳屏肌附着处。耳甲隆起两部之间的浅凹沟称**耳轮脚沟**，它与耳轮脚的位置一致。耳甲隆起与三角窝隆起之间有一横沟，称**对耳轮横沟**，它相当于前外侧面的对耳轮下脚。耳界切迹与屏间切迹之间的窄区称为**耳软骨峡**。耳软骨峡向前内侧卷起伸向上方即耳屏位置的软骨称**耳屏板**，为长方形扁板状，有耳屏肌附着，与耳软骨峡相连，此板原属外耳道软骨的一部分。

（3）耳廓韧带：分两类，一是非固有韧带，连接耳廓与颞骨；另一是固有韧带，连接软骨本身的内部韧带。

非固有韧带是固定耳廓软骨的重要结构，主要作用是将耳廓软骨固定于颞骨上，有3条：

1）耳廓前韧带：自耳屏软骨板、耳轮棘到颞骨颧突的根部，向前固定耳廓。

2）耳廓上韧带：自耳轮棘到骨性外耳道上缘，向内上悬吊耳廓。

3）耳廓后韧带：自耳廓后面的耳甲隆起到颞骨乳突外侧面，向后上固定耳廓。

固有韧带位于耳廓软骨裂隙之间并连接裂隙两侧软骨，有2条：

1）耳屏耳轮韧带：自耳屏到耳轮，为一韧性纤维束，在前方补充外耳道，且形成外耳道与耳甲的分界。

2）对耳轮耳轮尾韧带：自对耳轮到耳轮尾。

（4）耳廓的肌肉：分两类，一是起于颅骨或头皮止于耳廓软骨的耳廓外肌；另一是起止于耳廓软骨本身的耳廓内肌。耳肌均受面神经支配，属退化肌肉，收缩力很小甚至没有。主要作用是与韧带一起维持耳廓正常位置、形态。如缺乏耳后肌致招风耳，缺乏耳上肌致垂耳。

1）耳廓外肌有3块：耳前肌、耳上肌和耳后肌。人类的耳廓外肌属退化性肌，活动甚微。耳前肌拉耳廓向上向前，耳上肌轻提耳廓，耳后肌则拉耳廓向后。

2）耳廓内肌共6块：耳轮大肌、耳轮小肌、耳屏肌、对耳屏肌、耳廓横肌和耳廓斜肌。耳廓内肌很不发达，因此人的外耳几乎不能运动。

5. 耳廓的血管、神经和淋巴回流

（1）动脉：来自颈外动脉的分支，有耳后动脉和颞浅动脉，从耳廓根部向耳廓周缘发支分布（图22-33）。

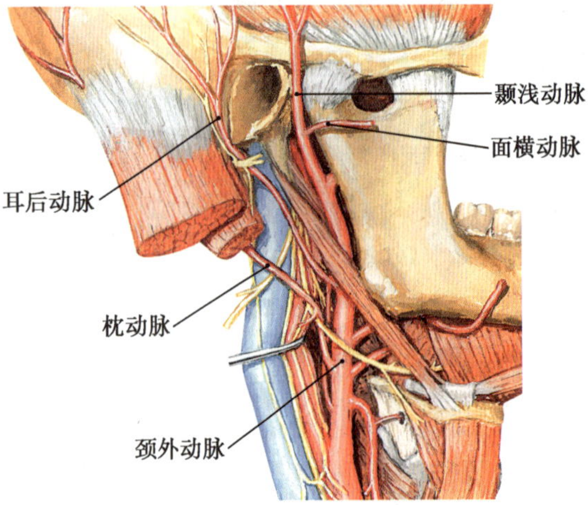

图22-33 耳廓的动脉

耳后动脉由颈外动脉在耳垂下方向后上分出，沿耳廓根部上行，沿途分数条耳后支，分布于耳廓后内侧面；另发出数条穿支，分别穿过耳轮、三角窝、耳甲艇等处的软骨至耳廓前外侧面，分布于耳廓前外侧面后部。此外还恒定发出一条耳前支，在耳垂上方，经耳廓软骨下缘，分布于耳廓前外侧面耳轮、耳舟、对耳轮下部等处。耳后动脉滋养耳廓后内侧面和前外侧面的后部，而前外侧面的前部，则由颈外动脉终支颞浅动脉发出的数条耳前支滋养。颞浅动脉在腮腺内、耳屏下端分出后经耳屏前方、颧弓后端浅面上行，经耳前分上、中、下3组耳前支。此外，分布到耳廓后内侧面的，还有枕动脉的分支。动脉主干均经耳根前后贴软骨膜向耳廓边缘走行，其分支位于耳廓深部，沿软骨膜发出。相邻的小动脉之间都有相互吻合。在耳甲、三角窝等处血管分布比较丰富。

（2）静脉：由耳廓周缘向耳廓根部汇集。前外侧面的静脉较细小，位于动脉浅面，在三角窝等处形成静脉网，最后汇集成数条耳前静脉，注入颞浅静脉。耳轮、对耳轮、耳舟和耳垂的静脉支汇成耳后静脉的耳前支，于对耳轮下端，绕过耳廓软骨下缘至耳廓后内侧面，注入耳后静脉。耳廓后内侧面的静脉汇成3～5条耳后支，从耳廓周缘走向耳根，注入耳后静脉。

耳后静脉是伴随同名动脉的两条较细静脉，有时可经乳突导血管与横窦相通。在耳部皮肤内有许多动静脉吻合。

（3）神经：除使耳廓肌活动的运动神经外，还有耳廓的感觉神经及交感神经。

1）耳廓的运动神经：耳廓外肌的耳前肌、耳上肌由面神经颞支支配；耳后肌由面神经耳后支支配。耳廓内肌中的大耳轮肌、小耳轮肌、耳屏肌、对耳屏肌由面神经颞支支配；耳廓横肌、耳廓斜肌由面神经耳后支支配。

2）耳廓的感觉神经：来源较多，有来自脊神经的颈丛和脑神经的三叉神经、面神经和迷走神经的分支：

①枕小神经：发自颈丛，于胸锁乳突肌后缘中点浅出后沿肌后缘向上，至耳廓上部发耳前支、耳后支和穿支，分布于耳廓上 1/3 皮肤。耳前支经后内侧面绕耳轮上部，穿支则自后内侧面穿过耳轮软骨，2 支都至前外侧面，分布于耳轮、耳舟的上部、对耳轮上脚和三角窝的一部分，耳后支分布于耳廓后内侧面上的皮肤。

②耳大神经：发自颈丛，为较大分支，从胸锁乳突肌后缘中点浅出，转折上行于肌的表面，于耳垂下缘高度发出耳前支和耳后支。耳前支穿过位于对耳屏与耳轮下端之间的耳垂上部，到前外侧面沿耳舟上行，分布于耳垂、耳轮、对耳轮、耳舟下 2/3、对耳屏以及耳甲艇、耳甲腔外侧部和三角窝尖部。耳后支分布于耳廓后内侧面的下 2/3 部。

③耳颞神经：为三叉神经第三支下颌神经的分支，与颞浅动脉伴行，发出耳前支分布于耳屏、耳轮脚以及耳垂、耳甲艇和三角窝的内侧部分。

④迷走神经耳支：发自颈静脉神经节，为该节中假单极神经元的周围突，经颈静脉窝外侧壁，然后进入面神经管中，并入面神经干，但出茎乳孔后，离开面神经干，沿耳廓根部，贴乳突骨面上行，发出一些小支分布于耳廓后内侧面、对耳轮沟等处，并发出穿支至耳廓前外侧面，分布到邻近耳轮脚起始处的耳甲艇及围绕外耳门附近的耳甲腔。

⑤面神经耳支：由面神经出茎乳孔后发出，沿耳廓根部于后内侧面上行，除发出运动支外，亦发出前穿支至耳廓前外侧面耳甲腔、耳甲艇、三角窝等处。

耳廓的感觉神经极为丰富，迷走神经、面神经、耳颞神经、耳大神经等在耳甲艇、耳甲腔和三角窝等处形成稠密的网，神经纤维在表皮、真皮、皮下、毛囊及软骨膜等处形成多种感觉末梢：游离神经末梢、毛囊游离神经末梢、梭形神经末梢（类似鲁菲尼小体，在软骨膜内）和环层小体（在皮下）。分布于耳廓皮肤的各脑神经、脊神经间的吻合也非常丰富，在耳廓根部的周缘几乎连成一环。

3）耳廓的交感神经：来自颈动脉交感丛，该神经丛沿着动脉分布，粗细不等的纤维缠绕管壁，纤维的密度随动脉管径减小而减少。大的静脉管壁只有稀疏的纤维分布，而以动静脉吻合支上纤维密度为最大，在血管之间也有纵横交错的粗、细纤维互相连接。

耳甲艇、耳甲腔和三角窝等处是胸腹腔内脏各器官疾患时出现敏感点之处，也是神经丛和血管丰富的地方，耳针疗效可能与针刺耳廓敏感点通过神经系统的调节作用有关。

（4）淋巴管：耳中央部和外耳道后面的淋巴管，集合汇入乳突尖部淋巴结，很少汇入耳后淋巴结。肿胀增大的耳后淋巴结，常是由于小面积的头皮感染所致，但有时误认为乳突疾患所致。耳廓前外侧面的淋巴管注入位于耳屏皮下的耳前淋巴结，少数到腮腺淋巴结，最后汇入颈深淋巴结。

四、唇与齿

（一）唇与容貌美

唇部位于面部的下 1/3。其上界为鼻底线，下界达颏唇沟；两侧以唇面沟为界与颊部相邻。以“口裂”为界，将唇部分为上唇和下唇，口裂的两端为口角，上、下唇又可分为白唇和红唇，白唇即唇部的皮肤部分；红唇为上、下唇的游离缘，是皮肤与黏膜相切的移行部。

口唇是面部器官中活动最大的软组织结构。由于它与面部表情肌密切相连，使口唇不仅具有说话、进食、呼吸和辅助吞咽等功能，而且具有高度特异的表情功能。口唇在容貌美中的优势首先是色彩美，由于红唇皮肤极薄，没有角质层和色素，所以能透过血管中血液的颜色，加之该处血运丰富，表现为唇色红润、敏感而醒目。娇艳柔美的朱唇尤其是女性风采的特征之一。由于口唇是人的感情流露的焦点，因此有人称它为“面容魅力点”和“爱情之门”。

（二）唇的形态结构

1. 唇的表面标志(图 22-34)

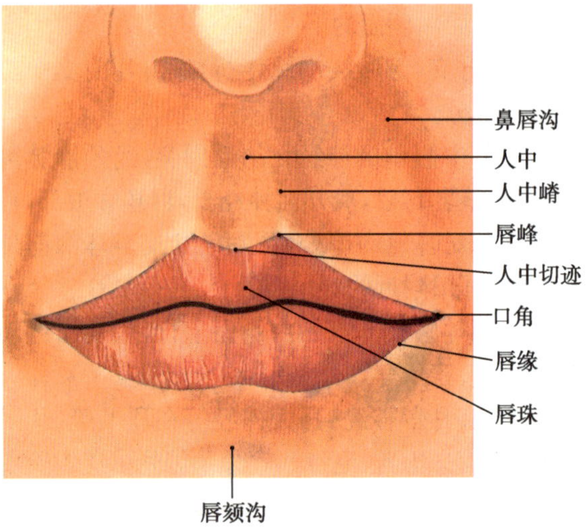

图 22-34　唇的表面标志

(1) 上唇的表面标志：人类上唇的形态变化大，标志明显，对唇形美影响大。上唇的表面有人中、唇缘弓、唇珠 3 个重要结构。

1) **人中和人中嵴**：上唇皮肤部表面正中为**人中**，这是人类特有的结构。人中部中央纵行的凹陷为**人中凹**。人中凹上接鼻小柱，下续唇谷，高度为 13～18mm。两侧隆起的边缘为**人中嵴**，也称人中柱，是唇峰的最高点。

2) **唇缘弓**：也称唇红线，是口唇皮肤部和唇红部交界处呈现出的弓形曲线。上唇唇缘弓的曲线起伏弧度变化大，形成了上唇的唇峰(唇弓峰)和唇谷(唇弓凹)。**唇谷**位于唇缘弓的中央最低凹处。此谷上续人中凹，下与唇珠相毗邻。唇谷中央凹处形似钝角形，称为中央角，国人一般为 150°～160°。中央角两边呈弧形曲线，向两侧外上方走行，续于唇峰内侧边。**唇峰**是唇谷两侧的两个凸起部，位于唇缘弓与人中的交界处，构成唇缘弓的最高部。唇峰中央最高凸起部也形似钝角形，称左、右外侧角，国人一般为 210°～240°。两侧唇蜂的两边向外续于口角，内侧为唇谷两边，两侧唇峰的最高点比唇谷最低点高出 3～5mm。

3) **唇珠**：唇谷中央下前方有一结节状突起，称**唇珠**，在婴幼儿最为明显。唇珠两侧的红唇欠丰满，而成**唇珠旁沟**。此沟衬托唇珠，使之更为突出而增添唇形的美感魅力。

(2) 下唇的表面标志：下唇形态变化较小，形态结构也较上唇简单。

下唇唇缘弓微隆起，呈弧形，红唇部较上唇稍厚，突度比上唇稍小，高度比上唇略低，与上唇对应协调。下唇与颏部之间形成的沟为**唇颏沟**，此沟存在与否、过浅或过深对容貌美有直接影响。

2. 唇部的层次解剖　唇部的软组织由浅入深分为皮肤、浅筋膜、肌层、黏膜下层和黏膜层5层。

(1) 皮肤：白唇的皮肤较厚，与浅筋膜和表情肌紧密结合，不易移动，很难分离。皮肤富于毛囊、皮脂腺和汗腺，是疖、痈的好发部位；成年男子上、下唇皮肤上生有胡须；红唇的皮肤表皮菲薄，无角化现象，不含色素，真皮乳头层血管互相交织，排列密集，构成稠密的血管网，可透过薄的表皮见到含有丰富毛细血管网的乳头，故红唇呈血红色。唇红上皮内不含皮脂腺、汗腺和毛囊，神经末梢极为丰富，感觉敏锐。

(2) 浅筋膜：较薄，为排列较紧密的疏松结缔组织，纤维交织成网，其间有分布于口唇的血管走行，当有急性感染或过敏时，口唇的水肿甚为显著。浅筋膜将皮肤与肌层紧密连在一起，表情肌纤维穿过浅筋膜止于皮肤，使皮肤不易移动。

(3) 肌层：主要为口轮匝肌，由几层不同方向的口周肌束参与组成；口轮匝肌与其附近的面部表情肌一起对开、闭口，对各种面部表情、吐纳、发音等生理功能具有重要作用。口周的皱纹与口轮匝肌的方向垂直呈放射状。

(4) 黏膜下层：位于肌层深面，内含上、下唇动脉及黏液腺。黏膜下层含有由排列较致密的弹力纤维网和布于网眼内的许多小的黏液腺即唇腺构成，黏液腺受损易发生黏液囊肿。

(5) 黏膜层：为覆盖于口唇内表面的薄层上皮，属复层扁平上皮，没有角化层，表面光滑，深面与黏膜下层结合紧密，故不能单独移动。黏膜表面有唇腺的开口，排出的唾液可润滑唇黏膜。在上、下唇正中各有一条垂直的韧带，分别称**上唇系带**和**下唇系带**。

3. 唇部的血管、神经及淋巴回流

(1) 动脉：主要来自于面动脉的分支上、下唇动脉及眼动脉和眶下动脉的分支。上唇动脉较为粗大迂曲，沿途向上发出鼻中隔支和鼻翼支，分布于鼻中隔的前下份和鼻翼。上、下唇动脉在靠近唇缘处形成冠状动脉环，距黏膜近而离皮肤较远。以手指夹摸口唇时，可于黏膜面感其搏动；在行唇部手术时，可用唇夹或拇、示两指夹住口唇暂时止血。

(2) 静脉：主要经面前静脉回流，与眼静脉有广泛吻合，当面静脉回流受阻时，则可逆流入海绵窦，故上唇在面部“危险三角”界内。

(3) 神经：上唇的感觉神经主要由眶下神经的分支支配；下唇的感觉神经主要由下牙槽神经的分支颏神经支配；口唇部肌肉运动由面神经支配。

(4) 淋巴管：上唇的淋巴管可注入颌下淋巴结、耳前淋巴结或颈深上淋巴结，下唇淋巴管可注入颏下淋巴结或对侧的淋巴结。

根据临床观察，不论上、下唇都有左右横行的血管，除了1条动脉和1条静脉外，当切断口唇时，还发现2～4个小血管的出血点，其位置在红唇和白唇交界处的肌肉中，但主要偏重于红唇部分。这些小血管对唇部转移皮瓣的血运极为重要。将上唇转向下唇或下唇转向上唇作桥形组织瓣，组织瓣蒂很窄，但因包括这些小血管在内，坏死的危险性极少。换言之，在作这种组织瓣时，蒂部必须包括红唇和很少一部分白唇。在手术时切开红唇，特别容易出血，也是由于损伤了这些小血管的缘故。

4. 唇的美学特征　唇的形态因种族、性别、年龄等不同而有不同的特征，通常多以红唇的形态、厚度和口裂宽度等来衡量红唇的美学特征。

(1) 红唇的正面形态：当上、下唇轻轻闭拢，正面观察唇形轮廓时分为方型唇、扁平型唇和圆型唇(图 22-35)。

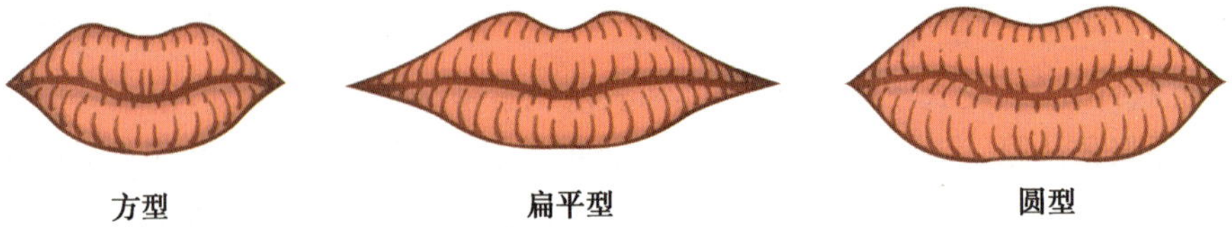

图 22-35 红唇的正面形态

(2) 唇的侧面形态：主要取决于上、下颌骨及牙齿的发育及形态，所谓“唇齿相依”互相影响。唇的侧面形态分为直唇型、轻度凸唇型和凸唇型。

(3) 红唇的厚度：指口唇轻闭时上、下红唇中央部的厚度，可分为 4 型(图 22-36)：

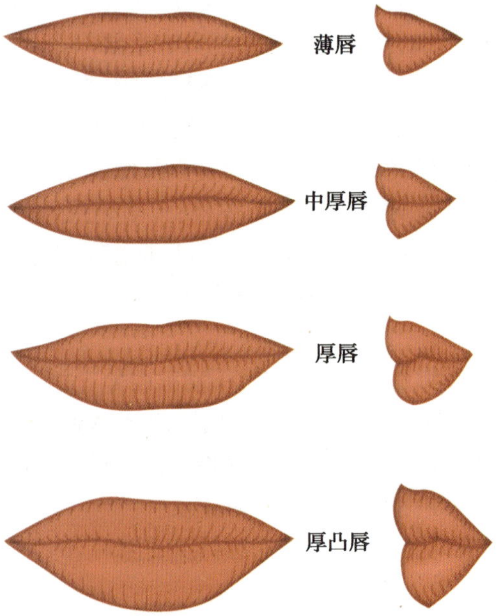

图 22-36 红唇厚度的分型

1) 薄唇：厚度在 14mm 以下。

2) 中厚唇：厚度在 15～18mm 之间。

3) 厚唇：厚度在 19～22mm 之间。

4) 厚凸唇：厚度在 22mm 以上。

国人上唇厚度平均为 5～8mm，下唇厚度为 10～13mm。下唇一般比上唇厚，男性比女性厚约 2～3mm。黑种人厚唇多，白种人薄唇多，而黄种人居中。另外有一种称为“重唇”的唇型，表现为唇红部与口唇黏膜部相接处形成一横沟，当张口时在唇红部后面似还有一口唇，故称**重唇**，闭口时则不明显，常见于上唇，出现于磨牙萌出后。原因是口轮匝肌深层直接与唇红上皮相连，而紧邻唇红的口腔黏膜又发育过度而松垂，故出现了重唇。手术切除多余黏膜即可得到满意的效果。

(4) 口裂宽度：指上下唇轻闭时，两侧口角间距离，可分 3 型：

1) 窄小型：宽度在 30～35mm 之间。

2) 中等型：宽度在 36～45mm 之间。

3) 宽大型：宽度在 46～55mm 之间。

理想的口裂宽度，大约相当于两眼平视时两瞳孔中央线之间的距离。

(5) 唇的分型：唇的形态可依据其高度、厚度、前突度、口裂宽度等分为下列类型(图 22-37)：

1) 理想唇型：口唇轮廓线清晰，下唇略厚于上唇，大小与鼻型、眼型、面型相适宜，唇结节明显，口角微翘，整个唇有立体感。

2) 厚唇型：口轮匝肌与疏松结缔组织发达，使上、下唇肥厚，如超过一定的厚度，唇型即

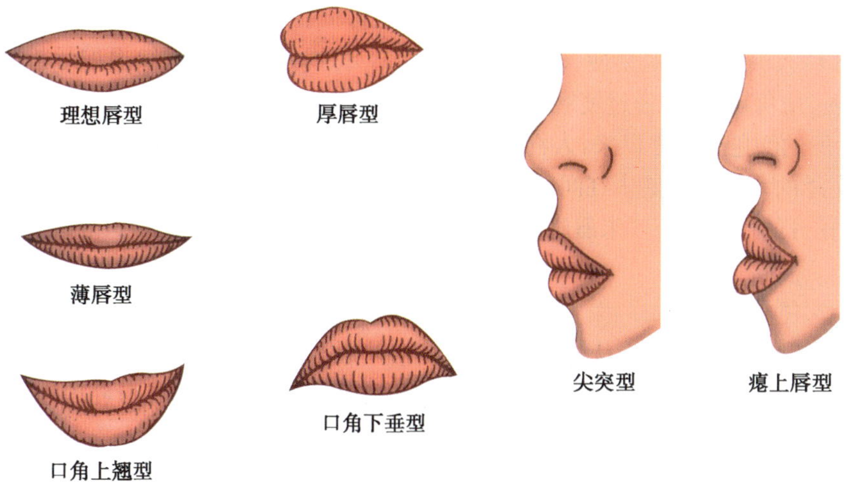

图 22-37　唇的分型

有外翻倾向，厚度在 19～22mm 以上。

3）薄唇型：唇红部单薄，厚度在 14mm 以下。

4）口角上翘型：由上、下唇的两端会合而形成的口角向上翘，可以产生微笑的感觉。

5）口角下垂型：突出特征是由上、下唇会合形成的口裂两端呈弧线向下垂，给人以愁哭不愉快的感觉。

6）尖突型：薄而尖突的口唇，特征是唇峰高，唇珠小而前突，唇轮廓线不圆滑，尖突的口唇往往伴有狭小的鼻子而影响整个面型。

7）瘪上唇型：当牙齿反𬌗时就会形成上唇后退，下唇突出的形态，这种口唇一般都是上唇薄、下唇厚。

一个大小厚薄都很理想的所谓标准唇型，并不一定适合于所有的人。唇型的美与丑，不能脱离每个人的具体特征，只有与面型相配，与五官协调，与性格气质相符的唇型，才能产生动人的美感和魅力。

（三）齿与容貌美

健康洁白、漂亮整齐的牙齿可以使人的容貌大为增色，牙齿的美容意义在于其形态美、色泽美及由此产生的对容貌美的增色和烘托效果。牙齿的审美有以下几个方面：

1. 牙齿的完整　牙列对维护面部外形起主要作用，如果前牙缺失，特别是上前牙缺失，面部外形就会受到影响。如果牙列缺损较多，周围软组织凹陷，使上、下颌间距变低，面下部随之变短，唇颊部也因失去硬组织的支持而向内凹陷，面部皱褶增多，使面容显得苍老。

2. 牙齿的排列　排列整齐的牙齿，不仅具有良好的咬合关系和咀嚼功能，而且使人发音准确、语言清晰。整齐的牙列维持了良好的牙弓形态和面颊唇部的对称和丰满。先天性缺牙或过小牙畸形，可造成牙列稀疏；而多生牙或牙齿过大，则可造成牙齿排列拥挤。牙列拥挤又可导致错𬌗畸形的发生，形成诸如“虎牙”、“开唇露齿”、“地包天”等面容，破坏了颜面部正常的比例关系及和谐对称的美学规则。此外，牙列拥挤还可以引起龋齿、牙周病、颞下颌关节功能紊乱综合征等多种疾病，给容貌带来缺憾。

3. 牙齿的形态　从美学角度讲，牙齿的形态可以体现一个人的个性。牙齿的形态与面形协调，两者相得益彰。如果一个高大威猛的壮汉，却有一口细小的“糯米牙”，或者一位窈窕淑女满口“大板牙”，一定会使人感到滑稽可笑。另外，牙体组织的缺损如牙折、前牙切缘“V”形缺损、切角缺损、牙齿过度磨损等破坏了牙齿形态的完整性，同样也影响容貌美。

4. 牙齿的颜色　自古以来，人们常用“明眸皓齿”、“牙似排玉”等来赞美牙齿。晶莹洁白、富有光泽的牙齿配以健康红润、充满活力的红唇，给人以自然的美感，使容貌更加完美，具有烘云托月的作用，故有“朱唇皓齿”之说。如果漂亮的容貌配上满口黄牙或黑牙，就更令人遗憾了。

（四）齿的形态结构

1. 牙的形态　牙的结构从外部观察，牙体由牙冠、牙根和牙颈组成。

（1）牙冠：由牙釉质覆盖的牙体部分叫**牙冠**，临床上将牙齿暴露在口腔内的部分称为牙冠。牙冠是牙齿发挥咀嚼功能的主要部分。

（2）牙根：由牙骨质覆盖的牙体部分叫**牙根**，临床上将嵌入牙槽内的牙体部分称为牙根。牙根是支持、固定牙齿的部分。

（3）牙颈：牙冠与牙根交界处，即牙釉质与牙骨质的交界处呈一弧形曲线，称为**牙颈**。若牙釉质和牙骨质结合得不紧密，致使深面的牙本质暴露而发生牙本质过敏。

2. 牙的结构　从剖面观察，可见牙由 3 种硬组织和 1 种软组织组成。

（1）牙釉质：是构成牙冠表层的半透明的白色硬组织，有一定的光泽度，是人体内钙化程度最高的（无机物占 97%）最硬的组织，耐磨。牙釉质在牙尖部厚，在牙颈部薄。

（2）牙骨质：包绕在牙根表面，淡黄色的硬组织。钙化程度低于骨组织（无机物占 45%～50%），具有再生、修复、支持功能。

（3）牙本质：是构成牙体的主质，位于牙釉质和牙骨质的深面，淡黄色、硬度与钙化度（无机物占 60%～70%）与骨组织相似，具有营养、再生、防卫和感觉功能。

（4）牙髓：在牙体内的空腔称**牙腔**，又称为**髓腔**，内有牙髓。髓腔在牙冠内扩大成室，称**髓室**，髓室有 6 个壁。髓室向牙尖部位突出成角状，称**髓角**。底部进入根管处称**根管口**。位于牙根内管状空腔称**根管**，圆根多为单管，扁根多为双管。根管末端的开口叫**根尖孔**。

髓腔内充满疏松结缔组织，内含血管、神经和淋巴，呈淡红色，称为**牙髓**。牙髓具有防卫、再生、营养和感觉功能。牙髓神经对痛觉、冷热觉敏感，但定位功能差。

五、颏

（一）颏与容貌美

颏俗称下巴，位于面部下方，上部与唇毗邻，下部为颜面的最下端，左右与颊部相延续。颏是构成颏、唇、鼻关系的基础，与唇、鼻一起决定着面部侧貌的突度及轮廓。颏的高度、突度及大小，对面下 1/3 的高度及宽度乃至整个面型，都有重要的影响。在一定程度上，颏部的外形轮廓可以反映出人的性格和气质。因此，颏部被誉为容貌的黄金部位。

容貌美的重要标志之一是颜面各结构间的协调、均衡和统一，即无论从正面还是侧面，颜面各结构间的高度、长度及突度的比例关系都应协调一致，这才具典型意义的美。张震康等采用三维测量分析方法，研究了中国美貌人群颜面结构的相互关系，发现面上部及面中部颜面结构具有相对的稳定性和一致性，但面下 1/3 则有较大的个体差异，反映了面下 1/3 突出地体现了个体特征，是颜面整体结构中最富于变化、最具特征的部位。

唇、颏结构是面下 1/3 的重要结构。在关于颅面结构协调和统一的研究中，鼻、唇、颏关系被美学家、艺术家及医学家所注意，把一个形态大小正常的鼻子和微微突出上翘的颏看作漂亮面庞的重要标志。著名的审美平面即是以鼻颏连线为标志。

传统的国人审美意识中，更看重眼睛而忽视了鼻、唇、颏关系的协调。固然眼睛的大小、有神与否是容貌美中非常重要的一部分，但鼻、唇、颏关系的不协调将破坏颜面整体结构的协调和统一，给人以不美的感觉。现实生活中，孤立地看眼、鼻、唇似乎可以找出某些缺点，但关系的协调仍给人以美感。

颏是现代人类面容的特征，西方人把颏的形态与突度同个体特征相联系，将一个后缩发育不足的颏看作胆怯、优柔寡断性格的象征；而一个发育良好、微微上翘的颏看作勇敢、刚毅、果断性格的象征。

（二）颏的形态结构

1. 颏的美学观察　颏的美学观察主要包括以下内容：颏高度、颏突度、颏唇沟深度及鼻、唇、颏三者的关系等。

（1）颏高度：测量方法是正面观，在鼻根部和鼻小柱根部做两条水平线，将面分成上、中、下三等份，在面下 1/3 经口裂再划分为三等份，上唇（包括唇白、唇红）占 1/3，下唇到颏缘占 2/3。许多学者认为，协调的颜面结构应该是面上、面中、面下的高度相等，而面下部的上唇高与下唇颏高的比例关系为 1∶2（女性可略小于 1∶2），也就是说面下部的上唇、下唇（包括唇红向下至颏唇沟软组织最低点）及颏部仍为三等份。

（2）颏突度：测量方法是侧面观，先将耳屏上和眶下缘做一水平线，再自软组织鼻根点引出一条垂直线，向下延伸至颏部，另外从眶下缘的前方也引出一条同样的垂线。据此可将颏突度分为 3 种类型：

1）正常：颏部在两条垂线之间。

2）前突：颏部超过鼻根垂线。

3）后缩：颏部后缩超过眶下线。

理想的颏突度应是颏前点贴于鼻根点垂线（图 22-38）。

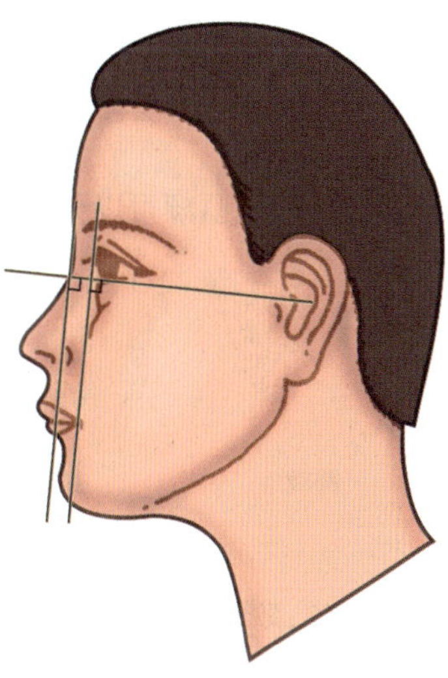

图 22-38　理想的颏突度

也有学者将颏突度分为 5 级，即 1 级：微向后缩；2 级：垂直；3 级：微向前突；4 级：明显前突；5 级：极向前突。

不同种族颏的突度有明显差别，具有鲜明的种族特征。侧面观，白种人的面中部较多平直，颏部也比较前突或垂直；黄种人颏部多为垂直或轻度后缩；黑种人的颏突度不足，多为后缩型，由于黑种人的上颌多较前突，所以颏部后缩更加明显。

（3）颏唇沟深度：是指侧面观下唇皮肤与颏部皮肤相交处软组织最低点至颏前点的水平距离。据张震康报告，中国美貌人群颏唇沟较深，颏的位置男、女分别向前 13mm 和 17mm，这样才可显示出一个协调而微微突起、轮廓清晰的颏部。男性的颏突度大于女性，颏唇沟也较女性深，因而男性表现出更为明显的轮廓。

(4) 鼻、唇、颏三者的关系：评价鼻、唇、颏的关系是否协调匀称，常用的有3种方法(图22-39)。

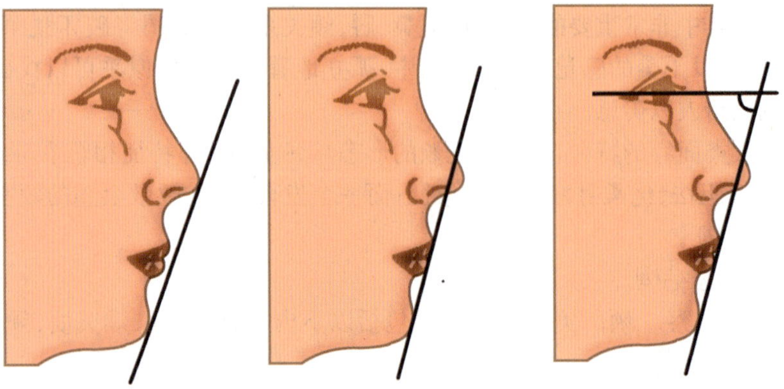

图22-39　容貌审美侧面评价方法

1) 瑞氏(Ricketts)审美平面：从鼻尖点至软组织颏前点联想的审美平面，也称**E线**。其要求上唇据此线比下唇据此线略远一点，一般认为上唇约距4.0mm，下唇约距2.0mm。但西方人上、下唇后退于该平面较远，东方人相对较近。面型良好的白种人上、下唇均位于平面后方，上唇更靠后些；黄种人上、下唇恰与平面相切；黑种人上、下唇向前突出于此平面。

2) 斯氏(Steiner)审美平面：鼻尖至人中呈S形曲线，该曲线的中点与软组织颏前点的联想平面。许多学者认为，美的容貌应是上、下唇突出点与该平面接触，若超前或后缩过多，则视为异常或不美。

3) 莫氏(Merrifield)Z角：方法是从软组织颏前点到最突出的唇作一连线，此线与眶耳平面(外耳道上缘与眶下缘连线构成的假想平面)形成一个夹角，称为**Z角**，在协调的面部此角为80.5°。鼻、唇、颏协调关系在国人容貌上的表现为双唇均位于瑞氏、斯氏审美平面之后；上唇相对于审美平面靠前，下唇相对靠后。

2. 颏的分型

(1) 从正面观，颏可以分为以下5种类型(图22-40)：

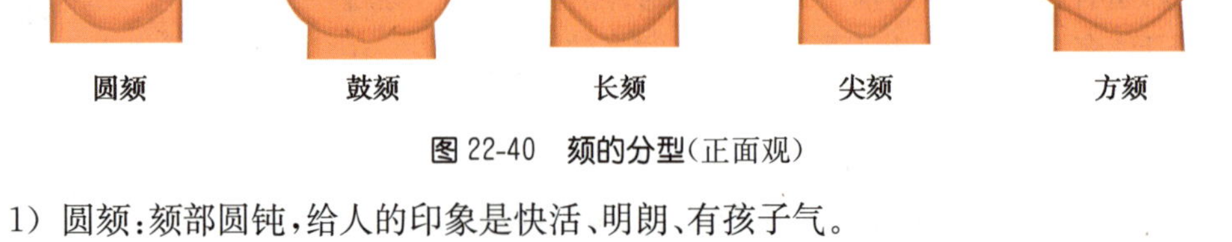

图22-40　颏的分型(正面观)

1) 圆颏：颏部圆钝，给人的印象是快活、明朗、有孩子气。

2) 鼓颏：颏部丰满鼓胀，有高贵、宽容之感，但显得迟钝呆滞。

3) 长颏：颏部过长，冷静、稳重、大方，但显老气，有迟钝感。

4）尖颏：颏部尖细，显得敏感、活跃，但不够稳重。

5）方颏：颏部两侧突出，给人以活泼、坚强但较固执的感觉。

（2）从侧面观，颏可分为以下 6 种类型（图 22-41）：

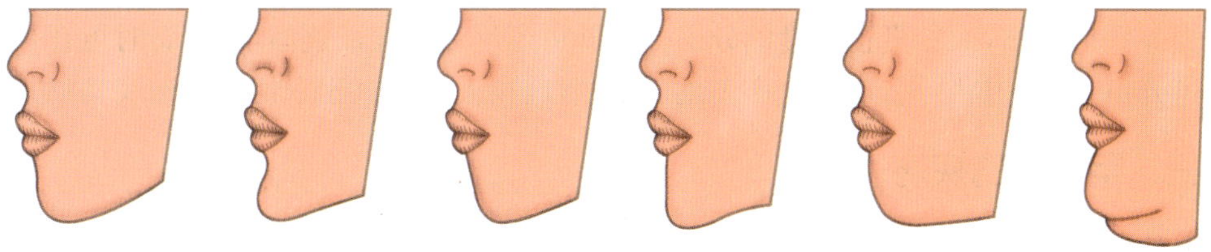

图 22-41　颏的分型（侧面观）

1）标准型：颏部形态优美自然，显得端庄秀丽。

2）凹颏型：颏部弧度过大，艳丽，但略显轻佻。

3）小颏型：颏部细小，显得稚气。

4）平颏型：颏部弧度过小，给人以沉着、冷静之感，但显冷漠，缺乏女性美。

5）圆颏型：颏部膨胀，虽有稳重大方之感，但稍微显迟钝。

6）重颏型：呈双重颏型，虽丰满圆润，但有迟钝、呆板的感觉。

理想的颏部形态应是颏前点位于 Ricketts 平面上，上唇高与下唇颏高度比为 1∶2（女性可稍小），颏唇沟较深，颏轮廓清晰，微微上翘，鼻、唇、颏关系协调，鼻根点与颏前点的连线垂直于眶耳平面。

第五节　颈部美学解剖

颈部位于头与胸部和上肢之间，外形与性别、年龄、体形密切相关。女性和小儿颈部的皮下脂肪较多，轮廓较圆；瘦体形颈部细而长，表面标志清楚；胖体形颈部粗而短，体表标志模糊。

颈部是人体的暴露部位，其形态、颜色、长短和粗细等都是构成人体形态美的重要因素，对于一个人的容貌美显得十分重要。但对于颈部美的衡量标准，因风俗习惯、时代时尚和文化教育的不同而有所不同。一般公认比较美观的颈部，应该是细长适度，呈圆柱状，颈前正中略呈纵向隆起，颈部较平坦且无脂肪堆积；成年男性喉结突出，可随吞咽或说话而上、下移动；成年女性甲状腺比较明显，局部丰满，皮肤色泽正常，弹性好，光滑无皱襞；颈部位置居中，左右对称，无歪斜，活动自如。但以下因素明显影响颈部的形态美。

一、脂肪堆积

颏下脂肪堆积过多可出现“双下巴”，又称“水牛颈”或“火鸡颈”，使颈部看起来臃肿粗短。至中老年后，因皮肤的老化而松弛，同时因重力作用而下垂，在颈部皮下组织、颈阔肌及其深层形成纤维组织带，呈现出类似蹼的形状，在吞咽及抬头时更为明显。严重者转头时感觉不太方便，甚至在睡眠时可能发生呼吸困难。

颏下脂肪堆积在检查时可发现皮肤松弛及脂肪堆积，扪诊时皮下无包块。此症不但影响颈部美观，严重时可出现明显病理方面的变化，故多需行手术切除多余的颏下脂肪。

二、甲状舌管囊肿、甲状舌管瘘

甲状舌管囊肿为先天性发育畸形，可出现于舌根处盲孔至胸骨颈静脉切迹的任何一点上。囊肿一般在颈部正中线上，若较大则可偏向一侧。囊内液状物常为脱落的上皮细胞、液化或炎症反应产物，而非真正由囊壁分泌。囊肿可因反复炎症而逐渐增大，有时可在颈部出现窦道开口，则称甲状舌管瘘。此症多见于儿童，成年人偶见。手术切除应彻底，以防复发。

三、甲状腺的疾病

异位甲状腺组织、单纯性甲状囊肿、甲状腺功能亢进、甲状腺炎、甲状腺瘤及甲状腺癌等除疾病本身外，还使颈部呈现弥漫性增粗或结节状增粗，明显影响颈部的形态，此症若保守治疗无效时，多需行手术治疗。故在手术治疗时，应从美学的角度慎重选择手术切口，以免增加颈部形态的进一步损害。

四、先天性斜颈

先天性斜颈有肌性和骨性之分，前者由肌肉缩短造成，后者由颈椎畸形造成，前者为临床上常见。先天性肌性斜颈是由于胸锁乳突肌挛缩引起的，病因可能为宫内胎位不正、胎儿受压、羊水过多、产伤撕裂血管形成血肿后机化等，遗传是少数患者的发病因素之一。先天性肌性斜颈多于出生数日后发现，胸锁乳突肌呈纤维性萎缩、变短，呈条索状，牵拉枕部偏向患侧，下颌转向健侧肩部，健侧面部饱满，患侧面部变小，眼睛不在一个水平线上，严重者可出现颈椎侧凸畸形。

先天性肌斜颈一般不能自行恢复，应早发现，早治疗，可行保守治疗，也可行手术治疗，效果显著。

五、蹼颈

蹼颈为先天性畸形，为常染色体异常所致。蹼颈畸形多发生于女性，并出现侏儒状体形，可同时存在有蹼肘、蹼膝、内眦赘皮以及四肢淋巴水肿，智力发育迟缓。临床可见两侧颈短而宽，形成蹼状并与肩部相连，由于牵拉而使后颈部发际线低。蹼状仅限于皮肤，皮下组织与肌肉组织不会形成蹼样改变。此症应以早期手术矫正为好。

六、颈部瘢痕挛缩

颈部瘢痕挛缩多因烧伤、外伤、手术不当、溃疡等原因所致，多发生于颈前部，也有发生在颈侧者。瘢痕可为块状、条状或蹼状。轻度瘢痕浅，面积小，对面部各部器官的外形和功能均无明显影响；中度瘢痕较深，面积较大，但范围仅限于颈部，常有闭口困难，下唇或口角向下移位，头部后仰或转动受限；重度瘢痕硬如板块状，可波及面、颈、颏和胸部，甚或可致颏胸粘连，头部可处于强迫体位。

手术是治疗瘢痕挛缩的有效办法，待瘢痕成熟，基底松解后，行手术切除、Z 成形术及植皮术等。

（王　岩）

23 第二十三章 躯干的美学解剖

第一节 概　　述

躯干位于人体的中心部位，支撑着头颈部，并与上、下肢相连，同时内藏重要的生命器官，故躯干无论在功能上还是形体上都是极为重要的部位。

一、躯干的境界与分区

躯干前面上借颈静脉切迹、胸锁关节、锁骨上缘与颈部分界，下借耻骨联合、腹股沟分别与会阴部、下肢相邻。后面上借两肩峰至第 7 颈椎棘突的连线与项部为界，下借髂嵴、两髂后上棘连线分别与臀部、骶部相邻。两侧借三角肌前、后缘与上肢相邻。

躯干的前面包括胸、腹两个区域，以剑突、两侧肋弓为界；后面包括背、腰部两个区域，以第 12 胸椎及第 12 肋下缘为界。

二、躯干的体表标志

（一）胸部

1. **胸骨柄和体**　柄的所在位置相当于第 3～4 胸椎高度；体的所在位置相当于第 5～8 胸椎高度。

2. **颈静脉切迹**　又名胸骨上切迹，位于胸骨柄上缘，两侧锁骨内侧端之间，平对 2、3 胸椎之间。

3. **胸骨角**　即 Louis 角，又称 Ludwig 角，是胸骨柄与体结合处的横嵴，两侧接第 2 肋软骨，为肋计数标志。平静呼吸时，平对第 4 胸椎体下缘。

4. **肋**　除了第 1 肋和第 12 肋之外，其余均能很容易触摸到。

5. **乳头**　在女性，乳头的位置变化很大；在男性，乳头位于第 4 肋间隙与锁骨中线交点上，距前正中线约 10cm(成人)。

6. **锁骨和锁骨下窝**　锁骨全长可在皮下触及，其外侧 1/3 下方的凹陷，为锁骨下窝，该窝深处有腋血管和臂丛通过，在其内下方可摸到肩胛骨喙突。

7. **胸大肌**　发达者体表可见其轮廓，在胸前外侧区可摸到胸大肌的下缘。

（二）腹部

1. **剑突**　位于胸骨下端，上接胸骨体，称剑胸结合，平对第 9 胸椎。

2. **肋弓**　从剑突两侧相邻的第 7 肋软骨起，分别向两侧的外下方呈弓状延伸，最低部位是第 10 肋，此处平对第 2、3 腰椎间，全程可清楚扪及。两侧肋弓与剑胸结合共同围成胸骨下角，角内夹有剑突，剑突与肋弓的交角称**剑肋角**。

3. **脐**　是腹部的重要标志。通常脐与左、右侧髂嵴最高点约在同一平面，在健康的成年人，脐一般向后平对第 4 腰椎棘突，或相当于第 3、4 腰椎之间，婴儿脐的位置较低。

4. **前正中线和横线**　前正中线上起剑胸结合，下达耻骨联合，为一条纵行皮肤浅沟，其深面是腹白线。**腹白线**为三层腹肌腱膜包绕腹直肌形成腹直肌鞘后在中线交织形成。**横线**是前正中线脐上段两旁的横向皮肤浅沟，沟的深部是腹直肌腱划。横线一般每侧有 3 条，分别位于剑突平面、脐平面和此两平面之间。腱划不因呼吸运动而上下移动，并且在检查者抬头时更明显。以此可区分肝前下缘和腹内肿块。

5. **半月线**　为腹直肌外侧缘的体表标志。上起第 9 肋软骨和肋缘相交处，距前正中线 3～4 横指，向下渐向内侧斜行，经脐与髂前上棘连线中点，下达耻骨联合两侧，略呈突向外的弧形。

（三）背腰部

1. **肩胛冈**　冈的内侧端平第 3 胸椎棘突。

2. 肩胛上角、下角　上角平对第 2 肋，下角平对第 7 肋。

3. **胸腰椎棘突**　在背腰部正中线上，能摸到全部胸腰椎棘突。

三、躯干的标志线

1. **前正中线**　即躯干前面正中的垂直线。

2. **胸骨线**　沿胸骨最宽处外侧缘引出的垂直线。

3. **锁骨中线**　自锁骨中点向下引出垂直线，在男性和儿童常通过乳头，故又名乳头线。

4. **胸骨旁线**　沿胸骨线与锁骨中线连线中点所引的垂线。

5. **腋前、中、后线**　分别经过腋前襞、腋窝顶和腋后襞向下引出的垂线。

6. **肩胛线**　双臂下垂时，经肩胛骨下角所做的垂线。

7. **后正中线**　即经躯干后面正中所做的垂线，相当于各棘突的连线。

第二节　胸　　部

一、境界及分区

（一）境界

胸部上方与颈部相邻，两侧以三角肌前缘与上肢分界，下方以剑突、两侧肋弓与腹部分界。

由于膈向上隆凸，胸壁的界线与胸腔的范围不一致，比胸腔长，腹腔上部的脏器被两侧肋弓所遮掩，故胸部下方外伤时，除胸壁受损外，可能伤及其深面的腹腔脏器。

（二）分区

胸部分为胸前区和胸外侧区。

1. 胸前区　又称胸前部，内侧界为前正中线，外侧界为腋前线，上界为锁骨，下界为肋弓前部。

2. 胸外侧区　又称侧胸部，介于腋前、后线之间，上界为腋前、后襞在胸侧壁上的连线，下界为腋前、后线之间的肋弓后部。

二、胸廓形状

正常人胸廓呈圆锥形，上部狭小与颈部相连，下部宽阔与腹部相连。左右径长，前后径短，两者之比为4∶3，婴幼儿及老人的比例几乎相等。正常人脊柱的胸椎部分稍向后凸，老年人则更明显。

在某些病理情况下，胸廓可出现畸形。佝偻病时胸骨（尤其是下部）显著前突，胸廓的前后径增大，左右径缩小，称之为**鸡胸**。先天性鸡胸可能与遗传有关，由于膈肌前部发育不全，不附着在剑突及肋弓上，而是附着在腹直肌鞘的深面，吸气时胸骨下部因无膈肌支持而前突。**漏斗胸**与鸡胸相反，表现为胸骨、肋软骨向内凹陷畸形。肺气肿时整个胸廓高度扩大，尤其是前后径扩大，使整个胸廓外形呈桶状，称为**桶状胸**。某些慢性病如结核等，因长期严重消耗，患者明显消瘦，胸廓常呈扁平状，称为**扁平胸**。

三、胸壁软组织结构

胸壁软组织包括由皮肤、浅筋膜、乳房构成的浅层结构和由深筋膜、肌层构成的深层结构。

（一）胸壁浅层结构

1. 皮肤　各部位的皮肤薄厚不一，以乳头、胸骨前面和两侧部最薄。

2. 浅筋膜　为皮下的一层疏松结缔组织，胸壁浅筋膜与颈、腹部和上肢浅筋膜相延续，内含脂肪、浅血管、淋巴管、皮神经和乳腺。其厚度各部位不同，且个体差异较大，随个体发育、营养状况、性别、年龄而异。一般胸前外侧区的脂肪组织较厚，胸骨前面较薄，正中线处几乎无脂肪组织。因此胸部皮肤除胸骨部分外，均有较大的移动性。

3. 女性乳房　详见本节四。

（二）胸壁深层结构

1. 深筋膜　由结缔组织构成，覆盖在肌肉的浅面，并伸入到各肌肉间形成肌肉鞘。胸廓的深筋膜在胸前外侧区分为浅、深二层。浅层覆盖在胸大肌的表面，向上附着于锁骨，向下移行于腹部深筋膜，向内侧覆盖胸骨表面并与对侧相续；深层位于胸大肌的深面，在锁骨下方分为两层向下包绕锁骨下肌后合为锁胸筋膜，再向下分两层包绕胸小肌，在胸小肌下缘与胸大肌表面的深筋膜浅层汇合，向下至腋窝与腋筋膜相续。

2. 肌肉层　覆盖于肋骨及肋间组织表面，由胸肌及部分腹肌组成。由浅至深大致分为4层。第1层为胸大肌、腹外斜肌和腹直肌上部；第2层为锁骨下肌、胸小肌和前锯肌；第3层为肋间肌；第4层为贴于胸廓内面的胸横肌。

发达结实的肌肉本身就是健美的表现，尤其是男性，隆起的胸大肌给人以力量和美的享受，体现出男性的阳刚之气。

四、女性乳房

（一）乳房的一般形状

成年女性乳房多呈半球形，紧张而富有弹性。乳房中央有一圆柱状突起为**乳头**，一般直径1.2cm，高约1.0cm。表面凹凸不平，有12～15个输乳管开口。乳头周围皮肤有色素沉着，呈环状，称**乳晕**。其直径约2～4cm，其颜色在少女期为蔷薇色，在妊娠或哺乳期色泽变深，多为深褐色或黑褐色。乳晕部皮肤有若干呈小圆形隆起的乳晕腺，分泌脂类物质滋润乳头、乳晕，以免干燥和皲裂，乳晕腺一般有10个左右。乳房外形与年龄、发育及妊娠密切相关。青春发育期前，乳房发育小；成年后多呈半球形，妊娠哺乳期明显增大，乳腺增生，血管和淋巴管扩张，皮肤紧张；停止哺乳后萎缩变小；老年后更小且皮肤松弛，乳房下垂。

（二）乳房的位置

成年女性乳房位于胸前外侧壁，基底部上缘平第2或第3肋，下缘平第6或第7肋，内达胸骨旁线，外至腋前线或腋中线。乳房内上2/3在胸大肌表面，外下1/3在前锯肌和腹外斜肌表面，内下少部分在腹直肌前鞘上端表面。乳头位于锁骨中线与过上臂中点水平线相交点略偏下，随年龄增长而逐渐下垂(图23-1)。

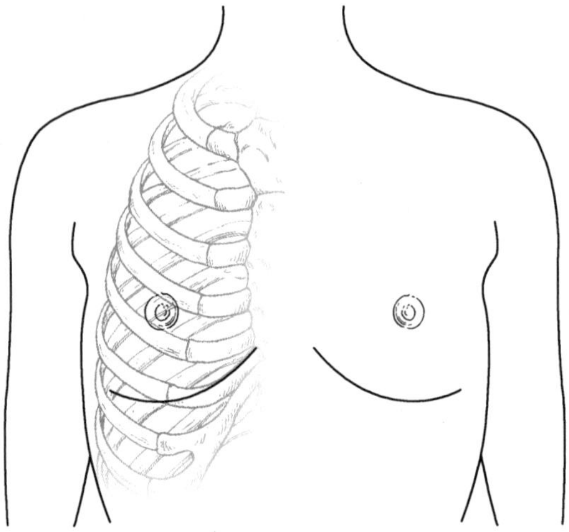

图23-1　乳房的位置

（三）乳房的分区

临床上常以乳头为中心分别作垂直线和水平线，将乳房分为1个区4个象限：乳头和乳晕所在区为乳头区，其他为内上、内下、外上和外下象限。

（四）乳房的结构

乳房主要由皮肤、脂肪、乳腺和韧带构成。

1. 皮肤　乳房各部位的皮肤特性是不同的。如乳晕及其周围的皮肤较其他部位皮肤薄，更易于伸展，所以妊娠期乳房显著增大时，乳晕及其周围的皮肤面积增大更明显。乳头乳晕皮肤较薄，易损伤，哺乳期尤应注意卫生，以防感染。乳晕皮下尚有一平滑肌，称**乳头肌**，呈环形或放射状排列，与乳晕皮肤紧密地连接，当受到刺激时乳头肌收缩，使乳晕缩小，乳头勃起。

乳房皮肤面积与乳房体积之间应有恰当的比例，以发挥皮肤对乳腺的悬托作用，否则会发生乳房下垂。

2. 脂肪　乳房内的脂肪组织呈囊状包于乳腺周围，称**脂肪囊**。由于每个人的发育程度不同而有差异，脂肪的多少是决定乳房大小的重要因素之一。

3. 乳腺　乳腺被结缔组织隔成15～20个乳腺叶，每一腺叶又分若干小叶，各小叶内乳管汇集成腺叶内乳管，之后延续为大乳管，又称**输乳管**。输乳管以乳头为中心，呈放射状排列，它们在近乳头处扩大成输乳管窦，口径约5～6mm，其末端变细小开口于乳头的输乳孔。当乳腺脓肿需切开引流时，应尽量采用放射状切口，以便减少破坏输乳管和乳腺组织。正常乳房外上象限的乳腺小叶最多，因而此处患病的机会也最多。

4. 韧带

(1) 乳房悬韧带：整个乳腺是包裹在浅筋膜的浅层与深层之间，因为乳腺在某种意义来说仅是皮肤腺体的一种衍生物。在乳房内部，每一腺叶、腺小叶都有纤维组织包围分隔，这些纤维隔与浅筋膜浅、深两层之间有许多纤维索相连，此纤维索称为**乳房悬韧带**或**Cooper**

韧带，此韧带对乳腺有固定悬吊的作用，可使乳房既有一定的活动度，又使乳房于挺立位时不至于明显下垂。乳腺癌侵及此韧带时，该处皮肤出现凹陷，乳腺癌晚期，乳腺癌与皮肤有广泛粘连，皮肤发生淋巴性水肿，在毛囊处形成点状小凹，呈“橘皮样”改变。浅筋膜深层位于乳腺后部，它与胸大肌筋膜之间的间隙称**乳房后间隙**，由疏松结缔组织构成，可使乳房在胸壁上有一定的移动性。

（2）乳下皱襞韧带：1995 年 Bayati 和 Seckel 报道了乳下皱襞韧带的存在。认为该韧带的内侧部起自第 5 肋骨膜，外侧部起自第 5、6 肋间隙的筋膜，止于乳下皱襞区域的皮肤。然而另有学者严义坪等否认有独立乳下皱襞的存在。根据观察发现，使乳房下皱襞存在并保持在相对恒定位置的结构是乳房内固有的 Cooper 韧带的一部分。这部分韧带存在于乳房下区，连接于乳房下皱襞区的皮肤和胸大肌筋膜之间，并在受力的作用下增厚和密集。

（五）乳房的分型

1. 根据成年女性乳房前突度，可分为 3 型（图 23-2）。

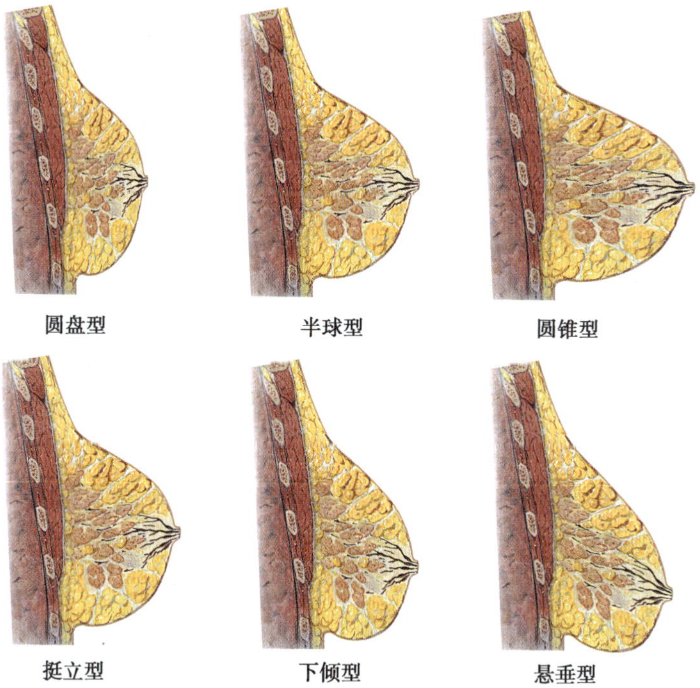

图 23-2　乳房的分型

（1）圆盘型：乳房前突长度小于乳房基部的半径，多见于黄种人。

（2）半球型：乳房前突长度等于基部的半径，多见于白种人。

（3）圆锥型：乳房前突长度大于基部的半径，多见于黑种人。

2. 根据乳房中轴线与胸壁之间下方夹角的大小，也可分为 3 型（图 23-2）。

（1）挺立型：夹角为直角。

（2）下倾型：夹角小于 90°，而大于 45°。

（3）悬垂型：夹角小于 45°。

也有用乳房角度来分型，即乳头与乳房上缘和下缘之间连线的交角，成直角者为半球型，锐角者为圆锥型，钝角者为圆盘型。

（六）乳房的血管、淋巴回流和神经

1. 乳房的血管

（1）乳房的动脉：来源于腋动脉、胸廓内动脉和第 2～4 肋间后动脉的分支，各分支在乳房内互相吻合，构成致密的动脉网（图 23-3）。

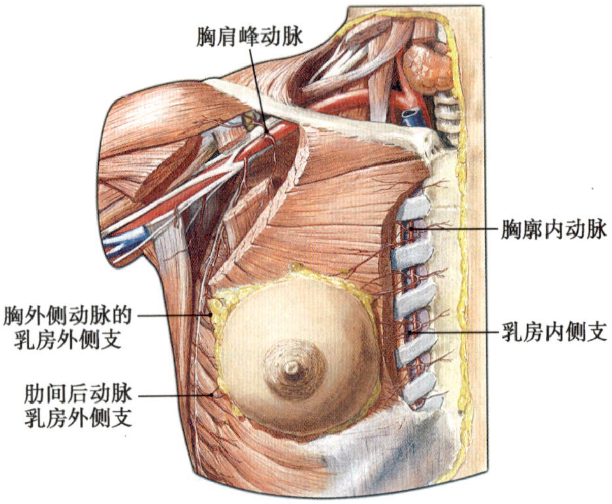

图 23-3　乳房的动脉

1）腋动脉的分支：腋动脉发出数条动脉，沿胸外侧壁走行达乳腺，主要供应乳房外侧份。

①胸外侧动脉：发出后沿胸小肌下缘紧贴胸壁行向下内，沿途发分支供应胸侧壁肌肉、皮肤和乳房外侧部。

②胸肩峰动脉：干粗短，穿锁胸筋膜后达胸大肌深面立即分为 3～4 支，分布于肩峰、三角肌、锁骨和胸部。乳房支经胸大肌与三角肌间隙或锁骨下方，穿胸大肌锁骨部肌束浅出至皮下后垂直下行，分布到乳房外上部，并趋向乳头会聚。

③直接乳房支：直接起于腋动脉或肱动脉，一般沿腋中线或腋前线行向下内，分布于乳房外侧部。

2）胸廓内动脉的穿支：胸廓内动脉是锁骨下动脉的分支，紧贴胸膜前面进入胸腔，向下行于胸骨旁第 1～6 肋间隙深面，在胸骨旁相应肋间隙发出分支，穿过胸大肌供应乳房内侧份。其穿支主要是上位 4 个肋间穿支，其中以第 1、2 两个肋间穿支最粗大，为最主要动脉，两者常在胸骨侧缘附近，紧贴第 2 肋的上、下缘分别由第 1 和第 2 肋间隙穿出。其他肋间穿支位置常不恒定。胸廓内动脉穿支分布到乳房的途径，常先行于浅层脂肪组织内，最终进入深层。直行方向趋向乳头，沿途分支和邻近动脉吻合。

3）肋间后动脉的前穿支和外侧皮支：主要来自第 2～4 肋间后动脉，前穿支在胸廓内动脉穿支外侧约 2～3cm 处穿出肋间肌和胸大肌，分布在乳房深部，乳腺癌根治术切除乳房肿块时，须预先钳夹结扎，否则，血管如被割断或撕裂，断端回缩不易止血；外侧皮支也发出乳房支分布于乳房外侧部。

从配布上看，个体间变化较大，胸外侧动脉供应乳房者占 68%，居首要地位，而肋间后动脉对乳房血供，一般来说作用不大。

乳房内部的动脉是由浅层动脉和深部动脉两大系统组成。浅层动脉包括乳房皮肤真皮下血管网和腺体前血管网。深部动脉指在乳腺后由胸肌筋膜表面穿出进入乳腺的动脉穿支。1992 年，栾杰、杨佩瑛等报道发现乳房内部存在着来自深层的较丰富的动脉穿支，穿支主要来源于胸廓内动脉和胸外侧动脉，穿支密度以内下象限较为集中。其中一支自乳腺中心附近穿过乳腺组织供应乳头、乳晕的动脉称为**乳头乳晕深动脉**。乳头、乳晕还同时接受部分其他乳房深部动脉穿支的血供，这些穿支的终支汇入乳晕下血管网，并与浅层动脉相互吻合。由于单纯依靠乳房深部血供完全可以保证乳头、乳晕的成活，因此采用下部蒂瓣的缩乳术依靠深部血供不会发生乳头乳晕血供障碍。乳房深部动脉穿支在乳腺后表面有一段水平走行，故手术中应保留一定厚度的乳腺后方组织，以免损伤深部动脉。

（2）乳房的静脉：静脉与淋巴管有紧密的伴行关系，癌细胞可转移至局部淋巴结，也可能经静脉扩散发生远处转移。乳房的静脉分为浅、深两组。

1）浅静脉：紧贴皮下，位置表浅，经红外线造影显示女性胸部浅静脉多呈横向引流至胸廓内静脉，部分与对侧者吻合，部分呈横向和纵向，向内向上引流至颈前静脉。

2）深静脉：与同名动脉伴行，主要有胸廓内静脉穿支、腋静脉的属支和肋间后静脉，经上腔静脉至右心，进入肺毛细血管，是乳腺癌向肺转移的重要途径。

2. 乳房的淋巴回流　女性乳房淋巴管非常丰富，可分为浅、深两组淋巴管丛，彼此间广泛吻合。浅组淋巴管丛分布于皮内和皮下组织，无瓣膜，分乳晕下淋巴管丛和乳晕周围淋巴管丛。深组淋巴管丛管径粗，有瓣膜，分布于乳腺小叶周围的间隙和输乳管壁内。

乳房的淋巴主要引流至腋窝淋巴结，一部分引流至胸骨旁淋巴结，少数引流至锁骨上淋巴结、膈下淋巴结等局部淋巴结。主要回流途径如下：

（1）外侧部和上部大部分淋巴管：沿腋血管的分支经胸大肌外侧缘，注入胸肌淋巴结。有的注入外侧群再至中央群，最后至尖群。

（2）内侧部淋巴管：沿胸廓内血管的穿支穿过胸大肌，经过肋间隙到达沿胸廓内动脉排列的胸骨旁淋巴结。这些淋巴结还接受沿肋间后动、静脉穿支走行的淋巴管。其输出管注入纵隔前淋巴结或锁骨上淋巴结，此外还与对侧有吻合。

（3）下部淋巴管：与腹前壁和膈的淋巴管相交通，并可与肝脏的淋巴管相吻合。

（4）深部淋巴管：汇集成 2～3 条较粗的淋巴管，穿过胸大、小肌直接注入腋淋巴结尖群。

3. 乳房的神经　乳房的感觉主要由第 4～6 肋间神经外侧皮支的乳房外侧支及前皮支的乳房内侧支支配。此外，第 2 肋以上的皮肤（包括乳房上部）由颈丛的锁骨上神经分布。

交感神经纤维沿胸外侧动脉和肋间后动脉的分支进入乳房，分布于乳房皮肤、血管、乳头和乳晕的平滑肌及腺组织等。

乳头、乳晕的感觉神经来自第 4 肋间神经外侧皮支的前支。在越过胸大肌外侧缘约 2cm 后，较恒定地在相当 4 点钟（左乳）和 8 点钟（右乳）位置，从乳腺基底部穿过乳腺腺体支配乳头、乳晕。

（七）乳房的美学

什么样的乳房才美？由于种族间的体质、文化、传统、心理因素等不同，各国乳房美的标准存在差异，以东方人和欧美人差别最大。而且乳房的标准又因制定目的而有所不同，如艺术家常以维纳斯乳房作为美乳参数，这是一种艺术美，与现代女性美存在较大差距。健美比赛也有其标准，身高 160cm 的女性，其胸围要达到 84～86cm。显然，这些标准并不适合用于我国现实生活中的一般女性。

根据学者对中国女性乳房的观察和测量数据分析，中国女性美的乳房应该是：外形挺拔丰满，呈半球形，质地柔软而富有弹性；乳头润泽、挺拔，呈圆柱状，乳晕清晰；乳房两侧对称；乳房大小与体形成比例，身高在 160～165cm 者，通过乳头的胸围应在 80～87cm 之间。

（八）乳房的年龄变化

1. 胚胎期　当胚胎发育至第 6 周时，外胚层上出现乳腺发生线，简称乳线。乳线位于胚胎躯干前壁两侧，由多处外胚叶细胞局部增殖变厚，形成嵴状的乳房始基，乳房始基由4～5 层移行上皮细胞构成。在胚胎的第 9 周，乳线的上 1/3 和下 1/3 乳房始基开始退化，仅保留胸部的一对继续发育，它的外胚叶细胞层向其深层下陷形成凹状结构，表皮的基底细胞也随增生而同时下降形成乳芽，两侧共有 16～24 个乳芽。在胚胎第 3 个月，乳芽即发育成乳管，同时其下端部分形成小叶芽，即乳腺腺泡的前驱结构。这种结构在出生后基本维持原状，至青春期在雌激素的影响下才进一步发育。

如果多余的乳房始基部不退化，就会发育成多余的乳头或乳房，称为**副乳**。如果两侧乳房始基全部退化或一侧全部退化，则表现为先天性乳房缺失或单侧乳房缺失。

2. 婴幼儿期　新生儿乳房很不发达，也没有性别的差异。其中大多数新生儿出生后，可在乳头下触及蚕豆大的硬块，还可有少量的乳液分泌。这是母体通过胎盘遗留在新生儿体内的雌激素促使新生儿乳腺发生活动的结果。这种现象一般在出生 1～3 周后逐渐消失，4～8 个月后乳腺进入幼儿期静止状态，并一直持续到青春期前。

3. 青春期　此期男女乳房发育有明显区别，女孩从 12～13 岁起，丘脑下部和垂体的激素分泌逐渐增加，刺激卵巢进一步发育，并分泌雌激素和孕激素，从而刺激乳腺开始发育。从这时起，乳房逐渐增大，乳头、乳腺也相继增大，并且色泽开始加深。此时乳管增多并且分支，腺泡也开始形成和发育。通常经过 3～4 年，月经开始时，乳房的发育才趋完善。这时乳房脂肪组织大量增加，使乳房显得丰满而富有弹性。

随着卵巢激素水平的周期性变化，乳腺组织也出现周期性的增生和复原变小。月经前期乳腺呈增生性的改变：乳管扩张，上皮细胞分化增生，新生腺泡形成，乳管及腺泡中可见分泌物充填，乳管周围结缔组织增生、水肿。故乳房变得较大且质韧，触之呈结节状，大多数人此时可感觉乳房发胀、不适或轻微胀痛。至月经开始到月经后 1 周左右，上述生理改变逐渐消退。此时乳管收缩，上皮细胞萎缩、分泌物消失，管周纤维减少，乳腺变小而软。直到下一周期又开始呈增生性改变，如此周而复始。

4. 妊娠及哺乳期　妊娠期乳房在孕酮的刺激下发生明显的变化，乳房进一步变大、丰满，乳晕颜色加深。乳晕上的皮脂腺肥大形成散在的小隆起，称为**蒙氏结节**。乳头增大、挺立，乳房表面静脉怒张，出现初乳等。乳管进一步增长和分支，腺泡也增大并且增多。至妊娠后期，腺泡更加扩张，乳管继续增大，小叶间纤维组织受压而减少，毛细血管增多、充血。

哺乳期乳腺功能旺盛。乳腺在腺垂体催乳素的刺激下，腺泡进一步增生，腺腔扩大，细胞分泌活动增强。乳管明显扩张，内储乳汁。哺乳后期，随断乳的情况乳腺改变各不相同。如产后不哺乳，乳管内压力渐高，压迫管壁和腺泡，数日后乳腺迅速发生退化性改变，这时乳房体积甚至小于妊娠前水平。若产后哺乳，则乳汁持续分泌，一般在分娩后 8 个月左右分泌减少，乳腺开始退化，这时断乳很快就停止泌乳，对乳房影响不大。若泌乳减少后仍坚持哺乳则对乳腺组织消耗较大，将使乳房松弛下垂。

5. 老年期　随着卵巢功能的减退和消失，月经逐渐减少以至绝经，乳腺也逐渐萎缩。此时乳房虽可因脂肪沉积而增大，腺体则普遍缩小，乳腺小叶及末端乳管缩小甚至消失，乳房失去弹性并下垂。到了老年，乳管周围纤维组织增多，有的还出现钙化，小乳管逐渐硬化而闭塞。乳房内充满的仅为纤维和脂肪组织，肥胖者以脂肪居多；瘦者以纤维组织居多，乳房显得干瘪。

(九) 乳房的异常

1. 小乳症 多为先天性乳腺发育不全，后天性多为内分泌紊乱或手术等所致。

2. 巨乳症 多为先天性因素，严重的乳房肥大可为腺体、脂肪、皮肤组织均过度发育，也可仅为脂肪过多，而腺体不增大，常伴有乳房下垂。

3. 乳房下垂 主要因乳房肥大而下垂或减肥后松弛而下垂及老年性腺体萎缩而下垂。根据乳房下垂的程度将其分为3度：乳头平乳房下皱襞为Ⅰ度；低于此皱襞为Ⅱ度；乳头在乳房最低处为Ⅲ度。

4. 不对称乳房 表现为不等大，有先天因素，也有后天因素，如因睡眠姿势、体育锻炼、哺乳不均或外伤、炎症、肿瘤等因素。

5. 乳房缺失 此类缺失可有两类：

(1) 先天性乳房缺失：在胚胎发育过程中的异常，两侧或单侧乳房缺失；或有少部分乳腺组织而无乳头乳晕；或有不规则的小乳头、乳晕而无乳腺组织。

(2) 乳房切除术后乳房缺失：如乳房癌根治术后。

6. 副乳 又叫多乳房，是乳房的先天性畸形。副乳可包括乳头、乳晕和腺体或其中任何一部分。副乳最常见于正常乳房的外上方近腋窝处，此处的副乳多只有腺体而无乳头乳晕，易被误诊为脂肪瘤或其他良性肿瘤。副乳在月经期、妊娠期或哺乳期也可肿胀、疼痛，甚至有分泌功能。对副乳应早期切除。

7. 乳头内陷 先天性因素，主要为乳头、乳晕平滑肌发育不良，且乳头下缺乏支持组织所致。

(十) 隆乳术的应用解剖

乳房是女性形体美的特征，一个女性的形体美是由流畅优美的曲线构成，而乳房曲线具有独特的魅力。但不是每个女性都有美的乳房曲线，有部分妇女由于乳房发育不良而胸部扁平，由此产生自卑感。隆乳术可帮助她们消除自卑，增强自信。

目前隆乳术的方法很多，但以硅胶假体植入最为常用，其切口与假体放置部位如下：

1. 切口 常用的有三种，即腋窝切口、乳晕切口、乳房下皱襞切口。三种切口各有优点及不足，腋窝切口最为隐蔽及术后瘢痕不明显。但自切口经皮下进入胸大肌后，距离最长，需采用特殊器械进行剥离。乳晕切口因乳晕皮肤颜色呈深褐色，且有结节状乳晕皮脂腺掩饰，故切口相对隐蔽，因距离近，可直接剥离，但易损伤乳腺。乳房下皱襞切口较隐蔽，且距离较近，亦能直接剥离，显露较好，手术操作方便。但易产生疤痕增生，可能与乳房重力、牵引、刺激伤口有关。

2. 假体放置的层次 乳房假体可放置乳房后间隙或胸大肌后间隙。

(1) 乳房后间隙：位于包绕乳房基底部的胸浅筋膜深层与胸大肌表面的胸深筋膜之间的疏松结缔组织间隙。乳房假体置入此间隙，手术简单，损伤小，乳房位置、外观形态均很自然。但包膜挛缩发生率较高，包膜挛缩可使乳房手感变硬，位置发生偏移。

(2) 胸大肌后间隙：位于胸大肌与胸小肌之间，将乳房假体植入此间隙，可减少包膜挛缩的机会，但手术损伤较大、出血较多，此方法目前应用最多。

第三节 腹 部

一、标志线及分区

（一）腹部的标志线

1. **肋下平面** 通过两侧肋弓的最低点(第 10 肋的最低点)的连线。

2. **结节间平面** 通过两侧髂结节的平面。

3. **左、右垂直线** 通过左右腹股沟韧带中点的垂线。

（二）腹部的分区

为了描述脏器的位置，将腹部分成若干区域。临床上较为实用的是三部九分法，以肋下平面和结节间平面，将腹部分为上腹部、中腹部和下腹部。每部又由左、右垂线分为三区。从上向下分别称为左右季肋区和腹上区、左右腹外侧区(腰区)和脐区、左右腹股沟区(髂区)和腹下区(耻区)。

此外，更为简便的有四分法，即以脐为中心引一垂直线和一水平线，将腹部分为左上腹、右上腹、左下腹、右下腹四个区。

二、腹前外侧壁的浅层结构

腹前外侧壁由软组织构成，起着承托和保护腹腔脏器的重要作用。其层次由浅入深分别为皮肤、浅筋膜、深筋膜和肌层、腹横筋膜、腹膜外筋膜(间隙)、壁腹膜。在此仅介绍浅层结构。

（一）皮肤

腹前外侧壁皮肤较薄，厚 2～4mm，柔软娇嫩而富有弹性，血管丰富。除腹股沟部皮肤与深筋膜连接较紧而移动性小，以及脐部皮肤直接与深部瘢痕组织相连而不能移动外，其余皮肤的皮下组织极为疏松，故皮肤的移动性很大，因而小范围的皮肤缺损可直接拉拢缝合。因此，腹前外侧区皮肤是皮片、皮瓣或肌皮瓣移植的良好供区。

腹前外侧壁皮肤的体位性和重力性皱纹基本一致，呈向下凸的弧形走向，与该区朗格皮肤裂线的走行方向基本一致，而且两者的倾斜度越向腹下部越大。腹部美容术的皮肤切口方向应尽量与线的方向一致，或交叉的角度越小越好，以利于切口的准确对合和减小愈合后瘢痕。

（二）浅筋膜

腹前外侧壁的浅筋膜，在脐平面以上和以下有所不同。脐平面以上的浅筋膜向下与脐平面以下的浅筋膜浅层相延续。脐平面以下的浅筋膜分浅、深层，胖者尤其明显。浅层称**脂肪层**，又名 **Camper 筋膜**，厚而疏松，含大量脂肪，是人体仅次于臀区和躯干侧部的第 3 大脂肪储库，肥胖者可厚达数厘米。脂肪量男性以脐上区较多，女性主要在脐周和腹下部，中线处脂肪量略少，脐处则全无脂肪。脂肪层同深层组织疏松相连，与之易于分离，用手指捏持腹前外侧壁时，脂肪层可随同皮肤被捏在手指之间，由此可估计皮下脂肪的厚度。深层呈膜状，称**膜性层**，又名 **Scarpa 筋膜**，薄而含弹性纤维，借疏松组织连于深筋膜层，有支持腹内脏器的作用。膜性层能支持缝扎，脂肪层则不能承受，故缝合浅筋膜时需贯穿缝合膜性层才能使浅筋膜稳妥闭合。

（三）深筋膜

腹前外侧壁的深筋膜，是一层比较薄弱且不完整的结缔组织膜，相当疏松，紧贴腹外斜肌、腹直肌鞘前壁和腹白线的浅面，并常与之融合，故可与肌层视为同一层次。

（四）腹前外侧壁浅层的血管和神经

腹前外侧壁浅层的血管、神经位于浅筋膜层或位于 Camper 与 Scarpa 两层筋膜之间。

1. 浅动脉　浅动脉包括前皮支（前穿支）、外侧皮支、腹壁浅动脉、旋髂浅动脉和阴部外动脉的分支；这些动脉发自腹壁上、下动脉，肋间后动脉及股动脉，走行于浅筋膜内，并在其内分支（图 23-4）。

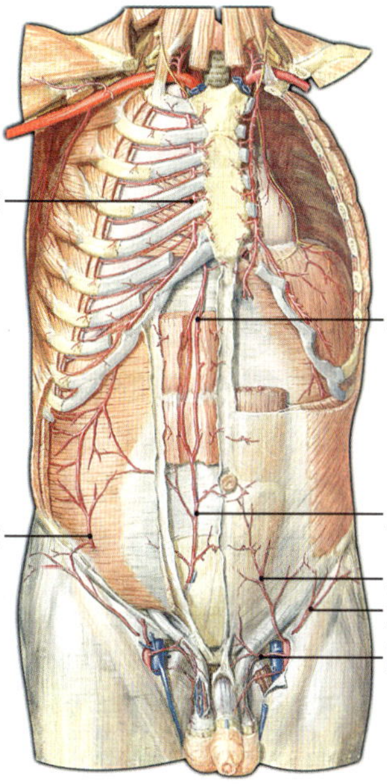

图 23-4　腹前外侧壁的浅动脉

（1）前皮支：大部分发自腹壁上动脉，小部分发自腹壁下动脉，一般较细。

（2）外侧皮支：是肋间后动脉、肋下动脉的分支。

（3）腹壁浅动脉、旋髂浅动脉和阴部外动脉：多为股动脉的分支，发出后先穿过股鞘前壁，再穿筛筋膜或阔筋膜浅出至股部浅筋膜，分别行向上方、髂嵴方向和会阴区，三者均与深动脉吻合，三种动脉常两两合干分出。

2. 浅静脉　较浅动脉位置更为表浅，数目也多，并且吻合充分（图 23-5）。浅静脉一般与同名浅动脉伴行，也有独立的浅静脉。浅静脉以脐平面为界分别向上、下方汇流，因此分为上组浅静脉和下组浅静脉。上组浅静脉的血液经胸廓内静脉、肋间后静脉和胸外侧静脉最后汇入上腔静脉。下组浅静脉的血液主要通过腹壁浅静脉、旋髂浅静脉，阴部外静脉和腹壁下静脉回流，前三者汇入股静脉，后者汇入髂外静脉，最终汇入下腔静脉。

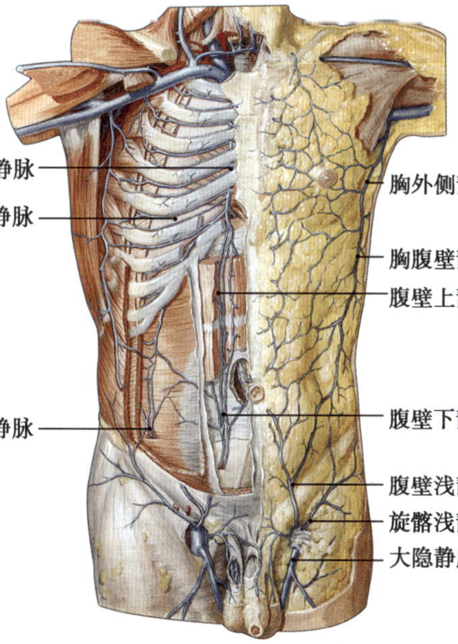

图 23-5　腹前外侧壁的浅静脉

3. 皮神经　腹前外侧壁的浅组神经为外侧皮神经和前皮神经。外侧皮神经发自第7～11 肋间神经，前皮神经是第7～11 肋间神经、肋下神经和髂腹下神经的终末支。它们都行于浅筋膜内，分支支配腹前外侧壁皮肤（见图 18-10）。肋下神经和髂腹下神经的外侧皮神经，因越过髂嵴走向并支配臀区前外侧面和臀中肌表层皮肤，故不达腹前外侧壁。

三、脐部

（一）脐的位置与结构

脐位于腹部正中线，约与第3、4腰椎间盘水平。人体以脐为界，身体的上部与下部之比为5∶8。

脐是腹前壁中线处的一个内陷瘢痕，其周围由白线中部腱膜组织形成的脐环为支架，中央充填脐带残端愈着后方的瘢痕，外覆皮肤而形成，脐环处无脂肪。因此，脐的结构由浅入深为皮肤、脐环、脐筋膜和腹膜壁层。

（二）脐的类型

脐的分型有以下3种方法：

1. 根据脐突出程度分型

（1）凸型：发育年龄的儿童和少年多见。

（2）平型：发育年龄的青少年多见。

（3）凹型：成年人多见。

（4）强凹型：成年人多见。

2. 根据脐表面皱纹分型　分为菊花型、车轮型、同心圆型、螺旋型、树枝型、无构造型、星艺型、线条型和圆孔型，其中以星艺型脐最常见。

3. 根据脐美观与否分型

（1）理想型：脐稍低于腹壁平面，呈凹陷状，周围边缘等高。

（2）不理想型：主要是周缘不等或被较厚的襞所覆盖。

（三）脐的美学观察

脐位于腹中部，具有衬托、点缀腹部美观的作用。女性脐以形圆而深、脐窝朝上为美。

四、腹部的美学观察

腹部是展示人体美的重要部位，其形态变化可直接通过测量腹围和腰围反映出来。

（一）腹部的分型

一般按腹前外侧壁隆突的程度将腹部分为以下5型（图23-6）：

1. 舟状腹　腹前外侧壁松软而薄，肌肉不发达，皮下脂肪贫瘠，前腹呈凹陷状，仰卧时更明显。此种腹型见于身体瘦弱者或营养不良者。

2. 扁平腹　腹前壁稍微隆起，上、下腹壁在同一冠状面上，两侧腹直肌轮廓可见，正中线的纵沟浅而宽。皮肤富有弹性，皮下脂肪适量且分布较均匀，脐呈凹陷状。此种腹在形态上最为理想，多见于青年和肌肉较发达者。

3. 蛙状腹　腹前外侧部整体明显膨隆，腹壁肥厚，皮下脂肪丰盛，腹部皮褶厚度男性大于1.5cm，女性大于2.0cm，不见腹肌轮廓，脊柱腰曲可前移，俗称“将军肚”。见于一般肥胖者。

4. 悬垂腹　腹部皮肤松弛，皮下脂肪显著增厚，尤以下腹为甚。前腹明显膨隆，但腹下部前突更甚并有下垂之势。脊柱腰曲亦有前移，见于显著肥胖者。

5. 蛛形腹　腹部极度向前并向两侧膨隆，形如蜘蛛肚。皮肤松弛，皮下脂肪大量堆积，

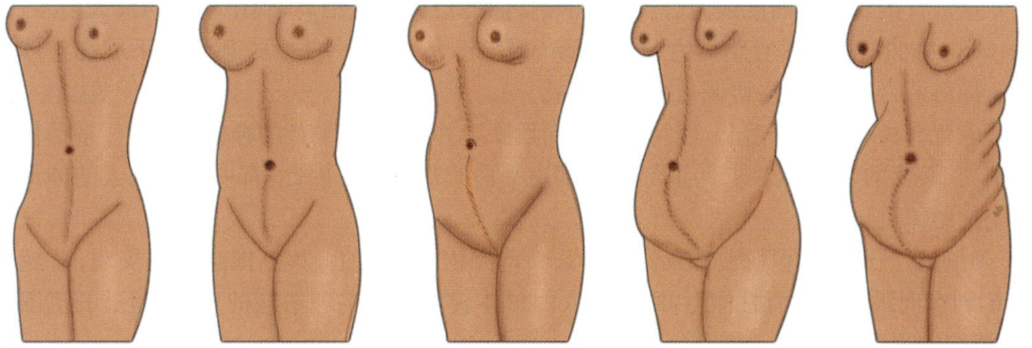

图 23-6　腹部的分型

髂嵴不显，脊柱腰曲明显前弯。腹部皮褶厚度男性为 2.8cm 以上，女性在 4.0cm 以上，腹围显著大于胸围。此种腹型见于肥胖病患者。

显然，上述各类腹型除扁平腹以外，其他都与形体美格格不入。

（二）腹围

腹围是在呼气末、吸气开始前经髂嵴点测得的腹部水平围长，是衡量腹部脂肪量多少和腹肌发达程度的重要指标之一，即衡量腹部健美的重要标志。其中脂肪储量包括腹部皮下脂肪和腹腔内脏脂肪，对于不经常进行体育锻炼的人，两种脂肪的沉积明显增多时，腹围也随之显著增大而使形体失去美感。若能坚持适量的体育运动，在使体内多余脂肪消耗掉的同时，肌肉也变得强壮有力，使腹围保持在正常水平，维持着腹部的扁平健美。

（三）健美腹部的条件

1. 腹部类型为扁平腹，腹部微后收。

2. 腹部左、右侧均匀对称，协调统一。

3. 皮肤柔滑富有弹性，腹肌轮廓可见。

4. 脐位于正中线与髂嵴上平面相交处，呈凹陷状，脐周边腹壁等高，脐周区亦略凹陷。

5. 腹围小于臀围。

第四节　背　腰　部

一、背部

（一）背部的境界

背部位于左、右腋后线之间，上为项部下界，下平第 12 胸椎及第 12 肋下缘。

（二）背部的美学观察

1. 影响背部健美的解剖学因素　背部是否健美，主要取决于脊柱的形态、肩胛骨的位置和背肌的发达程度。

（1）脊柱的形态：脊柱侧面观具有颈、胸、腰和骶 4 个弯曲，如果弯曲度不够大或超过一定限度，都会使背部的形体失去美感。根据脊柱的弯曲程度，可将背型分为正常背、驼背、平背和鞍背等 4 类。

正常背的脊柱弯曲度最为恰当，颈曲和腰曲的最大垂直距离（到中轴线的最大横距）为3～5cm，胸曲的最大垂直距离为2.5～4cm。因此，从上到下，头、颈、躯干和下肢在整体上的布局协调合理，给人以协调与统一的美感。

驼背脊柱胸段过于后凸，使背部明显向后膨隆并有瘪胸；平背的脊柱胸段过于前凸使胸曲消失；鞍背的脊柱腰段过于前凸，使胸部扁平而腹部突隆。因此，都明显影响人的体形和体姿的形体美。

后观脊柱时，所有棘突应在不超过1cm范围内的垂线上，其范围越窄越美观；若超过1cm，即有肉眼见到的脊柱侧弯，则影响人的形体美和正常生理功能的发挥，超过的范围越大，影响的程度也越大。

（2）肩胛骨的位置：肩胛骨的肩峰构成躯干部的最高点，是躯干上界的重要标志之一。肩胛骨的大部分借肌肉和肌腱连于颅后、颈和胸廓，贴附于胸廓后部的外上方，形成一对轮廓清晰的隆起，加深了两隆起之间的纵沟，从而使背部在纵向和横向上的曲线更美。

当人体处于标准姿势时，两侧肩峰、肩胛冈应等高，肩胛骨内侧缘应等距正中线，并略呈外展状态。

（3）背肌：影响背部形态美的肌肉主要是斜方肌、背阔肌和竖脊肌。

斜方肌和背阔肌分别以宽阔的肌腹覆盖背的上、下部，斜方肌外下缘在背部形成醒目的“V”形曲线，是背部健美的象征。

竖脊肌位于脊柱两侧纵行的侧沟中，发达的竖脊肌在皮下形成两条长柱状的圆滑隆起，增加了背部的曲线美。

2. 背部形体美的要点

（1）背型属正常背。

（2）胸椎棘突在同一条垂线上。

（3）两侧肩峰、肩胛冈和肩胛上角等高。

（4）在标准姿势时两肩胛骨内侧缘至正中线等距。

（5）斜方肌和背阔肌轮廓可见，圆柱状的竖脊肌明显。

（6）左右对称、协调。

二、腰部

（一）腰部的境界

从狭义上讲，腰部上起第12肋，下至髂嵴及两髂后上棘连线，外侧为腋后线的延长线。从广义上讲，腰部除上述区域外，尚包括腹部九分区中的左、右腰部区域。

（二）腰部的美学观察

腰部是构成人体曲线美的三围之一，其美学观察内容虽不多，但却极为重要。细腰是女子形体美的一大特点，饱含着柔软腰肢的动、静态曲线美，洋溢着富有青春活力的健康美和弹性美。

腰部由脊柱腰段和软组织构成，对于腰部美学来说，其软组织中又以皮下脂肪最为重要。

1. 腰部美学观察的内容　腰部美学观察主要集中在脊柱腰段的弯曲度、腰围的大小和腰部的形态。

（1）脊柱腰段的弯曲：脊柱腰段是脊柱活动度最大的部分，因此，对人体来说，不论是静态还是动态曲线美，脊柱腰段弯曲度的任何变化都会明显影响整个人体美的表达，尤其在动态曲线美时表现得更为突出和重要。

侧观脊柱腰段，正常腰曲最突出点至中轴线的最大距离在 3～5cm 范围内；后观脊柱腰段时，棘突在同一条垂线上，并与中轴线在同一矢状平面内，或偏位不超过 1cm 范围。在脊柱腰段的功能检测中，前屈、后伸、侧屈、旋转和环转运动等均正常。

（2）腰围：是经脐部的水平围长，决定腰围大小的主要因素是腰部和腹前外侧部皮下脂肪含量的多少，皮下脂肪越多，腰围就越大。调查证明，以美学角度而论，男性腰围是胸围的75％，女性腰围是胸围的 2/3 或身高×0.34。腰过粗主要是皮下脂肪堆积的结果，不但显得臃肿有损于形体美，而且行动不便，妨碍生理功能的正常进行。腰过细，则又给人以瘦弱单薄、乏力和不堪重负之感，也有损于形体美。

（3）腰部的形态：腰部以其上、下均呈前后略扁的双喇叭状圆滑地连接着胸背部和盆部，因此不论是从前后方向或侧方观察腰部，均可见最凹陷之部位所在。

从前后方向观察，最凹点在肋弓与髂嵴之间的中点稍上方，侧观最凹点在第 3、4 腰椎棘突处。因此，腰部在人体曲线美中就起着非常重要的作用。

2. 腰部形体美要点　理想腰部的形体健美一般应具备以下几个条件：

（1）腰椎棘突在同一条垂线上，并与人体中轴线在同一矢状平面内。

（2）脊柱腰曲最突出点至中轴线的距离在 3～5cm。

（3）腹型为扁平腹。

（4）腰围，在男性为胸围的 75％，在女性为胸围的 2/3 或身高×0.34。

（5）两侧肋弓最低点及两侧髂嵴最高点分别在同一平面上（分别等高）。

（6）前观和后观左右对称。

（7）腰部，尤其是两侧和后部有明显而圆滑的缩细部，呈前后略扁的哑铃状。

（8）腰部前屈、后伸、侧屈、旋转和环转均活动自如。

第五节　会　阴　部

一、盆膈和盆筋膜

盆部由骨性盆腔及被覆其表面的软组织和盆膈组成。其内形成盆腔，向上通腹部，底由盆膈封闭，并与会阴相隔。

盆部可分为盆壁和盆腔脏器两部分。盆壁由骨盆肌组成，位于骨盆内的肌有闭孔内肌、梨状肌、肛提肌和尾骨肌。闭孔内肌和梨状肌起于骨盆内面，经坐骨小孔和大孔进入臀部，止于股骨大转子。肛提肌由耻骨直肠肌、耻骨尾骨肌和髂骨尾骨肌三部分组成，宽而薄，呈漏斗状。**盆膈**又称盆底，由肛提肌和尾骨肌构成盆膈肌，封闭骨盆下口（图 23-7）。

盆筋膜形成盆壁筋膜、盆脏筋膜、盆膈筋膜三部分。盆壁筋膜覆盖于盆壁内面，从耻骨联合后面到坐骨棘之间的筋膜显著增厚，形成肛提肌腱弓。盆壁筋膜按部位分为闭孔筋膜、梨状筋膜、骶前筋膜。盆脏筋膜是位于骨盆腔腹膜之外、盆膈之上、盆壁之内的结缔组织膜，包裹在盆腔内各脏器和血管、神经的表面，有些则形成该脏器的鞘或包囊，如前列腺筋膜鞘、

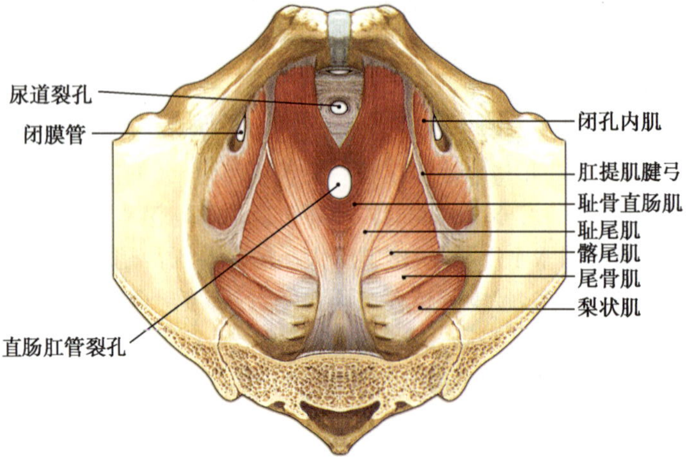

图 23-7 肛提肌与盆膈

直肠筋膜鞘等，有些则增厚形成韧带，如耻骨前列腺韧带、子宫主韧带、骶子宫韧带等。此外，盆脏筋膜形成直肠阴道隔、直肠膀胱隔、膀胱（尿道）阴道隔分隔各器官的隔膜，向上抵达盆腔各陷凹处的腹膜，向下续为盆膈上筋膜。盆膈筋膜为覆盖于盆膈肌上、下面的盆筋膜，分别称为盆膈上筋膜、盆膈下筋膜，与盆肌共同构成盆膈。

二、会阴部

广义的会阴指盆膈以下封闭骨盆出口的全部软组织结构，除男、女外生殖器外，主要为会阴肌及其筋膜。狭义**会阴**，在男性系指尿道球至肛门之间的软组织结构；在女性系指阴道前庭后端至肛门之间的软组织结构，长约 2～3cm。女性较男性的短，其深部有重要的会阴中心腱。

会阴的境界与骨盆下口基本一致，呈菱形，前为耻骨联合，后为尾骨尖，两侧为坐骨结节，前外侧为耻骨下支和坐骨支，后外侧是骶结节韧带。以坐骨结节的连线为界，将菱形区分为前后两个三角。前方为尿生殖区，有尿道末段、男性的阴囊与阴茎、女性的阴道口与外阴；后方为肛区，有肛门通过。

（一）肛门三角

又称肛区，此区内有肛管、肛门及坐骨肛门窝等结构（图 23-8）。

1. 肛管 位于盆膈以下的大肠终段，上接直肠，向后下方绕尾骨尖的前方，开口于肛门，成人长约为 3～4cm，肛管内面有 6～10 条纵向黏膜皱襞，称**肛柱**。平肛柱上端的环形线即**肛直肠线**，相邻肛柱下端之间以半月形的皱襞相连，称**肛瓣**。肛瓣和相邻两个肛柱围成的小隐窝称**肛窦**，窦口向上，常存积粪屑，易感染发炎，称**肛窦炎**。相邻肛柱基部和肛瓣的边缘连线称为**齿状线**，是皮肤与黏膜的交界处。此线上、下方的上皮、血管、淋巴和神经的来源完全不同。距肛门以上约 1.5cm 处的皮肤深面，为肛门内、外括约肌的交界处，称**肛门括约肌间沟**，肛门指检时可以触及，其表面呈浅白色的环形线称**白线**（Hilton 线）。白线与齿状线之间称为**肛梳**。

2. 肛门 为肛管外口，位于尾骨尖前下方约 4cm 处，关闭时为一纵向裂。周围皮肤呈暗褐色，形成辐射状的皱襞，有较多汗腺和皮脂腺。成年男性还被有稀疏的肛毛。

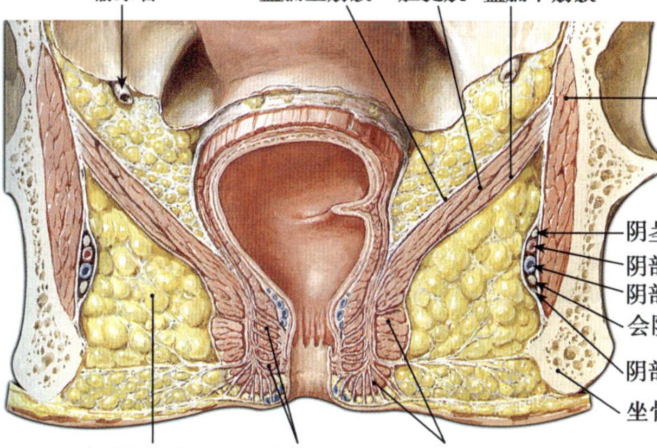

图 23-8　坐骨直肠窝

3. 肛门括约肌　环绕肛管周围，呈环状收缩封闭肛门，排便时被动开大，分内括约肌与外括约肌。

(1) 肛门内括约肌：是直肠壁的平滑肌，分内、外两层，内层为环形肌，外层为纵行肌，环肌层在肛管周围增厚，形成肛门内括约肌，只能协助排便，无括约肛门的作用。

(2) 肛门外括约肌：是围绕于内括约肌周围的横纹肌，可分为皮下部、浅部、深部 3 部分。

1) 皮下部：位于肛门周围皮下。为一环肌束，前方附着于会阴中心腱，后方附着于肛尾韧带。皮下部上缘与内括约肌的下缘相邻，两者间有直肠纵肌与肛提肌及其筋膜共同形成肛门肌性膈。损伤或因手术需要切断皮下部时，不会引起大便失禁。

2) 浅部：为前后向，椭圆形肌束，向前附着于会阴中心腱，向后附着于尾骨尖，这是外括约肌附着于骨的唯一部分，位于皮下部深层，肛门外括约肌深部的下方。

3) 深部：是较厚的环形肌束，紧贴肛门内括约肌最深部，并与耻骨直肠肌相愈合。深、浅两部是括约肛门控制排便的肌肉，若因手术需要切断，只能切断一处，否则可造成大便失禁。肛门外括约肌的浅部和深部、直肠纵肌的下部、肛门内括约肌、耻骨直肠肌等共同围成肛直肠环。此环括约肛门的作用最强，若其完整性受损，可引起大便失禁。

4. 坐骨肛门窝　又称坐骨直肠窝，位于肛管与坐骨结节之间，肛管两侧皮肤的深面，为底朝下的锥形间隙。冠状切面呈一尖向上的三角形，可分顶、底及内、外侧壁。窝顶由盆膈下筋膜与闭孔筋膜汇合而成；窝底为肛门侧方的皮肤；内侧壁为肛门外括约肌、肛提肌、尾骨肌及盆膈下筋膜；外侧壁为坐骨结节的内侧面、骶结节韧带、闭孔内肌及闭孔筋膜，内、外侧壁的前、后端均以锐角相接，形成前、后隐窝。前隐窝位于肛提肌与尿生殖膈之间；后隐窝位于尾骨肌、骶结节韧带和臀大肌之间。

在坐骨肛门窝外侧壁上，闭孔内肌表面的筋膜内，有一矢状位的管状裂隙，称**阴部管**(Alcock 管)，其中有阴部内动、静脉及阴部神经通过。

坐骨肛门窝内充填大量脂肪，称**坐骨肛门窝脂体**，起弹性垫作用，使肛管在排便时能充分扩张。坐骨直肠窝为脓肿的好发部位，脓肿可通过肛管的前方和后方到达对侧，呈马蹄铁状脓肿。因坐骨肛门窝下方的肛周隙内有较多的纤维隔。因此，此处发炎肿胀时，各间隔内张力增加，会引起剧烈疼痛。

（二）尿生殖三角

又称尿生殖区，前为耻骨联合，两侧为耻骨下支和坐骨支，后界为坐骨结节间的连线与肛区分界。男性有尿道通过，女性有尿道及阴道通过。

尿生殖三角皮肤长有阴毛，富有汗腺及皮脂腺。男性正中线有一纵行的会阴缝，前续阴囊缝。浅层为脂肪样层，含少量脂肪。深层为膜样层又称浅会阴筋膜或 Colles 筋膜。向前移行为阴囊肉膜、阴茎浅筋膜，并与腹壁浅筋膜深层相连续。会阴深筋膜由浅入深分为两层，浅层为尿生殖膈下筋膜，深层为尿生殖膈上筋膜。在尿生殖三角的后缘，浅会阴筋膜与尿生殖膈上、下筋膜彼此愈合，并向后移行为盆膈下筋膜，三层之间形成两个间隙。

1. 会阴浅隙　位于浅会阴筋膜与尿生殖膈下筋膜之间（图 23-9）。在男性浅隙后部有会阴浅横肌，两侧有阴茎脚及坐骨海绵体肌、尿道海绵体及球海绵体肌。在女性亦有会阴浅横肌，两侧有阴蒂脚及坐骨海绵体肌、前庭球及球海绵体肌。其中还有会阴血管（阴部内血管分支）与会阴神经（阴部神经分支）。

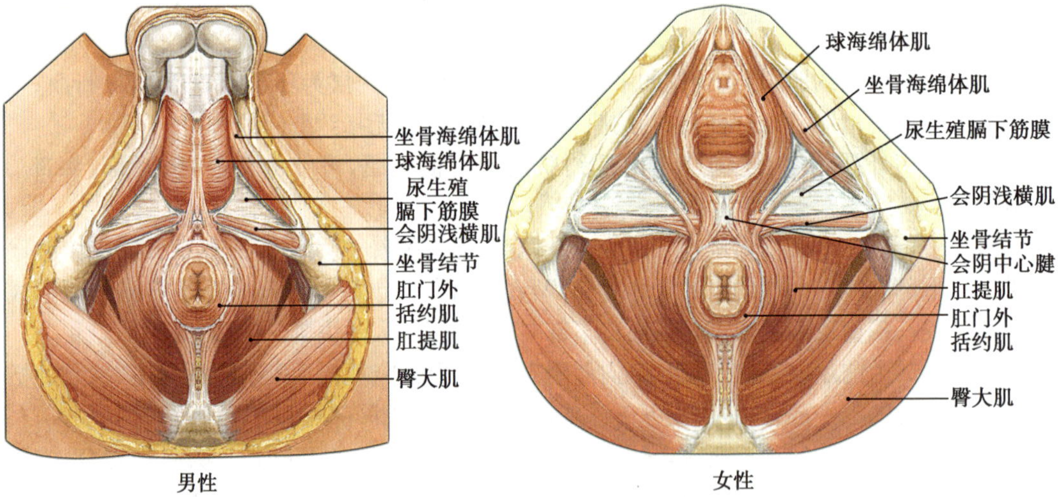

图 23-9　会阴浅隙及其内容

2. 会阴深隙　位于尿生殖膈上、下筋膜之间（图 23-10）。在男性有尿道球腺、会阴深横肌，其前份有尿道膜部穿过，该处肌纤维形成尿道括约肌。在女性有尿道和阴道通过，肌纤维形成尿道阴道括约肌。

三、会阴部的血管、淋巴和神经

阴部内动脉自梨状肌下孔出盆腔后，绕行坐骨棘的外面，再穿坐骨小孔，入坐骨肛门窝中的阴部管内，向前行至尿生殖膈后缘发出分支为会阴动脉、阴茎（阴蒂）背动脉、阴茎（阴蒂）深动脉。途中分出 2～3 支横行至肛门的称肛动脉，有同名静脉伴行。

齿状线水平以上的淋巴管注入坐骨肛门窝中的淋巴结，其输出管伴肛静脉注入髂内淋巴结。平齿状线以下的淋巴管，向前外方注入腹股沟浅淋巴结。

阴部神经来自骶$_{2\sim4}$节，与阴部内动脉伴行，在阴部管中，神经分为肛神经、会阴神经、阴

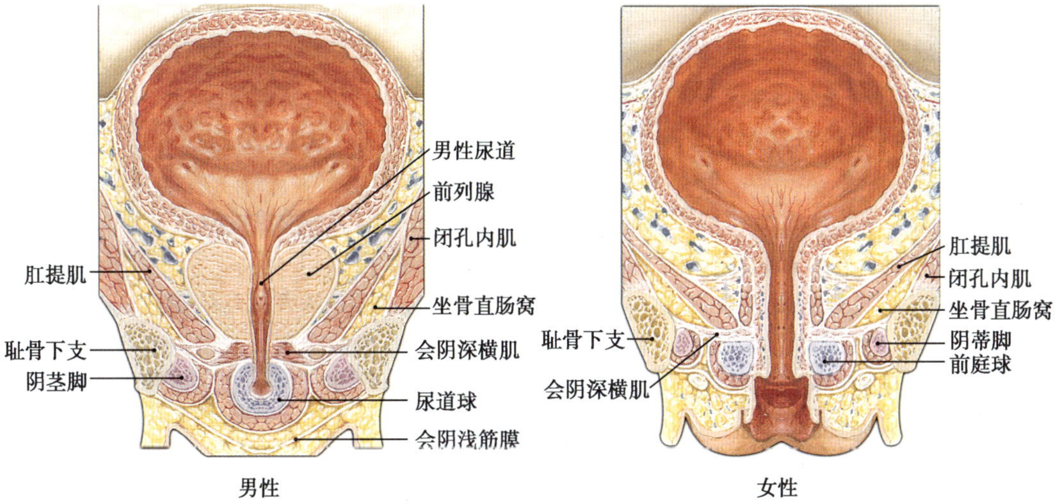

图 23-10　会阴深隙及其内容

茎(阴蒂)背神经。神经均与相应的同名血管伴行，肛神经横过坐骨肛门窝至肛门外括约肌，支配其运动，并发出皮支分布于肛管齿状线以下和肛周皮肤。

四、生殖器的发育异常

(一) 男性生殖器的异常

1. 尿道下裂　是常见的先天性畸形之一。以尿道发育不全，外口开口于阴茎腹侧为其特征。绝大多数患者伴有阴茎向腹侧弯曲。发病率报道极不一致，约为 1/300～1/2000，临床发现不少病例是有家族性的。

在胚胎期，尿道沟的发育受垂体和睾丸激素的影响，在腹侧从后向前闭合，如尿道沟融合发生障碍，即发生尿道下裂。而在没有形成正常尿道部分则变成纤维带，导致阴茎弯曲。

尿道下裂可分为 4 类：

(1) 阴茎头型：尿道口位于冠状沟部，多呈裂隙状，一般仅伴有轻度阴茎弯曲，多不影响性生活及生育。如尿道口有狭窄，则可产生排尿困难。

(2) 阴茎型：尿道口位于阴茎腹侧从冠状沟到阴茎阴囊交接处的任何部位，阴茎明显弯曲。

(3) 阴囊型：尿道外口位于阴囊部，常伴有阴囊分裂，阴茎弯曲严重。有的病例阴茎发育不良，短而宽，宛如阴蒂。有的病例睾丸未降，阴囊空虚，形如大阴唇。

(4) 会阴型：尿道外口位于会阴部，阴囊分裂，发育不全，阴茎短小而弯曲，常误诊为女性。

尿道下裂患者，由于不能正常排尿和性生活，给患者带来精神上的痛苦，因而需予手术治疗。

2. 先天性阴茎缺如　是一种十分罕见的先天性畸形，尿道开口大多异位于肛门或会阴部其他处，有少数开口于阴囊前方或耻骨上方，但阴囊和睾丸大多发育正常。常伴有其他泌尿生殖系的异常，如隐睾、前列腺缺如或发育不全、多囊肾或异位肾等。病儿多在出生后即刻或不久死亡。对出生后存活的病婴，应作为女婴抚养，生后不久即作睾丸切除，并在发育后期做阴道成形术。如患者的社会性别为男性，则应在恰当时进行阴茎再造术。

3. 隐匿阴茎 多见肥胖体形的病儿，由于耻骨前皮下脂肪丰富，使原有的阴茎埋藏于皮下，从外表看阴茎体干短小，酷似小阴茎，如用手将皮肤和皮下组织往后推，就可露出阴茎。常并存包茎，也可伴尿道上裂，但阴囊和睾丸发育正常。此类患者应适当时做手术矫形。

4. 双阴茎 临床上常将双阴茎分为2种类型：一种是分叉型阴茎，即阴茎被分隔成两个阴茎，也可能只限于阴茎头被分隔而阴茎体是一个。尿道开口一般处于分隔处的深部。另一种是真性双阴茎，即两个阴茎可能是完全分开的，也可能是两者相互依附在一起。两个阴茎各有其尿道，阴囊也可分裂成两半，其内各有一个睾丸或两个睾丸。两尿道各自分别进入膀胱，有时呈现双膀胱，各自连接同侧的输尿管。两尿道一般是同时排尿，但也有不同时排尿，一般无尿失禁。

5. 小阴茎 与同龄人相比较，阴茎过小者称为小阴茎。在青春期前，阴茎短于2.5cm，在青春期后阴茎短于5.0cm，因发育不良，没有勃起功能，常并发双侧隐睾、睾丸发育不全、垂体功能减退等。小阴茎的形成，主要是因雄性激素不足所致，亦可见于染色体缺陷，如Klinefelter综合征、真两性畸形或正常XY核型的男性特发性小阴茎。因此雄性激素的补充是主要治疗措施。

6. 先天性阴茎弯曲 指不伴有尿道下裂的阴茎向腹侧弯曲，1973年De-Vine等将先天性阴茎弯曲分为3型：Ⅰ型是全部尿道只是在皮下的黏膜管道，无尿道海绵体，这种阴茎弯曲最为严重。Ⅱ型是尿道被海绵体包裹，但Buck筋膜和肉膜发育不良。Ⅲ型是尿道海绵体和Buck筋膜正常，肉膜发育不良而使阴茎弯曲，此型弯曲最轻。这类患者除阴茎弯曲外，尚有排尿及性交障碍，患者排尿时常撒向下后，因此多取蹲位排尿；阴茎勃起时呈弓状弯曲，并常伴有疼痛。目前多采用手术方法矫正阴茎弯曲。

7. 包茎和包皮过长 包茎和包皮过长是临床上最多见的先天性畸形。包茎约占男性4%～7%，包皮过长约占2%。**包皮过长**是指包皮虽然盖住阴茎头，但能被翻向后方而露出阴茎头。若包皮口狭小，紧包着阴茎头，不能向上翻转显露阴茎头，称为**包茎**。包茎可分先天性和后天性两类，后者常因包皮炎、瘢痕挛缩所致。常引起龟头炎或影响性生活者，可进行包皮环切手术。

8. 隐睾 指睾丸下降不正常，分为睾丸未降及睾丸异位两类。可为一侧或两侧。隐睾一般较正常睾丸发育差，如为单侧一般不影响生育能力，此类患者可行内分泌治疗，如效果不佳可尽早手术，行隐睾牵引固定术；如为单侧也可行自体睾丸移植术。

（二）女性阴道和外生殖器异常

1. 先天性无阴道 是由于双侧副中肾管尾端发育停止而未向下伸展所致。常合并先天性无子宫或痕迹子宫，卵巢一般正常。临床表现为无阴道开口，或仅有一浅凹，成年女性原发性闭经，如子宫发育正常，则在青春期后有周期性下腹痛，并且不能过性生活，患者第二性征正常。这类患者大多需要行阴道成形术，手术方法较多，常用的有皮片或羊膜移植、皮瓣移植再造阴道。皮片或羊膜移植简单易行，但为防止术后收缩，放置模具所需时间较长。皮瓣移植则可避免长期佩戴模具的痛苦。

2. 阴道横隔 阴道横隔因两侧中肾旁管汇合的尾端与尿生殖窦相连处未贯通或部分贯通所致。横隔多位于阴道上1/3与下2/3的交界处。在阴道横隔的中央或两侧角有小孔与外界相通，如横隔薄而软者可作手术切开，剪除多余黏膜并缝合即可。如阴道横隔厚而坚韧，缺少弹性，则术后应放置阴道模具，以防止瘢痕挛缩。

3. 处女膜闭锁 又称无孔处女膜，主要是因尿生殖窦的阴道芽状突起处未被贯通所致。青春期前一般无症状，青春期后有经血潴留现象。长期不被发现可能造成子宫积血及输卵管积血，甚至通过输卵管伞端逆流至腹腔。手术简单，可在处女膜中央切开，再修剪成圆形阴道口。

4. 尿道-直肠隔发育不全 因尿道-直肠发育受阻停滞而泄殖腔继续存在，尿道、阴道和直肠开口于共同的空腔。亦可能尿道-阴道隔发育正常，尿道和阴道开口正常，而肛门开口异常，即肛门异位。此畸形常在相当于正常肛门处有一微凹陷的痕迹，而直肠开口于阴道，称阴道肛门；有的开口处于处女膜后，形成处女膜后肛门；有的开口于舟状窝，形成前庭肛门；有的甚至开口于会阴部，称为会阴肛门。异位肛门的括约肌功能多正常，不需特殊处理，可行复位手术或修补异常的瘘孔。

5. 外阴畸形 较常见，常表现为阴蒂肥大和两侧阴唇之间有程度不等的融合。如不影响生殖功能，可不予处理。如行走时因摩擦引起疼痛不适，可行部分切除术。如此类畸形是两性畸形的表现之一，则按两性畸形一并处理。

（三）两性畸形

假两性畸形 此类患者只有一种性腺，或者是卵巢，或者是睾丸，但其外生殖器和第二性征与性腺有某种程度的分歧，故分为男性假两性畸形和女性假两性畸形 2 类。

(1) 男性假两性畸形：患者的性腺是睾丸，性染色体为 46，XY。但外生殖器呈女性化表现，即男性女性化。多为先天性对雄性激素不敏感，根据其程度不同可分为 2 类：

1) 完全型：患者有正常女性外阴，睾丸位于腹股沟及大阴唇内，阴道呈盲端，青春期时乳房发育，阴毛及腋毛稀少。

2) 不完全型：患者的外生殖器性别难辨，表现为阴蒂肥大、阴唇阴囊融合，乳房在青春期可发育或不发育。

(2) 女性假两性畸形：患者的性腺是卵巢，性染色体为 46，XX，但外生殖器呈男性化表现，即女性男性化。其外生殖器表现为阴蒂增大及两侧阴唇有不同程度的融合。其发病机制主要为先天性肾上腺皮质增生，也可由于妊娠期母体雄性激素过多所致。肾上腺皮质增生也是一种常见染色体隐性遗传病，由于某些酶的缺乏，影响糖皮质激素的合成，促使垂体过多分泌 ACTH 而肾上腺皮质增生，虽使糖皮质激素获得了部分代偿，但也产生了过多的雄性激素，从而引起了外生殖器的男性化表现。由于肾上腺分化发生在副中肾管发育之后和外生殖器窦分化之前，故仅引起外生殖器异常，内生殖器仍属女性，这类患者应早期诊断，并终生使用氢化可的松治疗。会阴部主张尽早行阴蒂、阴唇整形术。

妊娠期母体内雄性激素过多与服用过多雄性激素类药物有关，但由于胎儿出生发育不再有雄性激素影响，故不需要用替代性雌激素治疗，青春期发育会自然沿女性方向发展，其外生殖器畸形可能与先天性肾上腺皮质增生者相同。

(3) 真两性畸形：此类患者同时具有卵巢和睾丸。可能一侧为卵巢，另一侧为睾丸，也可能一侧或两侧为卵睾。性染色体为 46，XY 或 46，XX，或两者的嵌合体。外生殖器性别难分，可能偏重于女性，也可能偏重于男性。体内卵巢和睾丸可能都具有内分泌功能，雌激素和雄激素同时分泌，但以一种激素占优势，故第二性征表现也随占优势的激素而定。治疗可根据患者的外生殖器、社会性别及心理情况具体而定，一般向女性方向发展要容易些。

五、会阴部美容应用解剖

（一）阴茎延长术的应用解剖

因外伤、手术或发育不良等原因致阴茎短小，勃起时长度不足 10cm，影响夫妻正常性生活者可行阴茎延长术。前面已述，阴茎由两个阴茎海绵体和一个尿道海绵体为基础而构成。阴茎海绵体后部分为两个海绵体脚，分别附着于耻骨弓两侧。三个海绵体共同被阴茎深筋膜（Buck 筋膜）所包裹。阴茎深筋膜在耻骨联合上方处增厚构成阴茎浅悬韧带，此韧带厚为 0.7～1.8mm。其深面有阴茎深悬韧带，呈底朝下的三角形，该韧带强韧而短厚，其纤维束之间有阴茎背血管和神经通过。

本手术要点是术中显露阴茎浅悬韧带，并紧靠耻骨联合处将此韧带完全切断，再分离至阴茎深悬韧带，切断部分深悬韧带，这时切勿损伤阴茎背深静脉。据龙道畴等报道，术后可延长阴茎长度 3～6cm，且无损于阴茎的正常感觉和勃起功能。

（二）阴道紧缩术的应用解剖

阴道与肛门的张力由肛提肌、肛门括约肌维持。由于分娩或外伤可使肌肉撕裂或变薄，致使阴道收缩力下降，性快感减弱。经妇科检查确认阴道松弛，无感染存在，且本人有要求者可行阴道紧缩术。

阴道外 1/3 及阴道口周围黏膜集中了丰富的感觉神经末梢，所以阴道紧缩术应侧重于阴道外 1/3 区域。于阴道后壁外 1/3～1/2 区域切除一块底在外、顶角在内的等腰三角形黏膜，然后缝合深部的肛提肌，使之收紧。缝合肌肉时注意勿损伤与阴道相邻的直肠，最后缝合黏膜。根据阴道黏膜伸展性大的解剖特点，单纯切除一小块阴道黏膜根本达不到持久收紧效果。可见本手术的关键是阴道壁深部肛提肌的缝合。

（章培军）

24 第二十四章 四肢的美学解剖

四肢集中了人体中大部分运动器——骨骼、关节和肌肉，是人体中运动最活跃的部分。四肢虽然不是区分性别的依据，但在形态美学上仍存在着性别差异，主要表现在皮肤的肤质和形体结构方面。男性四肢的骨骼和肌肉在外形上表现显露，关节周围的韧带较紧，所以男性四肢的活动较为生硬。女性的四肢则比较细小，皮下组织较男性的丰满，外表浑圆，关节活动范围大，周围韧带较松，故其动作轻柔而灵活。

第一节 上　　肢

一、概述

(一) 境界与分区

上肢借肩、腋区与颈、胸和背部相连。以锁骨上缘外1/3段及肩峰至第7颈椎棘突连线的外1/3段与颈部为界；以三角肌前、后缘上份和腋前、后襞下缘中点的连线与胸、背部为界。

上肢可分为肩、上臂、肘、前臂和手部，各部又可分为若干区。

(二) 外形特点

上肢的功能特点是以灵活运动为主，同时又要求动作的精细和准确。其特点是：骨骼细短而轻巧，关节形式多种多样，肌肉数目多且排列复杂，运动灵活。腕和手是前臂的直接延长，且具有旋转和对掌功能。特别是手，不仅可完成握、持、捏、拿等运动，同时因神经分布特别丰富，还是重要的触觉器官。

上臂基本形为长方形，基本体为圆柱体；前臂基本形为梯形，上宽下窄，基本体为扁圆柱；手掌为不规则六边形，当并指时全手为长方形，基本体为弧形扁方体。肘关节轻度外翻，外翻的角度称**提携角**，约10°～15°。若提携角大于20°，称为**肘外翻**；小于0°则称**肘内翻**；若在0°～10°之间称为**直肘**。**肘后三角**是指正常肘关节在屈肘呈直角时，肱骨内、外上髁与尺骨鹰嘴尖端，三点成一尖向远侧的等腰三角形，肘关节伸直时，三点则成一直线。当肘关节脱位时，上述关系则发生改变，而髁上骨折时，等腰三角形存在。当人体直立，双上肢自然下垂时，肘部与肋弓下缘等高，腕部与耻骨等高，掌骨小头与臀下皱襞等高。双上肢外展时，两侧中指尖间距等于体长。

男性上肢粗长，三角肌、肱二头肌和前臂屈肌发达，肌肉界线明显；肘部、腕部骨性标志和肌腱明显。女性上肢细短，从肩至手的形体过度和缓，各关节活动范围较男性的为大，提携角亦稍大。

（三）表面标志

1. 骨性和肌性标志(图 24-1,图 24-2)

(1) 肩部:皮下可摸到锁骨全长,其外侧端连接肩峰,是肩部最高点,沿肩峰向后下可摸到肩胛冈,其内侧端平第 3 胸椎棘突。在锁骨外、中 1/3 交界处下方 2.5cm 处,向后外可触及喙突。肩峰的下外方为肱骨大结节,是肩部最外侧的骨性标志。当臂外展时,可明显看到三角肌前、后缘。腋前皱襞和腋后皱襞为腋窝的前、后缘。

(2) 臂部:中份外侧可触及三角肌粗隆,前面有肱二头肌,两侧为肱二头肌内、外侧沟。

(3) 肘部:两侧可触及肱骨内上髁、外上髁、尺骨鹰嘴,肘外侧窝中可触及桡骨头和肱骨小头,内侧髁下方可触及尺神经沟,内有尺神经通过。屈肘时,肘前方可摸到肱二头肌肌腱和腱膜。

(4) 手部:腕部可触及桡骨茎突、尺骨小头和尺骨茎突。握拳屈腕时,腕前部可触及数条肌腱隆起,掌长肌腱位于正中,较明显,桡侧为桡侧腕屈肌腱,尺侧为指浅屈肌腱和尺侧腕屈肌腱。手掌中部为掌心,两侧分别为鱼际和小鱼际。

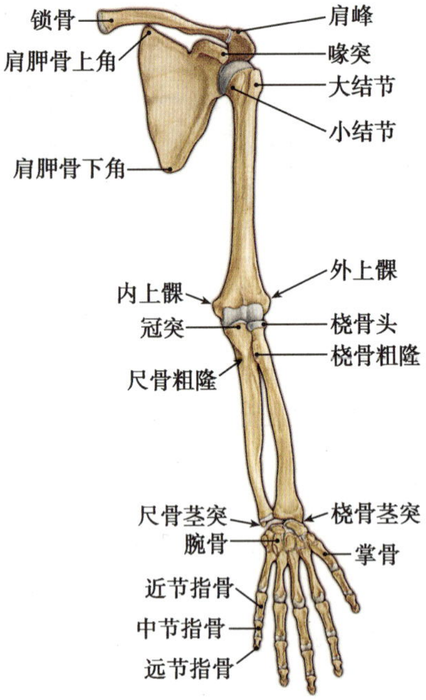

图 24-1 上肢的骨性标志

2. 体表投影

(1) 上肢动脉干的体表投影:当上肢外展 90°,掌心向上时,从锁骨中点至肘前横纹中

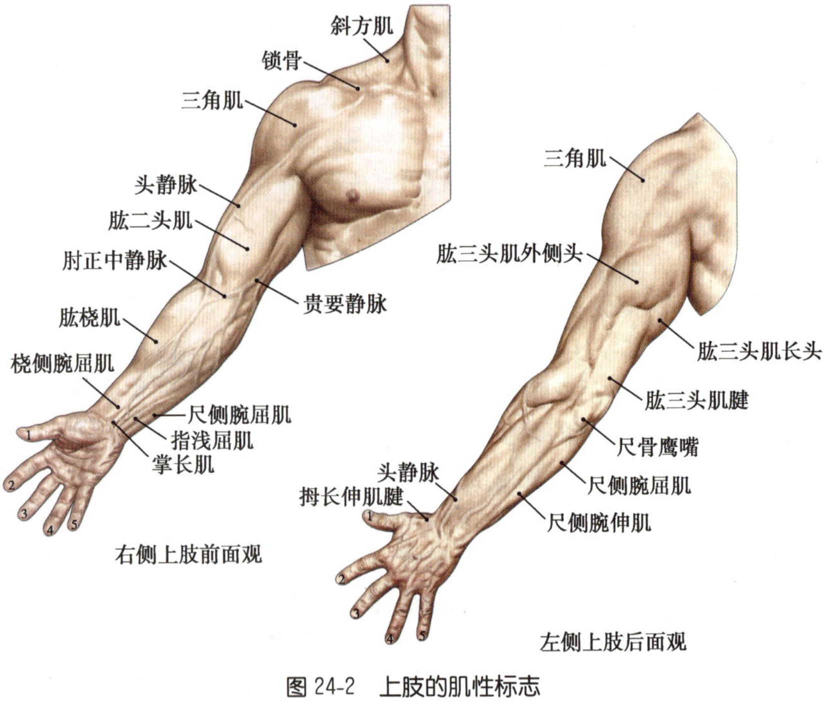

图 24-2 上肢的肌性标志

点远侧 2cm 处的连线，以大圆肌下缘为界，近端为腋动脉，远端为肱动脉。从肘前横纹中点远侧 2cm 处，分别向腕前部桡骨茎突和豌豆骨桡侧连线，为桡动脉和尺动脉的体表投影。

（2）主要神经干的体表投影

1）正中神经：臂部与肱动脉投影相同，在前臂为从肱骨内上髁与肱二头肌腱连线的中点，向下到掌长肌腱和桡侧腕屈肌腱之间的连线。

2）尺神经：在臂部为腋窝顶和尺神经沟之间的连线，前臂为尺神经沟与豌豆骨桡侧的连线。

3）桡神经：在臂部为从腋后襞下缘到臂部外侧中、下 1/3 处，再从该处至肱骨外上髁的连线。在前臂从肱骨外上髁至桡骨茎突连线为桡神经浅支的体表投影，从肱骨外上髁至前臂背侧中线中、下 1/3 交界处的连线，为桡神经深支的体表投影。

二、上肢浅层结构的特点

（一）皮肤

上臂和前臂的前面、内侧面皮肤较薄，具有一定的活动度；后面的皮肤相对较厚，移动度小。肘前部的皮肤移动性大，肘后部的皮肤较肘前部的为厚，但因其皮下组织疏松，故活动度较肘前部的为大。前臂前面的皮纹较细腻，移动度大，常作为皮瓣的供体；手掌的皮肤在鱼际处较薄，但在掌心及小鱼际处则厚。手掌和手指掌面的皮肤厚而坚韧，具有厚的角化上皮，移动度很小，具有丰富的汗腺，但无毛囊及皮脂腺，因此不会发生皮脂腺囊肿。因于掌及手指掌面的皮肤缺乏伸缩性，在缝合伤口时不能有任何张力，即使小面积缺损，也很难对合，否则将引起明显功能障碍。如用身体其他皮肤来代替，多数也难满足它的特殊要求。掌侧皮肤缺损如任其自然愈合，必将形成较多瘢痕，产生功能障碍；手背和手指背面的皮肤稍薄且松弛，移动度较大，富有一定弹性，具有毛囊和皮脂腺。手指指腹末端皮肤的乳头层内有许多神经小体，这对于手的感觉，尤其是实体觉甚为重要，手指指腹的触觉非常灵敏，尤以示指指腹最灵敏。

（二）浅筋膜

上臂及前臂的浅筋膜薄而松弛，后面的浅筋膜较前面的更薄，尤其是肘后区的浅筋膜甚不发达。手掌中央和手指掌面的浅筋膜细密，内有许多纤维隔连及皮肤与深筋膜，掌横纹与指掌侧横纹直接与掌腱膜和指腱鞘紧密相连。使手掌的皮肤不易滑动，有利于握持物体。

1. 浅静脉　手指的浅静脉较丰富，先于皮下形成静脉网，逐渐汇合变粗，于手背形成手背静脉网，然后汇成 3 条浅静脉干，即头静脉、贵要静脉及肘正中静脉，再汇入深静脉。

（1）头静脉：起于手背静脉网的桡侧，沿前臂桡侧向上，经肘窝前方，再沿肱二头肌外侧沟上行，经三角肌与胸大肌间沟行走，于锁骨下方，穿锁胸筋膜注入腋静脉或锁骨下静脉。如肱静脉发生血栓性静脉炎时，头静脉就成为上肢静脉回流的唯一途径，故手术时要加以保护。

（2）贵要静脉：起于手背静脉网的尺侧，沿前臂尺侧上行，至肘窝前方，经肱二头肌内侧沟上行，至臂中份稍下方穿深筋膜注入肱静脉，或伴肱静脉至大圆肌下缘移行为腋静脉，或与肱静脉合成腋静脉。该静脉较粗，又与肱静脉走行方向一致，位置表浅恒定，常用此静脉进行静脉插管。

（3）肘正中静脉：较短，形式多样。通常在肘窝处连接头静脉和贵要静脉（N 形吻合）。

有时也接受前臂正中静脉，后者常呈分叉状，分别注入头静脉和贵要静脉（Y 形吻合）。肘正中静脉是临床上静脉穿刺、输液和采血的常用部位。

2. 皮神经 上肢的皮神经按一定的节段分布于上肢的各部皮肤，除肩上部是由颈丛分支分布和臂部上段内侧小部分皮肤由肋间臂神经分布外，其余大部分均由臂丛各皮支支配（图 24-3）。

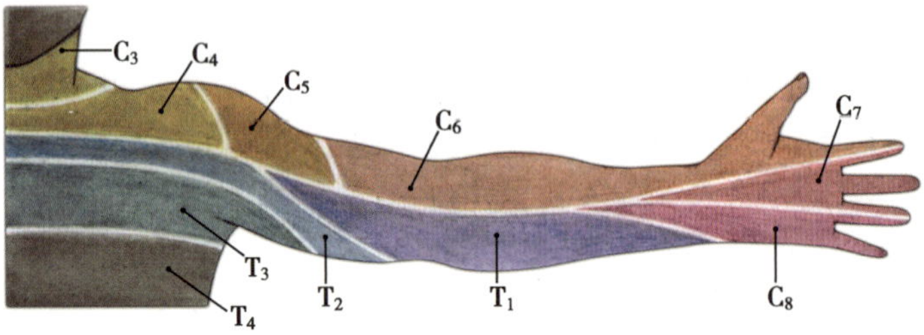

左侧上肢前面观

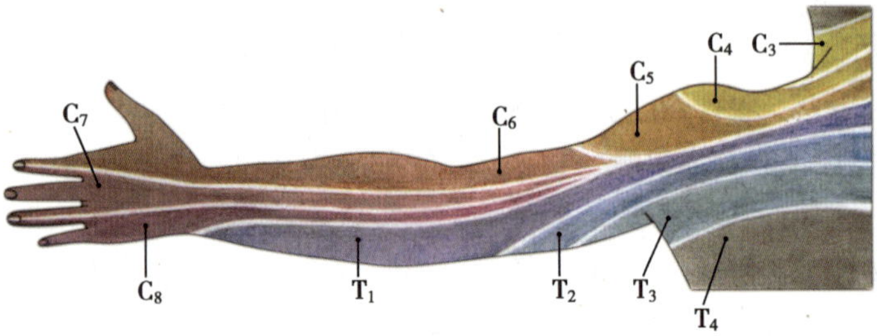

左侧上肢后面观

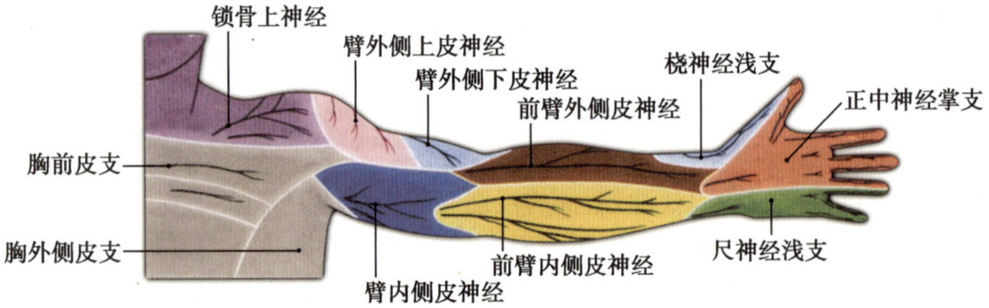

左侧上肢前面观

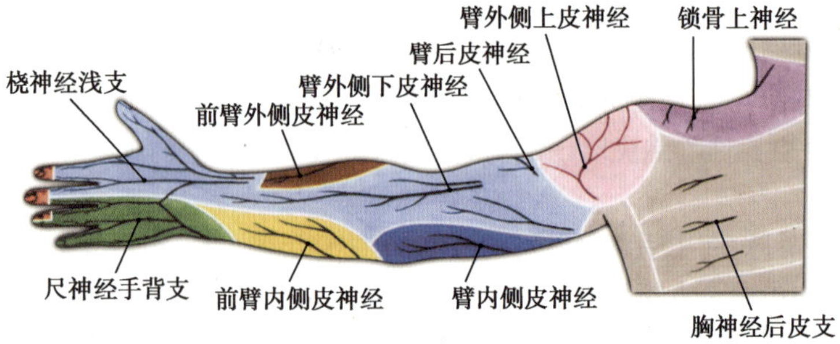

左侧上肢后面观

图 24-3 上肢皮神经节段分布

（1）上臂的皮神经

1）臂外侧上皮神经：为腋神经在三角肌深面分出的皮支，绕三角肌后缘穿深筋膜浅出，分布于三角肌后下部及肱三头肌长头附近的皮肤。

2）臂外侧下皮神经：在桡神经沟内发自桡神经，自三角肌止点下方浅出，分布于三角肌止点以下外侧的皮肤。

3）臂后皮神经：在腋窝处发自桡神经，它不伴桡神经入桡神经沟，而是绕肱三头肌长头，在腋后襞下方穿深筋膜浅出，分布于臂后中部的皮肤，该神经向下可达尺骨鹰嘴处。

4）臂内侧皮神经：发自臂丛内侧束，在臂内侧中点穿深筋膜浅出，分布于臂下部内侧皮肤。

5）肋间臂神经：为第2肋间神经的外侧皮支，常跨腋窝与臂内侧皮神经分支合并，分布于腋窝底及臂上部内侧皮肤。

（2）前臂的皮神经

1）前臂内侧皮神经：发自臂丛，在腋动脉和腋静脉之间下行，继而在肱动脉内侧下行，于臂中部在贵要静脉穿入处穿出深筋膜，分为两支，分布于前臂内侧的前、后方皮肤。

2）前臂外侧皮神经：是肌皮神经的终支，在肘窝稍上方，肱二头肌外侧沟穿深筋膜浅出，然后下行分为两支，分布于前臂外侧的前、后方皮肤。

3）前臂后皮神经：在桡神经沟内发自桡神经，出桡神经管后，在肱骨外上髁上方，穿臂筋膜浅出向下，经尺骨鹰嘴和肱骨外上髁之间下行，分布于前臂后部皮肤。

（3）手部的皮神经

1）桡神经浅支：在桡骨茎突上方约5cm处穿深筋膜浅出，转至手背与头静脉起始部伴行，分布于手背桡侧半和桡侧两个半手指近侧指背的皮肤。

2）尺神经手背支：约在腕关节上方5cm处发自尺神经，向下行经尺侧腕屈肌深面，穿深筋膜浅出，转至腕背和手背，分为3条指背神经，分布于手背尺侧半和尺侧两个半指近侧指背的皮肤。

3）尺神经浅支：在前臂中部发出，在尺动脉表面下降，经屈肌支持带浅面，在豌豆骨的外侧，于腕关节上方穿至皮下，分布于手掌内侧1/3（小鱼际）皮肤，并分支指掌侧总神经和指掌侧固有神经，分布于尺侧一个半手指掌侧皮肤。

4）指掌侧总神经：正中神经经屈肌支持带深面入手掌，分为3条指掌侧总神经，位于指浅屈肌腱和掌腱膜之间，下行至掌指关节附近，每条神经分为两条指掌侧固有神经，分布于第1～4指的相对缘和拇指的桡侧缘，支配桡侧3个半手指的掌侧面和中节、远节指背皮肤。

5）正中神经掌支：在屈肌支持带上方分出，分布于掌心和鱼际。

3. 浅淋巴管和浅淋巴结　上肢浅淋巴管起自指掌面和指背面，于手掌和手背汇成浅淋巴管网，手部桡侧淋巴管伴头静脉走行至臂部，大部分转向内侧注入腋窝外侧淋巴结，部分向上注入锁骨下淋巴结，收纳手和前臂桡侧部淋巴。手部尺侧淋巴管伴贵要静脉上行，注入肱骨内上髁上方的肘淋巴结（又名滑车上淋巴结），其输出管伴肱血管走行，向上注入腋窝外侧淋巴结，收纳手和前臂尺侧淋巴。

上臂吸脂术主要涉及浅筋膜，一般很少涉及深筋膜以下的结构，故需注意勿损伤主要的浅血管及皮神经。

三、肩部的结构特点及美学观察

肩部主要由肩关节、锁骨、肩胛骨及其周围所属韧带、肌肉构成，是自由上肢与躯干间的连接部，其向两侧的自然隆起，是构成整体和谐美感的重要部分。

肩部正常形态的形成，首先是由前方的锁骨和后方的肩胛骨支撑。锁骨的方向近于水平，向外并向后，只在耸肩时由于斜方肌的收缩而向上抬起。锁骨的大小和形状随性别而有所不同，一般男性锁骨的前曲明显度较女性约大 1 倍，长度也较女性的长。锁骨的肩峰端与胸骨端在同一水平或略高于后者，女性的肩峰端则比胸骨端低。肩胛骨呈不规则三角形，背面有肩胛冈，其外侧有向上外端突起的肩峰。肩胛骨在胸壁上的滑动可增大肩关节的活动度，肩峰则是肩穹隆的主要组成部分。肩胛骨的外形及表面所呈现的凹凸不平随性别、个体特征及上肢带肌肉的发育程度而异。习惯于用右手的人，右侧肩胛骨的面积常较左侧大，女性的肩胛骨一般比男性的薄，肌肉发育良好的运动员其肩胛骨显著增厚，面积亦增大。

肩关节由肩胛骨的关节盂与肱骨头构成，是人体最灵活的关节之一。肩关节的韧带装置薄弱，关节囊松弛，对关节的稳定作用小。肩关节的稳定性主要取决于其周围肌肉（冈上肌、冈下肌、小圆肌、肩胛下肌、胸大肌、大圆肌、背阔肌和三角肌）的强度，尤其是三角肌，既是肩外展的主要肌肉，又对维持肩部的外形起着很重要的作用。喙肩弓（由肩胛骨喙突、肩峰及连于两者之间的喙肩韧带共同构成的骨纤维弓）及肩袖（由肩胛下肌、冈上肌、冈下肌和小圆肌的肌腱构成）也对形成和保持肩部的形态美起重要作用。

肩部的外形即肩型，是衡量一个人是否健美的标志之一。常将正常肩分为 4 种类型：

1. 健壮型　三角肌轮廓清晰可见，当肩关节外展时，轮廓尤为明显。
2. 圆润型　肌肉及骨的轮廓不明显，肩部圆滑丰满。
3. 平滑型　骨骼轮廓清晰，肌肉轮廓隐约可见。
4. 瘦弱型　各骨骼轮廓清晰可见，缺乏皮下脂肪，当肩外展时，肌肉轮廓并不明显。

健美的肩部应具备：

1. 肩型为健壮型。
2. 左、右肩部对称。
3. 肩关节活动自如。

四、上臂的美学观察

臂部介于肩部与肘部之间，上界为腋前、后襞外侧端在臂部的连线，下界为通过肱骨内、外上髁近侧两横指处的环形线。借肱骨和内、外侧肌间隔可将臂部分为臂前区和臂后区。

（一）臂前区的肌肉

臂前区纵行的肌肉隆起为肱二头肌，其两侧为肱二头肌内、外侧沟。内侧沟浅层有贵要静脉走行，深层有肱动脉及正中神经通过；外侧沟不如内侧沟明显，头静脉沿此沟上行。当屈肘时，肱二头肌收缩后显著隆起，为人体健美的标志之一，对男性健美尤为重要。肱二头肌上部深面有喙肱肌，可使肩关节前屈、内收，肱二头肌下部深面有肱肌，可屈肘关节。此二肌对上臂的健美亦起重要的作用。

（二）臂后区的肌肉

臂后区的肌肉为肱三头肌，起端三个头（长头、内侧头和外侧头），三头的肌腹渐合成一个肌腹，止腱为一个扁腱，止于尺骨鹰嘴，主要作用为伸肘关节。肱三头肌收缩时肌腹的隆起远不如肱二头肌肌腹的隆起明显。

上臂对于形体美的作用，最醒目的是肌肉的发达程度，人们常常又以臂部前肌群的形态来衡量和评价臂部的外形美。上臂的形态可用上臂紧张围和放松围的大小来衡量，两个围度之差越大者肌肉越发达。

上臂部的伸展类型，可根据上肢伸展时的形态特征分为3型：

1. 欠伸型　伸展不足，当手掌向上两臂用力向左右水平伸展时，上臂与前臂不在同一条直线上，前臂稍向上曲。

2. 过伸型　伸展过度，当手掌向上两臂用力向左右水平伸展时，上臂与前臂不在同一条直线上，前臂稍向下曲。

3. 直伸型　当手掌向上两臂用力向左右水平伸展时，上臂与前臂在同一条直线上。

上臂的生理变化主要是老化性改变，表现为皮肤松弛，肌肉萎缩，组织弹性降低。肥胖者表现为臂部周径增大，皮肤粗糙干燥。

上臂的浅筋膜结构疏松，随着年龄的增长，皮下浅筋膜增厚且更加松弛，以内侧近腋窝处明显，上肢外展时可见上臂内侧皮肤软组织下垂，在女性此处浅筋膜的增厚及松弛则更明显，常需行吸脂术进行去脂。行吸脂术时必须注意臂部的解剖特征，以免进一步影响上臂的形态美。

五、手

手是人类上肢末端高度进化的产物，且是区别于动物的重要标志之一。手是精细的功能器官，在大脑皮质有较大的感觉和功能投射区，能进行复杂的运动和接受精细的感觉。手既是劳动的工具，也是人体语言重要的表达工具，在人际交流中发挥作用；同时，手也是重要的感觉器官。一个人的手，可向外界提供多种信息，如性别、年龄、健康状况甚至遗传信息。手也是人们日常装饰和美化的部位，手的动姿和美化可以部分反映出个人的修养。

（一）手的境界与分部

手的近侧借豌豆骨下缘的水平线与腕部分界，远侧达各指尖。手可分手掌、手背和手指3部分。手指除拇指为2节外，其余均为3节。手掌的近侧部为腕前区，远侧部的中央呈三角形凹陷处称**掌心**，其两侧呈鱼腹状隆起，外侧者称**鱼际**，内侧者称**小鱼际**（图24-4）。

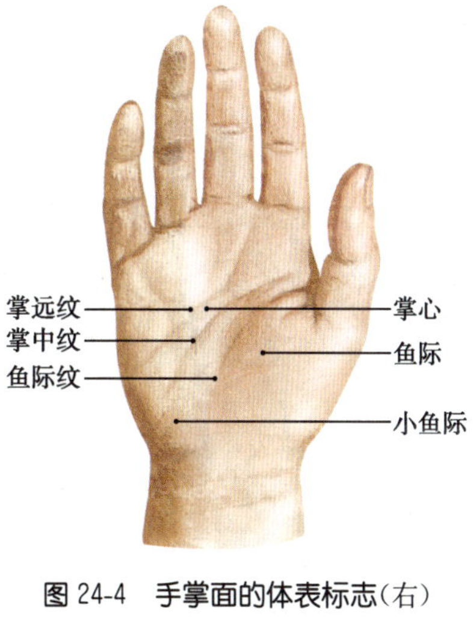

图24-4　手掌面的体表标志（右）

手是参与人体运动最多、功能复杂的器官，全部裸露在外，故易发生老化性的改变。表现为手背皮肤松弛，皮纹增多，弹性降低，皮下脂肪减少；手掌角化层增厚，皮肤变硬，皲裂形成；指甲无光泽，关节僵硬。

（二）手的形态与分型

手的形态包括手、手掌和手指的大小以及相互之间的比例关系。正常手从正面观，手指并拢时手掌长宽之比为4∶3，手指充分展开时手掌长度与宽度相等。手掌的长度与中指长度之比亦为 4∶3，手掌的宽度与中指长度相等。从背面观察，中指最长，拇指与小指等长。拇指的近节和末节分别与示指、中指和无名指的近节和中节的长度相等。手外形的性别差异明显，男性手指粗，掌宽厚，指圆而方，由于皮下脂肪少，手背静脉和肌腱轮廓清晰。女性手指娇小，指修长，指头尖，关节灵活，皮下脂肪厚，外形丰满，指背静脉及肌腱显露不明显。

各指的比例长度为：

拇指：与小指等长或稍长，收指状态时达示指近节的近侧 1/3。

示指：其尖端达中指末节的 1/2 处。

中指：为掌长的 4/5 或掌宽的 7/8。

环指：其尖端略过中指末节的 1/2 处。

小指：其远端达环指远侧指间关节处。

1. 手掌的表面解剖

（1）腕横纹：3 条，腕近侧横纹平尺骨头，腕中间横纹约平尺、桡骨茎突，腕远侧横纹相当于腕中关节线，恰平屈肌支持带的近侧缘，其中点正对掌长肌腱隆起，为正中神经入掌处。

（2）腱隆起：用力屈腕时，腕前可见 3 条纵行肌腱隆起，掌长肌腱居腕前中线，桡侧腕屈肌腱居外侧，尺侧腕屈肌腱居其内侧。

（3）掌纹：有以下 3 条：

1）鱼际纹：斜行于鱼际尺侧，近侧端与腕远纹中点相交，其深面有正中神经通过，该纹远端弯向桡侧，恰对第 2 掌指关节的桡侧缘。

2）掌中纹：斜行于掌面，形式不一，其近侧端与鱼际纹重叠，尺侧端止于第 4 指蹼向近

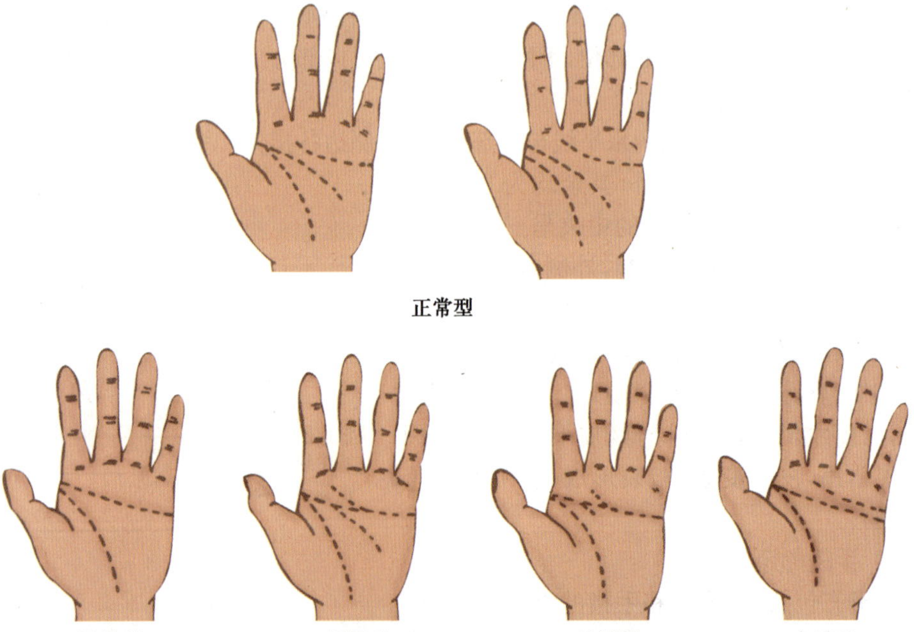

图 24-5 各型掌纹

侧的延长线上，该纹与掌中线的交点处是掌浅弓顶点的体表投影。

3）掌远纹：横行，距掌远侧缘 2～2.5cm，起于第 2 指蹼垂线处，向内侧止于第 5 掌指关节尺侧缘，适对第 3～5 掌指关节的连线。若掌远纹与掌中纹合二为一，则称**通贯手**，属异常型。其余常见异常型掌纹见图 24-5。

2. 手型　是指手掌和手指整体外形特征的总称。

手型随种族及区域差异较大，也受个体差异影响，故形式各异。通常将手型分为以下几类（图 24-6）：

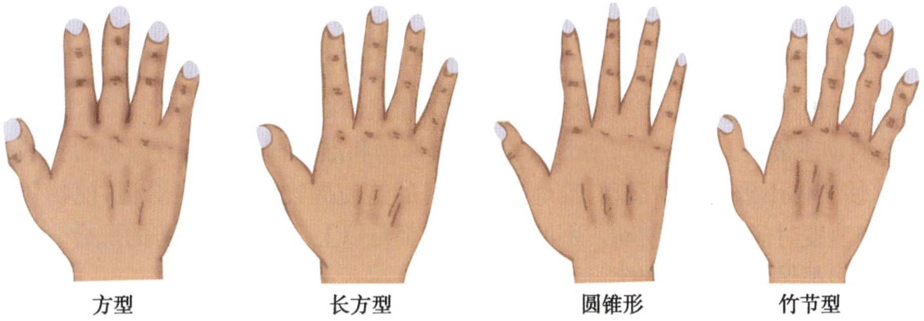

图 24-6　手型

1）方形：整体呈方形，外观宽阔，手指根部与尖端几乎等粗。

2）长方形：整体呈长方形，手掌窄长，手指亦较长，手指粗细较一致，外观光滑。此型手女性多见，手部轮廓优雅漂亮。

3）圆锥型：整体呈圆锥形，各部结构自手掌向远侧逐渐变窄，关节不明显。

4）竹节型：整体修长，各指关节粗大突出，呈竹节状。

3. 指纹　指人类手指末节指腹的皮肤纹理。对于个人具有高度的特异性，且终生不变，世界上尚未发现两个指纹相同的人。

一般将指纹分为 3 型（图 24-7）：

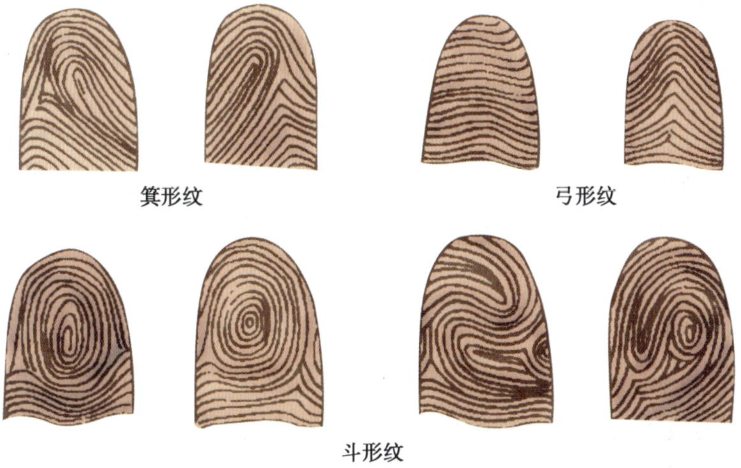

图 24-7　指纹的分型

1）箕形纹：皮纹呈U形，由指腹的一侧斜向指尖方向，行至指腹中部后再折回来伴原皮纹回到一侧，若皮纹开口于尺侧，称**正箕**，若开口于桡侧，则称**反箕**。

2）斗形纹：皮纹排列成许多封闭的环形线。

3）弓形纹：种族差异明显，较少见。

（三）手的静态姿势与动态姿势

1. 手的静态姿势　有2种，即手的休息位和手的功能位。

（1）手的休息位：是手休息时所处于自然静止的姿势，犹如握笔姿势，拇指尖靠近示指指间关节的外侧，其余各指处于半屈位，越向小指，指尖越向手掌中心。

（2）手的功能位：腕关节背伸20°～25°，拇指外展、对掌，其他手指略分开，掌指关节及近侧指间关节半屈曲，远侧指间关节微屈曲，相当于握小球的体位。手的功能位能根据不同需要迅速地作出不同的动作。手外伤后的功能位固定即以此为标准。

2. 手的动态姿势　也包括2种形式，即用力握物和准确握物。用力握物的目的是达到牢固握持，使物体不致在手中滑动；准确握物的目的是使握物的松紧度合适，使物体在改变运动方向和速度时能准确地制动。手的任何运动都是以上2种握物姿势的配合。手在运动的每一个瞬间都保持着高度的统一和协调。

人类手的运动，以手的对掌运动尤为重要，这是人类手的运动区别于其他灵长类的重要标志。手的对掌运动是指拇指指腹与其余4指指腹相接的运动，是腕掌关节、掌指关节和指间关节共同协作下的复合动作，以拇腕掌关节的作用尤为重要。

六、指甲

指甲是指背皮肤的衍生物，由真皮增厚而形成，为指背末端高度角化坚硬的皮肤附属结构。指甲的外露部分称**甲体**（甲板），其前端游离，后端伸入近端皮肤，称**甲根**。覆盖甲板周围的皮肤称**甲廓**。甲根部的皮肤皱襞称**甲皱**。甲体下部有一呈乳白色半月形的部分，称**弧影**。甲板下面为**甲床**，其近端为甲母质，甲母质位于甲根之下，向前延伸至弧影前端边缘，甲板由甲母质形成。甲床不形成甲板，但与甲板紧贴，可能甲床的表皮与生长的甲板一齐向前移动，这个表皮称为甲下皮。正常指甲微向背侧隆起，表面光滑润泽，微见沟纹，甲质坚韧，厚薄均匀，甲皱红润，柔韧整齐。

指甲本身无血运，无痛觉，但具有触觉。其深面的甲床内有丰富的神经和血管，营养指甲并予指甲以灵敏的感觉功能。指甲每周生长约0.5～1.2mm，4个月左右更新一次。夏天比冬天长得快，白天比黑夜长得快，男性比女性长得快，青年较老年长得快。正常指甲约占手指末节远侧的1/2，含有一定的水分及少量脂肪组织。

正常指甲一般可分为方形、长方形、圆形及椭圆形（图24-8）。

常见的异常指甲如图（图24-9）。

七、手部的畸形

手部的畸形较常见，可分为先天性畸形和后天性畸形。先天性畸形多由胚胎发育异常所致，具有一定的遗传倾向；后天性畸形则多是外伤后遗症造成的。

（一）先天性畸形

1. 多指畸形　为常见的手指畸形，需行手术进行矫治。

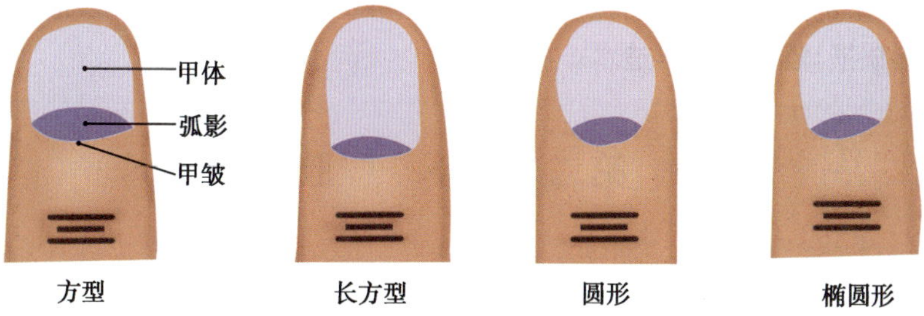

图 24-8　正常指甲分型

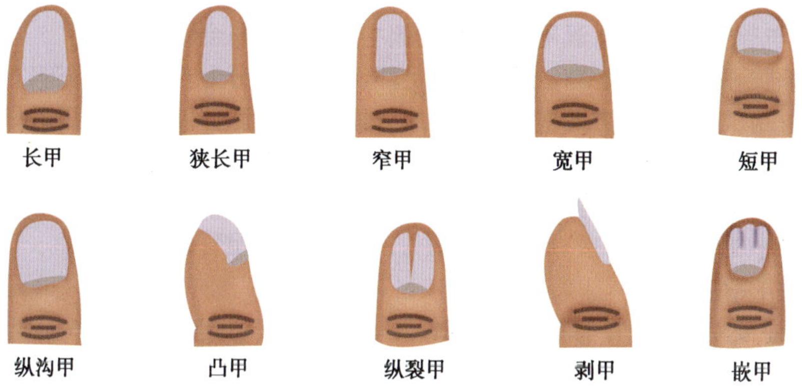

图 24-9　各型异常指甲

(1) 单纯性多指：为拇指掌骨桡侧的手指样赘生物，或仅以皮肤和软组织与手相连，或与掌骨共干，呈分叉状。

(2) 分叉状拇指：轻者仅拇指末节的远端呈分叉状，有共同指甲；重者远侧指骨呈"Y"形，共具指甲。

(3) 并列状拇指：拇指掌骨远端有两个并列的拇指，可能完全相似，主次难分；也可能差异显著。

(4) 一腕双手：在拇指桡侧生出另一只手，其手指、手掌等结构不完整。

(5) 小指多指：为小指尺侧的手指样赘生物，无指骨或指骨不完整，仅由皮肤、皮下组织或软骨和指甲残迹所构成。

2. 并指畸形　常为双侧性，也可见于一侧，以中、环指并在一起最多。轻者仅指蹼略长或两指部分相连，重者两指紧密相连，甚至指甲、指骨和掌骨也连在一起，可共有一条血管、神经和肌腱。并指畸形多需手术治疗，但时间不宜过早，如并指发育及功能良好，可不行治疗。

3. 发育不全　手指短小、无手指甚至无手。

4. 过度生长　手指较正常明显增长、增粗，常伴有肢体其他部位的增大畸形。

5. 指甲的变形　可分为先天性或后天性，后天性畸形多伴随全身性疾病或皮肤疾病，也可以单纯指甲变形。

（二）后天性畸形

后天性畸形多为手部外伤后所致的不同程度的后遗症，可伴有或不伴功能障碍。常见的后天畸形有：手部条状瘢痕挛缩、掌腱膜挛缩、虎口挛缩、指蹼挛缩等，多需行手术松解或修复。如拇指缺损，需行拇指再造术。

第二节　下　肢

一、概述

（一）下肢的境界与分部

境界：上前方以腹股沟和髂嵴前份与腹部分界；外侧和后方以髂嵴后份和髂后上棘至尾骨尖的连线与脊柱区的腰部、骶尾部分界；内侧主要以股沟与会阴部分界。

分部：下肢可分为臀、股、膝、小腿、踝和足部，各部又可分为若干区。臀部以臀沟与股部分界，股部下端以经髌骨上方两横指的环形线与膝部分界，膝部以平胫骨粗隆环形线与小腿分界，小腿以平内外踝基部的环形线与足部分界。

通过股骨下端内、外上髁做一纵行线，分为股前、后区，膝前、后区；通过内外踝最突出点作纵行线，将小腿分为前、后区，足部以足的内、外侧缘分为足背区和足底区。

（二）外形特点

下肢的主要特征为：骨骼粗大，关节面宽，肌肉较发达，辅助结构多而坚韧，稳固性大于灵活性，具有支持体重及运动的功能。在空间运动中，髋关节和膝关节的屈曲具有降低人体重心的作用。站立时双足共有 6 个负重点，人体重力线必然落在这个支持平面之间。在运动中，通过移动下肢，可使人体由失衡状态向平衡状态转换。人体平衡与失衡的交替进行体现协调和共济美，这种美必须得到双足支撑面的保证。女子的大腿皮下脂肪发达，前、后面的脂肪更厚。两腿并立时大腿内侧上部前面不见间隙，不仅能体现自然形态美，而且在美体造型中发挥重要的作用，下肢的形态也是服饰选择的重要依据。

（三）表面标志

1. 骨性和肌性标志（图 24-10，图 24-11）

（1）臀部和股部：臀部由臀大肌和脂肪组织衬垫，外形圆隆，下部借一横行臀股沟和股部分界。髂骨上缘称髂嵴，全长均可摸到，前端可触及髂前上棘，后端可触及髂后上棘，在髂前上棘后方 5～7cm 处，髂嵴外突形成髂结节。在髂结节下方 10cm 处可摸到股骨大转子，屈髋关节时，在臀大肌下缘内侧可摸到坐骨结节。在大腿前上方会阴部可触到耻骨联合上缘和耻骨结节。当屈髋时，大腿前方可触及缝匠肌、阔筋膜张肌，中间有股四头肌。

（2）膝部：膝关节前方有髌骨，其下触及髌韧带，止于胫骨粗隆，股骨下端可摸到内侧髁和外侧髁，向外或向内明显突起处为外上髁和内上髁，内上髁上方有不太明显的收肌腱结节。屈膝时，髌韧带两侧可摸到胫骨内侧髁和外侧髁。在

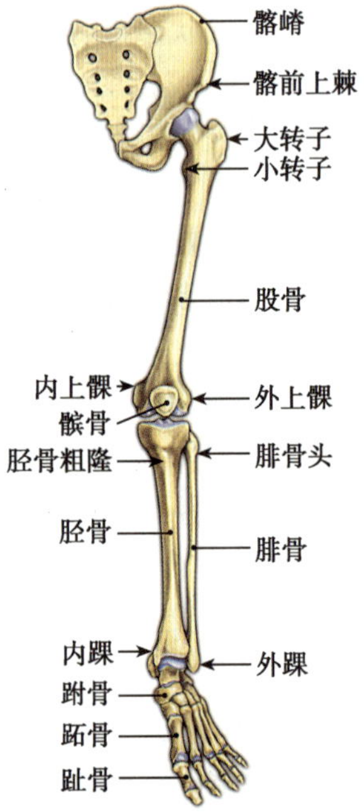

图 24-10　下肢的骨性标志（左）

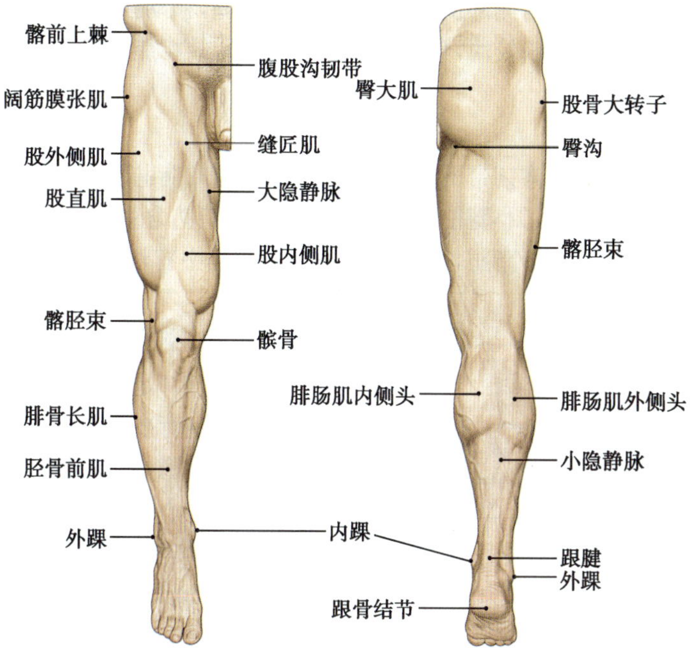

图 24-11　下肢的肌性标志(右)

膝关节后方,形成腘窝,外上界为股二头肌腱,内上界为半腱肌、半膜肌肌腱,下界为腓肠肌内侧头和外侧头。

(3) 小腿和足部:在胫骨粗隆的后下方有腓骨头,胫骨前缘和内侧面在皮下可触及,其下端内侧可摸到内踝,外侧腓骨下端为外踝,小腿后面为小腿三头肌,以跟腱止于跟骨结节。足内侧缘中点可摸到舟骨粗隆,外侧摸到第 5 跖骨粗隆。足背由内往外可触及胫骨前肌、踇长伸肌、趾长伸肌肌腱,当足背屈、内翻时更为明显。

2. 体表投影

(1) 下肢动脉干的体表投影:屈髋并外展、外旋位时,由腹股沟韧带中点至收肌结节连线的上 2/3,即为股动脉的体表投影。由腘窝上角内侧一横指处,至腘窝中点连线,再从中点到腘窝下角的连线为腘动脉体表投影。胫前动脉投影为腓骨头与胫骨粗隆连线中点和内、外踝连线中点的连线。胫后动脉为腘窝下角至内踝与跟腱内缘之间中点的连线。足背动脉为内、外踝经足背连线中点至第 1、2 跖骨底之间的连线。

(2) 坐骨神经体表投影:髂后上棘与坐骨结节连线的上、中 1/3 交点,坐骨结节与股骨大转子连线的中点,股骨内、外侧髁连线的中点,此三点的连线,即为坐骨神经在臀部和股后部的体表投影。

二、下肢前面的浅层结构

(一) 皮肤

下肢前部的皮肤各具特点。股前内侧区皮肤较薄,皮脂腺较多,且该部皮肤易于移动,同时该部皮肤位置隐蔽,皮动脉主干较粗而恒定,血供丰富,是皮瓣的良好供区之一。膝前区皮肤薄而松弛,皮下脂肪少,移动性大,其皮下的浅层具有板状筋膜,故该区皮肤具有耐磨性。小腿前区的皮肤较股前内侧部皮肤厚且多毛，血供差，移动性小，损伤后愈合较慢，且易留瘢痕。足背与踝部区的皮肤较薄，色泽好，浅筋膜疏松，缺少脂肪，透过皮肤，浅静脉、肌腱等结构清晰可见。

（二）浅筋膜

股前区的浅筋膜在腹股沟韧带下方分为两层，即浅层的脂肪层和深层的膜性层，与腹壁下部脂肪层和膜性层相延续。小腿前面的浅筋膜疏松且脂肪含量少，弹性差，水肿可出现明显压痕。足背浅筋膜薄而缺少脂肪，易发生水肿。浅筋膜中有浅动脉、浅静脉、皮神经和浅淋巴管穿行其中(图 24-12)。

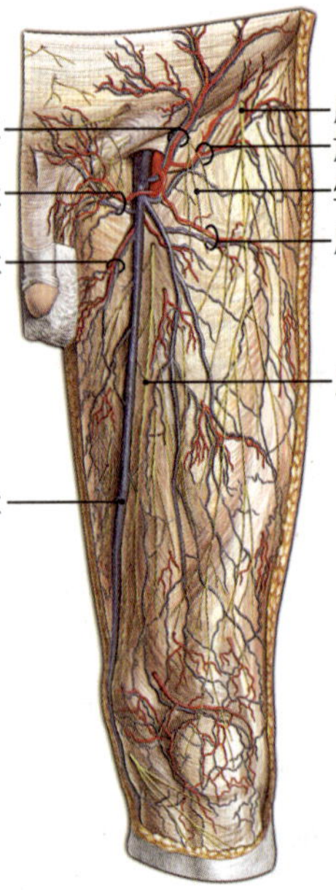

图 24-12 腹股沟及股前区浅层结构

1. 浅静脉

(1) 足背浅静脉：呈网状或弓状，位于足背皮下浅筋膜中，于足背内侧缘汇成大隐静脉，足背外侧缘汇成小隐静脉。各小静脉在足背远侧形成足背静脉弓，其顶端不超过足背动脉干末端远侧 1.5cm 处，切取足背皮瓣时，远侧界应在足背动脉末端远侧 2.0cm 处，以保证不损伤足背静脉弓。

(2) 大隐静脉：为全身最长的静脉，在足内侧缘起自足背静脉弓，经内踝前方，沿小腿内侧上行，再经膝关节内后方，沿大腿内侧面逐渐上行，于大腿前面达卵圆窝，卵圆窝在腹股沟韧带中、内 1/3 交点下方 3cm 处穿过筛筋膜的隐静脉裂孔，汇入股静脉，汇入处称隐股点。多数自股静脉的内侧注入，少数可自股静脉前面或前内侧注入。大隐静脉在小腿和足的内侧缘与隐神经伴行，在膝部与膝降动脉隐支和隐神经伴行，在股部与股内侧皮神经伴行。大隐静脉在隐静脉裂孔附近有 5 条属支：旋髂浅静脉、腹壁浅静脉、阴部外静脉、股内侧浅静脉和股外侧浅静脉。大隐静脉的 5 条属支汇入大隐静脉的方式和注入部位有很大的差异(图 24-13)。大隐静脉的体表投影为自耻骨结节外下方 4cm 处至内收肌结节的连线。

大隐静脉曲张行大隐静脉高位结扎剥脱术时，务必分别结扎及切断各属支，否则易复发。大隐静脉借交通支和深静脉相通，当静脉阻塞或手术结扎浅静脉时，深静脉血流量增多。手术时不仅剥去浅静脉，而且要处理筋膜下的交通支，以防复发。大隐静脉在内踝前方约 1cm 处的位置浅表固定，为静脉穿刺或切开部位。

2. 浅动脉

(1) 旋髂浅动脉：多自股动脉前外侧壁发出，也可自股深动脉及旋股内、外侧动脉发出，在腹股沟韧带下方 2cm 处起始后，在阔筋膜深面向外上行，分支分布于腹股沟外侧半、股外侧部上部和臀部皮肤。

(2) 腹壁浅动脉：多数直接起于股动脉，该动脉发出后，在阔筋膜深面向上内行约 1cm

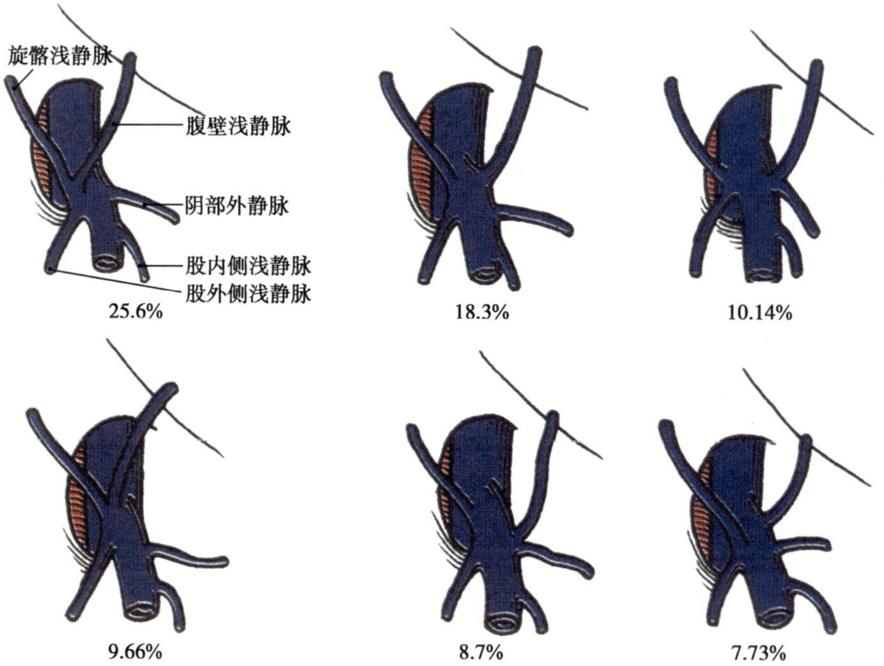

图 24-13　大隐静脉上段属支类型(右侧)

后,分为内、外侧两支,分布于腹下部内、外侧半的皮肤。

(3) 阴部外动脉:多数起自股动脉,其主干在腹股沟韧带下方 3cm 处起始后,于阔筋膜深面行于耻骨肌和长收肌的表面,大隐静脉附近分为上、下两支。上支自主干发出后,行向上内,在耻骨结节附近多数跨过腹股沟韧带,主要分布于腹股沟区内侧份、耻骨上区和外阴部皮肤。下支水平内行,主要分布于股内侧上份,阴囊或阴唇。

(4) 股内侧浅动脉:起自股动脉,每侧有 1～3 支,该动脉发出后,沿股动脉内侧下行,在缝匠肌深面斜向下内,在缝匠肌内侧缘穿出阔筋膜分布于股内侧皮肤,缝匠肌内侧缘是寻找股内侧浅动脉的重要标志,该动脉常可作为股内侧皮瓣的血管蒂。

(5) 股外侧浅动脉:起自旋股外侧动脉降支,每侧 2～3 支,多数为肌皮动脉穿支,穿股外侧肌浅出皮下,分布于股外侧部皮肤,其中以第一肌皮动脉穿支较粗大,是皮瓣血供的主要动脉。其浅出部位多在髂前上棘与髌骨中点连线的中点外侧,浅出后分为数支,分布于股前外侧部皮肤。

(6) 隐动脉:发自膝降动脉或股动脉,斜向内下行,在股中下部穿过收肌腱板,与隐静脉伴行于股薄肌和缝匠肌之间,继于两肌腱间穿深筋膜浅出皮下,跨过膝关节内侧下行,在胫骨粗隆平面行于隐神经和大隐静脉之间,向下可达小腿中上 2/3 处,分布于小腿前面和后内侧部皮肤。

(7) 胫后动脉内侧皮支:自胫后动脉内侧发出,为皮动脉,约 2～7 支,行于趾长屈肌与比目鱼肌的肌间隙,穿小腿深筋膜浅出后,分布于小腿内侧中下部皮肤。

(8) 胫前动脉内侧皮支:是胫前动脉发出的直接皮动脉,行于胫骨前肌和胫骨外侧面之间,约 3～4 支,浅出后越过胫骨前缘分布于小腿内侧中、下段的前部皮肤。

(9) 胫前动脉前皮支:自胫前动脉发出,多为 1～5 支,上部在趾长伸肌和腓骨长肌之间下行，下部经胫骨前肌和趾长伸肌之间下行，浅出深筋膜后达皮下和皮肤，主要分布于小腿中、上 1/3 段的前外侧部。

（10）足背动脉浅支：发自足背动脉，在皮下吻合成网，供应足背皮肤。

3. 皮神经（图 24-14）

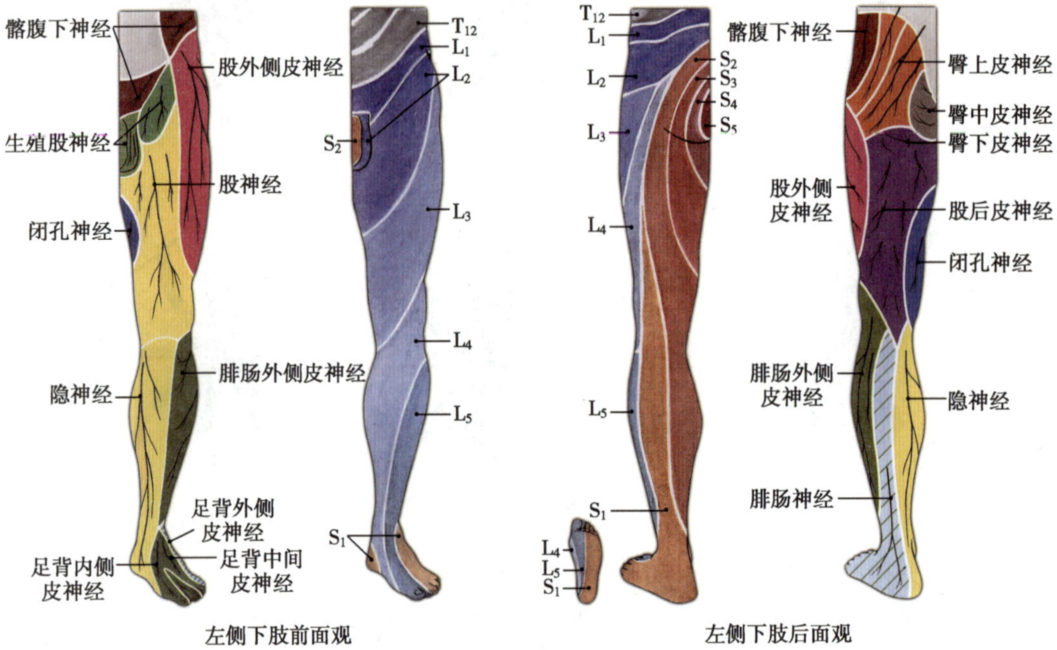

图 24-14　下肢皮神经及节段分布

（1）髂腹股沟神经皮支：自髂腹股沟神经发出后，沿髂肌的前面下行，于髂前上棘下侧稍前方穿腹内斜肌，进入腹股沟管，在精索外下侧下降，穿出皮下环后至浅筋膜，分布于大腿上部内侧的皮肤。同时发出阴囊前神经或阴唇前神经分布于阴茎根部或阴唇皮肤。

（2）生殖股神经股支：发出后，沿髂外动脉下降，经腹股沟韧带深面，在股血管鞘内，沿股动脉外侧到股部，在腹股沟韧带稍下方，穿股血管鞘前壁及阔筋膜，或自卵圆窝穿出，成为皮神经，分布于股三角区的皮肤。

（3）股外侧皮神经：由第 2、3 腰神经前支的后股组成。于腰大肌外侧缘穿出后斜向外下方，经髂肌前面，在髂前上棘内侧穿腹股沟韧带深侧到股部。在股部分为 2 种形式：

1）主干型：以一粗大主干越过腹股沟韧带至股部，分为前、后两支或前、中、后 3 支。

2）无主干型：在股部直接分支，以前、后支或前、中、后支两种形式出现。前支是理想的神经移植体，在距髂前上棘 7cm 处穿阔筋膜浅出皮下，平均长度为 8.5cm，位置恒定，主要在髂前上棘与髌骨外侧缘连线的上 1/3 内侧 1cm 范围内下行，分布于大腿前外侧皮肤。

（4）股中间皮神经：发自股神经，在股三角内侧部分为内、外侧两支，约在股上、中 1/3 交界处，内侧支穿阔筋膜浅出，外侧支先穿缝匠肌，再穿深筋膜浅出，此二支沿股前内侧部与血管伴行，行向内上髁前方，分布于股前中间部皮肤。

（5）股内侧皮神经：发自股神经，沿股动脉外侧向内、下方行，经股三角尖部越过动脉分为前、后两支，分支前发小支分布于股内侧大隐静脉附近的皮肤。前支垂直下降，在股中、下

1/3 处穿阔筋膜浅出，分布于膝前皮肤。后支沿缝匠肌后缘下降，至膝内侧穿出阔筋膜后下降，分数支到小腿的中部。

（6）闭孔神经皮支：由闭孔神经分出后，在股中部由股薄肌与长收肌之间浅出至皮下，分布于股内侧皮肤。

（7）隐神经：是股神经的终支，也是股神经最长的皮支。其自股三角内下降，初在股动脉外侧，伴股动脉入收肌管，继而走行在股动脉内侧，于缝匠肌和股薄肌之间穿深筋膜后继续下行，伴大隐静脉下降至小腿的内侧，沿胫骨内侧缘下降，至小腿下 1/3 处分为两支，一支至内踝，另一支经内踝前方至足内侧缘皮肤。

（8）腓浅神经：由腓总神经绕腓骨颈外侧，穿腓骨长肌深面后发出，先在腓骨长肌深面下降，继而在腓骨长、短肌和趾长伸肌之间下行，在小腿中、下 1/3 交界处穿深筋膜至皮下，分为足背内侧皮神经和足背中间皮神经，分支分布于小腿前、外侧、足背和 2～5 趾背背面的皮肤。

（9）腓深神经内侧支：腓深神经在腓骨颈处由腓总神经分出后，沿小腿骨间膜前面下降，至踝关节前分为内侧支和外侧支，内侧支沿足背动脉外侧到第 1 跖骨间隙，分布于 1、2 趾相对缘皮肤。

（10）足背外侧皮神经：为腓肠神经终末支，沿跟腱外侧缘下降，经外踝后方转向前行，分布于足和小趾外侧缘的皮肤。

4. 腹股沟浅淋巴结　位于浅筋膜深层中，沿腹股沟韧带下缘和大隐静脉末端排列。可分为上、下两群，每群又分为内、外侧组。

（1）上群：又称近侧群，有 2～6 个淋巴结，位于腹股沟韧带下方，沿腹股沟韧带平行排列。以隐股点做垂线为界，分为上内侧组和上外侧组。上内侧组引流腹前外侧下部、臀部内侧 1/3、外阴、会阴、肛管等部位的淋巴管。上外侧组引流腹后壁下部、臀部外侧 1/3 的淋巴管。上群的输出淋巴管穿筛筋膜注入髂外淋巴结。

（2）下群：又称远侧群，有 2～3 个淋巴结，位于大隐静脉上端附近并与其平行呈纵向排列。以大隐静脉为界，分为下内侧组和下外侧组。下外侧组收纳下肢浅层大部分淋巴管，下内侧组收纳下肢部分淋巴管和部分会阴、外生殖器的淋巴。下群输出管注入腹股沟深淋巴结和髂外淋巴结。

腹股沟浅淋巴结位置表浅，易穿刺，注入染料轻柔按摩可迅速着色，下肢淋巴水肿行淋巴管-静脉吻合术时，常用下部淋巴结与股静脉或大隐静脉相吻合。

三、下肢后面的浅层结构

（一）皮肤

下肢后部皮肤各区厚薄不一，臀部较厚，皮脂腺、汗腺较丰富，易患疖、痈。股后区皮肤较臀区为薄，皮脂腺较多，腘窝皮肤较薄，小腿后区的皮肤较大腿后区的皮肤稍厚且多毛。

（二）浅筋膜

臀部的浅层结构在后面论述。股后区浅筋膜较臀区浅筋膜厚，其上部较厚，下部稍薄，腘窝、小腿后部的浅筋膜较股后区为薄。主要浅血管、皮神经、淋巴结分布如下：

1. 皮神经（见图 24-14）

（1）股后皮神经：发自骶丛，主干经梨状肌下孔，随坐骨神经及臀下动脉出盆，在臀大肌下缘中点进入股部，沿股后部中线穿行于深筋膜内，沿途分支穿出深筋膜分布于股后区皮肤，主干终支在腘窝附近穿深筋膜至皮下，分布于腘窝附近的皮肤。

（2）腓肠外侧皮神经：发自腓总神经，与腓总神经伴行一短段后穿出深筋膜，分布到小腿外侧和后面的皮肤。自腓肠外侧皮神经发出交通支，在小腿后面中点附近与腓肠内侧皮神经汇合形成腓肠神经。

（3）腓肠内侧皮神经：在腘窝发自胫神经，伴小隐静脉下降于小腿深筋膜深面，在腓肠肌两头之间的沟内行于小腿后正中线，在小腿中点附近穿出深筋膜与腓肠外侧皮神经交通支合成腓肠神经。腓肠内侧皮神经分布于小腿后面的下部。

（4）腓肠神经：由腓肠外侧皮神经的交通支和腓肠内侧皮神经汇合而成，分布于小腿后面的外侧部和外面下部。

2. 小隐静脉　起自足背静脉弓的外侧份，经足外侧缘绕外踝后方上行至小腿后面，在小腿下部的中线上与腓肠神经伴行，至腘窝下角处穿深筋膜入腘窝，沿腓肠肌内、外侧头之间上行，于膝关节平面以上注入腘静脉。小腿静脉曲张机会多于大腿，以小腿内侧及踝部明显。

3. 浅淋巴结　腘窝浅淋巴结位于小隐静脉注入腘静脉附近，收集小隐静脉及其属支分布区的淋巴管，其输出管注入腘窝深淋巴结。

四、下肢的美学观察

（一）大腿的美学观察

大腿即股部，是易形成脂肪异常堆积的常见部位之一。大腿前面的浅筋膜内含有髂腹股沟神经、生殖股神经股支、股外侧皮神经、股中间皮神经、股内侧皮神经、隐神经以及闭孔神经，还包括阴部外动脉、旋髂浅动脉及大隐静脉及其属支。故在行大腿吸脂术时，应避免损伤上述各结构。

健美的大腿是构成人体美的重要因素之一，股部的各肌群、皮下脂肪和皮肤是构成大腿健美的重要结构，而又以股四头肌显得尤为重要。股四头肌的健壮轮廓直接影响大腿的外观。

健美的大腿皮肤应是色泽红润，光滑而富有弹性，应具有清晰的肌轮廓。正常股部的上股围应大于下股围。男性的大腿比女性的粗，而女性大腿的脂肪厚度大于男性，大腿太粗、太细，均给人以一种不协调的感觉。

（二）膝的美学观察

膝介于股部与小腿之间，膑骨位于膝前正中，对于膝部的外观起着显著的作用。当下肢伸直时，从髂前上棘与足1、2趾蹼间的连线，正好通过膑骨中点，此型腿为正常腿型，称**直型腿**。若膑骨中点落于此线以内则为**“X”型腿**，而落于此线以外，则称**“O”型腿**（图24-15）。

较严重的“X”型腿及“O”型腿明显影响下肢美，多需手术矫正。

（三）小腿的美学观察

从胫骨粗隆平面到内、外踝中点的距离为小腿的长度。小腿的形体美，决定于小腿的长度及小腿的周径。而小腿的周径取决于小腿的皮肤、皮下脂肪和小腿各肌群，而尤以小腿三头肌显得尤为重要。小腿的最大周径称小腿肚，小腿三头肌肌腹的过宽或过长，都对小腿的形体美有影响。从美学观点看，当双小腿并拢时，双小腿肚最宽处应等于本人一个头的宽

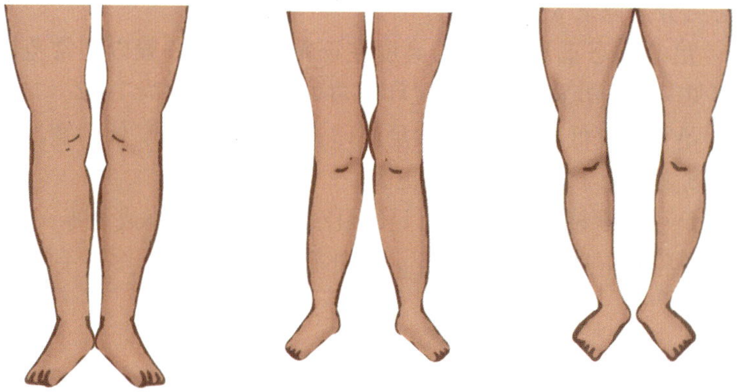

图 24-15　膝部的类型

度，即一个头宽。

小腿也是脂肪异常堆积的常见部位之一，以内、后侧多见，可行吸脂术去除沉积的脂肪。

小腿按形态分为 4 型(图 24-16)：

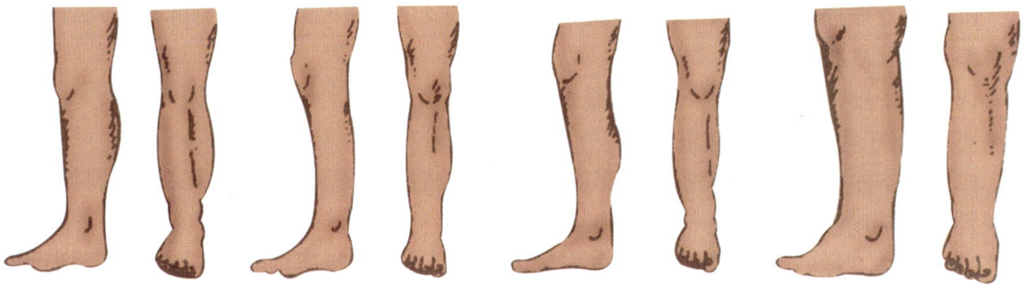

图 24-16　小腿的分型

1. 球状型　肌肉发达，小腿肚明显隆起。
2. 长梭型　肌肉不发达，小腿肚不明显。
3. 短梭型　小腿上部肌肉较发达，下部肌肉稍差，小腿肚明显。
4. 臃肿型　整个小腿呈肥胖、臃肿状，多为病态。

(四) 足的美学观察

足在人体负重、平衡和弹跳中发挥重要作用，其结构在人体美中起很重要的作用。足的骨骼多，软组织少，其平面轮廓为六边形。足骨排列成 3 个弓，即外侧纵弓、内侧纵弓和横弓，它们构成了足外形的基础。内侧纵弓比外侧纵弓高大，是足形体的显著特征。每个足有 3 个负重点，即跟结节、第 1、5 跖骨头。足部的固有肌几乎全部分布于足底，足背部的肌腱从踝关节处呈放射状分布到各趾。足背皮肤较薄，色泽较好，浅筋膜中缺乏脂肪组织，透过皮肤可见足背的浅静脉及各肌腱的轮廓，当足做各种动作时，肌腱轮廓显示更清晰。足的外形有明显的性别差异，男性足宽大而厚壮，足趾粗而方，第 1 跖趾关节和第 5 跖趾关节侧突明显；女性足狭小而薄，足趾细长，趾头略尖，足背皮下组织多于男性。

足根据形态可分为以下 3 型：

1. 正常足　足的形态正常，足弓的高度在正常范围内，一般以正常范围的高值为美。足底印迹检查可见其最窄处宽与相应的足印空白处的宽度之比为 1∶2。

2. 扁平足　足弓高度低于正常范围，足底印迹检查可见最窄处的宽度增大，与相应的足印空白处的宽度之比为 1∶1～2∶1 或更大。

3. 高弓足　足弓高度超过正常范围，足印最窄处的宽度很小或为零。

足的畸形也较常见，有马蹄内、外翻足，内、外旋足，仰趾足等，多需手术矫正。

五、臀部

（一）浅层结构

臀部因经常承受体重的压力，皮肤厚而坚韧，富于皮脂腺和汗腺，易患疖、痈，皮肤破溃后常遗留形成瘢痕，影响外观。臀部的浅筋膜很发达，有许多纤维束连接皮肤与深筋膜，其间充满丰富的皮下脂肪，形成软垫，承受坐位时的压力，其厚度个体差异很大。女性的臀部浅筋膜非常显著，一般在髂嵴处和臀下部浅筋膜较厚，中间区较薄。骶骨后方和髂后上棘较薄，长期受压时易形成**褥疮**。当髋关节运动时，臀部的皮肤及浅筋膜移动性较大。

1. 臀区的浅筋膜　内含有 4 组皮神经(见图 24-14)：

(1) 臀上皮神经：由第 1～3 腰神经后支的外侧支组成，由竖脊肌外侧缘穿出，越过髂嵴分布于臀上区皮肤。

(2) 臀中皮神经：由第 1～3 骶神经的后支组成，在髂后上棘至尾骨尖的中 1/3 段穿出臀筋膜，分布于臀部内侧区皮肤。

(3) 臀下皮神经：于臀大肌深面穿出，发自股后皮神经，经臀大肌下缘穿臀筋膜浅出，分布于臀部下区皮肤。

(4) 髂腹下神经的外侧皮支：该皮支发于髂腹下神经，穿腹内、外斜肌后，行于浅筋膜内，分布于臀前部皮肤。

臀部行吸脂术时，勿损伤这些神经，以免影响正常感觉。

2. 臀部的深筋膜　称臀筋膜，上方附于髂嵴，向下续于阔筋膜。臀筋膜在臀大肌上缘分为两层包绕臀大肌，由筋膜的深面向臀大肌的肌束发出许多小的纤维隔，分隔各个肌束，故臀筋膜与肌肉结合紧密，其内侧与骶骨背面愈着，外侧移行于阔筋膜，并参与髂胫束的形成。如臀筋膜的完整性受到破坏，将导致臀部外形的改变。

3. 臀大肌　位于臀的浅层，较厚，呈不规则的四边形，几乎覆盖整个臀区。臀大肌对臀部外形起着很显著的作用，该肌与皮下组织共同形成臀部隆凸的外形。臀大肌起于髂骨、骶骨、尾骨背面及胸腰筋膜和骶结节韧带，止于臀肌粗隆和髂胫束，主要作用为伸髋关节。其血供来源主要为臀下动脉、臀上动脉、第一穿动脉、旋股内、外侧动脉，受臀下神经支配。臀大肌连同其表面皮肤及筋膜可作为带蒂肌皮瓣或游离肌皮瓣，进行乳房再造及修复褥疮等。

（二）女性臀部的分型

臀部的外形为近似圆形的隆起，由于男、女性骨盆在外形上有明显差异，再加上皮下脂肪堆积的程度不同，使得臀部在外形上的性别差异很大。男性显得细窄而紧凑，而女性则显得宽大而厚实。女性臀部的皮下脂肪较男性的厚，臀肌肌腹短，臀部外凸明显，臀下皱襞和臀沟较深。

健美的臀部是个体美的重要标志之一，臀围是显示人体曲线美的重要三围之一，尤其对女性美显得更为重要。

根据女性臀部的形态、体积和皮肤弹性，分为 4 型(图 24-17)：

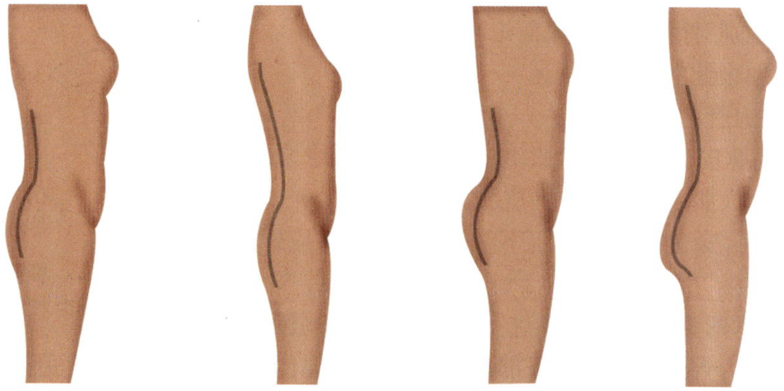

图 24-17　女性臀部的分型

1. 标准型　臀部宽大而浑圆，不向后上翘。

2. 扁平型　脂肪含量少，肌肉不发达，臀围小。

3. 上翘型　臀部宽大而浑圆，向后上微翘。

4. 下垂型　脂肪含量多，皮肤松弛，臀部软组织下垂。

女性臀部以上翘型为美。

（三）臀部脂肪沉积的类型

臀部是较易发生脂肪异常堆积的部位之一。从美学角度来看，臀部的形态与髂嵴的突出程度、前倾程度及大转子的位置有关，并因皮下脂肪沉积程度的不同而呈现各种各样的形态。过多的脂肪沉积，使臀部过度下垂，不但有损形体美，还影响服饰的选择及行走等。臀部也因经常摩擦，皮肤容易破损，大腿内侧与会阴皮肤紧贴而易患湿疹等。

臀部脂肪沉积的类型分为 3 类(图 24-18)：

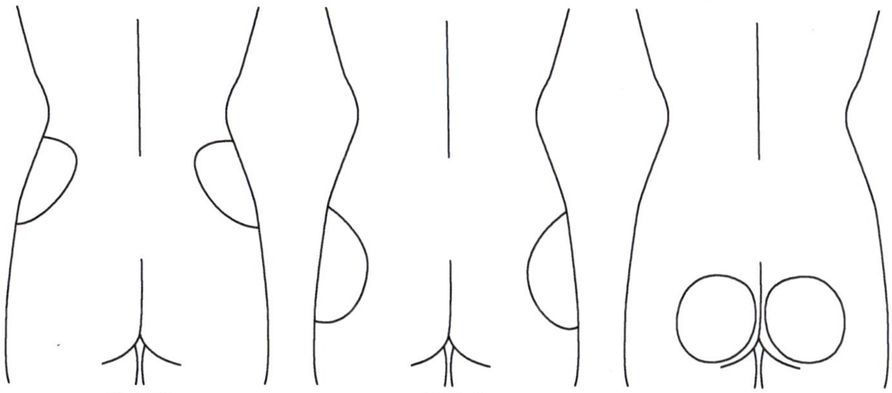

图 24-18　臀部脂肪沉积的类型

1. 臀上型　脂肪集中于髂嵴周围。

2. 臀侧型　脂肪集中于大转子附近。

3. 臀后型　脂肪堆积于臀裂两侧。

臀部脂肪沉积可因性别、种族、遗传、地域、生活习惯等而有所不同，需区别对待，不可一概而论。

（四）臀部吸脂术的相对禁区

臀部的皮血管主要有2支。

1. 臀上动脉皮支　从梨状肌上缘和臀中肌后缘之间浅出，主要供应臀大肌上部及相应的皮肤。

2. 臀下动脉皮支　于臀大肌下缘浅出，主要供应臀中、下部的皮肤。

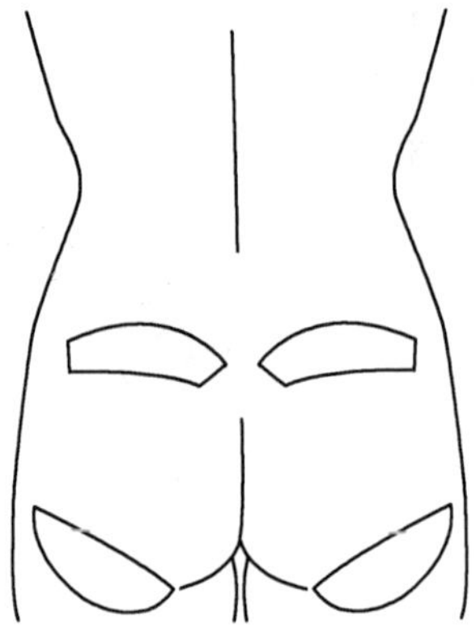

图24-19　臀部吸脂术的相对禁区

臀部吸脂术的相对禁区为：臀上、下缘中点及其周围的区域，因为此区域为臀部皮神经及臀部皮动脉穿出的部位（图24-19）。为避免损伤这些神经和血管，在此区域进行吸脂术时应小心仔细，轻柔操作。

（章培军）